PT・OT ビジュアルテキスト 専門基礎

リハビリテーション医学

監修
安保雅博

編集
渡邉 修
松田雅弘

第1版

謹告

　本書に記載されている診断法・治療法に関しては，発行時点における最新の情報に基づき，正確を期するよう，著者ならびに出版社はそれぞれ最善の努力を払っております．しかし，医学，医療の進歩により，記載された内容が正確かつ完全ではなくなる場合もございます．

　したがって，実際の診断法・治療法で，熟知していない，あるいは汎用されていない新薬をはじめとする医薬品の使用，検査の実施および判読にあたっては，まず医薬品添付文書や機器および試薬の説明書で確認され，また診療技術に関しては十分考慮されたうえで，常に細心の注意を払われるようお願いいたします．

　本書記載の診断法・治療法・医薬品・検査法・疾患への適応などが，その後の医学研究ならびに医療の進歩により本書発行後に変更された場合，その診断法・治療法・医薬品・検査法・疾患への適応などによる不測の事故に対して，著者ならびに出版社はその責を負いかねますのでご了承ください．

序

『少子高齢化社会』といわれ久しくなりますが，皆様も少子高齢化とは障害者が増えることを意味することが，現実味として感じられると思います．医師は19の基本領域があり，それぞれに専門医がいますが，最近の雑誌で，最も需要と供給のアンバランスが著しく，極端に不足しているのがリハビリテーション科専門医であることが指摘されました．逆に作業療法士，特に理学療法士数は，大幅に増大して学校増設に規制がかかりました．ということは現場や学校で，リハビリテーション科専門医による教育が十二分に行われていないことになります．

障害の医学であるリハビリテーション医学では，機能低下や能力低下などを正しく評価し，適切なリハビリテーション治療を施行しなければなりません．障害の回復，改善を目的とする治療的アプローチをするとともに，必要に応じて対処法など教育的アプローチも行わなければいけないことは皆様ご存知の通りです．しかしながら従来，経験にもとづくリハビリテーション診療が多く，EBMが確立していないものが数多く認められます．一方で医療技術の進歩は著しいものがあります．例えば2000年以降に著しく進歩した脳機能画像評価や動作解析の方法により，どのような訓練方法が科学的であり，より効果的であるかを検証するのが当然のようになってきており，今までと違った治療学を中心としたリハビリテーション医療に変化しています．

理学療法士や作業療法士の方々とリハビリテーション科専門医をつなぐ教育制度の充実も必要であることは明白ですが，それには教科書などの教材が必要であるのはいうまでもありません．なので，今回のPT・OTビジュアルテキスト専門基礎「リハビリテーション医学」の制作に至りました．2025年には団塊の世代が75歳以上となり，医療と介護の需要がさらに加速化してきます．今後さらに情報化社会が進み，価値観の相違や権利意識や個別化，自己主張はより強くなります．必要な時期に必要なサービスを受けられる環境を求められます．なので，本の内容は非常に幅広くしてあります．

今回，この本は東京慈恵会医科大学を中心として，連携病院の先生や教育実習でお世話になっている先生方と臨床現場の第一線で働いている専門医，理学療法士，作業療法士などによって作成されたものです．特に第III章の疾患各論は，専門医と理学療法士や作業療法士がタッグを組んで執筆しています．各疾患の幅広いリハビリテーション医療を考えるうえで非常にためになる生きた実践的なエッセンスの詰まったバイブルになったと確信しています．最後に，この本の作製に当たり，多大なる尽力をしてくれた城西国際大学福祉総合学部理学療法学科・准教授の松田雅弘先生，東京慈恵会医科大学リハビリテーション医学講座・教授の渡邉修先生ならびに羊土社編集部の原田悠さん，吉田雅博さんに深謝申し上げます．

平成30年7月

安保雅博

PT・OTビジュアルテキスト専門基礎

リハビリテーション医学

目次概略

第I章 総論

❶ リハビリテーション医学・医療の理念	22
コラム① 作業療法におけるQOL評価法	29
❷ 障害	30
❸ チーム医療	35
❹ 各ステージにおけるリハビリテーション医療とその特徴	38
❺ 運動療法	42
❻ 物理療法	53
❼ 作業療法	62
❽ 装具・義肢・車椅子	68
❾ 住環境整備・自助具	79
❿ 地域リハビリテーション医療	83
⓫ 職業リハビリテーション	87
⓬ リスク管理	93
⓭ 廃用症候群	98
⓮ 生理検査―心電図, 筋電図, 脳波	101
⓯ 画像検査―X線, CT, MRI, SPECT, PET	115
⓰ 制度・法律	123

第II章 障害各論

❶ 運動障害	130
❷ 内部障害	139
❸ 高次脳機能障害	149
❹ 心理社会的障害	159
❺ 摂食嚥下障害	161
❻ 言語機能障害	166
❼ 視覚障害	171
❽ 排泄機能障害	174
❾ 意識障害	180

第Ⅲ章 疾患各論

① 脳血管障害（脳卒中）..184

コラム② 筋緊張の亢進による手指の拘縮について............................199

コラム③ ニューロリハビリテーション............................200

② 脳外傷・低酸素脳症・脳腫瘍・水頭症............................202

コラム④ 障害と自動車運転............................212

③ 脊髄損傷............................214

コラム⑤ 車椅子の介助方法............................225

④ 腕神経叢にかかわる疾患............................226

⑤ 神経・筋疾患............................232

⑥ 骨・関節疾患............................244

⑦ 循環器疾患............................262

⑧ 呼吸器疾患............................272

⑨ 腎疾患............................288

⑩ 小児疾患............................297

⑪ スポーツ疾患............................310

⑫ 末梢神経障害（ニューロパチー）............................318

⑬ 切断............................327

⑭ がん............................334

⑮ 高齢者............................343

⑯ 熱傷............................350

⑰ 障害者スポーツ............................356

⑱ 認知症—アルツハイマー型，Lewy小体型，前頭側頭型............................362

⑲ 精神疾患............................368

⑳ 生活習慣病............................381

㉑ 主な感染症............................392

㉒ 前庭機能障害............................398

㉓ ポストポリオ症候群............................408

コラム⑥ 診療記録（SOAP）とジェノグラム............................411

巻末資料 整形外科の検査法／高次脳機能障害の主要な検査法............................412

● 序————————————————————————安保雅博

第 I 章　総論

❶ リハビリテーション医学・医療の理念————————石井文康　22

1 リハビリテーション医学・医療の成立　22

2 リハビリテーション医学・医療の定義　23

3 総合リハビリテーション医療，ノーマライゼーション，自立生活————24
1）総合リハビリテーション医療　2）ノーマライゼーション　3）自立生活

4 ADL（日常生活動作）とIADL（手段的日常生活動作）————25
1）ADL　2）IADL　3）ADLとIADLの評価

コラム① 作業療法におけるQOL評価法————————————大瀧直人　29

❷ 障害————————————————————————重國宏次　30

1 障害とは————30
1）わが国の法的な定義　2）わが国の障害者の人口

2 身体障害・知的障害・精神障害　31
1）身体障害　2）知的障害　3）精神障害

3 WHOが提唱する障害の階層構造　32
1）国際障害分類（ICIDH）　2）国際生活機能分類（ICF）

❸ チーム医療————————————————————————林　弘康　35

1 包括的リハビリテーション医療の概念　35
1）包括的リハビリテーション医療　2）リハビリテーション医学・医療の主要分野

2 チームを形成する職種とそれぞれの役割————36

3 地域におけるチーム医療　36

❹ 各ステージにおけるリハビリテーション医療とその特徴——岡本隆嗣　38

1 日本の医療・介護機能の再編　38

2 急性期のリハビリテーション医学・医療————39

❸ 回復期のリハビリテーション医学・医療 ⋯⋯⋯⋯⋯⋯⋯⋯⋯⋯⋯⋯⋯⋯⋯⋯ 40

❹ 生活期（維持期）のリハビリテーション医学・医療 ⋯⋯⋯⋯⋯⋯⋯⋯⋯⋯ 41

❺ 運動療法 ─────────────────────────小林　武 42

❶ 運動療法とは ⋯⋯⋯⋯⋯⋯⋯⋯⋯⋯⋯⋯⋯⋯⋯⋯⋯⋯⋯⋯⋯⋯⋯⋯⋯⋯⋯⋯⋯⋯ 42

❷ 筋力増強運動 ⋯⋯⋯⋯⋯⋯⋯⋯⋯⋯⋯⋯⋯⋯⋯⋯⋯⋯⋯⋯⋯⋯⋯⋯⋯⋯⋯⋯⋯⋯ 43
　1）筋力とは　2）筋収縮の様式（等尺性・等張性・等速性）
　3）筋力増強（最大筋力と筋持久力の増強）　4）持久力強化練習の基本

❸ 関節可動域練習（ROM練習） ⋯⋯⋯⋯⋯⋯⋯⋯⋯⋯⋯⋯⋯⋯⋯⋯⋯⋯⋯⋯⋯ 46
　1）関節の構造　2）関節可動域制限の種類　3）関節拘縮の原因　4）ROM練習の基本

❹ 有酸素運動 ⋯⋯⋯⋯⋯⋯⋯⋯⋯⋯⋯⋯⋯⋯⋯⋯⋯⋯⋯⋯⋯⋯⋯⋯⋯⋯⋯⋯⋯⋯⋯ 48
　1）運動生理学の基礎（エネルギー，呼吸）　2）有酸素運動の特徴

❺ 協調性練習 ⋯⋯⋯⋯⋯⋯⋯⋯⋯⋯⋯⋯⋯⋯⋯⋯⋯⋯⋯⋯⋯⋯⋯⋯⋯⋯⋯⋯⋯⋯⋯ 51
　1）協調性（coordination）とは　2）運動・動作の協調性練習

❻ 物理療法 ────────────────────────庄本康治 53

❶ 物理療法の歴史と定義 ⋯⋯⋯⋯⋯⋯⋯⋯⋯⋯⋯⋯⋯⋯⋯⋯⋯⋯⋯⋯⋯⋯⋯⋯ 53
　1）物理療法の歴史　2）本邦での物理療法の定義

❷ 各種の物理療法 ⋯⋯⋯⋯⋯⋯⋯⋯⋯⋯⋯⋯⋯⋯⋯⋯⋯⋯⋯⋯⋯⋯⋯⋯⋯⋯⋯⋯ 54
　1）温熱療法　2）寒冷療法　3）電気刺激療法　4）水治療法　5）光線療法
　6）牽引療法　7）圧迫療法，マッサージ

❼ 作業療法 ────────────────────────出口弦舞 62

❶ 作業療法における「作業」 ⋯⋯⋯⋯⋯⋯⋯⋯⋯⋯⋯⋯⋯⋯⋯⋯⋯⋯⋯⋯⋯⋯ 62

❷ 作業療法における「作業」の分類 ⋯⋯⋯⋯⋯⋯⋯⋯⋯⋯⋯⋯⋯⋯⋯⋯⋯⋯ 63

❸ 作業療法の歴史 ⋯⋯⋯⋯⋯⋯⋯⋯⋯⋯⋯⋯⋯⋯⋯⋯⋯⋯⋯⋯⋯⋯⋯⋯⋯⋯⋯⋯ 63

❹ 作業療法の定義 ⋯⋯⋯⋯⋯⋯⋯⋯⋯⋯⋯⋯⋯⋯⋯⋯⋯⋯⋯⋯⋯⋯⋯⋯⋯⋯⋯⋯ 63

❺ 作業療法の対象 ⋯⋯⋯⋯⋯⋯⋯⋯⋯⋯⋯⋯⋯⋯⋯⋯⋯⋯⋯⋯⋯⋯⋯⋯⋯⋯⋯⋯ 65

❻ 作業療法の目的 ⋯⋯⋯⋯⋯⋯⋯⋯⋯⋯⋯⋯⋯⋯⋯⋯⋯⋯⋯⋯⋯⋯⋯⋯⋯⋯⋯⋯ 65

❼ 作業療法の流れ ⋯⋯⋯⋯⋯⋯⋯⋯⋯⋯⋯⋯⋯⋯⋯⋯⋯⋯⋯⋯⋯⋯⋯⋯⋯⋯⋯⋯ 66

❽ 作業療法士が求められる場 ⋯⋯⋯⋯⋯⋯⋯⋯⋯⋯⋯⋯⋯⋯⋯⋯⋯⋯⋯⋯⋯ 66

❽ 装具・義肢・車椅子 ──────────────────岡本絵里加 68

❶ 装具 ⋯⋯⋯⋯⋯⋯⋯⋯⋯⋯⋯⋯⋯⋯⋯⋯⋯⋯⋯⋯⋯⋯⋯⋯⋯⋯⋯⋯⋯⋯⋯⋯⋯⋯⋯ 68
　1）装具とは　2）装具の役割　3）上肢装具の分類と適応　4）下肢装具の分類と適応
　5）体幹装具の分類と適応

❷ 義肢 ⋯⋯⋯⋯⋯⋯⋯⋯⋯⋯⋯⋯⋯⋯⋯⋯⋯⋯⋯⋯⋯⋯⋯⋯⋯⋯⋯⋯⋯⋯⋯⋯⋯⋯⋯ 72
　1）義肢とは　2）義肢の役割　3）義手　4）義足

❸ 車椅子 ⋯⋯⋯⋯⋯⋯⋯⋯⋯⋯⋯⋯⋯⋯⋯⋯⋯⋯⋯⋯⋯⋯⋯⋯⋯⋯⋯⋯⋯⋯⋯⋯⋯ 76
　1）車椅子とは　2）車椅子各部の名称　3）車椅子の種類　4）車椅子の適合

⑨ 住環境整備・自助具————————————————————岡本絵里加　79

1 住環境整備（住宅改修）··79
1）住宅改修のチェックポイント　2）高齢者の住宅環境

2 自助具（福祉用具）···80
1）自助具の用途　2）各種自助具の用途

⑩ 地域リハビリテーション医療————————————————小林隆司　83

1 地域リハビリテーション医療とは···83

2 地域包括ケアシステム···83
1）考え方　2）地域ケア会議

3 訪問リハビリテーション医療··85

4 通所リハビリテーション医療··85

⑪ 職業リハビリテーション————————————————————石川　篤　87

1 職業リハビリテーションとは··87
1）定義・目的　2）就労支援のしくみ　3）法律・制度

2 職業リハビリテーションで用いる評価···89

⑫ リスク管理————————————————————————————新見昌央　93

1 リスク管理とは···93

2 急性期〜回復期のリハビリテーション治療における主なリスク··················93
1）再発・再燃　2）転倒・転落　3）起立性低血圧　4）てんかん発作　5）深部静脈血栓症

3 リハビリテーション治療の中止基準···95
1）積極的なリハビリテーション治療を実施しない場合
2）途中でリハビリテーション治療を中止する場合
3）いったんリハビリテーション治療を中止し，回復を待って再開する場合
4）その他，中止すべきか注意が必要な場合

4 主な薬剤に関するリスク管理··96
1）ワルファリン　2）A型ボツリヌス毒素　3）抗パーキンソン病薬　4）インスリン

⑬ 廃用症候群————————————————————————————西村行秀　98

1 廃用症候群とは···98

2 廃用症候群により引き起こされる身体への影響···99
1）筋骨格　2）呼吸・循環器　3）消化器　4）泌尿器　5）神経系　6）その他

⑭ 生理検査—心電図，筋電図，脳波————————野尻明由美，政木隆博，須江洋成　101

1 生理検査とは···101

2 心電図··101
1）心電図の基礎　2）基本波形　3）異常心電図の種類と特徴

3 筋電図··109
1）筋電図の基礎と目的　2）神経原性疾患と筋原性疾患の筋電図波形の違い
3）神経伝導速度

4 脳波 ⸺⸺⸺⸺⸺⸺⸺⸺⸺⸺⸺⸺⸺⸺⸺⸺⸺⸺⸺⸺⸺⸺⸺⸺ 111

1）脳波の基礎　2）正常脳波　3）異常脳波　4）脳波検査の対象となる病態・疾患
5）脳波と関連した検査

⑮ 画像検査—X線，CT，MRI，SPECT，PET⸺⸺⸺渡邉　修　115

1 画像検査とは ⸺⸺⸺⸺⸺⸺⸺⸺⸺⸺⸺⸺⸺⸺⸺⸺⸺⸺⸺⸺ 115

2 X線検査 ⸺⸺⸺⸺⸺⸺⸺⸺⸺⸺⸺⸺⸺⸺⸺⸺⸺⸺⸺⸺⸺⸺⸺ 115

1）原理　2）読み方

3 頭部CT検査 ⸺⸺⸺⸺⸺⸺⸺⸺⸺⸺⸺⸺⸺⸺⸺⸺⸺⸺⸺⸺⸺ 116

1）原理　2）読み方

4 頭部MRI検査 ⸺⸺⸺⸺⸺⸺⸺⸺⸺⸺⸺⸺⸺⸺⸺⸺⸺⸺⸺⸺ 117

1）原理　2）読み方　3）MRA　4）機能的MRI（functional-MRI：fMRI）

5 CTとMRIの比較 ⸺⸺⸺⸺⸺⸺⸺⸺⸺⸺⸺⸺⸺⸺⸺⸺⸺⸺ 121

6 脳血流SPECT（脳血流シンチグラフィ） ⸺⸺⸺⸺⸺⸺⸺⸺⸺ 121

7 PET（ポジトロン放射断層撮影法） ⸺⸺⸺⸺⸺⸺⸺⸺⸺⸺⸺ 122

⑯ 制度・法律⸺⸺⸺⸺⸺⸺⸺⸺⸺⸺⸺⸺⸺⸺⸺⸺⸺中山恭秀　123

1 介護保険制度 ⸺⸺⸺⸺⸺⸺⸺⸺⸺⸺⸺⸺⸺⸺⸺⸺⸺⸺⸺⸺ 123

1）概要　2）貸与対象となっている福祉用具　3）特定疾病

2 障害者総合支援法 ⸺⸺⸺⸺⸺⸺⸺⸺⸺⸺⸺⸺⸺⸺⸺⸺⸺⸺ 125

3 障害者手帳制度 ⸺⸺⸺⸺⸺⸺⸺⸺⸺⸺⸺⸺⸺⸺⸺⸺⸺⸺⸺ 125

4 障害年金制度 ⸺⸺⸺⸺⸺⸺⸺⸺⸺⸺⸺⸺⸺⸺⸺⸺⸺⸺⸺⸺ 126

5 難病法（難病の患者に対する医療等に関する法律） ⸺⸺⸺⸺ 127

6 自立支援医療制度 ⸺⸺⸺⸺⸺⸺⸺⸺⸺⸺⸺⸺⸺⸺⸺⸺⸺⸺ 127

7 労働者災害補償保険法 ⸺⸺⸺⸺⸺⸺⸺⸺⸺⸺⸺⸺⸺⸺⸺⸺ 127

8 自動車損害賠償保障法 ⸺⸺⸺⸺⸺⸺⸺⸺⸺⸺⸺⸺⸺⸺⸺⸺ 127

9 個人情報保護法（個人情報の保護に関する法律） ⸺⸺⸺⸺⸺ 128

10 理学療法士及び作業療法士法 ⸺⸺⸺⸺⸺⸺⸺⸺⸺⸺⸺⸺⸺ 128

第Ⅱ章　障害各論

❶ 運動障害⸺⸺⸺⸺⸺⸺⸺⸺⸺⸺⸺⸺⸺⸺⸺⸺⸺松田雅弘　130

1 運動麻痺 ⸺⸺⸺⸺⸺⸺⸺⸺⸺⸺⸺⸺⸺⸺⸺⸺⸺⸺⸺⸺⸺⸺ 130

1）中枢性運動麻痺（上位運動ニューロン障害）　2）錐体外路障害
3）末梢性運動麻痺（下位運動ニューロン障害）

2 筋力低下 ⸺⸺⸺⸺⸺⸺⸺⸺⸺⸺⸺⸺⸺⸺⸺⸺⸺⸺⸺⸺⸺⸺ 132

1）筋力低下の要因　2）ベッドレストと加齢の筋力低下の違い　3）筋力評価

3 関節可動域制限 ⸺⸺⸺⸺⸺⸺⸺⸺⸺⸺⸺⸺⸺⸺⸺⸺⸺⸺⸺ 133

1）関節可動域制限因子　2）関節可動域制限の評価

4 痙縮と固縮の評価 ……………………………………………………………………… 134

5 運動失調 ………………………………………………………………………………… 134

1）運動失調の種類　2）協調運動障害の主な症状　3）運動失調の評価

6 姿勢・歩行障害 ………………………………………………………………………… 136

1）抗重力姿勢の特徴と姿勢障害の種類　2）歩行障害

❷ 内部障害 ―――――――――――――――――――――――――――竹川　徹　139

1 内部障害とは …………………………………………………………………………… 139

2 呼吸器およびその機能評価と障害 …………………………………………………… 139

1）呼吸器系の概要　2）肺と呼吸運動　3）肺気量と呼吸　4）呼吸による酸塩基調節
5）リハビリテーション治療に必要なアセスメント　6）呼吸不全

3 循環器およびその機能評価と高血圧症 ……………………………………………… 142

1）循環器系の概要　2）心臓と心膜　3）X線写真　4）刺激伝導系　5）心電図
6）心臓活動とその調節　7）循環動態の調節　8）高血圧症　9）運動負荷試験およびその指標

4 代謝とその障害 ………………………………………………………………………… 147

1）基礎代謝量　2）エネルギー代謝率（RMR）　3）脂質異常症　4）肥満

❸ 高次脳機能障害 ―――――――――――――――――――――――渡邉　修　149

1 高次脳機能障害とは …………………………………………………………………… 149

2 厚生労働省が定義する高次脳機能障害 ……………………………………………… 150

3 主な高次脳機能障害 …………………………………………………………………… 150

1）注意障害　2）遂行機能障害　3）失語症　4）失行症　5）失読失書
6）ゲルストマン症候群　7）半側空間無視　8）半側身体失認　9）地誌的障害
10）着衣失行　11）相貌失認　12）構成失行　13）バリント症候群
14）アントン症候群　15）道具の強迫的使用　16）他人の手兆候（alien hand）
17）運動維持困難（motor impersistence）　18）記憶障害　19）社会的行動障害

4 評価およびリハビリテーション治療 ………………………………………………… 157

1）総合的評価　2）評価およびリハビリテーション治療

❹ 心理社会的障害 ―――――――――――――――――――――――互　健二　159

1 心理社会的障害とは …………………………………………………………………… 159

2 うつ状態 ………………………………………………………………………………… 159

3 易怒性 …………………………………………………………………………………… 160

❺ 摂食嚥下障害 ―――――――――――――――――――――岡本隆嗣，佐藤新介　161

1 摂食嚥下障害とは ……………………………………………………………………… 161

2 嚥下のメカニズム ……………………………………………………………………… 161

1）嚥下の解剖　2）嚥下の病態　3）正常嚥下のメカニズム（5期分類）

3 嚥下障害の簡易評価法 ………………………………………………………………… 163

4 嚥下障害に対するリハビリテーション治療 ………………………………………… 163

1）間接練習（食べ物を用いないで，嚥下機能を改善させる練習）
2）直接練習（食べ物を用いて，嚥下機能を改善させる練習）

5 摂食障害 165
　1）主な症状　2）特徴的な精神異常　3）摂食障害に対するリハビリテーション治療

❻ 言語機能障害 ————————————————————佐々木信幸 166
1 失語症 166
　1）分類と評価　2）発語にかかわる諸症状　3）失語症への対応・トレーニング
2 構音障害 169

❼ 視覚障害 ————————————————————————久保寛之 171
1 視覚障害とは 171
2 視覚障害の原因疾患 171
3 視覚障害者に対するリハビリテーション治療 172
　1）感覚訓練　2）日常生活訓練　3）コミュニケーション訓練　4）歩行訓練

❽ 排泄機能障害 —————————————————————巷野昌子 174
1 排泄とは 174
　1）尿の生成と排尿　2）便の形成と排便　3）神経支配
2 排尿・排便のメカニズム 175
　1）蓄尿と排尿反射　2）排便反射
3 排尿・排便の機能障害 177
　1）神経因性膀胱・直腸障害　2）その他の排尿障害　3）その他の排便障害

❾ 意識障害 ————————————————————————新見昌央 180
1 意識とは 180
2 意識にかかわる脳の部位とその役割 180
3 意識障害をきたす疾患とその病態 180
　1）脳血管障害（脳卒中）　2）脳外傷　3）低酸素脳症　4）全身性疾患
4 意識障害の評価 182

第Ⅲ章　疾患各論

❶ 脳血管障害（脳卒中）———————— 渡邉　修，松田雅弘，大熊　諒 184
1 脳血管障害とは 184
2 脳梗塞 184
　1）血管系　2）脳梗塞の分類と特徴　3）急性期の治療
　4）一過性脳虚血発作（Transient Ischemic Attack：TIA）
　5）前大脳動脈，中大脳動脈，後大脳動脈の閉塞と主な症状
　6）椎骨動脈，脳底動脈の閉塞と主な症状
3 脳出血 187
　1）主な脳出血（5種類）　2）急性期の治療　3）高血圧以外の脳出血

4 くも膜下出血 ──────────────────────────── 190

1）経過と治療　2）頻度の高い脳動脈瘤とその特徴

■ **片麻痺に対するリハビリテーション治療のポイント** ──────── 192

1）理学療法のポイント　2）作業療法のポイント

コラム② 筋緊張の亢進による手指の拘縮について ──────── 唐渡弘起　199

コラム③ ニューロリハビリテーション ──────────────── 原　寛美　200

❷ 脳外傷・低酸素脳症・脳腫瘍・水頭症 ── 渡邉　修, 松田雅弘, 大熊　諒　202

1 脳外傷 ──────────────────────────────── 202

1）分類　2）重症度評価　3）治療　4）障害像

■ **リハビリテーション治療のポイント** ───────────────── 205

1）脳外傷後の問題点　2）記憶障害へのアプローチ　3）注意障害へのアプローチ
4）遂行機能障害へのアプローチ　5）自己認識の低下へのアプローチ
6）社会的行動障害へのアプローチ　7）ADL・IADL練習へのアプローチ
8）環境調整や家族指導へのアプローチ　9）就労支援へのアプローチ
10）地域連携へ向けたアプローチ

2 低酸素脳症 ──────────────────────────────── 207

1）病態と原因　2）低酸素脳症後の遅発性神経症状　3）障害像
4）リハビリテーション治療のポイント

3 脳腫瘍 ──────────────────────────────── 208

1）分類と発生頻度　2）WHOの悪性度分類　3）症状　4）下垂体腺腫
5）リハビリテーション治療のポイント

4 水頭症 ──────────────────────────────── 211

1）概略　2）正常圧水頭症　3）リハビリテーション治療のポイント

コラム④ 障害と自動車運転 ─────────────────────── 渡邉　修　212

❸ 脊髄損傷 ──────────────────── 横山　修, 藤縄光留, 對間泰雄　214

1 脊髄損傷とは ─────────────────────────────── 214

2 脊髄損傷の病態 ───────────────────────────── 214

1）排尿障害　2）排便障害　3）褥瘡　4）自律神経過反射　5）異所性骨化　6）その他

3 脊髄損傷の評価 ───────────────────────────── 215

1）アメリカ脊髄損傷学会（ASIA）の神経学的評価　2）Frankelの分類
3）Zancolliの上肢機能分類　4）臨床症状分類

4 脊髄損傷の運動療法 ─────────────────────────── 219

1）急性期　2）回復期

5 胸腰髄損傷 ──────────────────────────────── 219

■ **リハビリテーション治療のポイント** ───────────────── 220

1）理学療法のポイント　2）作業療法のポイント

コラム⑤ 車椅子の介助方法 ─────────────────大瀧直人 225

❹ 腕神経叢にかかわる疾患 ────────────三谷管雄，林原雅子 226

1 腕神経叢にかかわる疾患 226

2 腕神経叢と胸郭出口の解剖学的特徴 226

3 腕神経叢引き抜き損傷 228
　　1）損傷レベルで起こりうる症状　2）腕神経叢引き抜き損傷の治療とリハビリテーション治療

　■ リハビリテーション治療のポイント 229

4 胸郭出口症候群 229
　　1）胸郭出口症候群の発症と解剖学的構造　2）症状　3）検査と治療

　■ リハビリテーション治療のポイント 230

❺ 神経・筋疾患 ──────角田　亘，佐藤　慎，府川泰久，川田寛子，相原真季 232

1 神経・筋疾患とは 232

2 パーキンソン病（Parkinson's disease：PD） 232

3 多発性硬化症（multiple sclerosis：MS） 234

4 重症筋無力症（myasthenia gravis：MG） 234

5 ギラン・バレー症候群（Guillain-Barre syndrome：GBS） 235

6 筋萎縮性側索硬化症（amyotrophic lateral sclerosis：ALS） 235

7 脊髄小脳変性症（spinocerebellar degeneration：SCD） 236

8 多発性筋炎（polymyositis：PM）/皮膚筋炎（dermatomyositis：DM） 237

9 筋ジストロフィー（myotonic dystrophy：MD） 237

10 多系統萎縮症（multiple system atrophy：MSA） 238

　■ リハビリテーション治療のポイント 238
　　1）パーキンソン病（PD）　2）多発性硬化症（MS）　3）重症筋無力症（MG）
　　4）ギラン・バレー症候群（GBS）　5）筋萎縮性側索硬化症（ALS）
　　6）脊髄小脳変性症（SCD）　7）多発性筋炎（PM）/皮膚筋炎（DM）
　　8）筋ジストロフィー（MD）　9）多系統萎縮症（MSA）

❻ 骨・関節疾患 ───────────馬庭壮吉，江草典政，森脇繁登 244

1 骨・関節疾患とは 244

2 主な上肢の骨・関節疾患 244
　　1）鎖骨骨折　2）上腕骨近位部骨折　3）橈骨遠位部骨折　4）肩関節周囲炎　5）腱板断裂

3 主な下肢の骨・関節疾患 248
　　1）骨盤骨折　2）大腿骨頸部骨折・大腿骨転子部骨折　3）変形性股関節症
　　4）変形性膝関節症　5）前十字靱帯損傷　6）半月板損傷　7）足関節靱帯損傷

4 関節リウマチ 252

5 脊椎疾患 255
　　1）頸椎症　2）頸椎椎間板ヘルニア　3）腰痛症　4）腰椎椎間板ヘルニア
　　5）腰部脊柱管狭窄症　6）側弯症

6 その他の骨・関節疾患 ……………………………………………………………… 258
　1) 発育性股関節形成不全　2) ペルテス（Perthes）病　3) 大腿骨頭すべり症
　4) 小児に多い上腕骨顆上骨折
　5) 複合性局所疼痛症候群（Complex Regional Pain Syndrome：CRPS）

❼ 循環器疾患 ──────────── 松本亜美，矢部敬之，原島宏明　262

　1 循環器疾患とは ……………………………………………………………………… 262

　2 冠動脈 ……………………………………………………………………………… 262

　3 狭心症 ……………………………………………………………………………… 263
　　1) 病因，病態　2) 不安定型狭心症　3) 検査方法

　4 心筋梗塞 …………………………………………………………………………… 263
　　1) 病因，病態　2) 心筋梗塞の分類　3) 急性心筋梗塞の病態，評価
　　4) 心筋梗塞の診断基準　5) 心筋梗塞後の合併症

　5 虚血性心疾患の治療方法 ………………………………………………………… 266
　　1) 薬物治療　2) 経皮的冠動脈形成術（Percutaneous Coronary Intervention：PCI）
　　3) 冠動脈バイパス術（Coronary Artery Bypass Grafting：CABG）

　6 心不全 ……………………………………………………………………………… 266
　　1) 病因，病態　2) 診断　3) 治療

　7 注意すべき不整脈 ………………………………………………………………… 267
　　1) 頻脈性不整脈　2) 徐脈性不整脈

　■ リハビリテーション治療のポイント …………………………………………… 269
　　1) 運動療法の効果　2) 運動処方の進め方　3) 運動処方のための指標　4) 生活指導

❽ 呼吸器疾患 ──────────────── 辰濃　尚，増森宣行　272

　1 呼吸器の構造と機能 ……………………………………………………………… 272

　2 呼吸不全 …………………………………………………………………………… 275
　　1) 閉塞性肺疾患　2) 拘束性肺疾患

　■ 呼吸リハビリテーションのポイント …………………………………………… 277
　　1) 定義　2) 包括的呼吸リハビリテーション　3) 目的
　　4) COPDにおける呼吸リハビリテーションの有効性　5) 評価

　■ 理学療法のポイント ……………………………………………………………… 282
　　1) 運動療法の進め方　2) コンディショニング　3) 運動療法

　■ 作業療法のポイント ……………………………………………………………… 286
　　1) 洗顔　2) 下衣の着脱　3) 上衣の着脱　4) トイレ動作

❾ 腎疾患 ───────────────── 新見昌央，樋口謙次　288

　1 腎疾患とは ………………………………………………………………………… 288

　2 腎臓の機能 ………………………………………………………………………… 288
　　1) 排泄臓器としての機能（細胞外液の恒常性を維持）　2) 内分泌臓器としての機能

　3 腎機能評価 ………………………………………………………………………… 289
　　1) 糸球体濾過量　2) 尿タンパク

4 保存期慢性腎臓病（CKD）······289
1）原因による分類　2）特徴　3）治療　4）リハビリテーション治療の評価

5 末期腎不全（ESKD）患者の透析治療······292
1）透析治療導入患者の原疾患　2）特徴　3）治療　4）リハビリテーション治療の評価

■ リハビリテーション治療のポイント······294
1）保存期慢性腎臓病（CKD）　2）透析症例

⑩ 小児疾患────────────橋本圭司，大久保浩子，深澤聡子　297

1 小児疾患とは······297

2 発達······297

3 在胎週数・出生時体重による分類······299
1）在胎週数　2）出生時体重

4 脳性麻痺······299
1）定義　2）発症率　3）発症要因　4）分類　5）脳性麻痺のための評価法　6）理学療法

5 二分脊椎······302
1）定義　2）分類　3）二分脊椎の損傷レベルと拘縮，歩行能力　4）理学療法

6 発達障害······304
1）定義　2）知的障害
3）広汎性発達障害（pervasive developmental disorder：PDD）
4）注意欠如・多動性障害（attention deficit/hyperactivity disorder：ADHD）
5）学習障害（learning disorder：LD）

7 重症心身障害児······305
1）評価　2）治療のポイント

■ 理学療法のポイント······307

■ 作業療法のポイント······307
1）機能的作業療法　2）認知機能障害に対する作業療法　3）ADLの指導

⑪ スポーツ疾患────────────富永賢介，深井　彰　310

1 スポーツ疾患とは······310

2 上肢のスポーツ外傷······310
1）肩関節周囲の外傷　2）肘関節の外傷　3）手指のスポーツ外傷

3 上肢のスポーツ障害······311
1）投球障害　2）テニス肘

4 腰部のスポーツ障害······313
1）腰椎椎間板ヘルニア　2）腰椎分離症

5 下肢のスポーツ外傷······314
1）膝関節の前十字靱帯損傷　2）足関節内反捻挫

6 下肢のスポーツ障害······315

7 スポーツ外傷の応急処置······316

■ リハビリテーション治療のポイント······316
1）傷害の治癒過程の把握　2）損傷部位の役割の理解　3）損傷のメカニズムの理解

⑫ 末梢神経障害（ニューロパチー）───君浦隆ノ介，唐渡弘起，佐々木庸　318

1 末梢神経障害とは　318

2 代表的な末梢神経障害　318
1) 代謝性疾患による末梢神経障害（糖尿病性末梢神経障害）
2) 栄養・アルコール性末梢神経障害　3) 薬剤性末梢神経障害　4) 遺伝性末梢神経障害
5) 炎症性末梢神経障害　6) 絞扼性ニューロパチー　7) 外傷性ニューロパチー
8) がん性（悪性潰瘍）ニューロパチー　9) Horner 症候群

■ リハビリテーション治療のポイント　323
1) 麻痺期　2) 回復期　3) 物理療法　4) 末梢神経障害の作業療法
5) 末梢神経障害の理学療法

⑬ 切断 ───────── 羽田康司，丸山　剛，久保匡史　327

1 切断とは　327
1) 切断の原因　2) 切断の合併症　3) 切断の位置

2 断端の評価と管理　328
1) 断端評価　2) 断端管理

■ リハビリテーション治療のポイント　329
1) 切断部位と注意点　2) 理学療法のポイント　3) 作業療法のポイント

⑭ がん ───────── 原　貴敏，林　友則，田中智子　334

1 がんとは　334
1) がんの発症メカニズム，種類・進展様式　2) がん悪液質（カヘキシア）

2 がんの治療　335
1) 手術療法　2) 化学療法　3) 放射線治療

3 がん患者に対するリハビリテーション治療の対象となる障害の種類　336

4 がん患者の身体機能の評価　337

5 緩和ケアとリハビリテーション治療　338

6 AIDS　338
1) リハビリテーション治療の実施における注意点　2) AIDSによる障害

■ リハビリテーション治療のポイント　339
1) 理学療法のポイント　2) 作業療法のポイント

⑮ 高齢者 ───────── 百崎　良，春日成二，長野正幸　343

1 高齢者の特徴　343

2 骨粗鬆症　343

3 転倒　344

4 フレイル　344

5 ロコモティブシンドローム（ロコモ）　345

6 サルコペニア　345

7 介護予防　346

■ リハビリテーション治療のポイント 346
　1）理学療法のポイント　2）作業療法のポイント

⑯ 熱傷 ————————————————— 上條義一郎，木下利喜生，寺村健三 350
　❶ 熱傷とは 350
　❷ 熱傷傷病期 351
　❸ 重症度判断の尺度 351
　❹ 熱傷の部位と特徴 353
　■ リハビリテーション治療の際に評価・把握しておくこと 353
　　1）急性期　2）回復期・慢性期
　■ リハビリテーション治療のポイント（理学療法士・作業療法士共通）——— 354
　■ リハビリテーション治療のポイント（作業療法士の観点から）——— 355

⑰ 障害者スポーツ ——————————— 吉川達也，指宿　立，田島文博 356
　❶ 障害者スポーツ，パラリンピックの歴史 356
　❷ 障害者におけるスポーツの有用性 356
　❸ 障害者における医学的問題点，メディカルチェック 357
　　1）脊髄損傷者における注意点　2）四肢の切断者における注意点
　　3）脳血管障害患者における注意点　4）脳性麻痺患者における注意点
　❹ 障害者スポーツの種目，クラス分け，アンチドーピング 358
　　1）種目　2）クラス分け　3）アンチドーピング
　❺ 障害者スポーツの振興 361

⑱ 認知症—アルツハイマー型，Lewy 小体型，前頭側頭型
　————————————————————— 互　健二，上薗紗映，長尾巴也 362
　❶ 認知症とは 362
　❷ アルツハイマー型認知症 362
　　1）臨床症状　2）診断　3）治療
　❸ Lewy 小体型認知症 364
　　1）臨床症状　2）診断　3）治療
　❹ 前頭側頭型認知症 365
　　1）臨床症状　2）診断　3）治療
　■ リハビリテーション治療のポイント 366
　　1）情報収集を入念に行う　2）患者の感情と認知に配慮する

⑲ 精神疾患 ————————————— 上薗紗映，加藤英之，山岸真沙美 368
　❶ 精神疾患とは 368
　❷ うつ病 368
　　1）うつ病とは　2）診断基準　3）原因　4）リハビリテーション治療
　❸ 統合失調症 370
　　1）統合失調症とは　2）症状　3）リハビリテーション治療

4 アルコール依存症 371

1）アルコール依存症とは　2）症状　3）治療　4）リハビリテーション治療

5 パーソナリティ障害 372

1）パーソナリティ障害とは　2）リハビリテーション治療

6 神経性無食欲症 372

1）神経性無食欲症とは　2）治療　3）リハビリテーション治療

■ **リハビリテーション治療のポイント** 373

1）治療にあたっての心構え　2）理学療法のポイント　3）作業療法のポイント

■ **認知行動療法** 大嶋伸雄 377

1）認知行動療法の成り立ち　2）認知行動療法とは　3）認知行動療法による治療の流れ

■ **心神喪失者等医療観察法** 岡本絵里加 378

1）心神喪失者等医療観察法　2）多職種チーム医療

⑳ 生活習慣病 岡本隆嗣，松下信郎 381

1 生活習慣病とは 381

2 糖尿病 381

1）糖尿病とは　2）糖尿病の分類　3）糖尿病の診断
4）糖尿病の治療目標およびコントロール目標　5）糖尿病の症状と合併症　6）糖尿病の治療

3 高血圧 385

1）高血圧とは　2）高血圧の分類　3）高血圧の治療

4 肥満 387

1）肥満・肥満症とは　2）肥満の判定と肥満症の診断基準　3）肥満の治療

5 脂質異常症（高脂血症） 388

1）脂質異常症の診断基準　2）脂質異常症の原因　3）脂質異常症の治療

■ **リハビリテーション治療のポイント** 388

1）評価　2）運動療法　3）患者教育

㉑ 主な感染症 瀬田 拓，山田祥康 392

1 感染症とは 392

2 感染経路と日和見感染症 392

1）感染経路　2）日和見感染症

3 代表的な感染症 393

1）インフルエンザ　2）MRSA（メチシリン耐性黄色ブドウ球菌）感染症　3）結核
4）疥癬（かいせん）　5）黄色ブドウ球菌による食中毒

4 院内感染，感染予防 395

1）院内感染とは　2）感染予防

■ **リハビリテーション治療のポイント** 396

1）感染管理の基本　2）手指衛生　3）個人防護具　4）リハビリテーション治療室の環境整備

㉒ 前庭機能障害 ──────────── 浅井友詞, 中山明峰 398

1 前庭の解剖と機能 ──────────── 398
1）前庭器　2）情報伝達経路　3）前庭機能

2 代表的な前庭疾患 ──────────── 400
1）良性発作性頭位めまい症　2）メニエール病　3）前庭神経炎　4）両側前庭機能障害
5）加齢

3 前庭機能障害を見据えためまい, ふらつきの評価 ──────────── 402
1）医療面接　2）眼振の評価　3）前庭眼反射の評価　4）姿勢安定性の評価　5）質問紙法

■ リハビリテーション治療のポイント ──────────── 403
1）半規管の障害（良性発作性頭位めまい症）に対する頭位変換
2）前庭機能低下に対するリハビリテーション治療

㉓ ポストポリオ症候群 ──────────── 角田 亘, 善田督史 408

1 ポストポリオ症候群とは ──────────── 408
2 症状と診断 ──────────── 409
■ 理学療法のポイント ──────────── 409
■ 作業療法のポイント ──────────── 410

コラム⑥ 診療記録（SOAP）とジェノグラム ──────────── 中山恭秀 411

巻末資料

1 整形外科の検査法 ──────────── 馬庭壯吉 412
2 高次脳機能障害の主要な検査法 ──────────── 渡邉 修 414

● 索引 ──────────── 415

■ **正誤表・更新情報**

本書発行後に変更, 更新, 追加された情報や, 訂正箇所のある場合は, 下記のページ中ほどの「正誤表・更新情報」からご確認いただけます。

https://www.yodosha.co.jp/yodobook/book/9784758102315/

■ **本書関連情報のメール通知サービス**

メール通知サービスにご登録いただいた方には, 本書に関する下記情報をメールにてお知らせいたしますので, ご登録ください。

・本書発行後の更新情報や修正情報（正誤表情報）
・本書の改訂情報
・本書に関連した書籍やコンテンツ, セミナー等に関する情報

※ご登録には羊土社会員のログイン/新規登録が必要です

ご登録はこちらから

第 I 章
総論

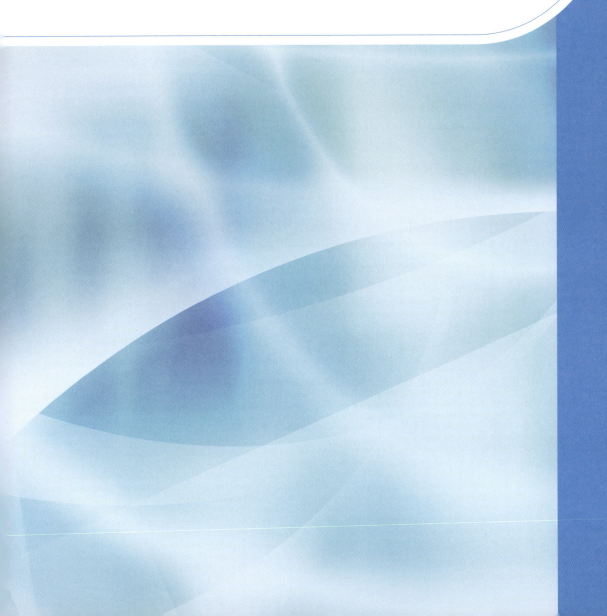

第 **I** 章　総論

1　リハビリテーション医学・医療の理念

学習のポイント

- リハビリテーションの語源，成立過程，定義を学ぶ
- 総合リハビリテーション医療，ノーマライゼーション，自立生活について学ぶ
- リハビリテーション医学・医療におけるADL，IADLとその評価尺度を学ぶ

1　リハビリテーション医学・医療の成立

◆国試頻出
キーワード
リハビリテー
ション

- リハビリテーション◆（Rehabilitation）の語源は，re（再び）＋habilis（適した；ラテン語）＋～ation（状態にする）である．「再び適した状態にする」という意味である（図1）.
- 近代以降（16世紀～）においては政治的名誉回復，権利の回復，犯罪者の服役後の社会復帰を指す用語として使われた.
- 現代になって，主に障害者の社会復帰を促す医療・福祉的な意味の言葉としても用いられている.
- 現代のリハビリテーション医学・医療の成立過程として，1910年代にRehabilitationという言葉が障害との関連で使用され，欧米における第一次世界大戦の戦傷者が職業訓練などによる社会復帰をめざしたのがはじまりである（表1）.
- 本邦では，対象領域として病気や事故後の患者や高齢者などにも拡がり，法制化も進み，現代の医療でのリハビリテーション治療の発展がなされていった.

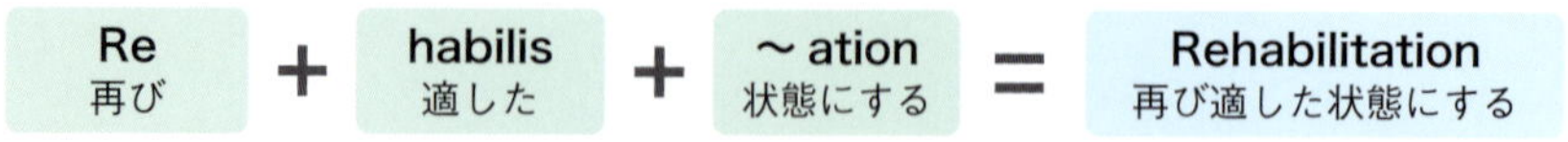

Re　+　habilis　+　～ation　=　Rehabilitation
再び　　適した　　状態にする　　再び適した状態にする

図1　リハビリテーション（Rehabilitation）の語源

22　リハビリテーション医学

表1 現代のリハビリテーション医学・医療

海外	
1910年代	Rehabilitation という言葉が障害との関連で使用されはじめる
1917年	米国陸軍病院に「身体再建およびリハビリテーション部門」創設
1920年	米国職業リハビリテーション法成立
1942年	Rusk HA による戦傷兵のリハビリテーションプログラム展開
1947年	米物理医学・リハビリテーション専門医制度の発足
1970年	国際リハビリテーション医学会（IRMA）設立
2008年	国連総会にて障害者権利条約の発効
本邦	
1924年	高木憲次による「療育」の概念の提唱
1942年	整肢療護園開園
1949年	身体障害者福祉法施行
1963年	日本リハビリテーション医学会設立
1965年	理学療法士及び作業療法士法制定
1997年	言語聴覚士法制定
2013年	地域社会における共生の実現に向けて障害者自立支援法施行

2 リハビリテーション医学・医療の定義

- リハビリテーション医学・医療の初期においては，運動障害などに限定された「生体モデル」での回復を目的としていたが，障害を有する当事者の主体性を考慮した「生活モデル」の回復への移行がなされ，幅広い目的が定着してきた．

- そのような経過のなかで，全米リハビリテーション評議会，世界保健機関（WHO），国連・世界行動計画の定義など，時代背景に沿った考えが示されている（表2）．

- リハビリテーション医学・医療は，理学療法・作業療法などのこととイメージされる傾向のなか，本来の語源は**人としての尊厳や権利，資格を回復することであり，障害をもった人が適した状態に戻り，自立した生活をできるように支援していく活動の意味が含まれている**．

> リハビリテーション医学・医療は，「障害者復権」「ノーマライゼーション」「自立生活運動」の3つの視点から構築されてきた．

表2　リハビリテーション医学・医療の定義

全米リハビリテーション評議会（1942年）	障害者をその人にとって可能な限り最大の身体的，精神的，社会的，職業的な有用性のある能力をもつまでに回復させることである．
世界保健機関（WHO）（1968年）	リハビリテーションは，医学的，社会的，教育的，職業的手段を組合わせて相互に調整して，トレーニングあるいは再トレーニングをすることによって，障害者の機能的能力を最高の水準に達成するために行われる．
世界保健機関（WHO）（1981年）	リハビリテーションは，能力低下やその状態を改善し，障害者の社会的統合を達成するためのあらゆる手段を含んでいる．リハビリテーションは障害者が環境に適応するためのトレーニングを行うばかりでなく，障害者の社会的統合を促す全体として環境や社会に手を加えることも目的とする．そして，障害者自身・家族・そして彼らの住んでいる地域社会が，リハビリテーションに関するサービスの計画と実行にかかわり合わなければならない．
国連・世界行動計画（1982年）	リハビリテーションとは，身体的，精神的，かつまた社会的に最も適した機能水準の達成を可能とすることによって，各個人が自らの人生を変革していくための手段を提供していくことをめざし，かつ時間を限定したプロセスである．

3　総合リハビリテーション医療，ノーマライゼーション，自立生活

1）総合リハビリテーション医療

- 「生活モデル」の回復を目的とする視点から，医学的リハビリテーション，教育的リハビリテーション，社会的リハビリテーション，職業的リハビリテーションの4分野が密接に協力し合う**総合的なリハビリテーション医療**の考えが提唱された．

◆国試頻出
キーワード
ノーマライ
ゼーション

2）ノーマライゼーション◆

- ノーマライゼーション（normalization）とは，障害者も健常者と同じような生活を営めるように支援すべきという考え方である．
- 1960年代に北欧諸国からはじまった知的障害者に対する社会福祉的な考え方であり，また，そこから発展して，**障害者と健常者とは，互いが特段に区別されることなく社会生活をともにするのが普通なこととする考え方**としても使われる．
- そして，ノーマライゼーションは共生に向けた運動や施策なども含まれ，世界的に普及していった（表3）．

表3　ノーマライゼーションの普及

1951年	Bank-Mikkelsem NE がノーマライゼーションを世界で初めて提唱
1959年	デンマークにてバリアフリーに関する法整備
1963年	Nirje B がノーマライゼーションの基本原理を提唱
1981年	「国際障害者年」にノーマライゼーションの理念が広がる
1990年	アメリカ障害者法（ADA）制定
2006年	本邦にて「バリアフリー新法」制定
2008年	国連総会にて障害者権利条約の発効
2013年	本邦にて障害者差別解消法制定

3）自立生活

- 自立生活運動はIL運動（Independent Living Movement）ともよばれる．
- この運動は，1962年にアメリカで，障害をもった大学生によって，重い運動障害（ポリオ）のなかでも地域で学生生活が送れるよう介助などの必要な援助を障害者に提供する「身体障害者学生プログラム」として開始された．
- この運動から考え出された自立とは，具体的には「**身辺自立や職業困難な重度障害者が必要な支援を受けつつ，自らの生活の主体者として，自己形成を図る**」ことになる．

4 ADL（日常生活動作）とIADL（手段的日常生活動作）

- リハビリテーション医学・医療の目的の1つは，日々の生活のなかでの自立である．ここでは最も大切な概念であるADL，IADLについて概説する（図2）．

ADL：毎日繰り返される身体動作群

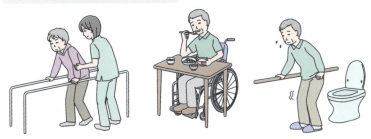

IADL：地域での自立生活に必要な活動（生活関連動作）

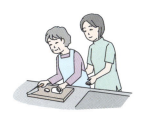
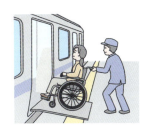

図2　ADLとIADL

1）ADL

- ADL（日常生活動作，Activities of Daily Living）については，1976年に日本リハビリテーション医学会が定義している[1]．
- その定義は，「**1人の人間が独立して生活するために行う基本的な，しかも各人ともに共通に毎日繰り返される一連の身体動作群をいう．この動作群は，食事，排泄等の目的をもった各作業（目的動作）に分類され，各作業はさらにその目的を実施するための細目動作に分類される**」となる．

◆国試頻出
キーワード
IADL

2) IADL◆

- IADL（手段的日常生活動作，Instrumental Activities of Daily Living）は，1969年に Lawton MP らが提案したもので，地域において自立した生活をするうえで必要とされる活動を指し，例えば，買い物，家事などの動作が含まれる[2]．
- APDL（Activities Parallel to Daily Living）とほとんど同義に使用されている．

3) ADLとIADLの評価

◆国試頻出
キーワード
FIM

■ FIM◆（機能的自立度評価表，Functional Independence Measure）

- 1990年に Granger らによって開発された評価でADLの自立度，または介助の程度を評価する方法である[3]．
- その評価項目は運動項目と認知項目の大きく2つに分かれ，中項目としてセルフケア，排泄コントロール，移乗，移動，コミュニケーション，社会的認知の6項目，下位項目では18項目からなる（表4）．
- 採点は，自立，見守り，要介助に分けられ1～7点で判定する（表5）．

表4 FIMの項目

運動項目（13項目）		認知項目（5項目）	
セルフケア	①食事　②整容　③清拭　④更衣（上半身）　⑤更衣（下半身）　⑥トイレ動作	コミュニケーション	①理解　②表出
排泄コントロール	⑦排尿コントロール　⑧排便コントロール	社会的認知	③社会的交流　④問題解決　⑤記憶
移乗	⑨ベッド，椅子，車椅子　⑩トイレ　⑪浴槽・シャワー		
移動	⑫歩行・車椅子　⑬階段		
運動項目合計：13～91点		認知項目合計：5～35点	
総合計：　18～126点			

表5 FIMの採点法

自立	時間内に安全に可能	7点
	時間がかかる，装具や自助具などを使用，安全性の配慮が必要	6点
見守り	見守り，促し，指示が必要	5点
要介助	75％以上自分で行う	4点
	50％以上75％未満自分で行う	3点
	25％以上50％未満自分で行う	2点
	25％未満しか自分で行わない	1点

26　リハビリテーション医学

◆国試頻出キーワード
BI（Barthel Index）

2 BI（Barthel Index）

- 1965年にMahoneyらによって開発され，2度改定された評価尺度である（表6）．
- ADLを10項目にて評価する[4]．「できるADL」を部分介助と自立で分けて，0点，5点，10点，15点と5点刻みであり，項目によって異なるが3段階評価が主で，移動動作，移乗動作は配点が高い．

表6　Barthel Index

	採点	内容
①食事	10 5 0	自立，自助具などの装着可，標準的時間内に食べ終える 部分介助（例えば，おかずを切って細かくしてもらう） 全介助
②車椅子から 　ベッドへの移動	15 10 5 0	自立，ブレーキ，フットレストの操作も含む（非行自立も含む） 軽度の部分介助または監視を要する 座ることは可能であるがほぼ全介助 全介助または不可能
③整容	5 0	自立（洗面，整髪，歯磨き，ひげ剃り） 部分介助または不可能
④トイレ動作	10 5 0	自立（衣服の操作，後始末を含む） 部分介助，体を支える，衣服，後始末に介助を要する 全介助または不可能
⑤入浴	5 0	自立 部分介助または不可能
⑥歩行	15 10 5 0	45 m以上の歩行，補装具の使用の有無は問わず 45 m以上の介助歩行，歩行器の使用を含む 歩行不能の場合，車椅子にて45 m以上の操作可能 上記以外
⑦階段昇降	10 5 0	自立，手すりなどの使用の有無は問わない 介助または監視を要する 不能
⑧着替え	10 5 0	自立，靴，ファスナー，装具の着脱を含む 部分介助，標準的な時間内，半分以上は自分で行える 上記以外
⑨排便コントロール	10 5 0	失禁なし，浣腸，坐薬の取り扱いも可能 ときに失禁あり，浣腸，坐薬の取り扱いに介助を要する者も含む 上記以外
⑩排尿コントロール	10 5 0	失禁なし，収尿器の取り扱いも可能 ときに失禁あり，収尿器の取り扱いに介助を要する者も含む 上記以外
合計	100	

❸ IADLの評価尺度

● 1969年にLawtonらによって考えられた．家事，買い物などの8項目からなり，3〜5段階で回答項目があり「できる」，「できない」にて採点し，男女間で評価項目が異なる[2]（表7）．

表7 IADLの評価尺度

評価項目（8項目）	・電話の使用　・買い物　・食事の準備 ・家事　・洗濯　・交通機関の利用 ・服薬管理　・財産管理
採点法（例）	・各項目について3〜5段階で回答 ・「できる：1点」，「できない：0点」にて採点 ・男女間で評価項目が異なる

引用文献

1）今田 拓：ADL評価について．日本リハビリテーション医学雑誌，13：315，1976

2）Lawton MP & Brody EM：Assessment of older people：self-maintaining and instrumental activities of daily living. Gerontologist, 9：179-186, 1969

3）Granger CV, et al：Advances in functional assessment for medical rehabilitation. Top Geriatric Rehabil, 1：59-74, 1986

4）Mahoney FI & Barthel DW：Functional Evaluation：The Barthel Index. Md State Med J, 14：61-65, 1965

コラム column

① 作業療法における QOL 評価法

生活の質（quality of life：QOL）には，生命，生活，人生などを含めた意味がある．リハビリテーション治療においては，生活の充実感や満足度などの評価をする．

1）SF-36健康調査法

原版（The 36-item short from of the Medical Outcomes Study questionnaire）は，1993年にWare により開発された．日本では，福原らが標準化している．健康関連のQOLを測定するための調査票であり，医療評価に使用される．

8つの下位尺度（①PF：身体機能－10項目，②RP：身体機能不全による役割の制限－4項目，③BP：体の痛み－2項目，④GH：全体的な健康感－5項目，⑤VT：活力－4項目，⑥SF：社会生活機能－2項目，⑦RE：精神状態の変化による役割の制限－3項目，⑧MH：心の状態－5項目）に加え，1年前の健康状態との比較を問う1項目の計36項目からなる．

2）改訂PGCモラールスケール

改訂PGCモラールスケール（Philadelphia Geri-atric Center Morale Scale）は，Lawtonによって開発されたモラールの評価尺度である．測定されるモラールは，「心理的動揺」「孤独感・不満足感」「老いに対する態度」とされ，主観的QOLの評価を目的としている．肯定的な選択肢（質問用紙のなかで下線を付した選択肢）が選ばれた場合に1点，その他の選択肢が選ばれた場合には0点を与え，加算して合計得点を出す．最高得点は17点である．

3）WHO/QOL-26

WHO/QOL-26（World Health Organization Quality of Life-26）は，世界保健機構によって開発された．これは疾病の有無を判定するのではなく，受検者の主観的幸福感，生活の質を測定する．身体的領域（7項目），心理的領域（6項目），社会的関係（3項目），環境領域（8項目）の4領域のQOLを問う24項目と，QOL全体を問う2項目の，全26項目から構成されている総合的なQOL評価である．

■ 参考文献

・「標準作業療法学 専門分野 作業療法評価学 第2版」（矢谷令子/シリーズ監修，岩崎テル子，他/編，山口 昇，鶴見隆彦/編集協力），p271，医学書院，2010

第 I 章 総論

2 障害

学習のポイント

- 障害の概要と種類・定義を学ぶ
- 国際障害分類（ICIDH）の概要を学ぶ
- 国際生活機能分類（ICF）への変遷，概要，基本的な使い方を学ぶ

1 障害とは

- 世界保健機関（WHO）は「障害とは，**身体の損傷，活動の制約，参加の制限が含まれる**包括的な用語である」としており，「ある個人の身体がもつ特徴と，その人が生きる社会の特徴とがもたらす相互作用の反映である」としている[1]（図1）.
- 障害の捉え方は時代の変化に伴い変遷している．現代においては，病気や疾病が原因で引き起こされる側面（医学モデル）と障害当事者への偏見や差別，建築，経済などを含む障壁（社会モデル）とを統合し，中立的に捉えることが求められている（表）.

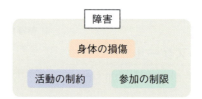

図1 障害とは

表 障害の医学モデルと社会モデルの概要

	医学モデル	社会モデル
対象	個人（障害当事者）	社会
障害の原因	病気や外傷によって生じる	社会環境によってつくり出される
障害への対処	治療，個人の適応と行動変容	社会環境の変更
課題の所在	医療	社会変化を求める思想など

文献2をもとに作成.

1）わが国の法的な定義

- 障害者基本法によると，「障害者」とは，「身体障害，知的障害，精神障害（発達障害を含む）その他の心身の機能の障害がある者であって，障害及び社会的障壁（障害がある者にとって障壁となるような事物・制度・慣行・観念その他一切のもの）により継続的に日常生活，社会生活に相当な制限を受ける状態にあるもの」をいう[3]．

2）わが国の障害者の人口

- 平成28年の内閣府の発表によると，障害者数は，「身体障害者393万7千人，知的障害者74万1千人，精神障害者392万4千人」であり，「国民のおよそ6.7％が何らかの障害を有していることになる」[4]．
- この調査は身体障害児/者における高齢者関係施設入所者は含まれておらず，実際はさらに多くの障害者が存在すると考えられる．

2　身体障害・知的障害・精神障害

1）身体障害

◆国試頻出
キーワード

身体障害者福祉法，
内部障害

- **身体障害者福祉法**◆では，身体障害は，①**視覚障害**，②**聴覚または平衡機能の障害**，③**音声機能・言語機能または咀嚼機能の障害**，④**肢体不自由**，⑤**内部障害**の5つに大別されている．
- 身体障害者福祉法で定められる**内部障害**◆とは，①**心臓機能障害**，②**腎臓機能障害**，③**呼吸器機能障害**，④**膀胱または直腸の機能障害**，⑤**小腸機能障害**，⑥**ヒト免疫不全ウイルスによる免疫機能障害**，⑦**肝機能障害**の7つである．
- 身体障害者とは18歳以上をいい，18歳未満の身体障害児とは区別している．

2）知的障害

- 知的障害はわが国において，法令上の明確な定義は存在しない．厚生労働省は，知的障害児/者の基礎調査において，**「知的機能の障害が発達期（おおむね18歳まで）にあらわれ，日常生活に支障が生じているため，何らかの特別の援助を必要とする状態にあるもの」**と定義している[5]．

3）精神障害

- 精神保健および精神障害者福祉に関する法律では，「**『精神障害者』**とは，**統合失調症，精神作用物質による急性中毒又はその依存症，知的障害，精神病質その他の精神疾患を有する者**」と定義される．

3 WHOが提唱する障害の階層構造

◆国試頻出キーワード
国際障害分類（ICIDH）

1）国際障害分類（ICIDH）◆

- 1980年にWHOが作成した**国際障害分類**（International Classification of Impairments, Disabilities and Handicaps：ICIDH）は機能・形態障害，能力障害，社会的不利の3つのレベルで障害を把握するものである（図2）．

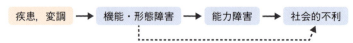

図2 国際障害分類（ICIDH）モデル
文献6より引用．

1 機能・形態障害（Impairment）

- 疾患および変調から生じる障害の一次的なレベルである．
- 機能障害の例としては，関節可動域（ROM）制限，筋力低下，脳卒中で生じる運動麻痺や言語障害などが含まれる．
- 形態障害の例としては，四肢の切断や臓器の欠損などが含まれる．

2 能力障害（Disability）

- 障害の二次的レベルであり，例としては，筋力低下（機能障害）によって生じる歩行困難や上肢の麻痺（機能障害）によって生じる書字困難などがあげられる．主に日常生活で必要な行為の能力低下が含まれる．

3 社会的不利（Handicap）

- 障害の三次的レベルであり，機能障害あるいは能力障害によってもたらされる．
- 例としては，歩行困難（能力障害）のため，職場に行くことができず仕事ができない場合，通学ができない場合などがあげられ，さまざまな社会参加ができなくなることを含む．
- 社会的不利は個人の置かれている環境やその個人の役割，趣味などによって異なり，多種多様である．
- 図1の機能・形態障害が直接社会的不利につながる矢印の例は，顔にある大きな傷跡など能力障害は引き起こさないが社会的な不利益を生じる可能性があるものを示している．また，歩行能力としては問題ない（十分実用的である）が，脳卒中片麻痺などで歩容（歩き方）が普通でなく社会的不利が生じる場合なども例としてあげられる．

4 ICIDHの問題点や誤解

- 障害者のマイナス面だけに焦点があたってしまう．
- 障害当事者の問題だけでなく，環境（物的・人的・社会的）が考慮されにくい．
- 医学モデルへの批判
  ▶ 図式の左から右への矢印が運命論的でかつ，経時的変化を意味していると誤解が生じた．例えば，ある病気になると必ず機能障害が起き，その後には能力障害が引き起こされ，最

終的に必ず社会的不利に移行する，といった誤解である．
▶ この考え方であると障害への対処が病気の治療，治癒に偏ってしまう．
▶ このような問題点や誤解を受け，次に述べる国際生活機能分類（ICF）の策定が進められた．

◆国試頻出キーワード
国際生活機能分類（ICF）

2）国際生活機能分類（ICF）◆（図3）

- 2001年にWHOは**国際生活機能分類**（International Classification of Functioning, Disability and Health：ICF）を発表した．
- 前述した国際障害分類（ICIDH）はその名の通り，「障害」に着目していたが，ICFは「生活機能」に注目することで，その人のもつプラスの面にも考えがおよびやすくなった．
- 医学モデルと社会モデルのどちらにも偏ることがない中位的な分類である．

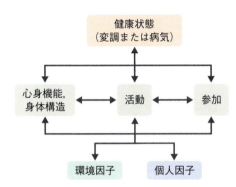

図3　国際生活機能分類（ICF）の構成要素間の関係
文献2より引用．

❶ 健康状態（Health Condition）
- ICFでは，疾患・変調だけでなく妊娠や加齢，ストレス状態など「生活機能」におよぼすさまざまな変化も捉えることが可能となった．

❷ 心身機能・身体構造（Body Function and Structures）
- **心身機能**とは，心理的機能を含む身体系の生理的機能である．例としては，四肢の関節運動，体性感覚，特殊感覚，精神的な働きなどである．
- **身体構造**とは，人体構造のすべてであり，例えば大腿部の構造や上腕の筋，肺や気管・気管支などの身体の各部分のことである．

❸ 活動（Activity）
- 生活全般における行為（目的をもって行う行動）の個人による遂行である．ADLが含まれ，食事，整容，更衣，トイレ動作や移動（歩行，車椅子操作）などの行為である．

❹ 参加（Participation）
- 生活・人生場面へのかかわりであり，「参加」の次元は社会である．
- 例としては，職場での役割，主婦としての役割やスポーツや音楽活動への参加，町内会などの地域活動への参加などが含まれる．

- ICFでは「活動」と「参加」の分類を各領域別に区別することは困難であるとしている．
- 現代においては，SNS（Social Networking Service）やオンラインゲームなどWeb上のコミュニティーへの参加なども含まれるであろう．

5 環境因子（Environmental Factors）

- 個人をとりまく，物的・人的・社会的環境を含めた因子である．
  - ▶ **物的環境**とは，家屋などの建物の構造や交通機関，道路，または，杖や車椅子などの福祉用具を含む．
  - ▶ **人的環境**とは，家族や友人，職場の上司，同僚，または駅ですれ違うよく知らない人など日常生活で直接出会う他者のことである．
  - ▶ **社会的環境**とは，サービスや制度，就労環境やその地域の風習などのことである．
- 例えば，歩行が困難な場合，車椅子（物的環境）がレンタルできるサービス（社会的環境）があれば移動可能となる場合がある．
- 車椅子（物的環境）利用時，駅にエレベーター（物的環境）がなくても，その場に居合わせた人たち（人的環境）が手伝ってくれれば階段（物的環境）を昇降でき，電車（物的環境および社会的環境）を利用できる．このように環境因子はプラス（促進因子）にもマイナス（阻害因子）にもなりうる．

6 個人因子（Personal Factors）

- 個人に特有のものであり，健康状態以外の特徴である．
- 性別，人種，年齢，体力，ライフスタイル，習慣，生活歴（職歴，学歴，家族歴など），価値観などが含まれる．

引用文献

1）Health topics：Disabilities（http://www.who.int/topics/disabilities/en/），World Health Organization（WHO）

2）「国際生活機能分類（ICF）国際障害分類改定版」〔世界保健機構（WHO）/著，障害者福祉研究会/編〕，中央法規出版，2002

3）障害者基本法の改正について（平成23年8月）（http://www8.cao.go.jp/shougai/suishin/kihonhou/kaisei2.html），内閣府，2011

4）参考資料 障害者の状況（基本的統計より）．「障害者白書」（http://www8.cao.go.jp/shougai/whitepaper/h28hakusho/zenbun/pdf/ref2.pdf），内閣府，2017

5）知的障害児（者）基礎調査：調査の結果 用語の解説（http://www.mhlw.go.jp/toukei/list/101-1c.html），厚生労働省

6）『ICF（国際生活機能分類）の理解と活用 人が「生きること」「生きることの困難（障害）」をどうとらえるか』（上田 敏/著），萌文社，2005

参考文献

- 「入門 リハビリテーション概論 第5版」（中村隆一/編），医歯薬出版，2005
- 「最新 リハビリテーション医学 第3版」（江藤文夫，里宇明元/監，安保雅博，他/編），医歯薬出版，2016
- 「リハビリテーションを考える 障害者の全人間的復権（障害者問題双書）」（上田 敏/著），青木書店，1983

第 I 章 総論

3 チーム医療

学習のポイント
- チーム医療の概要を学ぶ
- チームを構成する医療専門職，その他の職種について学ぶ
- 地域におけるチーム医療について学ぶ

1 包括的リハビリテーション医療の概念

1）包括的リハビリテーション医療

◆キーワード
チーム医療，
包括的リハビリテーション医療

- リハビリテーション医療においては患者を中心とした医師，看護師，理学療法士，作業療法士などの専門職によるチームが構成され，それぞれの**専門性を生かしたチームアプローチ**（**チーム医療**◆）が実施される（図）．

- チーム医療の目的が，疾患の治療のみを考えるものでなく，予防や生活習慣の改善を含めた目的で行われる場合，さらに広い職種を交えたチームを構成して，多様なアプローチを行う．このような幅の広い問題解決を進める体制を**包括的リハビリテーション医療**◆という．呼吸リハビリテーションのチームなどの体制はこれに当てはまる．

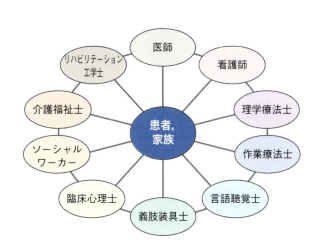

図 リハビリテーション医療チームの構成例

2) リハビリテーション医学・医療の主要分野

- リハビリテーション医学・医療の目的は，障害者や高齢者の社会復帰や社会参加を進めることである．
- 分野として区分すると，医学的リハビリテーション，教育的リハビリテーション，社会的リハビリテーション，職業的リハビリテーションがある（表1）．
- 医学的リハビリテーションでは医療専門職の連携，教育的リハビリテーションでは医療関係者と教育関係者の連携，社会的リハビリテーションでは福祉分野の関係者と行政の関係者との連携が欠かせない．

表1　リハビリテーション医学・医療の主要分野

分野	定義
医学的リハビリテーション	個人の身体的機能と心理的能力，または必要な場合には補償的な機能を伸ばすことを目的とし，自立を獲得し，積極的な人生を営めるようにする医学的ケアのプロセス（WHO, 1969年）.
教育的リハビリテーション	障害のある児童や成人の能力を向上させ潜在能力を開発し，自己実現を図れるようにすることを目的とした，ライフサイクルを包含する幅広い教育活動.
社会的リハビリテーション	社会生活力を高めることを目的としたプロセス．社会生活力とは，さまざまな社会的状況のなかで自分のニーズを満たし，一人ひとりに可能な最も豊かな社会参加を実現する権利を行使する力〔RI（リハビリテーション・インターナショナル）社会委員会，1986年〕.
職業的リハビリテーション	職業指導，訓練，適職への就職など，障害者がふさわしい雇用を獲得し，または職場に復帰することができるように計画された職業的サービスの提供（WHO, 1969年）.

文献1をもとに作成.

2 チームを形成する職種とそれぞれの役割

- リハビリテーション医療のチームは医療専門職が中心だが他の職種も関係しており，福祉関連職種なども含まれる（表2）．
- リハビリテーション医療のチームは，患者や家族を中心として各専門職が均等な関係で連携する（図）．その際の状況により，かかわり方の違いが出てくる．いずれにしても情報共有が不可欠なものとなる．

3 地域におけるチーム医療

- 生活場面で行われるリハビリテーション医療（地域リハビリテーション医療）は，在宅生活を継続することを主な目的としているが，最近は，改めて**住居を中心とした生活場面で対応する**ことを基本に考えるようになっている．
- 問題への対応を患者の生活圏でなるべく行い日常生活から離れることを避けるようにする．
- 地域リハビリテーション医療では医療的な問題とともに生活に関係する問題も多く，医療専門職以外の福祉の関係職種，行政関係者，近隣住民なども含めたチームが必要になる．

表2　リハビリテーション医療にかかわる専門職種

職種	役割
医師（Dr）	医学的リハビリテーションのチームリーダーの役割をもつ．患者の諸問題に対して的確に判断して，チームを構成する他の専門職をまとめて対応していく．
理学療法士（PT）	運動療法や物理療法を実施して基本的な運動能力の回復を図る．身体機能の状態を知るための関節可動域テストや徒手筋力テストなどの評価を実施する．
作業療法士（OT）	さまざまな作業を通して日常生活の応用動作能力や社会的適応能力の回復を図る．必要な日常生活などの内容を評価しながら具体的作業を実施して技術の向上を図る．
言語聴覚士（ST）	言語機能や聴覚機能に障害がある者に対して，機能の維持向上を図るために言語訓練やその他のトレーニングを実施する．
臨床心理士	リハビリテーション治療場面では心理的問題や精神的障害をもつ者が少なくなく，心理判定やカウンセリングを実施する．
看護師（Nrs）	リハビリテーション治療場面では看護を手段として，能力低下の予防，心身機能の回復・維持を図る．
義肢装具士（PO）	四肢の切断や運動障害などがあり，必要な者に対して義足や装具の採型，製作，適合を行う．
リハビリテーション工学士	身体の機能に障害を生じた者に対して，機器の使用を通じてその問題解決にあたる．そのための機器開発や使用法などに関する業務も担当する．
ソーシャルワーカー（SW）	社会福祉に対する専門的知識と技術をもち，患者の心理的，社会的な諸問題の解決にあたる．
介護福祉士（CW）	日常生活上の動作に障害がある者に対して，食事，入浴，排泄などの介護を行い，安全な動作を実施できるように支援をする．
就労支援専門職	障害があることで職業の制約がある者に対して職業適性の判断や相談に乗り，就労に必要なトレーニング，指導を行う．

- このように，自宅での生活を基本として安心した生活を続けるために，医療や介護だけでなく，さまざまな生活支援サービスが日常生活圏で適切に提供される地域の体制を**地域包括ケアシステム**◆という（**第Ⅰ章-10**参照）．

◆キーワード
地域包括ケア
システム

- 地域リハビリテーション医療の内容には，介護老人保健施設などに入所して行われる「施設リハビリテーション医療」，デイケア施設に通って行う「通所リハビリテーション医療」，理学療法士などが自宅を訪問して行う「訪問リハビリテーション医療」などがある．

引用文献

1）厚生労働省平成22年度障害者総合福祉推進事業 知的障害者・精神障害者等の地域生活を目指した日常生活のスキルアップのための支援の標準化に関する調査と支援モデル事例集作成事業（http://www.dinf.ne.jp/doc/japanese/resource/jiritsu/suisin-h22/index.html），日本障害者リハビリテーション協会，2010

参考文献

- 上月正博：包括的リハビリテーションの意義と5つの側面．リハビリテーション医学，47：199-204，2010
- 「PT・OT・ST・ナースを目指す人のためのリハビリテーション総論 改訂第2版」（椿原彰夫/編著），診断と治療社，2011

第 I 章　総論

4 各ステージにおけるリハビリテーション医療とその特徴

学習のポイント

- 日本の医療・リハビリテーション医療制度の変遷について学ぶ
- 急性期，回復期，生活期（維持期）のリハビリテーション治療の目的と特徴，役割を学ぶ

1 日本の医療・介護機能の再編

- 1985年の第一次医療法改正前の日本には，地域（医療圏）ごとの医療計画がなく，1973年に開始された老人医療無料化やリハビリテーション医療にかかわる人員不足の影響もあり，病院内でたくさんの"寝たきり"が生み出された．

- 増加する高齢者と寝たきりに対応するため，病院と在宅との中間施設として，1987年に老人保健施設制度のモデル事業や，1990年には高齢者保健福祉推進10カ年戦略（ゴールドプラン）が開始された．

◆国試頻出
キーワード

介護保険，
在宅復帰，
回復期リハビリテーション病棟

- さらに当時の厚生省は，進む高齢化に対し在宅生活を支援するための保険（**介護保険**◆）の準備を開始した（第 I 章-16 参照）．同時に，介護保険適応以前に可能な限り要介護状態を軽減し，**在宅復帰**◆を推進し，集中的にリハビリテーション医療を行う場として，リハビリテーション専門病棟を全国に整備することを目標とした．

- 2000年に介護保険制度および**回復期リハビリテーション病棟**◆が創設された．

- その後も高齢化は進展し，団塊の世代が後期高齢者に入る2025年に備え，2008年の社会保障国民会議で医療・介護機能再編のシナリオを発表し，入院医療の機能分化と連携*1，および地域包括ケア体制の整備*2を2大目標とした．
  - ＊1 急性期へ医療資源を集中投入，回復期機能を強化
  - ＊2 在宅医療を担う診療所などの機能強化，訪問看護の整備，居住系施設の整備，ケアマネジメントの強化

- 医療の機能分化を具体的に進めるため，2014年に病床機能報告制度が導入され，医療機関が医療機能を選択して各地域で調整するしくみ（地域医療構想）が推進されている．

◆国試頻出
キーワード

生活期リハビリテーション医療

- これらに伴い**発症後の経過に合わせて急性期・回復期・生活期（維持期）のステージを設定し，それぞれに対する医療機能が定義され，急性期リハビリテーション医療，回復期リハビリテーション医療，生活期リハビリテーション医療**◆は表1のように整理されている．リハビリテーション医療に対する期待は，「**早くよくして地域に返し，地域で適切な支援をすること**」である（第 I 章-10 参照）．

38　リハビリテーション医学

表1　各ステージの医療・介護機能とリハビリテーション治療

発症後のステージ			急性期	回復期	生活期（維持期）
医療機能*			高度急性期 急性期	回復期	慢性期
主に担う場所	医療保険	入院	急性期病棟	回復期リハビリテーション病棟 地域包括ケア病棟	療養病床での入院リハビリテーション治療
		在宅			通院（外来）リハビリテーション治療
	介護保険	入所			介護老人保健施設（老健）での入所リハビリテーションマネジメント
		在宅			通所リハビリテーションマネジメント 訪問リハビリテーションマネジメント 短期入所リハビリテーションマネジメント
リハビリテーション機能			急性期リハビリテーション医療 ・早期離床 ・早期リハビリテーション治療 ・（急性発症の）廃用症候群の予防	回復期リハビリテーション医療 ・寝たきり防止 ・ADLの向上 ・在宅復帰	生活期リハビリテーション医療 ・閉じこもりの防止 ・生活機能の維持・向上 ・（慢性発症の）廃用症候群の予防

＊文献1による.

2　急性期のリハビリテーション医学・医療

- 高度急性期または急性期機能とは，「急性期の患者に対し，状態の安定化に向けて（診療密度が高い）医療を提供する機能」である.

- 急性期のリハビリテーション治療の主な目的は，「**急性発症の病気治療による安静臥床がもたらす廃用症候群や合併症を予防し，機能改善を図ること**」である.

- わずか3日間のベッド上安静臥床でも生理学的に有意な変化を呈し，運動能力に大きな影響を受ける（**第I章-13**参照）. 骨格筋や関節といった局所の問題だけでなく，心肺機能も大きく低下する. 健常若年成人でさえ，20日間の安静臥床で最大酸素摂取量が3割近く低下する.

- 救急医，病棟主治医，リハビリテーション医が状況を把握し，**積極的に早期離床させ，可能な限り早期にリハビリテーション治療を開始する**. できる限り抗重力位の肢位，すなわち座位・立位姿勢をとらせ，運動を負荷し，可能な限り歩行させる.

- 急性期リハビリテーション治療はADLの回復を早めるとともにその到達レベルを引き上げ，意識・覚醒レベルの正常化を助け，廃用症候群の予防に有効である. 予定手術などの場合，術前からリハビリテーション指導を行う.

- 地域での医療連携体制を具体的に実現するツールとして，全体的な治療計画が記載されている「**地域連携クリティカルパス**」が2006年の大腿骨頸部骨折，2008年の脳血管障害（脳卒中）などで導入されている.

- 急性期リハビリテーション治療の普及のため2014年に「ADL維持向上等体制加算」が新設され，さらなる普及のため2016年に人員要件・アウトカム評価などの基準が見直された.

3 回復期のリハビリテーション医学・医療

- 回復期機能とは「急性期を経過した患者への在宅復帰に向けた医療やリハビリテーション治療を提供する機能」と定義される．
- 2000年に制度化された回復期リハビリテーション病棟では，**集中的なリハビリテーション治療により寝たきりを防ぐだけでなく，「特に急性期を経過した脳卒中や大腿骨頸部骨折等の患者に対し，ADLの向上や在宅復帰を目的としたリハビリテーション治療を提供する機能」**が行われる（表2）．
- また2014年に創設された地域包括ケア病棟は急性期機能と回復期機能を併せもち，急性期からの受け入れ（post-acute），緊急時の受け入れ（sub-acute），在宅・生活復帰支援機能を併せもつ．
- 以下に回復期リハビリテーション病棟の特徴[2]を述べる．
  - ▶ 専従で配置されている多職種によるチームアプローチが特徴である（第Ⅰ章-3参照）．
  - ▶ 集中的にリハビリテーション治療を行う．患者1人1日あたり9単位（3時間）まで出来高で算定可能である．ただし，医療費の高騰を受け効果的・効率的なリハビリテーション治療が求められるようになり，一定の実績[*3]を下回る病棟は，患者1人1日あたり6単位で包括化されることになった．

    [*3] 在院日数で補正した運動FIM効率で計算

  - ▶ 更衣・整容・食事・排泄・入浴などの**ADLトレーニング**が重視される．リハビリテーション治療で「できるようになったADL」を病棟生活で「しているADL」に変えていくことが重要である．
  - ▶ また麻痺肢の使用や自主トレ，実生活でのADL指導など，個別リハビリテーション治療時間以外の過ごし方が重要である．
  - ▶ 在宅生活の再開に向けた環境調整（家屋改修や介護保険のサービス調整）も行う．

◆国試頻出キーワード
ADLトレーニング

表2 回復期リハビリテーション病棟と地域包括ケア病棟の比較

入院料区分	目的	発症～入院	対象疾患	入院上限日数	医療
回復期リハビリテーション病棟入院料1（体制強化加算）	・寝たきりの防止 ・ADLの向上 ・在宅復帰	60日以内	・脳卒中，脊髄損傷など	150日	包括
			・大腿骨頸部骨折など	90日	
			・外科手術または肺炎などの後の廃用症候群	90日	
		30日以内	・股または膝関節置換術後	90日	
地域包括ケア病棟入院料1	・急性期からの受け入れ ・在宅復帰 ・緊急時の受け入れ		疾患規定なし	60日	手術・麻酔など一部出来高

※2018年2月現在．

4 生活期（維持期）のリハビリテーション医学・医療

- 医療機能の分化と連携が叫ばれる以前より，生活期（維持期）リハビリテーション医療とは「障害のある高齢者等に対するリハビリテーション医療サービスの一部を構成し，急性発症する傷病においては急性期・回復期のリハビリテーション治療に引き続き実施されるリハビリテーション医療サービスであり，慢性進行性疾患においては，発症当初から必要に応じて実施されるリハビリテーション医療サービスである」と定義されていた[3]．

- 病床機能報告制度により療養病床などで行われる医療は慢性期機能に区分され，「長期にわたり療養が必要な患者（重度の意識障害者，重度の障害者，筋ジストロフィー患者又は難病患者等）を入院させる機能」と定義された．

- 介護保険施行により，医療保険に加え介護保険でもリハビリテーション医療が明確に位置づけられた．適応される保険と提供される場所により，療養病床などでの入院リハビリテーション治療，通院での外来リハビリテーション治療，老健での入所リハビリテーションマネジメント，在宅における通所リハビリテーションマネジメント・訪問リハビリテーションマネジメントなどに分けられる（表1）．

- 以前は維持期リハビリテーションとよばれていたが，現在では「生活期リハビリテーション治療」とよばれる．医療保険リハビリテーション治療と介護保険リハビリテーション治療を同時に利用することはできない．

- 通所介護（デイサービス），訪問看護ステーションからの訪問リハビリテーションマネジメント（訪問看護 I 5）などは，医師の関与がほとんどないため，制度上はリハビリテーション治療には位置づけられていない．ただし，多くのケアプランではこれらもリハビリテーション医療として組込まれている．

- 特に在宅生活期リハビリテーション医療の量的・質的整備状況を踏まえると，これからの最も重点的な課題は医師の関与によるリハビリテーションマネジメントである．

- 特に高齢者では，軽度の傷病，意欲の低下，認知症などから活動量の低下や閉じこもりを引き起こし，筋力低下，関節拘縮，栄養障害などのいわゆる慢性発症の廃用症候群を引き起こしやすい（第Ⅲ章-15参照）．心身機能，活動，参加の各階層にバランスよくアプローチし，「生活機能」を最大限に高められるようなアプローチが必要である（第Ⅰ章-2参照）．

- また小児や若年障害者，介護予防，地域高齢者を含めた保健・医療・福祉・介護および地域活動を含めた「地域リハビリテーション医療」も地域包括ケアシステムのなかで重要な役割である（第Ⅰ章-10参照）．

引用文献

1）病床機能情報の報告・提供の具体的なあり方に関する検討会の議論の整理（http://www.mhlw.go.jp/stf/shingi/0000052576.html），厚生労働省ホームページ，平成26年7月24日

2）岡本隆嗣：回復期リハビリテーション病棟について．「嚥下調整食 学会分類2013に基づく 回復期リハビリテーション病棟の嚥下調整食レシピ集105」（一般社団法人回復期リハビリテーション病棟協会栄養委員会/監，栢下 淳，髙山仁子/編著），pp1-8，医歯薬出版，2016

3）「高齢者リハビリテーション医療のグランドデザイン」（日本リハビリテーション病院・施設協会/編），青海社，2008

第 **I** 章　総論

5 運動療法

学習のポイント

- 筋収縮の様式，筋力・筋持久力増強運動について学ぶ
- 関節拘縮の原因と関節可動域（ROM）練習の基礎について学ぶ
- 有酸素運動の基礎について学ぶ
- 協調性練習について学ぶ

1 運動療法とは

- **運動療法**とは，身体・精神が何らかの病気・外傷に侵された際，その病態を軽減し，身体・精神の機能の回復を図り，生活機能と社会参加を含めた人間としてよりよい状態を維持するために，他動的または自動的な運動を適用することである（表1）.
- 運動療法は，ストレッチや関節可動域（ROM）練習のような**他動的運動療法**や，抵抗運動または基本動作練習などの**自動的運動療法**に大別される．また，全身的・局所的など適応部位による分類もある.
- 運動療法は，身体的な疾患だけでなく精神的な疾患にも適応される．特に近年は認知症に対する運動療法にも効果が認められている．広義には健康増進やスポーツのための運動をも含む概念である.

表1　基本的な運動療法

筋力増強運動	関節可動域（ROM）練習	有酸素運動	協調性練習
・筋力の増強 ・筋持久力の増強 ・筋パワーの増強	・関節拘縮の予防 ・関節拘縮の改善	・骨格筋の酸素利用能力向上 ・心循環系のポンプ機能向上 ・呼吸器系のガス交換能力向上 ・その他，全身への影響	・身体運動（上下肢，体幹）の協調性向上 ・姿勢の安定性向上 ・基本動作の安定性・円滑性の向上

42　リハビリテーション医学

2 筋力増強運動

1）筋力とは

- 筋力とは筋収縮によって発揮される力のことをいう．
- ヒトでは筋断面積1 cm²あたり4〜8 kg[1]あるいは16〜100 N[2]の筋力を発揮するといわれており，これを**絶対筋力**とよぶ．
- 筋力は以下の要素に分けられる．
  - ▶**筋力（Muscle Strength）**：筋が発揮できる力の大きさであり，時間的要素は加味しない．身体運動のなかで筋力をとらえる場合は，関節軸を運動中心として回転する肢の回転力（モーメントあるいはトルク，単位は「Nm」）の大きさとして表現する（図1）．例：腕相撲時の肩関節内旋筋力．
  - ▶**筋持久力（Muscle Endurance）**：筋収縮をどのくらい持続できるかという能力のことである．一定の収縮力を維持する時間（秒）や運動の反復回数をもって表現する．例：片足立ちから踵上げ（1回/2秒）が何回連続でできるか．
  - ▶**筋パワー（Muscle Power）**：筋収縮によって行われる単位時間あたりの仕事量，すなわち仕事率である．筋力と収縮速度の積で計算される．単位は「W」が用いられる．例：片手で8.0 kgwの重りを2秒かけて0.5 m持ち上げた〔(8.0×9.8×0.5)/2＝19.6 W〕．

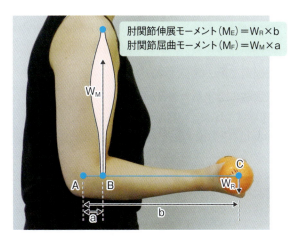

図1　関節モーメント

A：肘関節中心，B：筋の付着点，C：鉄アレイの中心点．a：肘関節中心から筋付着点までの距離．b：肘関節中心から鉄アレイ中心までの距離．W_M：筋張力，W_R：荷重．

2）筋収縮の様式（等尺性・等張性・等速性）

◆国試頻出
キーワード
等尺性収縮，
等張性収縮

- **等尺性収縮**◆（Isometric Contraction）：筋の起始と停止の距離が変わらない状態，すなわち筋の長さが変わらない状態で力を発揮することをいう．**静止性収縮**（Static Contraction）と同じ意味である．
- **等張性収縮**◆（Isotonic Contraction）：筋張力が一定の収縮様式であるが，本来このような

収縮が起こることはない。実際は，筋の起始と停止の位置関係が変化しながら，すなわち筋の長さが変化しながら力が発揮されることを等張性収縮とよんでいる。

◆国試頻出
キーワード
求心性収縮，
遠心性収縮

▶等張性収縮で，筋の長さが短縮しながら収縮力を発揮する場合を**求心性収縮**◆（Concentric Contraction），筋が伸ばされながら収縮力を発揮する場合を**遠心性収縮**◆（Eccentric Contraction）という。

＊テーブル上の紅茶の入ったカップを手でもって口まで運ぶときには，肘関節屈筋群に求心性収縮が起こる。そのカップをゆっくりもとのソーサーの上に戻すときには，関節運動としては肘関節伸展が起こっているが，筋力を発揮しているのは屈筋群であり伸ばされながら張力を発揮する遠心性収縮が起こっている。

● **等速性収縮**（Isokinetic Contraction）：関節の角運動（関節軸を中心として肢が回転する運動）における角速度が一定である収縮のことで，一般にトルクマシンとよばれる特殊な機器が必要である。機器の設定により任意の角速度を選択できるとともに，求心性・遠心性収縮の要素も加味できる。

3）筋力増強（最大筋力と筋持久力の増強）

■ 筋力増強の原則

● **過負荷の原則**：筋力増強には一定以上の負荷をかける必要がある。筋力維持には最大筋力の20〜30％の筋力発揮が，筋力増強には30％を超える筋力発揮がそれぞれ必要であるといわれている[3]。

● **特異性の原則**：目的に合わせた筋力増強運動を行う必要がある。筋力増強には高負荷で低頻度の運動，持久力には低負荷で高頻度・長時間の運動，筋パワーには短時間でなるべく速く強い運動を行う。

● **可逆性の原則**：継続していた筋力増強のための運動プログラムを中断した場合，運動によってそれまでに得た筋力がしだいに失われる[3]。

■ 筋収縮様式と筋力増強運動

①等張性収縮による筋力増強運動

● **関節可動域**（ROM）全範囲の運動を10回反復できるだけの運動強度を10 RM（Repetition Maximum）と定義し，それを基準に抵抗量を加減する方法が用いられる。

● 漸増抵抗運動（Progressive Resistive Exercise：PRE）と漸減抵抗運動（Regressive Resistive Exercise：RRE）がある。

＊PREは最初に10 RMの1/2の抵抗量で10回，次いで3/4で10回，最後に10 RMで10回の反復運動を行い，これを1セットとして3セットくり返すものであり，RREは最初10 RMで10回，その後10％ずつ減少させながらそれぞれ10回の反復で計100回の運動を行う方法である。

②等尺性収縮による筋力増強運動

● Hettinger，Müllerらの方法は，4〜6秒間の最大等尺性収縮を1日5〜10回実施する方法である[3]。等尺性収縮を用いた筋力増強運動は，一般にmuscle settingあるいは単にsettingといわれている。

③等速性筋力増強運動

● トルクマシンを用いて，低速〜高速まで数段階の角速度を設定して等速性運動を行う。低速運動は筋力増大に，高速運動は筋持久力増大に効果的であるといわれている。

④運動連鎖を用いた筋力増強運動

● 目的とする特定の筋肉を対象とする開放性運動連鎖（Open Kinetic Chain：OKC）による筋力増強運動に加え，起立動作や立位姿勢を利用して共同的に動く複数の筋肉を対象とする

閉鎖性運動連鎖（Closed Kinetic Chain：CKC）を用いた筋力増強運動を組合わせることが効果的である（図2）.

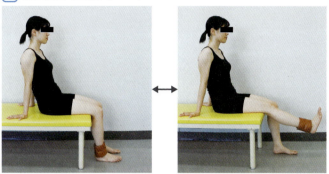

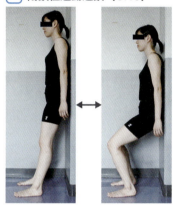

図2 膝関節伸展筋群の筋力増強運動の例

A）開放性運動連鎖（Open Kinetic Chain：OKC）．下腿を挙上するときは求心性収縮，挙上した位置で静止すると等尺性収縮，そこからゆっくりともとの位置に戻すときには遠心性収縮となる．B）閉鎖性運動連鎖（Closed Kinetic Chain：CKC）．足底が床に着いた状態で膝関節を屈伸させると，膝関節伸展筋のみならず膝関節屈筋と股関節周囲筋の協調した活動を引き出すことができる．重心をゆっくり下げる際には膝・股関節伸展筋群の等張性遠心性収縮が，下げたところで静止すると等尺性収縮が，重心を上げる際には等張性求心性収縮が起こる．

3 筋力増強の注意点

- 目的としていない筋肉による代償運動が起こらないように配慮する．
- 筋疲労を翌日まで持続させないなど，過用症候群（overuse syndrome）に注意する．
- 特に等尺性収縮を適用する場合は，呼吸を止めていきむことによる血圧上昇（バルサルバ現象）に注意する．

* **過用症候群**（overuse syndrome）とは，その名の通り「使いすぎ」によって起こる症状の総称である．

4）持久力強化練習の基本

- 筋持久力増強には低負荷・高頻度の運動が用いられる．
- 負荷の程度は最大筋力の40〜50％が用いられることが多いが，20〜30％が最適であるとの報告もある[4]．
- 「筋疲労が起こるまで反復する」という目標よりも，明確な回数を定めたほうが取り組みやすい場合がある．Oddvar Holten Diagramは，筋力増強運動における負荷量と反復回数の関係を示したものであり，それぞれの設定を簡便に行うことができる（図3）[5]．

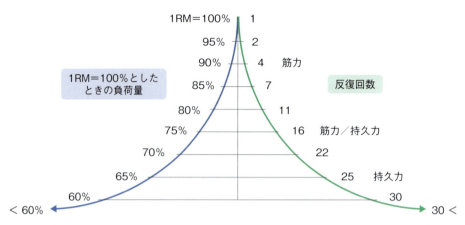

図3 Oddvar Holten Diagram
文献5をもとに作成.

3 関節可動域練習（ROM練習）

1）関節の構造

- 関節は，関節軟骨に覆われた2つの骨端同士が相対し，それらを関節包が包む構造が基本となっている（図4）．それに関節円板あるいは半月，靱帯，滑液包，脂肪体などの付属装置が組込まれている．

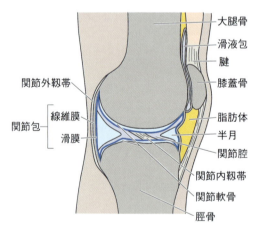

図4 関節の構造（膝関節を例に）
文献6をもとに作成.

2）関節可動域制限の種類

◆国試頻出
キーワード
関節可動域
（ROM）

- 関節可動域（Range of Motion：ROM）が制限される原因には，骨・軟骨の異常，関節包・靱帯などの軟部組織の短縮，筋・腱の短縮，浮腫・腫脹，そして痛みなどがある（図5）．
- ROM制限は，**拘縮**（contracture）と**強直**（ankylosis）の2つに大きく分けられる．
- **拘縮**は筋，腱，皮膚などの関節構成体以外の軟部組織が原因で起こる関節可動域制限であ

り，**強直**は主に骨，軟骨などの病変によって起こるものをいう．

- Hoffa（ホッファ）の分類は，関節拘縮の原因となる病変組織による分類である（表2）[7]．

＊拘縮か強直かの区別が明確にできない場合も多くある．大切なことは，関節可動域制限が保存療法で改善できるものかどうかを，注意深く正しく評価することである．

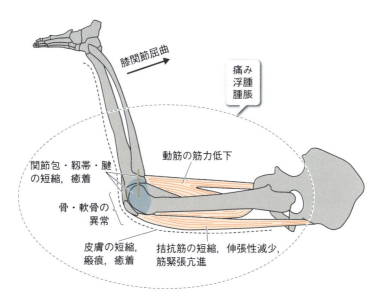

図5　関節可動域（ROM）制限の要因

表2　関節拘縮の原因組織別分類（Hoffaの分類）

分類	原因
皮膚性拘縮	皮膚の火傷，創傷，炎症などによる瘢痕拘縮
結合織性拘縮	軟部組織，靱帯，腱などの結合織の伸張性低下
筋性拘縮	長期間の関節固定による筋の短縮，萎縮など
神経性拘縮	**反射性拘縮**：疼痛を回避するために反射性逃避性に強制肢位を長くとる場合 **痙性拘縮**：中枢神経系の病変による筋の痙性麻痺，筋緊張亢進が原因 **弛緩性拘縮**：脊髄，末梢神経系の病変による筋の弛緩性麻痺が原因
関節性拘縮	関節構成体軟部組織（滑膜，関節包，靱帯など）の炎症・損傷による収縮

文献7をもとに作成．

3）関節拘縮の原因

- Halar[8] は関節拘縮をその原因別に分類し，どのような疾病によってそれらが起こるかを紹介している（表3）．

表3 関節拘縮の原因別分類（Halarの分類）

拘縮のタイプ		原因
関節性拘縮		軟骨損傷・関節不適合性：先天奇形，炎症，外傷，変形性関節症，感染，不動 滑膜増殖・線維脂肪組織増殖：炎症，痛み，関節液貯留 関節包の線維化：外傷，炎症，不動
軟部組織性・ 密性組織性拘縮		関節周囲軟部組織：外傷，炎症，不動 皮膚・皮下組織：外傷，火傷，感染，強皮症 腱・靱帯：腱炎，滑液包炎，靱帯断裂，靱帯線維症
筋性	内因性	外傷：出血，浮腫，不動 炎症：筋炎，多発性筋炎 退行性変化：筋ジストロフィー 虚血：糖尿病，末梢血管疾患，コンパートメント症候群
	外因性	痙縮：脳卒中，多発性硬化症，脊髄損傷，他の上位運動ニューロン疾患 弛緩性麻痺：不良姿勢，筋インバランス メカニカルな要因：ベッドや椅子での不良姿勢，不動，筋伸張の欠如
混合性		単関節に関節性拘縮，軟部組織性拘縮，筋性拘縮が混在している状態

文献8より引用．

4）ROM練習の基本

◆国試頻出
キーワード

最終域感
(end feel)

- **他動的ROM練習（Passive ROM Exercise）**：治療者の徒手あるいは機械・器具による外力を用いて，対象関節運動を他動的に実施する方法である．治療者の徒手で実施する場合は，**最終域感（end feel）**※1を正しく感じとり，それをROM練習に活かすことが大切である．
- **自動的ROM練習（Active ROM Exercise）**：対象関節の動筋の筋力を用いて対象者自身が行うROM練習である．動筋筋力の維持，血液・リンパ液の循環改善など，廃用症候群の予防にも役立つ．
- **自動介助ROM練習（Active Assistive ROM Exercise）**：自動的ROM練習で十分な可動域練習ができない場合，対側肢を用いたり，自重や重りを利用したりして自動的ROM練習を介助する方法である．

> ※1 **最終域感（end feel）**
> ROMの最終域で治療者が感じる抵抗感のことをいう．正常では，骨同士の衝突（肘伸展），筋や脂肪などの圧縮（肘・膝屈曲），関節包や靱帯，筋，腱の伸張（肩外旋・水平外転）などの最終域感が感じられる．

4 有酸素運動

1）運動生理学の基礎（エネルギー，呼吸）

■ エネルギー供給系

- あらゆる身体活動には骨格筋の働きが不可欠である．

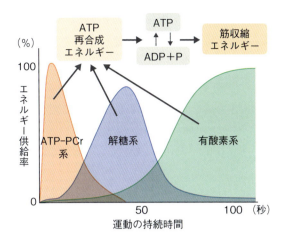

図6 運動持続時間とエネルギー供給系

- 骨格筋収縮の直接的エネルギーには，アデノシン三リン酸（Adenosine Triphosphate：ATP）がアデノシン二リン酸（Adenosine Diphosphate：ADP）とリン酸に分かれる際に放出されるエネルギーがあてられる（図6）．
- ATP は骨格筋中に極少量しか存在しないため，もしも ATP の再合成が行われなければ最大限の筋収縮を行った場合 2 秒以内に ATP が枯渇する．
- しかし，後述するように，生体内には ADP を ATP に再合成するいくつかのエネルギー供給系が備わっているため，運動が 2 秒以内で停止することはない．これらの系の働き方は身体運動の強度と持続時間によって決まる[9]（図6）．

① ATP-PCr 系
- 運動初期に働く系で，筋内のクレアチンリン酸（Phosphocreatine：PCr）と ADP が反応して ATP を再合成する過程である．
- 最大限の活動を持続したとすると PCr は 7〜8 秒で枯渇する．この系の ATP 合成過程では酸素を必要とせず，乳酸の産生もない．

② 解糖系
- ATP-PCr 系に続いて運動初期から働く系であり，グルコース（糖）をピルビン酸に分解する過程で ATP を合成する．1 分子のグルコースから 2 分子の ATP が得られる．
- ピルビン酸はいったん乳酸となって蓄積されるか，あるいはミトコンドリア内のクエン酸回路に送られる．
- 解糖系によってもたらされる ATP によって 40〜50 秒の高強度活動ができる．
- この系の反応でも酸素は必要なく，ATP-PCr 系と解糖系を合わせて無酸素系とよぶ．
- 乳酸を産生するので乳酸系ともよばれる．

③ 有酸素系
- 運動を持続することで解糖系に続いて働く系である．
- 解糖系から運ばれてきたピルビン酸や血液中の遊離脂肪酸（脂質）をクエン酸回路と電子伝達系に組込み，呼吸によって取り込んだ酸素を利用して大量の ATP を合成できる．同時に水と二酸化炭素が生成される．

- 呼吸による酸素供給が十分で，体内の糖や脂肪が枯渇しない限りは運動を持続できる．
- この系によって運動エネルギーが供給される身体活動全般を**有酸素運動**という．そして有酸素運動をより長く持続する能力を**全身持久力**とよんでいる．

2 呼吸器系と心循環系の役割

- 前述のように，運動を継続すると有酸素系がATP合成を担うことになり，それに必要な酸素を体内に取り込み，筋へと運搬しなければならない．

  ▶ 肺に取り込まれた酸素は肺胞で血液中のヘモグロビン（Hb）と結合し，心臓のポンプ機能によって動脈を通って筋に運搬される．

  ▶ 筋ではHbに結合していた酸素が切り離され，有酸素系で利用される．それと同時に，有酸素系でつくられた二酸化炭素がHbと結合して静脈を通って肺へ戻る．

  ▶ 肺胞では二酸化炭素がHbから分離され，再び酸素と結合して筋に送られる．

- 肺胞でのガス交換を**外呼吸**，細胞でのガス交換を**内呼吸**という．

2) 有酸素運動の特徴

- 有酸素運動の効果は呼吸器系，心循環系，そして筋系に分けて捉えることができる（表4）．
- 呼吸器系では空気を肺に取り込む能力と肺胞でのガス交換能力，心循環系では血液を送り出すポンプ機能，そして筋では送られてきた酸素を利用してエネルギーをつくり出す能力がそれぞれ向上する．
- 全身的には，体脂肪の減少や血液量の増加，HDLコレステロールの増加などがある．

◆国試頻出
キーワード
Karvonen
の式

- 有酸素運動の運動強度は**Karvonenの式**（カルボーネン）[※2]によって設定される．臨床では，負荷強度の目安として自覚的運動強度（Rate of Perceived Exertion：RPE）も用いられる．RPEの代表的な尺度に**Borg scale**（ボルグスケール）がある（表5）．

表4　**有酸素運動の効果**

骨格筋：酸素利用能力向上	呼吸器系：ガス交換能力の向上
・代謝エネルギー貯蔵量の増加 　（ATP，クレアチンリン酸，グリコーゲン，トリグリセリド） ・ミトコンドリア数の増加と活性化 ・ミオグロビン量の増加 ・グリコーゲン貯蔵量の増加 ・毛細血管密度の増加 ・筋血流量の増大	・呼吸筋力増加 ・肺容量の増加 ・肺血流量の増加 ・肺胞と毛細血管との接触面積増加
心循環系：ポンプ機能の向上	**全身的・その他**
・1回拍出量の増加 ・心筋収縮力の増大 ・心拍数の減少 ・血圧低下（特に収縮期血圧）	・動静脈酸素較差の増大 ・全血液量・循環血液量の増加 ・皮下および内臓脂肪の減少 ・HDLコレステロールの増加 ・血中の中性脂肪，乳酸，カテコラミンの低下

> **※2　Karvonenの式**
> ［目標心拍数＝（予測最大心拍数－安静時心拍数）×運動強度＋安静時心拍数］．予測最大心拍数は（220 － 年齢）で計算し，運動強度は0.4〜0.85を目的にあわせて代入する．

表5 自覚的運動強度（RPE）：Borg scale

15段階スケール			0～10スケール		
			0	Nothing at all	感じない
6					
7	Very, very light	非常に楽である	0.5	Very, very weak	非常に弱い
8					
9	Very light	かなり楽である	1	Very weak	やや弱い
10					
11	Fairly light	楽である	2	Weak	弱い
12			3		
13	Somewhat hard	ややきつい	4	Somewhat strong	多少強い
14			5	Strong	強い
15	Hard	きつい	6		
16			7	Very strong	とても強い
17	Very hard	かなりきつい	8		
18			9		
19	Very, very hard	非常にきつい	10	Very, very strong	非常に強い
20					

Borg scaleはRPEの代表的な尺度である．15段階スケールでは数字の10倍がほぼ心拍数に，数字の13がほぼ嫌気性代謝域値（AT）に相当する．0～10スケールでは数字を10倍すると自分の運動能力の何％程度なのかを示す．文献10より引用．

5 協調性練習

1）協調性（coordination）とは

● 合目的的な運動・動作を正確かつ円滑に行うための神経系の調節能を**協調性**（coordination）という．協調性は以下の3つの要素からなる．

▶ **時間配列**（timing）：運動の開始と終了，運動中の筋収縮タイミングの調節

▶ **空間配列**（spacing）：運動による空間中の身体位置と運動方向の決定，必要な筋群の選択

▶ **強さ配列**（grading）：運動単位の動員数と発火頻度による発揮筋力の調節

● 運動・動作の協調性には，十分な筋力とROM，感覚を含めた正常な神経機構が必要である．

2）運動・動作の協調性練習

◆国試頻出
キーワード
Frenkel体操，
重錘負荷，
弾性緊迫帯，
PNF

● 上下肢，体幹運動の協調性練習として，Frenkel体操◆（フレンケル），四肢末梢部に軽い重錘バンドを装着する方法（**重錘負荷**◆），近位関節周囲や下部体幹に**弾性緊迫帯**◆を巻く方法，固有受容性神経筋促通法（Proprioceptive Neuromuscular Facilitation：**PNF**◆），動的関節制御練習（Dynamic Joint Control Training：DYJOC）などがある．

● 動作の反復練習や部分練習を通して，フィードバック機構による運動学習を利用した正常動作パターンを再学習させ，姿勢の安定性と動作の安定性・円滑性の向上をはかる．

■ 引用文献

1）「トレーニングの科学的基礎 現場に通じるトレーニング科学のテキスト」（宮下充正/著），ブックハウス・エイチディ，1993

2）「ストレングストレーニング&コンディショニング 第3版」（Baechle TR & Earle RW/編，金久博昭/日本語総監修，岡田純一/監），ブックハウス・エイチディ，2010

3）「Physiology of Strength」（Hettinger T），Charles C Thomas Publishers，1961

4）「健康・体力のための運動生理学」（石河利寛/著），杏林書院，2000

5）「Management of Common Musculoskeletal Disorders：Physical therapy principles and methods Third edition」（Hertling D & Kessler RM），Lippincott，1996

6）「カラー人体解剖学 構造と機能：ミクロからマクロまで」（Martini FH/著，井上貴央，他/訳），西村書店，2003

7）「リハビリテーション基礎医学 第2版」（上田 敏，他/編），医学書院，1994

8）Halar EM & Bell KR：Immobility；Physiological and functional changes and effects of inactivity on body functions.「Rehabilitation medicine：Principles and practice 3rd Ed」（DeLisa JA & Gans BM/ed），Lippincott-Raven Publishers，1998

9）「内部障害理学療法学 循環・代謝」（石川 朗/総編集，木村雅彦/責任編集），中山書店，2010

10）「臨床評価指標入門 適用と解釈のポイント」（内山 靖，他/編），協同医書出版社，2003

第 I 章 総論

6 物理療法

学習のポイント
- 物理療法の歴史と定義を学ぶ
- 物理療法の種類，効果，禁忌，方法を学ぶ

1 物理療法の歴史と定義

1）物理療法の歴史

- 物理療法の歴史を振り返るためには，米国リハビリテーション医学会（American Congress of Rehabilitation Medicine：ACRM）の歴史を振り返る必要がある[1]．
- ACRM は1923年に American College of Radiology and Physiotherapy という学会名で発足し，学会に所属する医師が物理医学※（特に電気刺激や放射線）を治療や診断目的で使用していた．
- 1925年には放射線が切り離され，発足当初の The Journal of Radiology の学術誌名は1926年に Archives of Physical Therapy, X-ray, Radium に，さらに，放射線に関する専門性が減少し，1938年には Archives of Physical Therapy に，1945年には Archives of Physical Medicine に変更された[1]．
- 1952年にはリハビリテーション医学の重要性が認識され，物理医学とリハビリテーション医学が結合し，学会名も現在の ACRM になり，学術誌名も Archives of Physical Medicine and Rehabilitation となった．
- 上記のように，物理療法は昔から医師，理学療法士が中心となって使用してきた治療方法である．

> ※ 物理医学
> 古くから医療のなかで使用されてきた運動療法，電気刺激，温熱，寒冷，光線，装具などを使って運動・認知機能に障害をもつ患者の治療や，電気生理学的手法によって病態の検索や診断を行う医学をいう．

2）本邦での物理療法の定義

- 理学療法士及び作業療法士法では「理学療法」とは，「**身体に障害のある者に対し，主とし**

てその基本的動作能力の回復を図るため，治療体操その他の運動を行なわせ，及び電気刺激，マッサージ，温熱その他の物理的手段を加えること」と定義されている．

- 理学療法のなかで，電気療法，マッサージ，温熱療法，その他の物理的刺激による治療全体が物理療法になる．

①**電気治療的物理療法**：電気治療的物理療法には，バイオフィードバック治療，一般的電気療法，創傷治癒のための電気療法，**機能的電気刺激**（Functional Electrical Stimulation：**FES**）◆，高電圧パルス療法（High Voltage Pulsed Current：HVPC），神経筋電気刺激（Neuromuscular Electrical Stimulation：NMES），**経皮的電気刺激**（Transcutaneous Electrical Nerve Stimulation：**TENS**）◆，電気による薬物の経皮的浸透（Iontophoresis，イオントフォレーシス）がある．大部分の電気治療的物理療法は主として疾患や機能障害（impairments）レベルに対する治療であるが，FESは活動制限（activity limitation）や参加制約（participation restriction）に対する代償的アプローチである．

②**狭義の物理療法**：温熱・寒冷療法，水治療法，光線療法などを含む．

③**力学的物理療法**：牽引療法，マッサージ，圧迫療法，持続的他動運動などを含む．

◆国試頻出キーワード
機能的電気刺激（FES），経皮的電気刺激（TENS）

2 各種の物理療法

1）温熱療法

◆国試頻出キーワード
表在温熱療法，深部温熱療法

- 温熱療法は図1のように**表在温熱療法**◆と**深部温熱療法**◆に分類される．
- カナダ理学療法士協会では，表在温熱療法は皮下3 cmまでの組織に温熱を加えることが可能な温熱療法として定義している[2]．

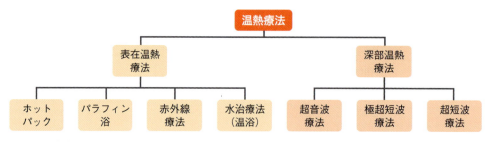

図1　温熱療法の分類
文献3より引用．

1 効果

- 鎮痛，循環改善，組織伸展性増大，創傷治癒，リラクセーションなどである．

2 禁忌

- 急性炎症のある部位，感染部位，**出血の可能性がある領域**，深部静脈血栓や血栓性静脈炎がある部位，開放創のある部位，強い浮腫，循環障害，心不全や重度な高血圧，悪性腫瘍がある，または疑いがある場合，過去6カ月以内に放射線治療を受けた場合，感覚障害が重

度な部位，コミュニケーションをとれない症例，重度な精神機能障害を呈する症例，核心温度が上昇するような強度や広範囲の温熱を妊婦にする場合，生殖器．

3 方法

①ホットパック（図2）：表在組織への温熱，リラクセーション，鎮痛．
②パラフィン浴（図3）：表在組織への温熱，組織伸展性増大，循環改善，リラクセーション，鎮痛．運動療法と組合わせると，関節リウマチ症例の手指機能回復に特によい．
③赤外線療法（図4）：表在組織への温熱，組織伸展性増大，循環改善，リラクセーション，鎮痛．近赤外線照射では一般的赤外線療法よりも深達度が高い．

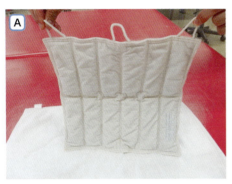
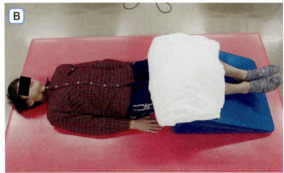

図2 ホットパック
A) 水分を多く含んだ状態のホットパック．文献3より引用．B) 膝関節周囲に対するホットパック実施例．20分程度，安静肢位で実施する．筋への温熱効果はほとんどない．

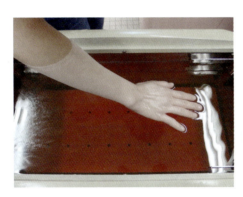

図3 パラフィン浴
温めて融かしたパラフィンに患部を浸し，引き上げるとパラフィンが固形化する．その後，タオルで20分前後保温する．文献3より引用．

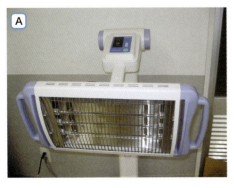
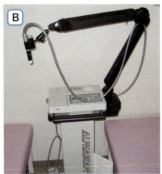

図4 赤外線治療機器
A) 遠赤外線治療機器．皮膚表面のみの温熱効果がある．セラピア3300（日本MEDIX社製）．B) 近赤外線治療機器．より深部に温熱効果がある．アルファビームALB200H（ミナト医科学社製）．

④水治療法(図5):表在組織への温熱,組織伸展性増大,循環改善,リラクセーション,鎮痛.壊死組織除去の目的で使用される場合もある.

⑤超音波療法(図6):深部組織(特に関節包,靱帯,腱)への温熱(1 MHzの周波数では3 MHzよりも深部組織を加温する),深部組織伸展性増大,循環改善,鎮痛,創傷治癒,骨癒合促進(低強度パルス超音波療法のみ).心臓ペースメーカーなどの電気刺激装置を体内に埋め込んでいる症例,骨化性筋炎,中枢神経への照射は禁忌になる.

⑥極超短波療法と超短波療法(図7):深部組織(特に脂肪と筋)への温熱,深部組織伸展性増大,循環改善,鎮痛,創傷治癒.生体内に金属がある症例,心臓ペースメーカーなどの電気刺激装置を体内に埋め込んでいる症例,圧可変式シャントバルブ近傍は禁忌になる.

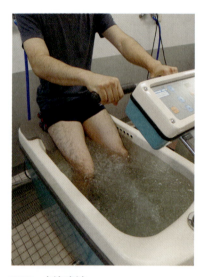

図5 水治療法

写真は渦流浴という表在組織へ温熱効果のある治療である.深部組織への温熱効果はほとんどない.文献3より引用.

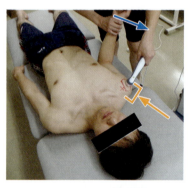

図6 超音波療法と伸張運動の組合わせ

肩関節外旋に制限があり,腱板疎部に超音波療法を実施しながら➡の方向に伸張力を加えている.×部位は烏口突起である(➡).赤丸の部分だけに限定して照射することが重要である(➡).肩関節手術後に金属を挿入しているような症例に対してでも超音波療法は実施可能である.文献3より引用.

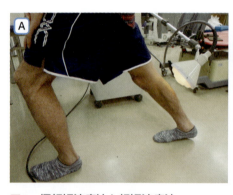
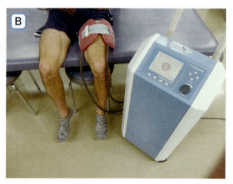

図7 極超短波療法と超短波療法

A)下腿三頭筋の伸張運動と同時に極超短波療法を実施している.この方法は筋や脂肪の加温に適していて,同時に伸張運動を実施すると柔軟性が獲得されやすい.B)大腿四頭筋に対して超短波療法を実施している.極超短波療法と同様に筋や脂肪の加温に適している.文献3より引用.

2) 寒冷療法

1 効果

- 鎮痛，炎症抑制，**痙性減弱**◆，筋収縮促進（短時間実施時）などである．

◆国試頻出キーワード
痙性減弱

2 禁忌

- 深部静脈血栓症，慢性創傷，末梢循環の悪い部位，レイノー病・クリオグロブリン血症・ヘモグロビン血症などの寒冷に対して過敏な疾患，寒冷じんま疹，出血部位，コミュニケーションをとれない症例，頸部前面，再生途中の神経（特に表層を走行する神経）．

3 方法

- コールドパックとクリッカーを用いた寒冷療法を図8に示す．

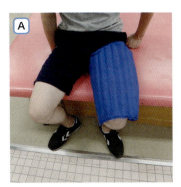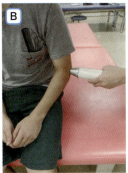

図8　さまざまな寒冷療法
A）コールドパック．10～20分程度の治療時間．B）クリッカー（中に氷と塩が入っている）．10～20分程度の治療時間．文献3より引用．

3) 電気刺激療法

1 分類

- 前述したように，NMES，TENS，FES，**イオントフォレーシス**などがあり，電気刺激を実施しない場合も多い．**バイオフィードバック治療**も含む．
- バイオフィードバック治療にはさまざまなものがあるが，筋電図バイオフィードバック治療が最も使用される．

2 効果

- **NMES**は，筋力増強，筋萎縮予防・改善，運動麻痺，痙性改善，循環改善などの効果をもつ．
- **TENS**は鎮痛目的で使用する．
- **FES**はさまざまな目的で使用する．例えば図9のように，歩行時の足関節背屈を電気刺激で実施して機能再建を図るアプローチも該当する．また，脳卒中後弛緩性片麻痺後に肩関節亜脱臼を引き起こしている症例の棘上筋に電気刺激を実施して肩関節亜脱臼を改善しながら両側上肢の運動を実施する際にも使用する．

＊治療的電気刺激（Therapeutic Electrical Stimulation：TES）という用語も使用される．TESは電気刺激療法を治療目的として使用する場合の総称である．

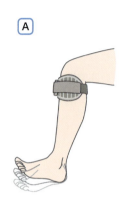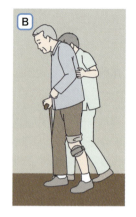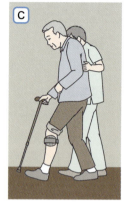

図9 代表的なFES

A）総腓骨神経と前脛骨筋を電気刺激可能なFES．B）左片麻痺側立脚後期．C）左片麻痺側遊脚後期．総腓骨神経と前脛骨筋にタイミング良く電気刺激を実施し，自動的に前脛骨筋を収縮させて歩行を改善．文献3より引用．

3 禁忌

- 心臓ペースメーカーなどの電気刺激装置を体内に埋め込んでいる症例，圧可変式シャントバルブ近傍，頸動脈洞周囲への刺激，妊婦の腹部や腰背部，深部静脈血栓症，心臓をまたぐような電極配置，悪性腫瘍，コントロールされていない出血部位，感染症，骨髄炎，結核，頭部への刺激．

4 方法

① NMES（図10）：筋力維持・増強，筋肥大，運動麻痺回復．
② TENS（図11）：鎮痛，呼吸機能改善，薬物使用量減少．
③ FES（図9）：機能代替，長期的実施による運動麻痺回復．
④ 筋電図バイオフィードバック治療（図12）：筋力増強，筋弛緩，リラクセーション．運動療法と同時に実施する場合が多い．

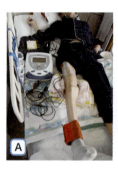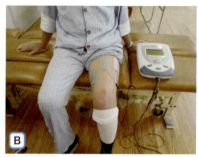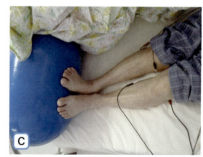

図10 NMESによる筋力増強

A）心不全症例の大腿四頭筋に対するNMES（1 kgの重錘に打ち勝って膝関節を伸展）．文献3より引用．B）人工膝関節全置換術後の大腿四頭筋に対するNMES．C）心不全症例の下腿三頭筋に対するNMES．ボールで抵抗をかけ，過度の底屈位を引き起こさないようにしている．

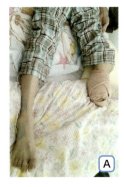 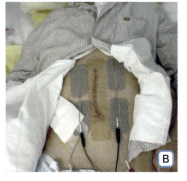

図11 TENS

A）幻肢痛に対するTENS（健側肢にTENSを実施する）．B）胃がん手術直後のTENS（鎮痛，呼吸機能改善，薬物使用量の減少が報告されている）．文献3より引用．

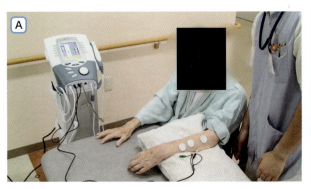 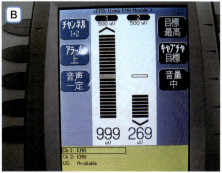

図12 筋電図バイオフィードバック治療

A）症例は脳卒中後左片麻痺を呈し，左手関節背屈が十分実施できない．随意的に手関節を背屈してもらい，その筋電活動をBの画面でモニターする．文献3より引用．B）筋収縮が強いと筋電図のレベルが上昇し（視覚フィードバック），それに伴い，音も変化する（聴覚フィードバック）．また，目標値なども設定可能である．

4）水治療法

1 効果

◆国試頻出キーワード
免荷

- 温熱・寒冷作用，リラクセーション，壊死組織除去，**免荷**◆，静水圧作用による浮腫軽減・循環改善．

2 禁忌

- 出血部位，不安定な心疾患，重度てんかん，急性炎症に伴う浮腫，悪性腫瘍，便失禁のある症例．

3 方法

◆国試頻出キーワード
交代浴

- 渦流浴は図5に示した．42℃前後の温浴と10℃前後の冷浴を交替して反復する**交代浴**◆という方法は，循環改善，鎮痛を目的に軽度な複合性局所疼痛症候群，捻挫後などが適応となる．

5）光線療法

1 効果
- 血管拡張，抗炎症作用，コラーゲン生成，殺菌作用，アデノシン三リン酸（ATP）生成作用，温熱作用，鎮痛，紅斑，色素沈着，ビタミンD生成．

2 禁忌
- 眼窩部，妊婦の腹部や腰部，悪性腫瘍，出血傾向，感染症，深部静脈血栓症，生殖器，放射線療法を受けた組織，コミュニケーション障害や認知障害のある症例，光線過敏症．ホクロ，あざ，痂皮などの色の濃い部分．

3 方法
①レーザー療法（図13）：鎮痛，創傷治癒，その他の光化学作用（出力100 mW以下）．
②紫外線療法：紅斑，色素沈着，殺菌作用，ビタミンD生成，皮膚肥厚などであり，乾癬，アトピー性皮膚炎，褥瘡，円形脱毛症などの皮膚科領域で使用され，現在のリハビリテーション科ではほとんど使用されていない．

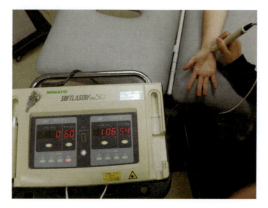

図13　レーザー療法
手根管症候群に対するレーザー療法．文献3より引用．

6）牽引療法

1 効果
- 鎮痛，椎間関節離開，椎間板髄核脱出の減少，軟部組織伸張，筋弛緩．

2 禁忌
- 運動が禁忌である部位，急性の損傷や炎症，過可動性・不安定性のある関節，高度の骨粗鬆症，炎症性脊椎疾患，悪性腫瘍，脊髄・馬尾損傷，重篤な心臓疾患，肺疾患，妊婦．

3 方法
- 図14のような機械を用いた頸椎牽引療法と腰椎牽引療法がある．頸椎・腰椎椎間板ヘルニア，椎間板変性症，変形性脊椎症，神経根インピンジメントに対して実施される場合が多い．

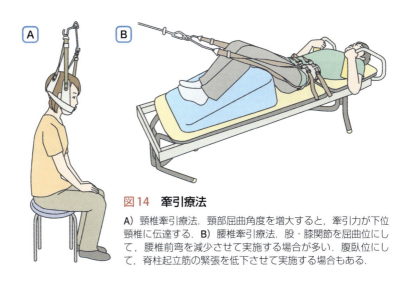

図14 牽引療法
A) 頸椎牽引療法. 頸部屈曲角度を増大すると, 牽引力が下位頸椎に伝達する. B) 腰椎牽引療法. 股・膝関節を屈曲位にして, 腰椎前弯を減少させて実施する場合が多い. 腹臥位にして, 脊柱起立筋の緊張を低下させて実施する場合もある.

7）圧迫療法，マッサージ

❶ 効果
- 静脈血流増大, 静脈圧の低下, 浮腫改善.

❷ 禁忌
- うっ血性心不全, 肺水腫などに伴う浮腫, 血栓剥離の危険性が高い血栓症, 皮膚感染, 悪性腫瘍, 閉塞性動脈硬化症などの動脈疾患, 糖尿病.

❸ 方法
- 徒手によるマッサージ, 弾力包帯や弾性ストッキング, 間欠的空気圧迫法.

引用文献
1) American Congress of Rehabilitation Medicine (http://www.acrm.org)
2) Rennie S：ELECTROPHYSICAL AGENTS-Contraindications and Precautions：An Evidence-Based Approach To Clinical Decision Making In Physical Therapy. Physiother Can, 62：1–80, 2010
3)「PT・OT ビジュアルテキスト エビデンスから身につける物理療法」（庄本康治／編），羊土社，2017

第 I 章 総論

7 作業療法

学習のポイント
- 作業療法における「作業」とその分類を学ぶ
- 作業療法の歴史・定義・目的を学ぶ
- 作業療法の流れと求められる場を学ぶ

1 作業療法における「作業」

- **作業療法**はOccupational Therapyの訳である．「作業」にあたる英語はOccupationで，「職業」の意味ももつが，本来は**「人の生活を大きく占めている諸活動」**という意味である．この語が「職業」の意味ももつのは多くの人の諸活動で占める割合の大きいものが仕事だからである．しかし子どもであれば仕事の代わりに「遊び」がOccupationとなる．
- 作業療法での「作業」はOccupationの本来の意味に近く，図1のように**遊び，余暇活動，社会参加**のほか，もっと基本的な，着替えやトイレといった身の回りのことまでを指す．

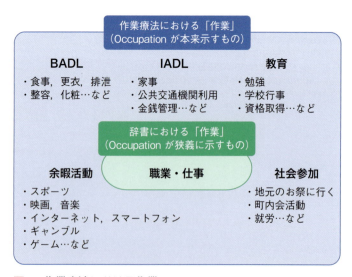

図1 作業療法における作業
BADL：Basic ADL，IADL：Instrumental ADL.

● これらは対象者自らが文化的・個人的に価値や意味を見出し専心しているすべての活動といえ，「**作業**」を用いて治療することで対象者の意欲を活用した支援が可能である[1]．

2 作業療法における「作業」の分類

● 作業療法が対象とする作業は，①日常生活動作（ADL），②仕事・生産的活動，③遊び・余暇活動と大別できる（表1）．ヒトの24時間の行動そのものである．

3 作業療法の歴史◆

◆キーワード
作業療法の歴史

● 作業療法の起源は18，19世紀の**道徳療法**（moral treatment）まで遡る．この道徳療法の創始者はPhilippe Pinel（1745〜1826，仏・医師）である．Philippe Pinelはパリのビセートル病院で精神病者を鎖から解放し，人道的処遇と作業の提供を行った．精神病者に「作業」を提供することに，心身の健康を育み，本来あるべき生活の予行練習をする機会としての価値を認めていた[3]．

● 1917年には米国においてGeorg Bartonが全国作業療法推進協議会（National Society for the Promotion of Occupational Therapy：NSPOT〔米国作業療法士協会 American Occupational Therapy Association：AOTAの前身〕）を設立し，初の作業療法養成校も開校された[4]．

◆キーワード
理学療法士及び作業療法士法

● 日本では1965年に「**理学療法士及び作業療法士法**◆」が制定された．

● 1952年，10カ国（米国，英国，カナダ，デンマーク，南アフリカ，スウェーデン，オーストラリア，ニュージーランド，インド，イスラエル）により世界作業療法士連盟（World Federation of Occupational Therapists：WFOT）が設立された．日本は1972年に加盟した[4]．

4 作業療法の定義◆

◆キーワード
作業療法の定義

● **理学療法士及び作業療法士法における定義**：『「作業療法」とは，身体又は精神に障害のある者に対し，主としてその応用的動作能力又は社会的適応能力の回復を図るため，手芸，工作その他の作業を行わせること』．

● **日本作業療法士教会の定義**：『作業療法は，人々の健康と幸福を促進するために，医療，保健，福祉，教育，職業などの領域で行われる，作業に焦点を当てた治療，指導，援助である．作業とは，対象となる人々にとって目的や価値を持つ生活行為を指す』．以下に注釈を示す．

　▶『作業療法は「人は作業を通して健康や幸福になる」という基本理念と学術的根拠に基づいて行われる』．

　▶『作業療法の対象となる人々とは，身体，精神，発達，高齢期の障害や，環境への不適応により，日々の作業に困難が生じている，またはそれが予測される人や集団を指す』．

表1　作業療法における作業の分類

大分類		中分類	小分類	具体例
日常生活動作（ADL）（個体の生存に必要な作業活動）	生きる	睡眠	睡眠	30分以上連続した睡眠，仮眠，昼寝
		食事	食事	朝食，昼食，夕食，夜食，給食
		身のまわりの用事	身のまわりの用事	洗顔，歯磨き，髭そり，化粧，散髪，トイレ，入浴，着替え，布団敷きなど
		療養・静養	療養・静養	医者に行く，治療を受ける，入院，療養
仕事・生産的活動（社会的に必要な義務的作業活動）	働く	仕事関係	仕事	何らかの収入を得る行動（就労，残業，アルバイト，内職，自営業の手伝いなど），仕事の準備・片づけ・移動などを含む
			仕事のつきあい	上司・同僚・部下との仕事のつきあい，送別会
		学業	授業・学内の活動	授業，朝礼，掃除，学校行事，部活動，クラブ活動，運動会，遠足など
			学校外の学習	自宅や学習塾での学習，宿題など
		家事	炊事・掃除・洗濯	食事の支度・後片づけ，掃除，洗濯，アイロンがけ，布団干し，洗濯物の整理整頓など
			買い物	食料品・衣料品・生活用品などの買い物
			子どもの世話	授乳，おむつ交換，幼児の世話，勉強をみる，送り迎え，付き添い，授業参観，遊び相手など
			家事雑事	整理・片づけ，銀行・役所に行く，家計簿記入，車の手入れ，家具の手入れ，日曜大工，病人や高齢者の介護など
		通勤	通勤	自宅と職場の往復，自宅と仕事場（田畑など）の往復
		通学	通学	自宅と学校の往復
		社会参加	社会参加	PTA，地域の行事・会合への参加，冠婚葬祭，奉仕活動，公共ゴミ置き場の清掃など
遊び・余暇活動（自由な時間における作業活動）	楽しむ	会話・交際	会話・交際	家族・友人・知人・親戚とのつきあい，デート，おしゃべり，電話，会食，知人との飲食など
		レジャー活動	スポーツ	体操，運動，各種のスポーツ，ボール遊び
			行楽・散策	行楽地・繁華街へ行く，街をぶらぶら歩く，散歩，釣りなど
			趣味・娯楽・教養	趣味，けいこごと，習いごと，観賞，観戦，遊び，ゲームなど
		マスメディア接触	テレビ	
			ラジオ	
			新聞	朝刊・夕刊・業界紙・広報紙を読む
			雑誌・マンガ	週刊誌・月刊誌・マンガ・カタログを読む
			本	
			CD・テープ	CD・テープ・レコードなどで音楽を聴く
			ビデオ	ビデオ・ビデオディスクをみる
		休息	休息	休憩，おやつ，お茶，特に何もしていない状態

文献2をもとに作成．

64　リハビリテーション医学

▶『作業には，日常生活動作，家事，仕事，趣味，遊び，対人交流，休養など，人が営む生活行為と，それを行うのに必要な心身の活動が含まれる』．

▶『作業には，人々ができるようになりたいこと，できる必要があること，できることが期待されていることなど，個別的な目的や価値が含まれる』．

▶『作業に焦点を当てた実践には，心身機能の回復，維持，あるいは低下を予防する手段としての作業の利用と，その作業自体を練習し，できるようにしていくという目的としての作業の利用，およびこれらを達成するための環境への働きかけが含まれる』．

5 作業療法の対象

● 「身体又は精神に障害のある者，またはそれが予測される者」とその「生活」であり，それを支える「基本的能力」，「応用的能力」，「社会的能力」，「環境資源」，「作業に関する個人特性」が具体的対象となる[5]．

6 作業療法の目的

● 対象者が主体的な生活を獲得することにある．また，作業（作業活動）が文化や対象者の個人特性に影響を受けることから，特定の作業（作業活動）が遂行できるようになること自体が，目的になりうることもある[6]．

● 「基本的能力」，「応用的能力」，「社会的能力」，「環境資源」，「作業に関する個人特性」への詳細な目的は**表2**に示す[5]．

表2 作業療法の対象と目的

対象	目的	ICF項目	
①基本的能力 (ICFの「心身機能・身体構造」に相当)	生命の維持と基本動作など，日常生活に必要不可欠な心身機能を回復・改善・維持することと，失った身体構造を補完すること	精神面・感覚面・発声・循環器・代謝系・排泄生殖系・運動面の機能，神経感覚系・神経筋骨格等の構造	
②応用的能力 (ICFの「活動と参加・主に活動」に相当)	対象者の個々の日常生活に必要とされる活動能力を回復・改善・維持すること	個人の遂行レベルにおける右記項目	学習と知識の応用，一般的な課題と要求，コミュニケーション，運動・移動，セルフケア，家庭生活，対人関係，主要な生活領域，社会生活など
③社会的能力 (ICFの「活動と参加・主に参加」に相当)	対象者が暮らす住宅・地域内での社会的活動，就労などの社会参加に必要な能力を回復・改善・維持すること	社会生活・人生場面へのかかわりレベルにおける右記項目	
④環境資源 (ICFの「環境因子」に相当)	活動および参加に必要な環境を回復・改善・調整・維持すること	生産品と用具，支援と関係，家族親族の態度，サービス・制度・制作	
⑤作業に関する個人特性 (ICFの「個人因子」に相当)	生活再建にかかわる作業に影響を与える心身機能以外の個人特性を把握・利用・再設計すること	ライフスタイル，習慣，役割，興味，趣味，価値，特技，生育歴，病歴，作業歴，志向性，スピリチュアリティーなど	

ICF：国際生活機能分類（**第Ⅰ章-2**参照）．文献5をもとに作成．

7 作業療法の流れ

- 作業療法の開始から終了までは以下の流れで行われる[5]（図2）.
  - 医師やケアマネージャー，その他関連機関からの処方・依頼で対象者やその家族などに出会うところからはじまる．作業療法の目的とどのように役立つのかを説明し，作業療法参加の同意を得る．
  - **作業療法評価**ではカルテや他部門情報の収集の他，対象者の観察・面接を行ったうえで「基本的能力」，「応用的能力」，「社会的能力」，「環境資源」，「作業に関する個人特性」を把握する．この際に検査測定も行われる．ここで得た情報を統合し対象者の全体像を把握する．
  - 対象者の全体像をもとに目標設定を行い，**作業療法計画**を設定する．ここで治療に用いる「作業」や「目標」を決める際に対象者とともに検討する「協働（対象者と作業療法士のコラボレーション）」が非常に重要である[7]．
  - 作業療法計画にもとづき作業療法を実施する．定期的に再評価を行いながら，回復や改善がみられない場合は方法を見直し，進行していく．
  - 目標が達成されると終了となる．

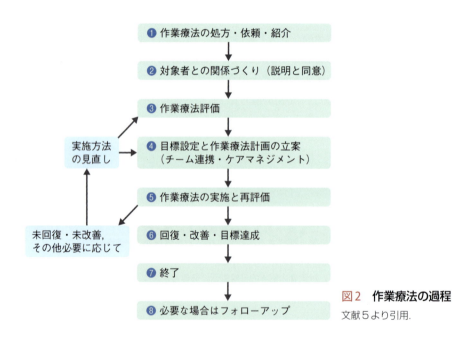

図2 作業療法の過程
文献5より引用．

8 作業療法士が求められる場

- 作業療法士が求められる場は広い．これについて表3に示す．医療，保健，福祉，教育の分野にわたってそれぞれ**予防・回復支援と地域で暮らし続ける生活支援**を提供する．
- 主に疾患の急性期では医療機関で，回復期では医療機関や保健・福祉施設で，生活期では通

表3 作業療法士が求められる場

	予防・回復支援	地域（在宅）生活支援
医療	一般病院（急性期病棟，回復期リハビリテーション病棟） 精神科病院（急性期病棟，一般病床） 総合病院（一般病床，精神科病床） 特定機能病院，地域医療支援病院	診療所・訪問看護ステーション 精神科デイケア・デイナイトケア 認知症疾患医療センター ホスピス，ターミナルケア病棟
保健・福祉・教育	一般病院（介護療養病棟） 介護老人保健施設 介護予防サービス事業所 障害児入所施設・障害児通所支援施設 保健所，保健センター 地方自治体・行政機関 身体障害者・知的障害者更生相談所 障害者就業生活支援センター	地域包括支援センター 地域活動支援センター 居宅サービス事業所・在宅介護支援センター 認知症デイケア 介護老人福祉施設・介護療養型医療施設 障害福祉サービス事業所 特別支援学校 その他児童・身障・精神福祉法関連施設 家族会や当事者団体の活動支援

文献5より引用.

所リハビリテーション医療，訪問リハビリテーション医療で指導する.

- また医療福祉に関連する企業や，作業療法士を養成する教育機関（大学，専門学校など）に勤務することもある.

引用文献

1）「作業療法関連用語解説集 改訂第2版 2011」（日本作業療法士協会学術部/編），日本作業療法士協会，2011
2）「基礎作業学（作業療法学全書 改訂第2版 第2巻）」（日本作業療法士協会/監，鷲田孝保/編），協同医書出版社，1999
3）「作業療法の世界 作業療法を知りたい・考えたい人のために 第2版」（鎌倉矩子，他/編，鎌倉矩子/著），三輪書店，2004
4）「作業療法概論（作業療法学全書 改訂第3版 第1巻）」（日本作業療法士協会/監，杉原素子/編），協同医書出版社，2010
5）「作業療法ガイドライン（2012年度版）」（日本作業療法士協会/編），日本作業療法士協会，2013
6）「作業療法ガイドライン実践指針（2013年度版）」（日本作業療法士協会/編），日本作業療法士協会，2014
7）「事例で学ぶ生活行為向上マネジメント」（日本作業療法士協会/編著），医歯薬出版，2015

第 **I** 章　総論

8 装具・義肢・車椅子

学習のポイント

- 装具の定義および分類と適応について学ぶ
- 義肢の定義および種類と適応について学ぶ
- 車椅子の基本と種類について学ぶ

1 装具

1）装具とは

- 装具（Orthosis）とは，日本工業規格（JIS）によると「四肢・体幹の機能障害の軽減を目的として使用する補助器具」と定義されている．また，「装具（Brace）や副子（Splint）など整形外科で用いられる外固定具．脊椎や四肢の動きを制限または補助する道具」と述べられている[1]．
- 装具は外傷や疾病により障害が生じたときに身体機能の補助・代償として使用され，安静や治療目的など障害像や生活背景によってさまざまな種類がある．治療やリハビリテーション治療のために装具を用いることを**装具療法**という[2]．

2）装具の役割

- 装具の目的は身体の変形の予防や矯正，病的組織の保護，失われた機能の代償または補助である．
- 装具は，法制度・目的・機能・部位によって分類される（表1）．

表1　装具の分類

分類	目的
法制度的分類	治療用，更生用
目的的分類	固定，矯正，予防，免荷，治療用，生活用，練習用
機能的分類	動的，静的
部位分類	上肢，下肢，体幹

68　リハビリテーション医学

3）上肢装具の分類と適応

◆**国試頻出キーワード**
スプリント，
神経麻痺

- 上肢装具は，**肩および肩関節から手指までの範囲**となる．また，慣用的に**スプリント**◆(Splint)，副子ともよばれる．
- 上肢装具は上肢の外傷や末梢**神経麻痺**◆，頸髄損傷，関節リウマチ，脳血管障害(脳卒中)などで用いられることが多い．臨床症状における装具の適応について代表的なものを**表2**に示す．

表2 代表的な上肢装具の分類と適応

分類と適応	種類	分類と適応	種類
・MP屈曲補助装具 →尺骨神経麻痺	ナックルベンダー	・MP伸展補助装具 →橈骨神経麻痺	逆ナックルベンダー
・短対立装具 →正中神経麻痺	ランチョ型		エンゲン型
・手背屈装具 →橈骨神経麻痺	トーマス型懸垂装具		オッペンハイマー型装具
・肩装具 →腕神経叢麻痺，腱板損傷	肩外転装具	・上肢動作補助具 BFO(Balanced Forearm Orthosis) →C4・5頸髄損傷	BFO(Balanced Forearm Orthosis)

文献3をもとに作成．イラストの一部を文献4より引用．

4）下肢装具の分類と適応

- 下肢装具は，骨盤から足指までの範囲となる．体重支持，立位，歩行などのさまざまな機能障害に対して代償や治療，リハビリテーション治療の目的で用いられる．
- 股装具，長下肢装具，膝装具，短下肢装具，足底装具などがある（**表3**）．
- 下肢装具の適合では，患部のみを考慮するのではなく，**身体全体のアライメントや支持面を考慮**する必要がある．基本的に歩行や移動用装具であり，体重を支持するものである．
- 下肢装具は脳血管障害片麻痺患者が使用する長・短下肢装具を中心に，さまざまな様式のも

表3　代表的な下肢装具の分類と適応

分類と適応	種類
・股装具 →ペルテス病，先天性股関節脱臼装具	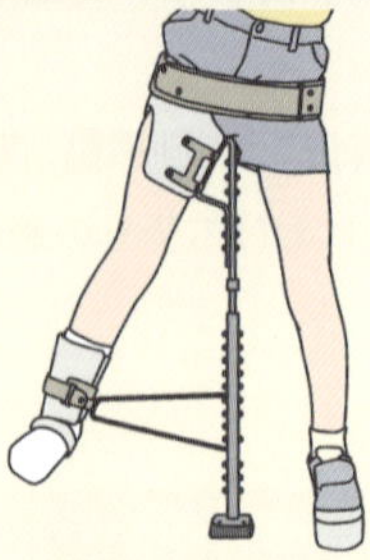 ポーゴスチック型 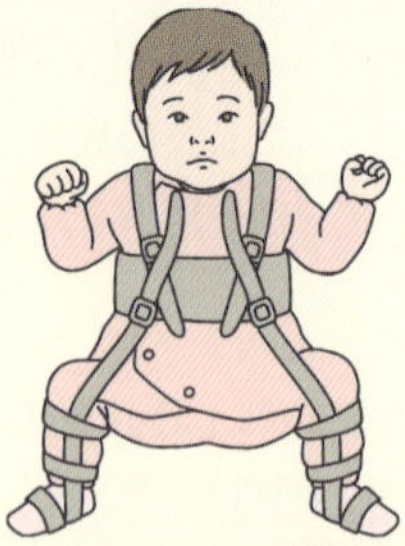　　　　　リーメンビューゲル型
・長下肢装具・ツイスター →脳卒中，脳性麻痺，脊髄損傷上位，大腿骨骨幹部骨折	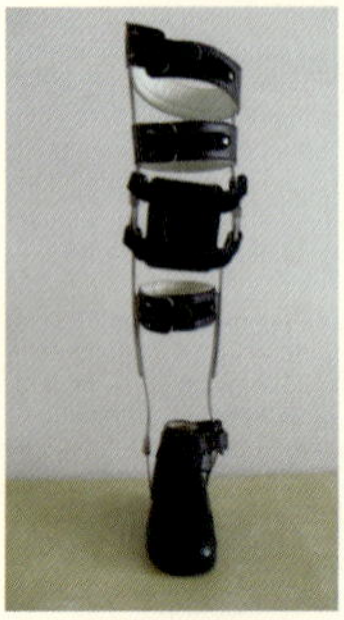 長下肢装具 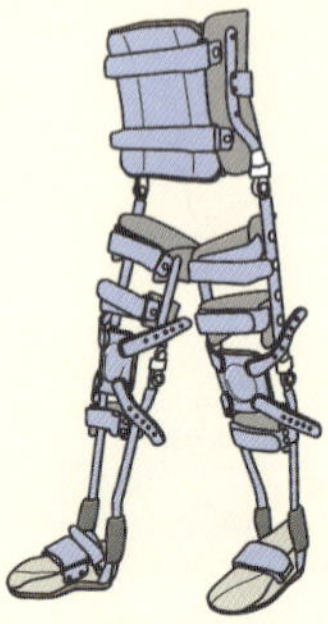　　　交互歩行装具（RGO） 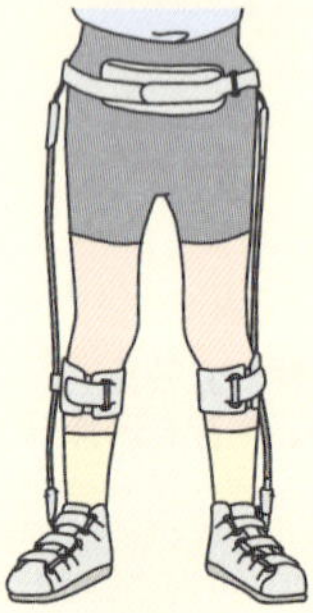　　　ツイスター
・膝装具 →反張膝，膝靭帯損傷，膝蓋骨骨折	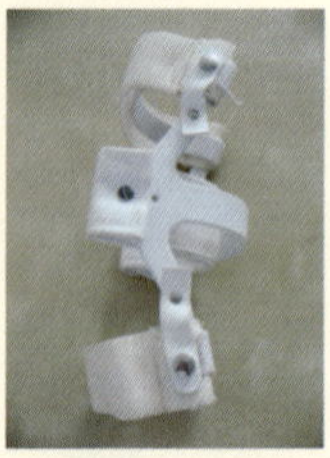 膝装具（スウェーデン式） 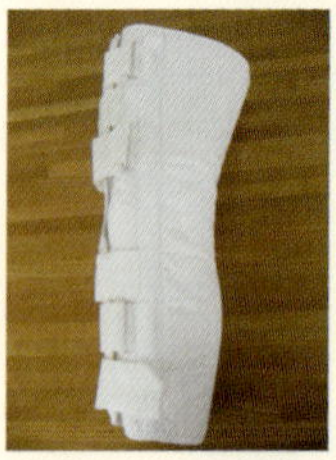　　　　膝装具（軟性）
・短下肢装具 →脳卒中片麻痺，脳性麻痺，脊髄損傷下位，末梢神経麻痺（下垂足）	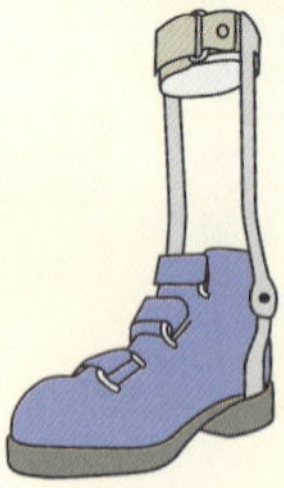 ダブルクレンザック足継手短下肢装具 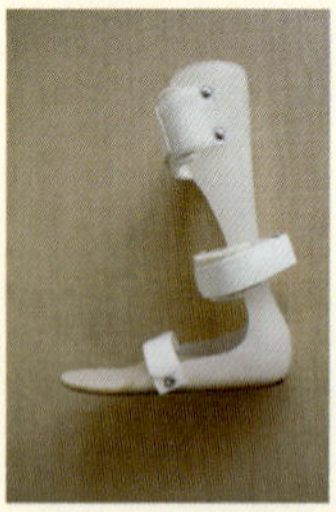　　靴ベラ式短下肢装具 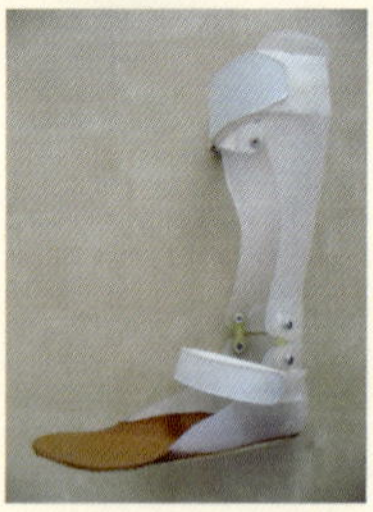　　プラスチック短下肢装具
・内反足装具 →先天性内反足	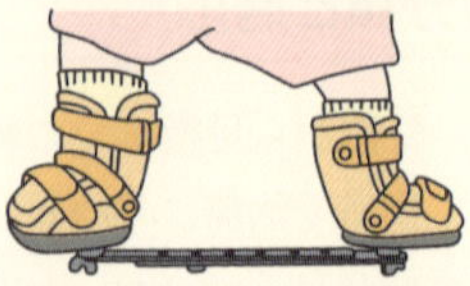 デニス・ブラウン装具
・靴型装具 →下肢麻痺（痙性・弛緩性）	短靴，チャッカ靴，編上靴，長靴

文献3をもとに作成．イラストと写真は文献4より引用．

70　リハビリテーション医学

のがある．また，整形外科分野の下肢骨折などに使われる免荷装具もある．

- 理学療法士が作製することの少なくない足底装具は，足部の疼痛除去，生理的彎曲支持などのために用いられる[5]．
- 足底装具は足部の生理的なアーチを支持するための装具である（図1）．皮革，プラスチックなどで作製したものであり，一般的には「インソール」や「足底板」，「足底挿板」とよばれる．

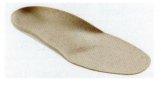

図1　足底板
写真提供：川村義肢株式会社．

5）体幹装具の分類と適応

- 体幹装具の役割は脊柱の可動域制限の改善，安定化，患部への負荷の軽減，脊柱変形の矯正ないし変形進行の予防や軽減などさまざまである．
- 体幹装具はその部位により頸椎装具，胸椎装具，胸腰仙椎装具，腰仙椎装具，側弯症装具に分類される（表4）．

表4　代表的な体幹装具の分類と適応

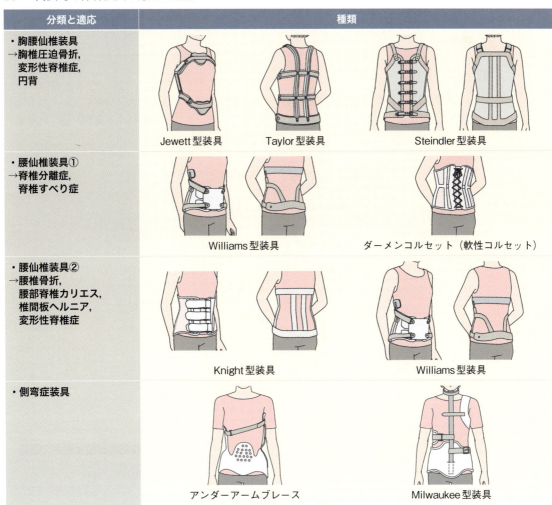

分類と適応	種類
・胸腰仙椎装具 →胸椎圧迫骨折，変形性脊椎症，円背	Jewett型装具　　Taylor型装具　　Steindler型装具
・腰仙椎装具① →脊椎分離症，脊椎すべり症	Williams型装具　　ダーメンコルセット（軟性コルセット）
・腰仙椎装具② →腰椎骨折，腰部脊椎カリエス，椎間板ヘルニア，変形性脊椎症	Knight型装具　　Williams型装具
・側弯症装具	アンダーアームブレース　　Milwaukee型装具

文献3，4をもとに作成．

2 義肢

1）義肢とは

◆国試頻出キーワード
義肢，切断

- **義肢**◆（Prosthesis）とは，日本工業規格（JIS）によると「**切断**◆により四肢の一部を欠損した場合に，元の手足の形態又は機能を復元するために装着，使用する人工の手足」と定義されている．
- 義肢装具法によると「上肢又は下肢の全部又は一部に欠損のある者に装着して，その欠損を補てんし，またはその欠損により失われた機能を代替えするための器具器械をいう」と定義されている．

2）義肢の役割

- 切断者が義肢に希望することは，四肢の運動機能の回復であるが，外観や感覚の回復への期待も大きい．
- 装着しやすい，快適な，疲労の少ない，軽量な，壊れにくいものも望んでいる[6]．そのため，適切な義肢の導入が必要である．

3）義手

1 義手の分類

- 肩甲胸郭から手指までの範囲の切断を上肢切断という．義手とは上肢切断に用いられる義肢のことである．切断部位と適応する義手の分類を図2に，機能面による分類を図3に示す．

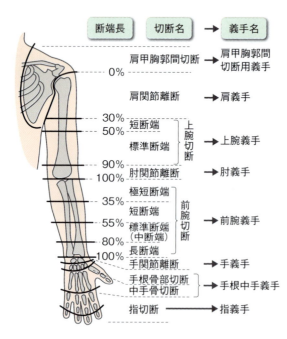

図2　上肢切断部位と義手の適応
文献4より引用．

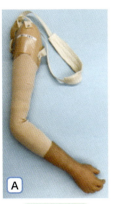
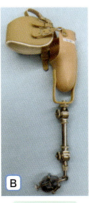
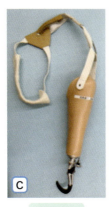

A 装飾用義手　B 作業用義手　C 能動義手

図3　義手の機能面からみた分類

A）外観の復元，軽量化，手触りのよさが第一．手としての機能は乏しい．B）農耕，林業，機械工業などの重作業に向く頑丈な義手．C）体内力源義手（自力義手）：義手コントロールのエネルギー源を切断者自身の筋力に依存する．体外力源義手（動力義手）：義手コントロールのエネルギー源を電動モーターなどに依存する．

2 各義手の特徴

①肩義手

- 肩甲胸郭間切断および肩関節離断，上腕切断極短断端に適応している．
- 肩甲胸郭切断用ソケットは健側の肩甲帯と体幹の動作を利用する．

②上腕義手

- 上腕切断に適応する義手．差し込み式ソケットや断端に吸着させる方式の吸着式ソケット，断端全面で懸垂する機能的なオープンショルダーソケットがある（図4）．
  - 差し込み式ソケットは，従来から使用されてきたソケットで，断端に断端袋などを被せて装着できる．
  - オープンショルダーソケットは，義手装着時の肩の動きを改善し，断端全面で懸垂（全面接触式）する機能的な上腕ソケットである．

③前腕義手

- ソケットには差し込み式，スプリットソケット，自己懸垂ソケットがあり，状態によって調整する．

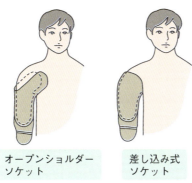

オープンショルダーソケット　　差し込み式ソケット

図4　上腕義手のソケット

3 筋電義手

- 筋電義手の構成要素はソケット，電極，動力源（バッテリー），手先具（3指可動型の電動ハ

ンド）などからなる（図5）．表5に筋電義手の特徴を示す．
- 上肢切断者の場合，筋電義手が臨床の現場にとり入れられていることは少ない．
- 筋電義手は上肢切断者のよりよい生活のためにも機能的に優れており，早期の普及が望まれている．

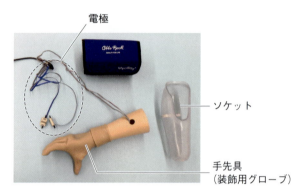

図5　筋電義手

表5　筋電義手の特徴

- 自己懸垂性であり，上肢挙上位でも把持することが可能．作動時でもソケットが抜けにくい．
- 把持力が強い．電極を貼っているため，筋の収縮力に応じて把持力が変化する．
- 操作が難しく，把持する際には視覚による確認が必要．
- 筋電義手装着前練習では，筋電信号の採取の評価が必要．

4）義足

■1 義足の基本構造

- 義足とは下肢切断に用いる義肢の総称である（図6）．
- 義足の構造は，殻構造と骨格構造に分けられ，ソケット，懸垂装置，支持部，継手，足部で構成される．ソケットは断端を収納して力を義足に伝達させる機能をもつ．

■2 義足の分類

①股義足（図7）
- 骨盤切断，解剖学的股離断，大腿切断（極短断端）に対して適応がある．
- 最も普及しているのはカナダ式ソケットである．

②大腿義足（図8）
- 大腿切断に適応がある．差し込み式ソケット，吸着式ソケット（四辺形ソケット，坐骨収納型ソケット）に大別される．

③下腿義足
- 下腿切断に適応している．下腿切断は脛骨ならびに腓骨の切断であり，膝関節機能は残存する．大腿四頭筋やハムストリングスが機能しているため，義足のコントロールも行いやすい．
- 在来式（差し込み式）ソケット，PTB式ソケット，PTS式ソケット，KBM式ソケットなどに

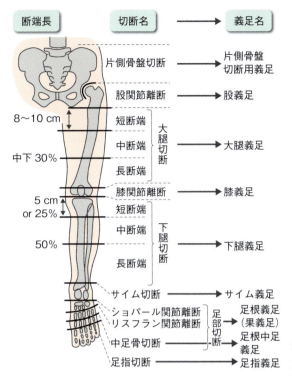

図6 下肢切断部位と義足の適応
文献4より引用.

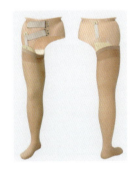

図7 股義足（カナダ式ソケット）
写真提供：川村義肢株式会社.

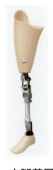

図8 大腿義足（四辺形ソケット）
写真提供：川村義肢株式会社.

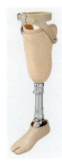
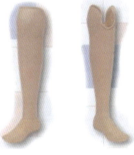

PTB式ソケット　PTS式ソケット　KBM式ソケット

図9 下腿義足のソケットの種類
写真提供：川村義肢株式会社.

分かれる*（図9）.

* **PTB**：Patellar Tendon Bearing, **PTS**：Prothese Tibiale Supracondylienne, **KBM**：Kondylen Bettung Munster.

④サイム義足（図10）

- サイム切断に適応する．足関節で切断するため断端末端で体重支持が可能である．
- サイム切断の場合，断端末端が球根状に膨隆するため義足の懸垂は得やすいが，外観は優れない．断端部の膨隆があるため，ソケットにはさまざまな種類がある．

⑤足部義足

- 足趾切断，中足骨切断，リスフラン関節離断，ショパール関節離断に適応する．

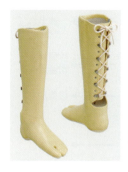

図10　サイム義足
写真提供：川村義肢株式会社.

- 足底での体重支持が可能であり，脚長差も生じないとされている．
- しかし，切除される筋と残存する筋によるアンバランスを起こしやすく，変形や拘縮を生じやすい．

3 義足のアライメント

- 義足のアライメントとは，義足が所定の機能を十分に発揮できるようにソケットに対する継手，足部などの部品の相対的位置を決めること，またそのような位置を意味する[7]．
- 義足のアライメントにはベンチアライメント，静的（スタティック）アライメント，動的（ダイナミック）アライメントの3種類がある．
  - ▶ ベンチアライメント：ソケットと足部を連結し義足の組み立てを行う．
  - ▶ 静的アライメント：組み立てられた義足を切断者に装着させ，立位でのアライメントが適切か，安全に歩行が可能かを確認する．
  - ▶ 動的アライメント：より快適に，より正常に，よりエネルギー消費を抑えた歩行に近づけるように調整する．

3 車椅子

1) 車椅子とは

- 車椅子は，身体の麻痺や筋力低下などにより歩行機能に障害があるときの移動の代償手段として適応される．また，移動や生活時の姿勢の確保も目的としている．
- 車椅子の評価から患者の障害に適応した種類や座位姿勢，操作能力などを考慮する必要がある．

2) 車椅子各部の名称

- わが国で一般的に使用されている普通型車椅子（後輪駆動式車椅子）を例に，各部の名称を図11に示す．

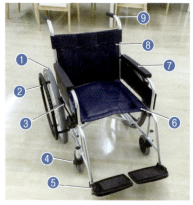

❶駆動輪　❻シート
❷ハンドリム　❼アームレスト
❸ブレーキ　❽バックレスト
❹キャスター　❾ブレーキ
❺フットレスト

図11　普通型車椅子と各部の名称

3）車椅子の種類

- 車椅子は，原則として使用者が**自力で駆動可能**なもの，**介助者が駆動**するもの，**電動車椅子**の3種類がある．

❶ 後輪駆動式車椅子（普通型）

- 駆動輪が後方でキャスター（自在輪）が前方にある車椅子．折り畳み機能のついたものが標準的である．
- わが国では手動車椅子として規格化され，一般的に使用されている車椅子である．

❷ リクライニング式車椅子

- バックレストを後方に倒せる他動的角度調整機能をもつ車椅子である．通常，フットレストも角度調整が可能である．
- 起立性低血圧や嚥下機能障害などで角度調整によって症状が軽減する者，または変化させることが必要となる者に適応がある．

❸ モジュール型車椅子

- 体型などの条件に応じて設定されてつくられた各種の部品（モジュール）を組み立ててつくる車椅子である．
- 個々の部品設定が豊富で車椅子としての機能も優れている．

❹ 簡易車椅子（手押し型車椅子，介助型車椅子）

- 介助者が操作することを前提とし，ハンドリムは装備されていない．自力で車椅子操作が困難な障害者に適応となる．
- 介助者が操作しやすいように軽量化が図られている．

❺ 電動車椅子

- 手指でレバーを操作し，車椅子の駆動をコントロールするジョイスティックコントロール式や顎の動きでコントロールする方式（チンコントロール）のものがある．
- 上肢の筋力が低下している者やコントロールが困難な障害者に適応している車椅子である．

◆国試頻出キーワード 車椅子の適合

4）車椅子の適合

- 車椅子各部の適合の目安を図12に示す．

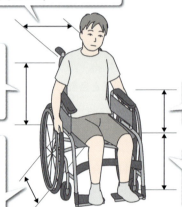

座幅
大転子の幅に両側各2〜3 cmの余裕をもたせる．

バックレストの高さ
車椅子駆動時の肩甲帯の動きを制限しないこと，肩甲下角での脊柱の支持による安定性を考慮する．腋窩より5〜10 cm程度低い部分に設定することが望ましい．

座（シート）奥行き
バックレストに腰部，殿部がつくように座り，膝窩部とシート先端との間を2.5〜5.0 cm程度の余裕をもたせるよう設定することが望ましい．

アームレストの高さ
座位姿勢時に，肘90°屈曲くらいの高さに設定することが望ましい．

シートの高さ
腰掛けて手をまっすぐ下ろしたときの中指の先端を駆動輪の中心に合わせる．

図12　車椅子各部の適合の目安

■ 引用文献

1）「ステッドマン医学大辞典 改訂第6版」（高久史麿／総監修），メジカルビュー社，2008
2）「装具学 第3版」（日本義肢装具学会／監，加倉井周一／編），医歯薬出版，2003
3）「PT/OT国家試験必修ポイント 基礎OT学 2016」（医歯薬出版／編），医歯薬出版，2015
4）「PT・OTビジュアルテキスト 義肢・装具学」（高田治実／監，豊田輝，石垣栄司／編），羊土社，2016
5）「リハビリテーション医学講座第8巻 補装具 第2版」（加倉井周一，初山泰弘／著），医歯薬出版，1999
6）「義肢装具学 第4版」（川村次郎，他／編），医学書院，2009
7）「義肢学 第3版」（日本義肢装具学会／監，澤村誠志，他／編），医歯薬出版，2015

■ 参考文献

- 「ドーランド図説医学大辞典 第28版」（ドーランド医学大辞典編集委員会／編），廣川書店，1998
- 「国試の達人 作業療法編 第3版」（作業療法科学研究会／編），アイペック，2005
- 「最新 リハビリテーション医学 第2版」（米本恭三／監，石神重信，他／編），医歯薬出版，2005
- 「PT・OT・ST・ナースを目指す人のためのリハビリテーション総論 改訂第2版」（椿原彰夫／編著），診断と治療社，2011

第 **I** 章 **総論**

9 住環境整備・自助具

学習のポイント

- 住環境整備についての基本を学ぶ
- 日常生活における自助具の基本および用途と種類を学ぶ

1 住環境整備（住宅改修◆）

◆**国試頻出**
キーワード
住宅改修，
環境整備

- 住宅は，食事や整容，入浴などさまざまな日常生活における動作を行う場であり，休息をとる，家族とのコミュニケーションをとる場でもある．
- 住宅改修は，日常の生活をより暮らしやすくするために生活に関連する場所を改善することまたは新たに設置することである[1]．日常生活の**環境整備**◆における一手段として行われる．

1）住宅改修のチェックポイント

- 表にリハビリテーション治療を必要とする患者の住宅改修のチェックポイントを示す．患者の疾患や状態によって考慮すべき点はあるが，一般的な情報のみを記載する．

表　リハビリテーション治療を必要とする患者のための住宅改修のチェックポイント

場所	住宅改修のチェックポイント
玄関	・緩やかな勾配および段差へ変更，玄関までをスロープにする ・スロープ勾配は障害の状態により異なるが，屋内1/12勾配以上，屋外1/20勾配以上
廊下	・移動手段により廊下の幅，手すりの設置，照明や色彩，床面の材質などの配慮 ・廊下幅：90 cm以上（車椅子の回転直径：150 cm） ・手すりの高さ：75 cmを標準
トイレ	・場所：夜間の転倒を考慮して寝室に近い場所に設置する ・移動手段や介助に適した十分なスペースを設ける ・片麻痺のある障害者が使用するトイレの手すりには，L字型の手すりを設置する ・便座の高さ：40〜45 cm，手すりの設置：床面から65 cm程度
浴室	・出入り口のドアの段差解消や浴室内の移動が可能なスペースの確保 ・手すりの設置，滑りにくい床面，浴槽の種類の選択を考慮する ・シャワーチェア，バスボード，滑り止めマットなど福祉用具の利用[2] ・浴槽の高さ：45 cm以下は姿勢が不安定となるため50〜60 cmが最適 ・浴槽の長さは105〜115 cmが最適とされている

79

2）高齢者の住宅環境

- 高齢者の転倒や転落の半数以上が住宅内で生じると報告されており，住宅環境はこれらの事故に大きく影響することが考えられる．
- 住宅改修のチェックポイントと一部重複するが，以下に高齢者における安全な住宅環境を列挙する．
  - ▶ドアの形状は引き戸が望ましい．
  - ▶室内の段差をなくす．
  - ▶手すりやフットライトを設置する．
  - ▶日当たりのよい環境．
  - ▶寝具は高さ30〜40 cmのベッドが望ましく，ギャッジアップ可能なものがよい．
  - ▶柔らかい絨毯は足部のひっかかりから転倒リスクがあるため避ける．
  - ▶履物はスリッパやサンダル式の靴．室内でも靴下のみでは転倒リスクがあり，適切な靴が望ましい．
  - ▶室内は十分な移動スペースがあるよう設置する．
  - ▶段差や転倒リスクのある場所ではコントラストの強い配色がよい．

2 自助具（福祉用具）

- 1993年に福祉用具の開発及び普及の促進に関する法律が公布され，福祉用具は「**心身の機能が低下し日常生活を営むのに支障がある老人又は心身障害者の日常生活上の便宜を図るための福祉用具及びこれらの者の機能訓練のための用具並びに補装具をいう**」と定義されている[3]．
- 自助具は，さまざまな疾患により困難となった動作を補い，残存機能を活かし，ADLの自立度を高めることや代償するために工夫された道具である（第Ⅲ章-6の表3参照）．

1）自助具の用途

- 主に食事，整容，更衣，トイレ，入浴，家事動作を中心にコミュニケーション活動や仕事など用途は多岐にわたる．

2）各種自助具の用途

◼ 食事動作

- 食事は，上肢や手指の動作を中心に頭・頸部の関節可動域や嚥下障害などの問題にも留意する必要がある．本人の障害に適応した食器や食具を検討する（図1）．

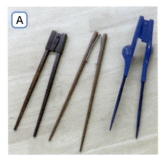 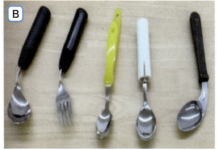 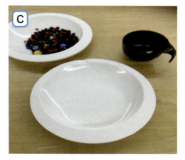

図1　使いやすい食器類
A) 食物を掴みやすく，手で握りやすい箸．B) 使いやすいスプーンとフォーク．C) すくいやすい皿．

2 整容動作

- 整容動作も，爪切りや整髪，歯磨きなどの巧緻動作の障害からさまざまな支障をきたす．台付き爪切りや万能カフ，長柄ヘアーブラシなどがある．台付き爪切りは，爪を切るのと反対の手で上から押すだけで爪が切れる（図2）．

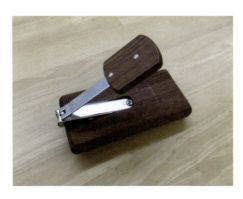

図2　台付き爪切り
麻痺や外傷などにより片手で行う動作が困難な状態でも健側の手の爪を片手で切ることができる爪切りである．台の大きさや角度は障害に合わせて作製することもできる自助具である．

3 更衣動作

- 更衣動作は，上・下肢の動作やバランスなどさまざまな問題から支障をきたす．
- 上肢の関節可動域制限や痛みがある場合にはリーチャーを用いる．形状や素材はさまざまであり，把持機能や目的となる動作などにより適切なものを選択する．また，手指の巧緻性が低い場合にはソックスエイドなども用いる[1]．
- 衣服の工夫としてボタンではなくマジックテープで着脱を容易にするなど，障害に対し，専門職はさまざまな提案，配慮をしていく必要がある．

4 排泄動作

- 排泄にはトイレまでの移動や移乗動作，下衣の着脱，トイレでの姿勢保持，後始末と多くの工程が必要である．
- どの工程にどの程度，困難さがあるかを評価し，適応している福祉用具の導入を行う（図3）．

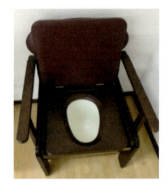

図3　ポータブルトイレ

移動可能なトイレであり，中にはバケツなどが組込まれていて，排泄物の処理も楽に行える福祉用具．また，自室やベッドのそばにも置かれることが多く，夜間でも移動距離が少なく，安全に排泄することができる．

5 入浴動作

- 入浴動作は浴室の出入り，浴室内の移動や座位姿勢の保持，洗体・洗髪動作，また最もバランスを必要とする浴槽への出入りを必要とする．
- 浴室内は滑りやすい環境であり，転倒リスクの高いADL動作であるため，適切な福祉用具の導入やその指導が重要である（図4）．

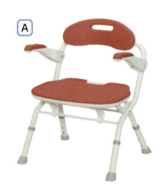
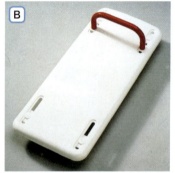

図4　シャワーチェアとバスボード

A）シャワーチェア．入浴時，洗体や洗髪動作の際に座る椅子．背もたれや肘掛けがあるものとないものがあるなど形状や高さなどはさまざまであり，障害に合わせて適したものを選ぶことができる．B）バスボード．浴槽へ入る際の移動を安全に行うことができるボードである．座位のままで殿部を移動し，患者も介護者も楽に浴槽に入ることができる．川村義肢株式会社より許可を得て掲載．

引用文献

1）「作業療法技術論I 義肢，装具，リハビリテーション機器，住宅改造 改訂第2版」（古川 宏，黒岩貞枝/編，日本作業療法士協会/監），協同医書出版社，1999
2）「国試の達人 OTシリーズ 2005 作業療法編 第3版」（作業療法科学研究会/編），アイペック，2005
3）渡邉慎一，松葉貴司：福祉用具の種類と適応．総合リハビリテーション，26：1081-1087，1998

第 I 章 総論

10 地域リハビリテーション医療

学習のポイント
- 地域リハビリテーション医療の理念について学ぶ
- 地域包括ケアシステムの概要について学ぶ
- 訪問リハビリテーション医療と通所リハビリテーション医療の役割，リハビリテーションマネジメントについて学ぶ

1 地域リハビリテーション医療とは

- 日本リハビリテーション病院・施設協会による**地域リハビリテーション医療の定義**を※に示す．
- 社会から排除されてきた人々を一員として受け入れ，互いに支え合いながら地域で一緒に生活していこうとする理念を**ソーシャル・インクルージョン（社会的包摂）**という．
- ソーシャル・インクルージョンの実現した社会を地域共生社会といい，リハビリテーション医学の立場からそれを後押しするのが地域リハビリテーション医療の役割である．

> ※ 地域リハビリテーション医療の定義
> 「地域リハビリテーションとは，障害のある子どもや成人・高齢者とその家族が，住み慣れたところで，一生安全に，その人らしくいきいきとした生活ができるよう，保健・医療・福祉・介護及び地域住民を含め生活にかかわるあらゆる人々や機関・組織がリハビリテーションの立場から協力し合って行う活動のすべてを言う」（文献1より引用）．

2 地域包括ケアシステム

1）考え方

◆国試頻出キーワード
地域包括ケアシステム

- **地域包括ケアシステム**◆は，高齢者が重度な要介護状態になっても住み慣れた地域で自分らしい暮らしを人生の最後まで続けられるように，住まい・医療・介護・予防・生活支援の一体的な提供体制の構築をめざすものである（図1）．
- 地域包括ケアシステムでは，おおむね30分以内に必要なサービスが提供される日常生活圏

域（具体的には中学校区）がその単位として想定されている．

- 地域包括ケアシステムにおける費用負担のあり方は，「**自助**」「**互助**」「**共助**」「**公助**」の概念で整理できる（図2）．
  ▶「**公助**」は税による公の負担，「**共助**」は介護保険などのリスクを共有する仲間（被保険者）の負担であり，「**自助**」は「自分のことを自分でする」ことに加え，市場サービスの購入も含まれる．
  ▶「**互助**」は相互に支え合っているという意味で「共助」と共通点があるが，費用負担が制度的に裏付けられていない自発的なものである．

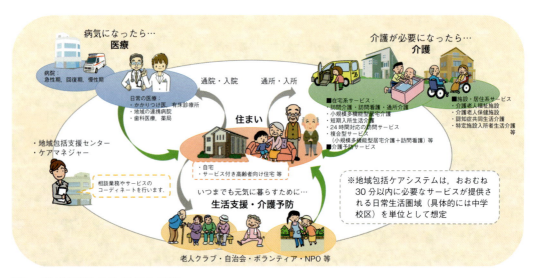

図1　地域包括ケアシステムの姿
文献2より改変して転載．

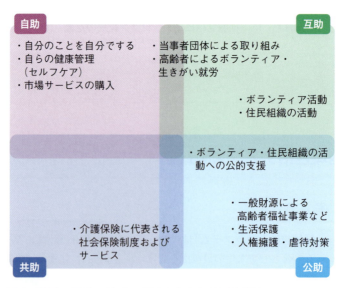

図2　自助・互助・共助・公助からみた地域包括ケアシステム
文献3をもとに作成．

- 少子高齢化や財政状況から，今後，「共助」「公助」の大幅な拡充を期待することは難しく，「自助」「互助」の果たす役割が大きくなることを意識した取り組みが必要とされる．

2）地域ケア会議

- 地域包括支援センターなどが主催し，医療，介護などの多職種が協働して高齢者の個別課題の解決を図るとともに，介護支援専門員の自立支援に資するケアマネジメントの実践力を高めるものである．
- 個別ケースの課題分析を積み重ねることにより，地域に共通した課題を明確にして，その解決のための政策形成につなげることが意図されている．
- **地域ケア会議**は，地域包括ケアシステムのエンジンともいわれ，理学療法士・作業療法士・言語聴覚士の参画が求められている．

3 訪問リハビリテーション医療

◆国試頻出キーワード
訪問リハビリテーション医療

- **訪問リハビリテーション医療**◆とは，「その人が自分らしく暮らすために，その生活する地域に出向き，リハビリテーション医療の立場から行われる支援である．この中で，理学療法士・作業療法士・言語聴覚士は，健康状態を把握したうえで，生活機能および背景因子を評価し，リハビリテーション医学の概念に基づいて本人，家族等への直接的支援と関連職種への助言等の間接的支援を提供することをいう」（文献4より引用）．
- 訪問リハビリテーション医療は制度上，医療保険，介護保険，障害者総合支援法などによるものに分けられる．
- 介護保険による訪問リハビリテーション医療の対象者は，病状が安定期にあり，自宅でのリハビリテーション医療実施が必要であると主治医が認め，要介護および要支援の認定を受け，通院が困難な者である．

4 通所リハビリテーション医療

◆国試頻出キーワード
通所リハビリテーション医療

- 介護保険法では，**通所リハビリテーション医療**◆を，「居宅要介護者について，介護老人保健施設，病院，診療所その他厚生労働省令で定める施設に通わせ，当該施設において，その心身の機能の維持回復を図り，日常生活の自立を助けるために行われる理学療法，作業療法その他必要なリハビリテーション」と定義している（文献5より引用）．
- 通所系サービスの共通機能として，①社会参加の機会の提供や，②介護者などの家族支援がある．
- 通所系サービスのなかで，通所リハビリテーション医療特有の機能として，①医師の診療や看護師の処置などの医学的管理や，②理学療法士，作業療法士，言語聴覚士によって実施される心身および生活機能の維持向上がある．
- 質の高いリハビリテーション医療を担保するために通所リハビリテーション医療と訪問リハビリテーション医療では**リハビリテーションマネジメント**の考え方が導入されている（図3）．

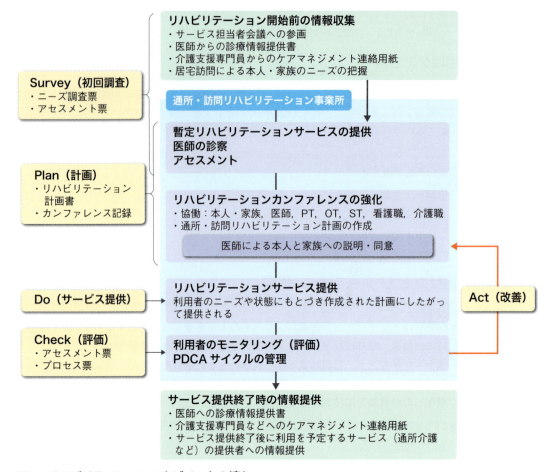

図3　リハビリテーションマネジメントの流れ
PT：理学療法士，OT：作業療法士，ST：言語聴覚士．文献6より引用．

- 活動と参加に焦点をあてたリハビリテーション医療の促進に向けて，生活行為向上リハビリテーション実施加算が2015年より新設されている．
- 生活行為向上リハビリテーション実施加算は，利用者が通所リハビリテーション医療を受けずに自宅での日常生活や地域活動へ参加できるようになることをめざし，6カ月を利用限度とした短期集中的なリハビリテーション治療である．

引用文献

1) 地域リハビリテーション 定義・推進課題・活動指針（http://www.rehakyoh.jp/teigi.html），日本リハビリテーション病院・施設協会，2016
2) 地域包括ケアシステム（http://www.mhlw.go.jp/stf/seisakunitsuite/bunya/hukushi_kaigo/kaigo_koureisha/chiiki-houkatsu/），厚生労働省
3)「地域包括ケアシステムの構築における【今後の検討のための論点整理】-概要版-」〈地域包括ケア研究会〉（http://www.murc.jp/uploads/2013/04/koukai130423_gaiyou.pdf），三菱UFJリサーチ＆コンサルティング，2013
4)「新版 訪問リハビリテーション実践テキスト」（日本訪問リハビリテーション協会/編），青海社，2016
5)「介護保険六法 平成29年版」，中央法規出版，2017
6)「高齢者の地域における新たなリハビリテーションの在り方検討会報告書」（http://www.mhlw.go.jp/file/05-Shingikai-12301000-Roukenkyoku-Soumuka/0000081900.pdf），厚生労働省，2015

第Ⅰ章 総論

11 職業リハビリテーション

学習のポイント
- 職業リハビリテーションの定義や目的，就労支援のしくみ，制度について学ぶ
- 職業リハビリテーションで用いる評価について学ぶ

1 職業リハビリテーションとは

1）定義・目的

- 職業リハビリテーションは，国際労働機関（ILO）による1983年の第159号条約において，「すべての障害をもつ人々が適当な雇用に就き，それを継続し，かつ，それにおいて向上することができるようにすること，ならびにそれにより障害をもつ人々の社会への統合又は再統合を促進すること」と定義されている．
- 職業リハビリテーションの目的は職に就くことではなく，むしろその後の継続的な雇用が重要となる．そのためには職場での役割のみに注目するのではなく，働く基盤となる「生活」も視野に入れた広い視点が必要となる．

2）就労支援のしくみ

- 就労支援のプロセスは，一般的には「❶職業に関する方向付けのための支援」，「❷職業準備性の向上のための支援」，「❸就職から雇用継続に向けた支援」，「❹離職・転職時の支援，再チャレンジへの支援」に大別できる（図1）．

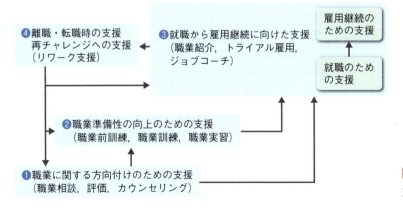

図1 就労支援のプロセス
文献1をもとに作成．

- 表1に示すようにさまざまな機関によって就労支援を受けることができる．当事者が就労を希望し，関係機関に相談することから支援が開始される．それぞれの施設が担う役割が異なるため，当事者は各機関の特徴を把握したうえで支援を相談する．

表1 就労に関する支援機関

支援機関	支援内容
公共職業安定所 （ハローワーク）	・職業紹介　　　　　　　　　　　　・雇用率達成指導 ・事業主に対する助言・指導　　　　・助成金の支給など
地域障害者職業センター	・職業評価　　　　　　　　　　　　・職業準備支援 ・職場適応援助者（ジョブコーチ◆）支援事業 ・事業主に対する相談・援助 ・地域における職業リハビリテーションのネットワークの醸成 ・地域の関係機関に対する助言・援助 ・全国47都道府県に設置
広域障害者職業センター	・医療施設と障害者職業訓練や職業評価・指導の設備を併設させた総合的なリハビリテーション治療施設 ・全国に2カ所（埼玉県，岡山県）
障害者職業能力開発校	・職業能力開発促進法にもとづき，公共職業安定所などの関係機関との連携を図りながら，障害に応じた職業訓練・職業準備訓練を実施
障害者就業・生活支援センター	・雇用，福祉，教育などの関係機関との連携を図りながら，就業およびこれに伴う日常生活，社会生活上の支援を一体的に行う施設 ・都道府県知事が指定する民法法人，社会福祉法人，特定非営利活動法人などにより運営される
障害者就労支援センター	・障害者の就労機会の拡大を図るために，各市町村が設置する支援施設 ・職業相談，職業準備支援，職場開拓，職場実習支援，職場定着支援などを行う
就労移行支援事業所	・一般企業への就職を前提とした訓練サービスの提供 ・一般企業への就職が可能と見込まれる18～65歳未満が対象 ・就労支援，同行支援（企業，ハローワークなど），定着支援，企業実習，訓練などを行う ・原則賃金は支払われない ・障害者手帳の有無にかかわらず利用可能 ・利用期間は2年以内
就労継続支援A型事業所	・一般企業への就職が困難とされた障害者の働く場を提供 ・雇用契約を結び基本的には最低賃金が保障される ・利用開始時，65歳未満が対象 ・利用期間の制限なし
就労継続支援B型事業所	・就労継続支援A型での就労が困難な障害者 ・雇用契約は結ばれない　　　　　　・年齢制限なし ・工賃が支払われる　　　　　　　　・利用期間の制限なし
地域活動支援センター	・障害者自立支援法を根拠とする，障害によって働くことが困難な障害者の日中の活動をサポートする福祉施設 ・目的によってⅠ型，Ⅱ型，Ⅲ型に分かれる ・Ⅲ型は旧小規模作業所

◆国試頻出
キーワード
ジョブコーチ

3）法律・制度

- 日本の障害者政策は，障害者基本法により示されている．そのなかで就労支援制度に関しては，「**障害者の雇用の促進等に関する法律**」，「**障害者総合支援法**」に定められている．

  - ▶1983年のILOによる職業リハビリテーションの定義を受け，日本では1987年（昭和62年）に「身体障害者雇用促進法」から「障害者の雇用の促進等に関する法律」と改正し，日本における職業リハビリテーションの基盤をなす法律が制定された．

  - ▶「障害者の雇用の促進等に関する法律」は，障害者の雇用義務などにもとづく雇用の促進などのための措置，職業リハビリテーションの措置などを通じて，障害者の職業の安定を図ることが目的である．障害者雇用率制度や障害者雇用納付金制度などが定められ，ハローワークや地域障害者職業センター，障害者就業・生活支援センターにて支援を受けることができる．

  - ▶障害者が地域で自立して暮らせるようにするという支援費制度の理念を受け継ぐ「障害者総合支援法」がある．この法律は2006年（平成18年）の「障害者自立支援法」から2013年（平成25年）に「障害者の日常生活及び社会生活を総合的に支援するための法律（障害者総合支援法）」と名称が変更された．

  - ▶「障害者総合支援法」は，障害者が日本のどの地域に住んだとしても必要に応じて一定の水準のサービスが安定的に受けられるようにするための法律である．就労に関するものとしては，就労移行支援，就労継続支援が含まれる．

- 就労支援に関する制度を表2に示す．治療者が就労支援を行う際は，各制度を把握したうえで指導することが望ましい．

---

2 職業リハビリテーションで用いる評価

- 評価は，当事者の一側面を捉えるのではなく，環境を含め包括的に捉える視点が必要である．

- 当事者の課題については，環境との関連性を視野に入れて把握することが必要である．つまり，地域の雇用・就業状況をはじめとする労働市場などの環境の評価も含まれる．

- 具体的には，**①個人の側の諸特性，②職業の側の諸特性，③個人をとり巻く支援体制**の3つの側面について評価する．

  - ▶**①個人の側の諸特性**では，基本属性（氏名，年齢，障害状況など），家庭環境，生活歴，職歴，身体的側面（体格，体力，巧緻性など），精神的側面（学力，性格，耐久性など），社会的側面（日常生活，職場での環境・対人関係などを含む），職業的側面（労働意欲，職業適性など）を評価する．

  - ▶**②職業の側の諸特性**では，地域の産業，労働市場の状況（障害者の求人，就職状況など）などを評価する．

  - ▶**③個人をとり巻く支援体制**では，利用できる社会資源などについて評価する．

- **①個人の側の諸特性**の評価では，まず「なぜ働きたいのか？」を明確にし，当事者のニードを把握したうえで，当事者と支援者が共通の認識のもと進めていく．自己に対する認識が乏しい場合は，当事者と支援者で落としどころをみつけるところからはじめる．

表2 就労支援に関する制度

制度名	制度内容
障害者雇用率制度	・身体障害者および知的障害者について，一般の労働者と同じ水準で常用労働者と成りうる機会を与えるために策定された制度 ・常用労働者の数に対する割合（障害者雇用率）を設定し，事業主などに障害者雇用率の達成を義務付けることで，それらの機会を保障するもの ・精神障害者については雇用義務はないが，雇用した場合は身体障害者・知的障害者を雇用したものとみなされる ・平成30年には精神障害者についても雇用義務化される見込み
雇用義務と法定雇用率◆	・民間企業において従業員数に応じ，一定の割合の障害者を雇用しなくてはならない義務が課せられる ・障害者を雇用しなければならない事業主の範囲は従業員数が50人以上いる企業 ・また，国・都道府県・市町村においても，同様に義務付けられているが雇用率の値には違いがある（下表）

事業主区分	法定雇用率
民間企業	2.0%
国・地方公共団体等	2.3%
都道府県等の教育委員会	2.2%

制度名	制度内容
ダブルカウント制度	・重度の障害者の雇用が促進されるようにという理由からできた制度 ・身体障害者，知的障害者のうち重度障害者においては，1人雇用しても2人雇用しているものとみなされる ・精神障害者は，現在の制度ではダブルカウント制度に組込まれていない ・重度障害者においては，週20〜30時間の短時間勤務を行っている場合，1人雇用しているとみなされる（下表，◎：2人換算，○：1人換算，△：0.5人換算）

		30時間以上勤務/週	20〜30時間勤務/週
身体障害者	重度	◎	○
	重度以外	○	△
知的障害者	重度	◎	○
	重度以外	○	△
精神障害者		○	△

制度名	制度内容
除外率制度	・法定雇用率を適応することによって支障をきたす職業もあることから，障害者の就業が困難であると認められる業種について，除外率を設け労働者数を控除する制度 ・除外率設定業種には，船舶運航や道路旅客運送業，幼稚園，小学校，建設業，鉄鋼業などがある
障害者雇用納付金制度	・法定雇用率に達していない企業は，不足障害者数に応じ納付金を納めなくてはならない（1人不足に対し月額5万円） ・法定雇用率以上の企業に対しては，過剰人数に応じ障害者雇用調整金の支給が受けられる（1人過剰で月額2.7万円）
特例子会社制度	・障害者の雇用の促進と安定を図るため，企業が障害者の雇用に特別の配慮をした子会社を設立し，その子会社に雇用されている障害者を親会社に雇用されているものとみなして雇用率を算定できる制度
ジョブコーチ支援	・就職時における職場適応に不安のある障害者について，ジョブコーチがその職場に出向き，業務や職場のマナー，ルールの学習，職場の人間関係と環境の調整などの支援を行う
障害者トライアル雇用制度	・障害者を原則3カ月試行雇用することで，適性や能力を見極め継続雇用のきっかけとすることを目的とした制度 ・職業への適正を確認したうえで継続雇用へ移行することができ，障害者雇用への不安解消を図る ・制度の利用にあたっては助成金を受けることができ，1人あたり月額最大4万円（最長3カ月），精神障害者をはじめて雇用する場合月額最大8万円（最長3カ月）が支給される
職場適応訓練	・実際の職場で作業について訓練を行うことにより，作業環境に適応することを容易にさせる目的で実施される ・訓練終了後に，その事業所に雇用してもらうことを期待した訓練である ・訓練を行った事業主には職場適応訓練費が，1人あたり月額24,000円（重度の障害者25,000円）が支給される ・期間は6カ月以内で，短期の職場適応訓練については2週間以内

◆国試頻出キーワード
法定雇用率

リハビリテーション医学

- ①**個人の側の諸特性**の評価では，その場で評価できる作業能力などの項目だけではなく，職業準備性にも着目する．
  - ▶ **職業準備性**とは，「個人の側に職業生活をはじめる（再開も含む）ために必要な条件が用意されている状態」をいう．具体的には図2に示すように，健康管理，日常生活管理，対人技能，基本的労働習慣，職業適性がある．
- ①**個人の側の諸特性**の評価方法は，面接・調査，**検査（テスト）**，**場面設定法**，**職場実習（職務試行法）**，行動観察がある．
  - ▶ **検査（テスト）**は，身体検査，知能検査，性格検査，社会性生活能力検査，職業適性検査，ワークサンプル法などがある．代表的なものを表3に紹介する．当事者によって必要なものを組合わせて実施し，負担になりすぎないように配慮する．
  - ▶ **場面設定法**は，施設内に模擬的な作業場面を設定して観察・評価する方法である．机上で行う検査では評価することができない，より実践的な能力の評価が可能であり，各当事者に合わせた場面設定が行えるという長所がある．
  - ▶ **職場実習（職務試行法）**は，当事者が実際に企業内の作業を行うことを通して観察・評価を行う最も実際的な評価方法である．この方法は，環境要因の影響も含めた評価ができること，実体験を通じて当事者自身で職業に関する現実的な検討ができること，企業から直接的な評価が得られることなどの長所がある．
- 評価した結果を総合的に判断し，就労支援に役立てる．その際，評価結果を当事者にわかりやすい言葉で説明し，就労が行えるか否かの判定をするのではなく，自身の特徴を捉える手段として用いることが重要となる．

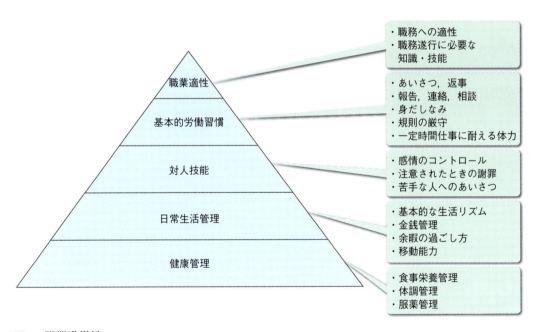

図2　職業準備性
職業適性のみに注目するのではなく，底辺の項目（健康管理）から順にしっかりと準備できていることが重要．

表3 職業リハビリテーションで用いる代表的な検査

種類	名称	内容
知能検査	WAIS (Wechsler Adult Intelligent Scale)	・言語性検査と動作性検査を合わせて11種類の下位検査が含まれる ・言語性IQと動作性IQとそこから総合IQが算出される
	田中ビネー知能検査	・2歳から成人までの一般知能を測定 ・日常の生活場面で働く知能，学習的な場面で働く知能から測定 ・成人の問題は13の下位項目検査で構成されている
性格検査	ロールシャッハ法	・投影法に分類される性格検査 ・インクの染みを見せ，何を想像するかを述べてもらい，その言語表現を分析する
	Y-G性格検査（矢田部ギルフォート性格検査）	・質問紙形式の性格検査 ・「協調性」「社会的外向」などの10項目120問に対し，「はい」「いいえ」「どちらでもない」の3通りで返答してもらい性格特性を測定する
職業適性検査	厚生労働省編一般職業適性検査（GATB◆）	・仕事を遂行するうえで必要とされる適性能9種を測定することにより，個人の適職領域の探索と適切な職業選択を評価する ・15種の検査からなり，うち11種が紙筆検査，4種が器具検査である ・測定される適性能は，知的能力，言語能力，数理能力，初期的知覚，空間判断力，形態知覚，運動共応，指先の器用さ，手腕の器用さである
職業興味検査	VPI職業興味検査	・興味をもっている職業の分野と，職業の好みに反映された興味以外の心理的傾向について評価する
就労準備性検査	障害者就職レディネス・チェックリスト（ERCD）	・就業への意欲，就業生活の維持，移動，社会生活や課題の遂行，手の機能，姿勢や持久力，情報の受容と伝達，理解と学習能力8領域と一般的属性を合わせた計44項目の評価をする
ワークサンプル法	マイクロタワー法	・13の作業課題を実施することにより，運動神経能力，空間知覚，事務的知覚，数的能力，言語能力の5つの領域の職業適性能を測定する
	ワークサンプル幕張版	・OA作業，事務作業，実務作業に大別された13種類によって構成されている ・簡易版と訓練に分かれ，作業の模擬体験や職業上の課題を把握する評価ツールとしてだけではなく，作業遂行力の向上や障害の補完方法の活用に向けた支援ツールとしても使える

◆国試頻出キーワード
GATB

引用文献

1）「平成29年度版 就業支援ハンドブック」(http://www.jeed.or.jp/disability/data/handbook/handbook.html)，高齢・障害・求職者雇用支援機構，2017

参考文献

・「職業リハビリテーション学 改訂第2版 キャリア発達と社会参加に向けた就労支援体系」（松為信雄，菊池恵美子/編），協同医書出版社，2006

・障害者の就労支援施策の動向について（厚生労働省 社会・援護局 障害保健福祉部 障害福祉課 寺岡潤）(http://www.zenjukyo.or.jp/small_info/290203_sendai.pdf)，厚生労働省，平成29年2月3日

・「平成29年度版 事業主と雇用支援者のための障害者雇用促進ハンドブック」(http://www.hataraku.metro.tokyo.jp/koyo/shogai/handbook/)，東京都産業労働局，2017

・「作業療法評価法 改訂第2版」（金子 翼/編，日本作業療法士協会/監），協同医書出版社，2000

第 I 章　総論

12 リスク管理

I-12
リスク管理

学習のポイント

- リハビリテーション治療における主なリスクとその管理を学ぶ
- 運動療法の中止基準について学ぶ
- リハビリテーション治療でリスクを管理すべき代表的な薬剤について学ぶ

1 リスク管理とは

- リハビリテーション治療における**リスク管理とは，最適な強度のリハビリテーション治療を行うために，患者の全身状態を正確に把握し，リハビリテーション治療による生理学的・生化学的変化を予測し，患者の状態に合わせてリハビリテーション治療を提供すること**である．
- リスクが高い患者に対して，リハビリテーション治療を中止したり安静にしたりすることではない．全身状態が不良であるからといってリハビリテーション治療を行えないわけではない．

2 急性期〜回復期のリハビリテーション治療における主なリスク

1）再発・再燃

- **再発**とは脳卒中や心筋梗塞などが治癒（完治）したあと同じ病気を発症すること．
- **再燃**とは心不全，リウマチなどの抑えられていた症状が悪化すること．
- 再発・再燃の徴候に加えて新たな症状の出現に注意する．例えば，意識障害，運動麻痺，高次脳機能障害，胸痛，息切れ，関節痛，発熱など．

2）転倒・転落

- **転倒・転落のリスク要因**は，内的要因と外的要因に分けられる（表1，2）．
  - ▶重要なのは筋力低下，協調運動障害などの運動要因である．
  - ▶認知機能障害などの高次脳機能障害も強い要因である．

93

表1　転倒・転落の内的要因			
運動要因	感覚要因	高次脳機能要因	心理要因
筋力低下	視覚障害	意識障害	転倒恐怖感
協調運動障害	聴覚障害	認知機能障害	うつ病
姿勢反射障害	平衡感覚障害	注意障害	自信過剰
運動耐容能低下	深部感覚障害	せん妄	興奮

表2　転倒・転落の外的要因	
環境要因	薬物要因
スリッパなどの脱げやすい履物	向精神薬
室内の段差	降圧薬
滑りやすい床	血糖降下薬（インスリン含む）
介護者の不足	筋弛緩薬

- ▶ 転倒後に生じる転倒への恐怖感（心理要因）は歩行の機会を減らし，廃用性の筋萎縮や骨粗鬆症をもたらす．
- ▶ 薬物要因として向精神薬は重要で，抗精神病薬，睡眠薬，抗てんかん薬などが含まれる．特に高齢者に対する多剤投与自体が転倒・転落の強い要因となる．

- ● 予防策
- ① まず，転倒・転落の内的要因，外的要因に関するリスク評価を行う．評価により認めた要因を解決するために策を講じる．
- ② 特に運動要因はリハビリテーション治療を施行することで改善が期待できる．具体的には筋力増強トレーニング，歩行練習，バランストレーニングを施行することが多い．
- ③ 環境要因については各種環境整備により対策する．具体的には，脱げにくい履物を履く，段差を解消する，床を滑りにくくする，介護者を増やすなどがある．
- ④ 薬物療法は，薬の作用・副作用を理解し，的確な処方をする．

3）起立性低血圧

- ● 安静臥床後に端座位や立位をとる際に血圧が低下すること．起立性低血圧を示す患者では体位変換後にめまい，ふらつき，立ちくらみ，失神などが出現することがある．
- ● 循環動態の特徴
  - ▶ 一般的に臥床から起立後3分以内に収縮期血圧20 mmHg以上の低下を認める場合に**起立性低血圧**と定義される．
  - ▶ 脳卒中や頭部外傷患者の急性期では起立性低血圧に注意する．
  - ▶ 通常，脳血管の自動調節能（一定の血圧の範囲では，脳血流量を一定に保とうとする脳血管の調節能力）が働いていれば，血圧が低下しても脳血流量は維持されている．しかしながら，これらの患者ではこの自動調節能が破綻しており血圧低下による悪影響が出やすい．
  - ▶ したがって，リハビリテーション治療場面では，臥床から座位をとらせたり，長く立位をとらせるときには，血圧の測定が適宜，必要となる．

◆国試頻出キーワード
てんかん

4）てんかん◆発作

- ● **病態**：脳卒中や頭部外傷など，脳に生じた損傷により，大脳の神経細胞に過剰な放電が生じ，反復性の発作を引き起こす．
- ● **検査**：脳波検査にて脳の電気活動を調べる．てんかんの発作を示した人に異常脳波がみつかれば，てんかんを発症していると診断される．小児ではてんかんが発生していなくても異常

脳波が出やすい.

● 分類

▶ **症候性てんかん**：脳に何らかの障害や傷があることによって起こるてんかん. 生まれたときの仮死状態や低酸素, 脳・髄膜炎, 脳卒中, 頭部外傷, 脳腫瘍, 加齢など.

▶ **特発性てんかん**：さまざまな検査をしても異常がみつからない原因不明のてんかん.

● **症状**：過剰な放電が生じる部位（てんかんの焦点）によって症状は異なる.

▶ **運動野**であれば焦点のある大脳半球とは反対側の上下肢に痙攣が生じる. このとき, 前頭眼野にてんかん波が波及すると眼球は反対側に共同偏視する. さらに, てんかん波が脳梁を介し反対側に波及すると, 両上肢は屈曲し両眼は上転し, 意識レベルは低下する.

▶ **側頭葉**でてんかん波が生じると, 動きが止まり一点を凝視する, 無意識状態で徘徊する, 口や舌をペチャペチャと鳴らす, 意味のない言葉を繰り返すなど, いわゆる側頭葉てんかん発作を呈する.

● 予防には抗てんかん薬を服用する. 副作用として, 眠気, 失調, 高次脳機能障害, 肝機能障害, 薬疹, 胎児催奇形性などがあるので注意する.

● てんかんの誘発因子として, 疲労, ストレス, 飲酒, 喫煙, 光刺激, 過呼吸などがある.

◆国試頻出
キーワード
深部静脈血栓症

5）深部静脈血栓症◆

● 臥床や不動状態が続いて血流のうっ滞が生じることで深部静脈に血栓が生じる病態.

▶ 特に下肢深部静脈血栓症は, 致死的な疾患である肺塞栓症の原因として重要である. 下肢深部静脈血栓症では下肢の腫脹, 発赤, 圧痛などがみられることがある.

▶ 肺塞栓症の発症時には, 経皮的動脈血酸素飽和度の低下, 呼吸苦, 胸痛, 発汗, 意識消失, 頻脈, 咳嗽, 血痰がみられることがある.

● 予防策

▶ 予防には間欠的空気圧迫療法や弾性ストッキング着用が行われる. しかしながら, 急性期脳卒中患者への弾性ストッキングによる下肢深部静脈血栓症予防効果は否定されている. すでに深部静脈血栓症が発生している患者に間欠的空気圧迫療法を行ってはならない.

◆国試頻出
キーワード
抗凝固療法

▶ 薬物による予防治療としてはヘパリンなどによる**抗凝固療法**◆が行われる.

▶ 肺塞栓症予防のために下大静脈フィルターを留置することがある.

---

3 リハビリテーション治療の中止基準

● 日本リハビリテーション医学会が2006年に発表した運動療法の中止基準[1] を以下に示す.

1）積極的なリハビリテーション治療を実施しない場合

①**安静時脈拍40/分以下または120/分以上**

②**安静時収縮期血圧70 mmHg以下または200 mmHg以上**

③**安静時拡張期血圧120 mmHg以上**

④労作時狭心症の方

95

⑤心房細動のある方で著しい徐脈または頻脈がある場合

⑥心筋梗塞発症直後で循環動態が不安定な場合

⑦著しい不整脈がある場合

⑧安静時胸痛がある場合

⑨リハビリテーション治療実施前にすでに動悸・息切れ・胸痛のある場合

⑩座位でめまい，冷や汗，嘔気などがある場合

⑪安静時体温が38℃以上

⑫安静時酸素飽和度（SpO$_2$）90％以下

2) 途中でリハビリテーション治療を中止する場合

①中等度以上の呼吸困難，めまい，嘔気，狭心痛，頭痛，強い疲労感などが出現した場合

②脈拍が140回/分を超えた場合

③運動時に収縮期血圧が40 mmHg以上，または拡張期血圧が20 mmHg以上，上昇した場合

④頻呼吸（30回/分以上），息切れが出現した場合

⑤運動により不整脈が増加した場合

⑥徐脈が出現した場合

⑦意識状態の悪化

3) いったんリハビリテーション治療を中止し，回復を待って再開する場合

①脈拍数が運動前の30％を超えた場合．ただし，2分間の安静で10％以下に戻らないときは以降のリハビリテーション治療を中止するか，またはきわめて軽労作のものに切り替える

②脈拍が120回/分を超えた場合

③1分間10回以上の期外収縮が出現した場合

④軽い動悸，息切れが出現した場合

4) その他，中止すべきか注意が必要な場合

①血尿の出現

②喀痰量が増加している場合

③体重が増加している場合

④倦怠感がある場合

⑤食欲不振時・空腹時

⑥下肢の浮腫が増加している場合

4 主な薬剤に関するリスク管理

◆国試頻出キーワード
ワルファリン

1) ワルファリン◆

● 抗凝固療薬で，ビタミンKを阻害することで効果を発揮する．

● 静脈血栓塞栓症予防や心臓の機械弁置換後の血栓塞栓症予防にも使用される．

96　リハビリテーション医学

- **副作用と注意点**
  - ▶頭蓋内出血，消化管出血などの出血性合併症の危険がある．
  - ▶ビタミンKを含有する食物を摂取すると効果が減弱する．すなわち，ワルファリン内服患者には納豆，クロレラ，青汁の摂取は禁止する．

◆**国試頻出キーワード**
A型ボツリヌス毒素

2) A型ボツリヌス毒素◆

- A型ボツリヌス毒素は**痙縮**に対して使用される注射薬である．
- 運動神経の神経筋接合部に作用して**神経筋伝達を阻害**する．
- 対象筋に施注後，2〜3日で効果が発現し，3〜4カ月間，効果が持続する．
- **副作用と注意点**
  - ▶臨床上の副作用が少ないことが特徴である．筋の脱力を認めることがある．

3) 抗パーキンソン病薬

- 抗パーキンソン病薬はパーキンソン病を中心とするパーキンソン症候群への治療に用いられる．
- L-ドパはドパミンを補充し，**ドパミン受容体作動薬**はドパミン受容体を刺激する．
- **副作用と注意点**
  - ▶抗パーキンソン病薬を急激に減量，中止すると悪性症候群を生じることがある．悪性症候群は高熱，筋強剛，発汗，振戦などを呈しやすい．
  - ▶L-ドパの長期内服によりwearing off現象やジスキネジアが出現することがある．
  - ▶wearing off現象では薬効の持続時間がしだいに短くなる．
  - ▶ジスキネジアは体をくねらせるような不随意運動である．

4) インスリン

- インスリンは受容体に結合することで生じるシグナル伝達の結果，グルコースを細胞内に取り込む．
- インスリン製剤には，作用時間の長い持効型や中間型，効果発現の速い速効型や超速効型がある．
- 原則，すべて皮下注射によって投与されるが，速効型インスリンには筋肉注射や静脈注射用の製剤もある．
- **副作用と注意点**
  - ▶最も注意が必要な副作用は**低血糖**である．
  - ▶特に運動によって骨格筋での糖利用が高まると血糖値が下がりやすい．
  - ▶低血糖では頻脈，発汗，振戦などの症状が現れる．
  - ▶高度に血糖が低下すると意識障害や痙攣発作を生じる．低血糖を認めたらすみやかにブドウ糖を経口摂取しなければならない．

I-12
リスク管理

📖 **引用文献**

1) IV リハビリテーションの中止基準.「リハビリテーション医療における安全管理・推進のためのガイドライン」（日本リハビリテーション医学会診療ガイドライン委員会/編），医歯薬出版，2006

第 I 章 総論

13 廃用症候群

学習のポイント

- 廃用症候群とは，どのような状態かを学ぶ
- 廃用症候群により引き起こされる病態を学ぶ
- 安静臥床による全身への悪影響を学ぶ

1 廃用症候群とは

◆国試頻出キーワード
廃用症候群

- **廃用症候群**◆とは身体の不活動状態によって生じる二次的な障害である（図）．
- **不活動の要因**は，さまざまな疾病（病気）や傷害（けがなど）などであり，内的（一次的）要因と外的（二次的）要因に分けられる．
  - ▶**内的（一次的）要因**とは罹患している疾病や精神状態によるもので，麻痺や疼痛，術後，抑うつなどがこれにあたる．
  - ▶**外的（二次的）要因**とは外部の環境により活動が制限された状態のことで，ギプスなどによる固定や医療従事者らによる安静指示などがこれにあたる．
- 要因が何であれ，不動，臥床，低活動によって引き起こされる全身の諸症状のことを総称して廃用症候群という．**安静臥床の弊害を理解することが廃用症候群を理解し予防すること**となる．
- 各臓器や器官における加齢による影響も看過できない（表1）．高齢者の場合，加齢により身体機能の低下も加わるので，より廃用症候群になりやすい．

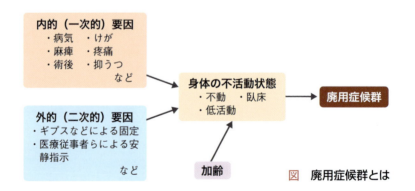

図 廃用症候群とは

表1 加齢による臓器や器官への影響

臓器・器官	加齢による影響	臓器・器官	加齢による影響
脳	萎縮，認知機能低下	泌尿器	糸球体濾過量の低下
視覚器	白内障	骨・関節	骨密度低下，変形性関節症，関節不安定性
聴覚器・平衡器	難聴，バランス能力低下	筋	筋力低下，筋萎縮
呼吸器	肺胞機能低下，最大酸素摂取量低下	神経	閾値の低下，脊髄前角細胞の減少
心臓・血管系	動脈硬化，石灰化，心機能低下	皮膚	結合織の線維化
消化器	腸蠕動低下，消化液分泌能低下	血液	貧血

I-13
廃用症候群

2 廃用症候群により引き起こされる身体への影響 (表2)

1) 筋骨格

1 筋肉

◆国試頻出
キーワード
筋力低下

● 筋力低下◆，筋萎縮

▶ 安静臥床により1〜2％/日で筋力低下が起こることが知られている[1]．

▶ 30〜40代以降，加齢による筋力低下が1％/年程度起こる[2]．単純計算で1カ月安静臥床にしていると30年老化したのと同じ程度の筋力低下が起こる．

▶ 安静臥床では，上肢より下肢の方が，筋力低下が起こりやすい．

2 骨・関節

● 骨密度：臥床開始2週間後には骨密度の減少が起こる[3]．

◆国試頻出
キーワード
関節拘縮

● 関節拘縮◆：関節周囲の軟部組織（皮膚，皮下組織，筋，靱帯，関節包など）の変性により関節可動域が制限されること（第I章-5参照）．

表2 廃用症候群により引き起こされる身体への影響

器官	臓器	現象
筋骨格	筋肉	筋力低下，筋萎縮
	骨・関節	骨密度低下，関節拘縮
呼吸器	肺	最大酸素摂取量低下，沈下性肺炎，無気肺
循環器	心	起立性低血圧，心拍出量低下，心筋の菲薄化，左心室終末拡張期容量の低下
	末梢血管	深部静脈血栓症
消化器	消化管	食欲低下
泌尿器	腎，尿路	高カルシウム血症，高カルシウム尿症，腎結石，尿路結石，尿路感染症
中枢神経系		認知機能低下，せん妄
末梢神経系		疼痛閾値の低下
その他		褥瘡

99

2）呼吸・循環器

1 呼吸器
- **最大酸素摂取量低下**：約3週間の安静臥床で約30％程度最大酸素摂取量が減る[4]．
- **沈下性肺炎**：安静臥床が続くと重力により細気管支のより細い部分が痰などにより閉塞し，無気肺や細菌性肺炎になりやすくなる．

2 循環器

◆国試頻出キーワード
起立性低血圧

- **起立性低血圧**◆：安静臥床により循環血液量が低下し，臥床後4日目以降には起立性低血圧が起こる[3]．
- **心筋，心機能**：3週間の安静臥床により一回心拍出量が低下，心筋の菲薄化が起こる[4]．また，安静臥床2週間後には左心室終末拡張期容量が低下する[5]．

3 末梢血管
- **深部静脈血栓症**：血流の停滞などにより静脈に血栓ができやすくなる．

3）消化器
- **食欲低下**：不動や活動性の低下により食物の通過時間が延長する．

4）泌尿器

◆国試頻出キーワード
尿路結石

- **尿路結石**◆：血液中のカルシウムが増え（高カルシウム血症），高カルシウム尿症となり尿路結石ができやすくなる．
- **尿路感染症**：安静臥床により尿路感染症の危険性が増加する．

5）神経系

1 中枢神経系
- **せん妄など**：安静臥床によりせん妄があらわれやすくなる．

2 末梢神経系

◆国試頻出キーワード
疼痛閾値

- **疼痛閾値**◆**の低下**：安静臥床により疼痛閾値が低下することが知られている．

6）その他
- **褥瘡**：安静臥床によって，いわゆる床ずれができやすくなる．

■ 引用文献

1）美津島 隆：廃用症候群の病態とリハビリテーション．国立大学リハビリテーション療法士学術大会誌，35：4-7, 2014
2）Frontera WR, et al：Aging of skeletal muscle：a 12-yr longitudinal study. J Appl Physiol (1985), 88：1321-1326, 2000
3）Greenleaf JE：Physiological responses to prolonged bed rest and fluid immersion in humans. J Appl Physiol Respir Environ Exerc Physiol, 57：619-633, 1984
4）Saltin B, et al：Response to exercise after bed rest and after training. Circulation, 38：Ⅶ1-Ⅶ78, 1968
5）Perhonen MA, et al：Cardiac atrophy after bed rest and spaceflight. J Appl Physiol (1985), 91：645-653, 2001

第Ⅰ章 総論

14 生理検査
―心電図，筋電図，脳波

学習のポイント

- 心電図の種類と目的，異常波形や判読についての基本を学ぶ
- 筋電図の種類と目的，疾患における波形，神経伝導速度の基本を学ぶ
- 脳波の種類と異常脳波，脳波検査の対象疾患について学ぶ

1 生理検査とは

- **生理検査**とは検体を扱う検査と異なり，機器を使って患者の身体を直接調べる検査である．
- 患者と接して行う検査のため，計測をするだけでなく，患者に対する配慮や安全管理，疾患や病態に関する知識が必要であり，これらの能力と技量が検査の質を左右する．
- 厚生労働省令で定められた生理検査は18項目で，例えば，心音図，基礎代謝，呼吸機能，熱画像，眼底写真，聴力などがある．このうち本項では**心電図，筋電図，脳波**について概説する．

2 心電図

1）心電図の基礎

- **心電図**（Electrocardiogram：ECG）とは，心筋細胞の興奮によって起こった起電力をまとめたものを，心電計を使って体表の各部位でとらえて増幅し経時的に記録したものである．
- 心臓の電気の流れをみることで，形態や機能異常，リズム異常を診断する手掛かりとなる．特に標準12誘導心電図は情報量が多い．

❶ 心電図の種類と目的

- 心電図には表1のように種類があり目的別に使い分ける．

◆国試頻出
キーワード

心電図の誘導法

❷ 心電図の誘導法◆

- 心電図の種類により誘導法は異なるが，2つの電極間の電位差を記録する**双極誘導**と，右手，左手，左足の平均電位であるウィルソンの結合電極（中心電極）と各電極間の電位差を記録する**単極誘導**がある＊．

＊ただし，単極肢誘導では電位差が1.5倍となるゴールドバーガーの増大単極肢誘導（$_aV_R$, $_aV_L$, $_aV_F$）を使う．

I-14

生理検査―心電図，筋電図，脳波

101

- 心電図上では電位差が陽性（＋）に向かうものを上向きの波形としてあらわす．

3 標準12誘導心電図の誘導法の考え方

- 標準12誘導心電図は手足3つの電極と胸部6つの電極から記録する．四肢電極から記録したものを**肢誘導**，胸部電極から記録したものを**胸部誘導**という（図1A，B）．
  - 肢誘導はⅠ，Ⅱ，Ⅲの双極肢誘導と$_aV_R$，$_aV_L$，$_aV_F$の単極肢誘導の計6誘導からなる．
  - 胸部誘導はV_1，V_2，V_3，V_4，V_5，V_6の単極誘導からなる．
  - 肢誘導は前額面で，胸部誘導は水平面で，心臓の電気の流れを確認することができる．つまり，心電図をよく判読すれば，心臓のどの部位に異常が生じたのか推測することができる（図1）．
- なおモニター心電図では，3つの電極を用いて双極誘導であるⅡ誘導を描写する．

表1　心電図の種類と目的

心電図の種類	検査目的と特徴
標準12誘導心電図	健康診断や心疾患や不整脈の診断と評価に用いる．
ホルター心電図	24時間装着し，不整脈や狭心症の診断に用いる．
モニター心電図	病棟などでの不整脈の監視に用いる．
運動負荷心電図	狭心症の診断に用いる．
イベントレコーダー	症状と不整脈の関連性の診断に用いる．

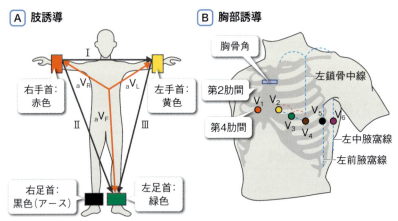

図1　電極の装着部位と色
文献1より引用．

2）基本波形

1 刺激伝導系

- 右心房にある洞結節が最初に刺激を発生し，その刺激が刺激伝導系を伝って，最終的に心筋を興奮させて1回の拍出が起こる．この心房から心室へ刺激を伝える経路を**刺激伝導系**という（図2）．
  - ▶ **刺激伝導系**：洞結節→結節間経路→房室結節→ヒス束→左右脚枝→プルキンエ線維

2 心電図の基本波形

- 心電図の基本波形と名称を図3に，成分と成り立ちを表2に示す．

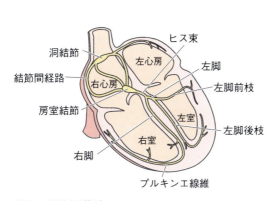

図2　刺激伝導系

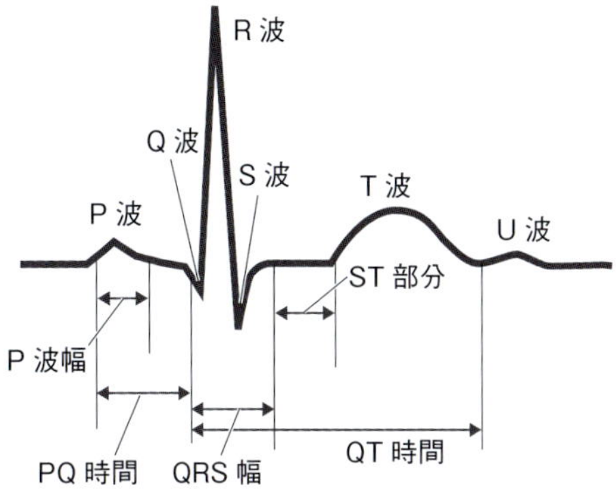

図3　心電図の基本波形と名称

表2　心電図波形の成分と成り立ち

心電図波形	基準値	成り立ち	判読のポイント
P波	幅0.06～0.10秒，高さ0.05～0.25 mV	心房の興奮相（心房脱分極）	心房負荷，心房の自動能をみる
QRS波	幅0.06～0.10秒，高さは誘導部位により異なる	心室の興奮相（心室脱分極）	軸，回転，脚ブロック，異常Q波など心室由来の起電力や伝導時間をみる
T波	幅0.10～0.25秒，高さはP波の2倍以上あるいはR波の1/10以上，肢誘導5 mV胸部誘導10 mV以下	心室興奮が冷める相（心室再分極）	陰性，平定では心筋虚血や心室肥大に，先鋭では電解質異常に関連する
(U波)	認められないことが多い	遅れて生じる心室再分極	
ST部分	基線に一致し1 mV以上の偏位なし	心室全体の興奮から再分極する過程	心筋虚血，心膜炎，Burugada症候群の診断に有用
PQ時間	幅0.12～0.20秒	房室伝導時間	房室ブロックの診断に有用
QT時間	男性0.34～0.44秒，女性0.36～0.46秒 $QTc = QT(秒)/\sqrt{R\text{-}R(秒)}$	心室の脱分極開始から再分極終了までの時間	心筋障害，心室由来の不整脈診断に有用

❸ 心電図を判読するためのチェック項目

- **心電図を判読する順番**：調律（心拍リズム）→心拍数→P波の形状→PQ時間→QRS波の形状（異常Q波・脚ブロック[※1]はないか，軸[※2]は正常か）→ST部分→QT時間

> **※1　脚ブロックについて**
> 刺激伝導系のうち左右脚に伝わった刺激は，心室中隔で右室左室へと伝播されてQRS波を形成する．伝播が正常であればQRS幅も正常であるが，伝導障害や途絶があった場合QRS幅も広くなる．QRS幅が0.12秒以上の場合を完全脚ブロック，0.10秒以上0.12秒未満の場合を不完全脚ブロックという．そして，伝導障害部位により，右脚ブロック，左脚ブロック，左脚前枝ブロック，左脚後枝ブロック，また右脚ブロックと左脚前枝ブロック，右脚ブロックと左脚後枝ブロックの組合わせで二枝ブロックなどと表現する．
>
> **※2　軸**
> 心臓の総起電力のベクトル方向を前額面でみたもの．肢誘導から求めるがⅠ誘導と $_aV_F$ 誘導からおおよその見当をつけることができる．正常は0〜90度の間にあるが疾患や位置異常などでそれ以外の方向になることがある．

①調律（心拍リズム）

- 洞調律か不整脈かをみる．P波はⅠ，Ⅱ，$_aV_F$ の誘導で陽性，$_aV_R$ の誘導で陰性が正常で，同じ形のP波に対応してQRS波が続いていれば洞調律である．

②心拍数

- 安静時の心拍数の**正常範囲は50〜100回/分**で，50回/分未満は徐脈，100回/分以上は**頻脈**である．心拍数の求め方を図4に示す．

③P波の形状

- P波は心房筋の興奮を反映し，前半が右房，後半が左房成分である．Ⅱ，Ⅲ誘導において陽性，V_1 誘導で二相性となる．Ⅱ誘導において右房負荷では先鋭P波，左房負荷で二峰性P波となる．

④PQ時間

◆国試頻出キーワード
房室結節

- 洞結節からヒス束までの伝導時間で主に**房室結節**◆内の伝導時間を反映する．PQ時間の延長は房室伝導障害を示し，房室伝導の遅延あるいは途絶を**房室ブロック**という（第Ⅲ章-7参照）．その程度によってⅠ度，Ⅱ度（Wenckebach型，Mobitz型），Ⅲ度に分けられる（図5）．

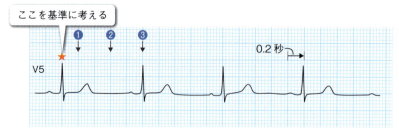

図4　心拍数の求め方
★の次の心拍（QRS波）が❶のとき，1心拍は0.2秒なので心拍数は60÷0.2＝300．❷のとき，1心拍は0.6秒なので心拍数は60÷0.6＝100．❸のとき，1心拍は1.0秒なので心拍数は60÷1.0＝60．この心電図の心拍数は❸の60である．

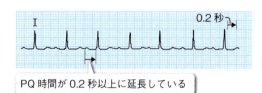

図5　1度房室ブロック
心房の興奮は心室に1：1で伝わるが伝導時間が長いためPQ時間の延長がみられる．予後は良好である．

⑤ QRS波の形状
● QRS波は心室の脱分極を反映している．振幅の大きさと幅に注目する．肢誘導のQRS波は軸と心室興奮部位の2点を考えるのに役立つ．Ⅱ，Ⅲ，aV_F誘導は下方誘導といわれ，心臓を下からみている．またⅠ，aV_L誘導は側方誘導といわれ，心臓を左側方からみている．胸部誘導は心臓を水平断でみている．V_6誘導に近づくにしたがってR＞S波となる．QRS波の振幅が大きいということは起電力が大きいということで，その例が左室肥大である．幅は心室内伝導時間を反映し，脚ブロックでは延長する．Q波が幅0.04秒以上，深さがその誘導の1/4以上であれば**異常Q波**である．心筋梗塞などによる心筋の障害を意味している（図6）．

◆国試頻出キーワード
異常Q波，
ST上昇

⑥ ST部分
● ST部分は心室の脱分極から再分極に移行する部分で，狭心症や急性心筋梗塞（図7）などの虚血性心疾患，急性心膜炎，Burugada症候群の診断に有用である．ST部分が基線より上昇することを**ST上昇**という．

⑦ T波の形状
● T波は心室の再分極をあらわしており，成人ではV_1，V_2誘導はQRS波と逆向き，V_3～V_6誘導はQRS波と同じ方向の極性となる．心筋の障害を鋭敏に反映し，また心室肥大の存在を診断するときに役立つ．

⑧ QT時間
● QT時間はQ波のはじまりからT波の終わりまでの時間で，心室の脱分極と再分極を合計した時間である．R-R間隔（R波のピークから次のR波のピークまでの時間）で補正したQTc時間が診断に用いられ，QT延長症候群など不整脈を起こしやすい状態で延長することがある．

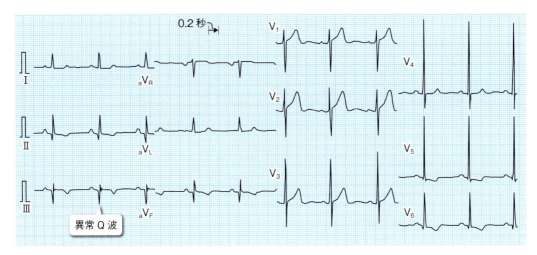

図6　陳旧性心筋梗塞（下壁）
Ⅱ，Ⅲ，aV_F誘導で異常Q波がみられる．

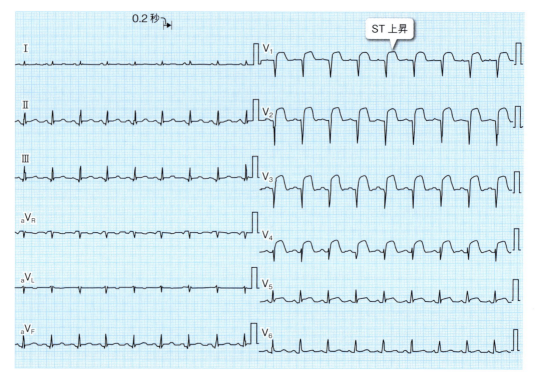

図7 急性心筋梗塞（前壁中隔）
心筋梗塞は冠動脈の閉塞により心筋の壊死が起こる疾患で，梗塞が起こった領域を反映する誘導でSTが上昇する．図の症例は左冠動脈の前下行枝の近位部の閉塞により発症し，心電図では胸部誘導（V_1〜V_5）でST上昇がみられる．

3）異常心電図の種類と特徴

- 異常心電図は脈の異常（不整脈）と疾患における波形の異常とに大別する．

1 不整脈

- 不整脈は頻脈，徐脈，リズムの異常に注目する．頻脈は心拍数100回/分以上，徐脈は50回/分以下をいう．

①期外収縮

- 期外収縮とは基本的なリズムに対して予想されるタイミングより早く心臓の一部から興奮が起こることで，その起源がヒス束より上部の場合を**上室性期外収縮**，心室が起源の場合を**心室性期外収縮**◆という．

  ▶ **上室性期外収縮**：正常のP波と異なった形のP′波が早期にみられ，続いて幅狭いQRS波がみられる．

  ▶ **心室性期外収縮**（図8）：幅広いQRS波が早期にみられる．QRS波の形態により単源性と多源性に分けられ，さらに出現頻度や連発の有無によって悪性度を評価する**Lown分類**◆（第Ⅲ章-7参照）は臨床的に参考になる．

②心房細動◆（図9）：正常のP波が消失し，細動波（f波）がみられR–R間隔が不規則になる．血栓を生じ脳梗塞の原因となることがある．

③心房粗動（図10）：正常のP波が消失し，鋸歯状の粗動波（F波）が240〜350/分で出現

◆国試頻出
キーワード
心室性期外収縮，
Lown分類，
心房細動

する．
④心室細動（図11）：心室の電気的興奮の秩序が失われ，まったく規則性のない波形となる．心拍出も失われ，致死的であり，緊急対応を必要とする．
⑤房室ブロック（図5）：前述の「PQ時間」の解説を参照．

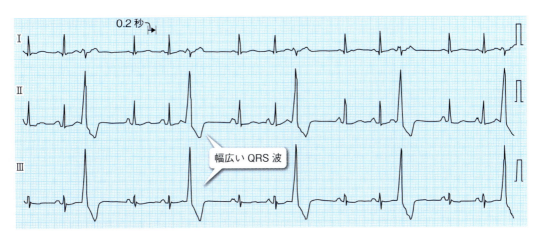

図8　心室性期外収縮（単源性）
先行するP波を認めず，幅広いQRS波が早期に出現する．図は3拍に一回出現しているので3段脈．また期外収縮の波形は一種類なので単源性である．

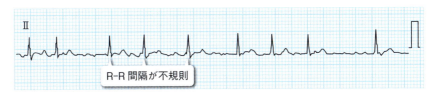

図9　心房細動
心房が無秩序に細かく興奮し規則性をもたないためP波が消失し細動波（f波）がみられる．R-R間隔は全く不整となる．左室の血液充満に心房収縮の関与が大きい高齢者では心房の血液うっ滞につながり血栓を生じやすくなる．脳梗塞の原因となりうる．

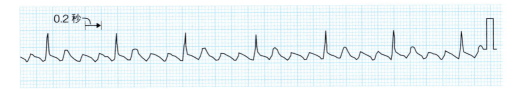

図10　心房粗動
心房が1分間に240〜350回の頻度で興奮を起こす．P波は消失し早く規則的な鋸歯状波（粗動波，F波）を認める．通常は2：1や4：1の偶数比で心室に伝導することが多い．図は4：1伝導である．

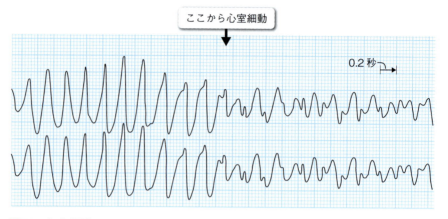

図11 心室細動
心室の電気的興奮の秩序が完全に失われ，まったく規則性のない棘波がみられる．心拍出は失われ致死的である．緊急対応を要する．図は心室頻拍から心室細動に移行した所見がみられる．

2 疾患による波形の異常

- 次に覚えておきたい代表的な異常波形を示す．

①心筋梗塞：急性期は虚血領域を反映する誘導のST部分が上昇するが経時的に変化し，冠性T波[※3]，異常Q波の出現がみられる（図12）．

②WPW症候群（Wolff-Parkinson-White syndrome）：房室間を連結する副伝導路（Kent束）の存在により発作性上室性頻拍をきたす疾患で，特徴的な波形を示す．頻拍発作を伴う症例はカテーテルアブレーション[※4]の適応となる．

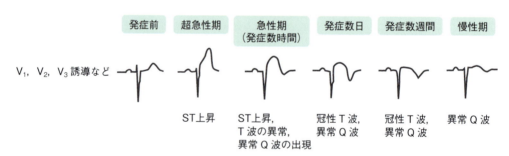

図12 心筋梗塞時の波形の変化
ST上昇，冠性T波の出現，異常Q波の出現．文献2をもとに作成．

※3 冠性T波
心筋梗塞後にみられる左右対称の陰性T波のこと．心筋梗塞でSTが上昇した誘導で2日〜数日後に出現する．

※4 カテーテルアブレーション
カテーテルを用いて不整脈を治療する方法である．カテーテルを足の付け根の血管から心臓に挿入し，先端から高周波電流を流して心臓組織の一部を焼灼する．不整脈の原因となっている異常な伝導路を電気的に焼くことで不整脈を治療することができる．

3 筋電図

1）筋電図の基礎と目的

- 筋電図（Electromyography：EMG）は筋線維が興奮する際に発生する活動電位を記録したものである（図13）.
- 筋力低下や筋萎縮，あるいは感覚鈍麻や異常感覚（しびれなど）などの症状に対し，その原因となる病巣部位や病態を診断するための検査である．また，重症度診断，予後評価，治療効果の判定にも有用である．
- 3種類の筋電図検査がある（表3）.

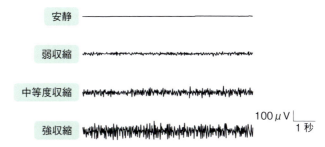

図13　上腕二頭筋の筋電図

文献3より引用.

表3　各種筋電図検査の比較

筋電図の分類	方法	注意点	適応疾患
針筋電図	筋肉に直接，針状の電極を刺して，安静時および随意収縮時の運動単位電位の分析や干渉波所見などの判定を行う．	筋肉に直接，針状の電極を刺すので，侵襲的で痛みを伴う．	筋力低下，筋萎縮，異常な筋収縮を有する症例で，それらが下位運動ニューロンや骨格筋の異常に起因することが疑われる場合に行う．
表面筋電図	2つの皿電極を，皮膚の表面（筋腹上）に約3cm間隔で貼り付けて，活動電位を記録する．	痛みを伴わない利点があり，また筋全体の収縮状態を知るのに適しているが，個々の運動単位の波形分析には適さない．皮膚抵抗などによるノイズが大きい．	針筋電図の適応疾患と同様であるが，不随意運動の解析，診断には，侵襲の少ない表面筋電図を行う．
誘発筋電図	末梢神経に経皮的に電気刺激を与え，支配筋に発生する電気的活動を表面筋電図と同一の方法で記録する．F波，H波などがある．	H波：刺激→感覚神経→脊髄→運動神経→筋収縮. F波：刺激→運動神経→脊髄→運動神経→筋収縮. H波，F波ともに，電気刺激部位より中枢側の神経障害や中枢神経系の機能を解析する目的で測定される．	糖尿病性神経障害，多発神経炎，ギラン・バレー症候群などの神経疾患の診断，治療効果判定に用いられる．

2）神経原性疾患と筋原性疾患の筋電図波形の違い（表4）

◆国試頻出キーワード
神経原性疾患，筋原性疾患

- 神経原性疾患は，軽度収縮時の高振幅電位，最大収縮時の干渉波の減少．
- 筋原性疾患は，軽度収縮時の低振幅短持続電位，最大収縮時の完全干渉波化．

表4　神経原性疾患と筋原性疾患の比較

	疾患特性	筋電図の特性	筋電図波形	代表的な疾患
神経原性疾患	・脊髄前核細胞から末梢神経の障害 ・遠位筋優位の筋萎縮	・振幅が大きい ・発射頻度の低下		筋萎縮性側索硬化症，シャルコー・マリー・トゥース病，糖尿病性神経障害，多発神経炎，ギラン・バレー症候群 など
筋原性疾患	・筋肉の障害 ・近位筋優位の筋萎縮	・振幅が小さい ・発射頻度の増大		重症筋無力症，代謝性筋疾患，先天性ミオパチー，筋ジストロフィー など

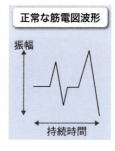

正常な筋電図波形

3）神経伝導速度

- 筋電図が骨格筋の活動を対象とするのに対して，**神経伝導速度**は筋活動電位もしくは神経活動電位の潜時（刺激から活動電位が生じるまでの時間）を指標とする．

◆国試頻出キーワード
運動神経伝導速度

- 筋活動電位の潜時を指標とするものが**運動神経伝導速度**，神経活動電位の潜時を指標とするものが**知覚神経伝導速度**である．
- 運動神経伝導速度は，運動神経の神経幹を皮膚上より近位部と遠位部の2点で別々に刺激し，末端の支配筋の筋膜より筋活動電位をそれぞれ導出，両者の潜時差で2点間の刺激間距離を割り，算出される（図14）．
- 表5に神経伝導速度の基準値を示した．神経伝導速度は温度の影響を受け皮膚温が32℃以下では1℃あたり2.5 m/s程度低下する．正常値は，上肢：50 m/s以上，下肢：40 m/s以上である．

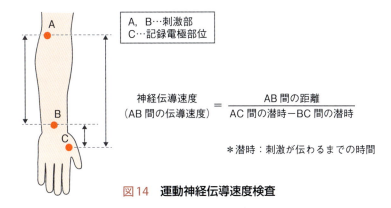

図14　運動神経伝導速度検査

表5　神経伝導速度の基準値

神経名	種類	神経伝導速度（m/s）
正中神経	運動神経	58　（51〜65）
正中神経	感覚神経	62.2　（53.2〜71.2）
尺骨神経	運動神経	60　（50〜69）
尺骨神経	感覚神経	67.3　（59.7〜74.9）
後脛骨神経	運動神経	48　（41〜55）
後脛骨神経	感覚神経	53.7　（42.7〜64.7）
腓腹神経	感覚神経	51.1　（41.3〜60.9）

文献4より引用.

4　脳波

1）脳波の基礎

- 脳波（Electroencephalogram：EEG）は脳の神経細胞群の活動によるマイクロボルト（μV）単位の微小な電位変動を，国際脳波学会連合標準電極配置法にしたがって頭部に配置した電極（図15）から導出し増幅，記録したものである．

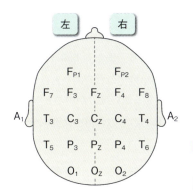

図15　国際脳波学会連合標準電極配置法

国際10-20法．

- 脳の機能を反映しており，機能的疾患の診断に有用である．また，脳器質性障害においても脳機能が侵されれば，診断の補助的手段となりうる．
- 脳波は文字どおり波であり，振幅と周波数をもつが，分類の基本は周波数である．
- 最も重要な波はα波で，これより遅い周波数を示すδ波とθ波を徐波とよび，速い波であるβ波，γ波を速波とよんでいる（図16，17）．

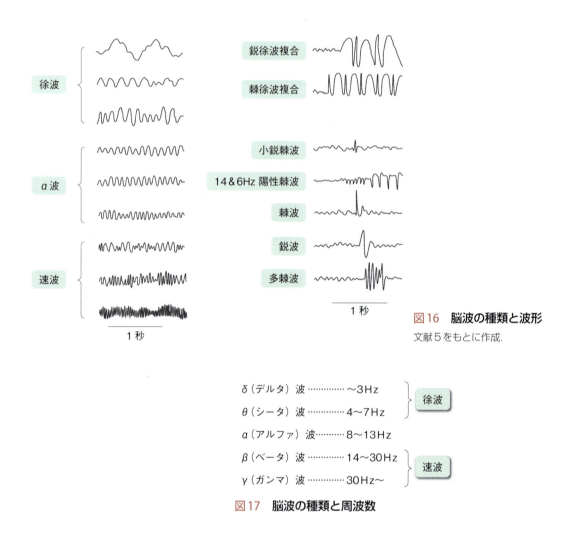

図16　脳波の種類と波形
文献5をもとに作成．

図17　脳波の種類と周波数

2）正常脳波

- 脳波は覚醒時と睡眠時とでは異なる．また，年齢（発達と加齢）によって変化する．
- 一般的には乳児期および幼児期早期では覚醒時における脳波の主体は徐波成分であるが，発達にしたがってα波◆を主体とする速い成分が中心となる．
- そして高齢にいたると個人差はあるものの再び徐波成分が一般的には目立ってくる．

◆国試頻出キーワード
α波

1 成人の覚醒時脳波の特徴

- α波が後頭部優位に良好に出現する．しかし，覚醒していても不安が強い，緊張しているときや暗算などの精神作業をしているとき，または開眼して外部からの視覚的情報が入ったと

きなどでは α 波は抑制される.

● 重要なことは**覚醒が保てなければ α 波の良好な出現はみられない**点である.したがって意識障害では, α 波の出現は抑制され,徐波が中心となる.

❷ 成人の睡眠時脳波の特徴

◆国試頻出
キーワード

nonREM睡眠,
REM睡眠

● 睡眠は**nonREM睡眠**◆と**REM睡眠**◆に2分される.REMとは急速眼球運動（Rapid Eye Movement）のことである.睡眠中はnonREM睡眠と,REM睡眠とが周期的に入れかわって出現する. nonREM睡眠は脳波像から1〜4期の4段階に分けられ,段階が進むにつれて睡眠が深くなる.1・2期は浅い睡眠段階で3・4期は深い睡眠段階である.**3・4期は特に δ 波が増えて高振幅の徐波が中心となるため徐波睡眠とよばれる**.一方,REM睡眠は質の異なる睡眠であり,脳波は**低振幅の θ 波や β 波が中心**である.

3）異常脳波

● 時間的には,**非突発性（持続性）の異常**と**突発性の異常**とに2分される.また,空間的には,異常所見の分布から**全般性・びまん性**と**局在性（部分性）**の異常に分けられる（図18）.

◆国試頻出
キーワード

てんかん

● **突発性の異常**は棘波,鋭波,棘徐波複合,多棘波あるいは高振幅徐波の群発などがある.突発性異常波の確認によって**てんかん**◆の確定診断がなされる.なお,てんかん性異常波と鑑別すべきものとして,小鋭棘波,14&6 Hz陽性棘波などの非てんかん性とみなされる正常亜型がある.これらの出現は突発性であるが,臨床的意義は低いか不明である.

● **非突発性の異常**では非対称性,不規則な徐波（群）の混在などである.非突発性である持続性の意識障害では一般に徐波が主体となり,意識混濁が深まるにつれて θ 波に代わってより遅い δ 波が増える.

● 脳の機能が全く失われる脳死では脳波は平坦となる.

● なお,主に突発性の異常脳波を引き出す方法（脳波賦活法）として過呼吸賦活,光刺激賦活,睡眠賦活が行われる.

空間的 { a：全般性・びまん性
b：局在性（部分性）………焦点性・多焦点性・半球性 }

時間的 { a：非突発性（持続性）……徐波（群）,非対称など
b：突発性…………………棘波（spike）,鋭波（sharp wave）,
棘徐波複合（spike & wave）,高振幅徐波群発など }

図18 異常脳波の分類

4）脳波検査の対象となる病態・疾患

● 意識レベル（**意識障害**）の把握が必要な病態・疾患

● **睡眠障害**などの診断,経過観察

● てんかん

● 脳に影響をおよぼす病的状態（**肝性昏睡,尿毒症**など）

● 脳を主病変とする**脳腫瘍,脳血管障害,頭部外傷,脳の炎症・変性疾患**など

5）脳波と関連した検査

◼︎1 ポリグラフ検査

- いくつかの生理学的測定装置を用いて精神現象（例えば不安，緊張，驚愕などの情動の変化）に伴う生理機能の変化を多面的にとらえる方法である．
- 目的に応じて脳波とともに皮膚電気反射（発汗），心電図，筋電図，眼球運動，呼吸曲線などのいくつかを組合わせて同時に記録する．
- 睡眠時無呼吸症候群やナルコレプシーなどの睡眠障害の診断などに利用される．

◼︎2 誘発電位と事象関連電位

①誘発電位（聴性脳幹反応，視覚，体性感覚誘発電位など）

- 感覚入力に伴う神経経路や大脳の感覚中枢（受容野）に由来する外因性の感覚刺激依存性の反応である．
- 特に聴性脳幹反応は脳幹機能を反映していることから脳死判定に利用される．

②事象関連電位〔P300，随伴陰性変動（CNV）など〕

- さまざまな感覚刺激を受けた大脳が，その感覚情報を処理（例えば，注意・認知・課題解決・随意運動等の心理・精神活動など）し，次の運動へ移行するための過程を反映した反応である（表6）．
- 実験パラダイムの遂行によって生じる内因性の電位である．

表6　事象関連電位の意義

	心理生理学的意義
随伴陰性変動（CNV）	全般的注意
N100/P200	選択的注意
P300	認知，判断

CNV：contingent negative variation.

◾ 引用文献

1）心電図の基礎　その1（http://www.eonet.ne.jp/~hidarite/pm/ecg01.html），Pepper license
2）「新装版 心電図免許皆伝 心電図の読みかた・考えかた」（小沢友紀雄/著），日本医事新報社，2015
3）「臨床検査学実習シリーズ 生理機能検査学実習書」（今井 正/編），医歯薬出版，2012
4）「筋電図マニュアル」（藤原哲司/著），金芳堂，1984
5）「Atlas Of Electroencephalography Volume 1」（Gibbs FA & Gibbs EL），Addison-wesley，1950

◾ 参考文献

・「最新臨床検査学講座 生理機能検査学」（東條尚子，川良徳弘/編），医歯薬出版，2017

114　リハビリテーション医学

第 **I** 章　**総論**

15 画像検査
—X線，CT，MRI，SPECT，PET

学習のポイント

● 各種画像検査の原理，概要を学ぶ
● 頭部CTと頭部MRIについて，読み方を学ぶ

1 画像検査とは

● 画像検査には，「**形態画像**」と「**機能画像**」がある．
● **形態画像**は，疾病や外傷による形態の変化を描出し，**X線検査**，**CT**，**MRI**などがある．
● **機能画像**は，組織の機能（活動）を表現しており，神経活動を反映しているとされる血流の増加は，**SPECT**（脳血流シンチグラフィ，Single Photon Emission CT）や，**機能的MRI**（functional-MRI：fMRI），**PET**（ポジトロン放射断層撮影法，Positron Emission Tomography）などを用いて客観的に検出することができる．
● CTとMRIは頭部以外も描出できるが，本項では頭部を例に解説する．

2 X線検査◆

◆**国試頻出キーワード**
X線検査（レントゲン検査）

1）原理

● X線を身体に照射し，透過したX線を写真フィルムなどの検出器で可視化し，身体の構造を描出する．X–ray Photographを略してX–Pともいう．**レントゲン検査**ともよばれる．

2）読み方

● X線写真では光が強く当った部分が黒くなる．肺は空気が多いのでX線吸収が少ないため，透過後のX線強度が強く黒く写り，心臓は，肺と比較すると心筋や血液のX線吸収が多いため，透過後のX線強度が弱く白く写る（**図1A**）．
● **図1B**は，左肺野が白く描出された肺炎例である．
● 骨は吸収が大きいため白く写る．骨折線は黒く写り，金属は白く写る（**図1C**）．

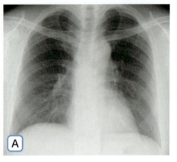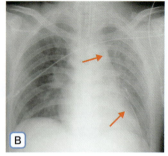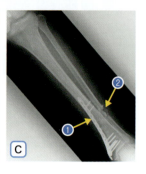

図1 胸部X線写真

A）正常像．B）肺炎像．左肺野は上葉，下葉ともに白く浸潤影（→）が写し出されている．C）脛骨骨折にはプレート固定（❶）がなされている．腓骨骨折（❷）も確認できる．

3 頭部CT検査

1）原理

◆国試頻出
キーワード
CT

- CT◆はComputed Tomographyの略で，**コンピューター断層撮影**と訳される．
- X線を利用して，X線吸収係数が異なる物質で構成される生体を透過したX線の量をデータとして集めコンピューターで処理することによって，生体の断面画像（形態）を得る検査．

2）読み方

- 図2A（健常者）は，脳幹，小脳，第4脳室などの後頭蓋窩が描出されている断面像．脳室内の髄液は黒く描出される．図2B（健常者）は，ブローカ野，ウェルニッケ野が同時に写る断面像で，被殻と視床の間にある内包は神経線維が走行し，大脳実質よりも黒く描出される．脳を包む頭蓋骨は白く描出される．
- 低吸収域（黒）として描出されるのは，発症後2～3日経過した梗塞（図3A），古い挫傷，髄液，脂肪，浮腫など．

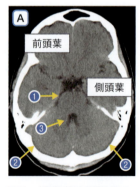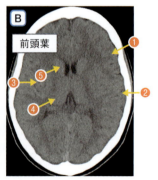

図2 健常者の頭部CT

A）脳幹（❶），小脳（❷），第4脳室（❸）など後頭蓋窩が描出されている断面像．B）ブローカ野（❶），ウェルニッケ野（❷）が描出される断面像．❸：被殻，❹：視床，❺：脳室（前角）．

- 高吸収域（白）として描出されるのは，骨，石灰化，新鮮な出血（図3B，C，図4A，B），一部の腫瘍，金属など．
- 脳梗塞は，発症直後はCTでは描出されない．明らかに低吸収域（黒）として認められるのは，発症から6時間ほど経過してからである．
- 脳出血は，急性期から白く描出されるが（図3B，C，図4B），1，2週間後には黒く描出される．

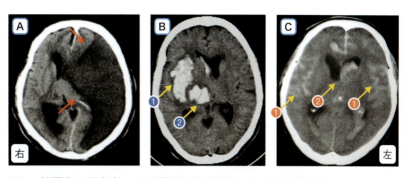

図3　脳梗塞，脳出血，くも膜下出血が描出されている頭部CT

A) 左中大脳動脈領域の梗塞（発症2日目）．発症から2〜3日が経過すると➡のように黒く描出される．B) 右混合性出血（発症2時間後）（❶被殻，❷視床）．出血は発症直後から，➡のように白く描出される．C) くも膜下出血（発症当日），前交通動脈瘤の破裂．両側のシルビウス裂にくも膜下出血（❶）を認め，一部脳室内（❷）に脳室内出血を認める．

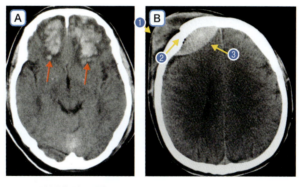

図4　脳外傷後の頭部CT

A) 両側前頭葉に挫傷（➡）を認める（外傷直後）．B) 右前頭部にたんこぶ（❶），直下に骨折（❷），その直下に硬膜外血腫（❸）を認める．

4 頭部MRI検査

1）原理

- MRIはMagnetic Resonance Imagingの略，核磁気共鳴画像と訳される．
- 強力な磁場のなかで人体に外部から特定の周波数の電波を照射することで体内のプロトン（水素原子）が共鳴する．このときに電波を止めると共鳴したプロトンから電波が発生する．この電波をコンピューターの解析により画像化する検査．

2）読み方

- 図5にMRI画像の各種撮像方法の特徴をまとめた．微小な変化を検出するには，出血の評価としてT2＊（T2スター）画像が優れている．脳浮腫の評価にはフレア（First fluid attenuation inversion recovery：FLAIR）画像が優れている．
- 臨床症状を解剖学的に厳密に説明するには，空間分解能の高いMRIがCTよりも優れている．図2と図6を比べてわかるように，MRIでは，脳回，脳溝がCTよりも明確に描出される．
- 図7は脳腫瘍のMRI撮像例である．CTと異なり矢状断での撮影ができる．図8はびまん性軸索損傷例で，MRIのほうがCTよりも微細な損傷が描出されている．

T1強調画像	T2強調画像	拡散強調画像	フレア画像	T2＊画像
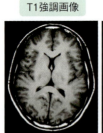	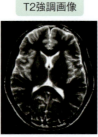	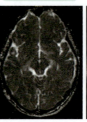	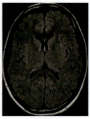	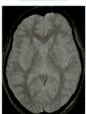
形態を把握しやすい．陳旧性損傷部位は黒く描出される．	炎症部位や急性期の変化を鋭敏に白く描出する．	脳梗塞急性期に異常を検出しやすい．病巣を白く描出する．	T2強調画像に似る．髄液を黒く描出するために，より白く描出される病巣が検出しやすい．	ヘモジデリンが黒く描出されることから，挫傷などの出血病巣が鋭敏に検出される．

図5　頭部MRI画像の各種撮像方法の特徴

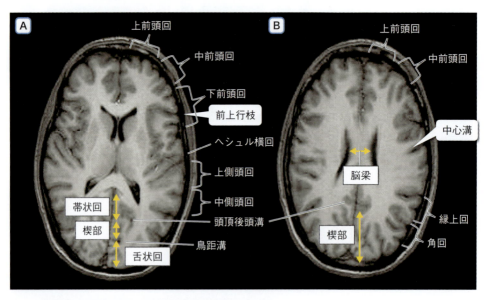

図6　健常者の頭部MRI（解剖学的機能部位を図示）
A）被殻，視床が描出されている断面像．図2Bとほぼ同じ断面像．B）脳梁体部が描出されている断面像．

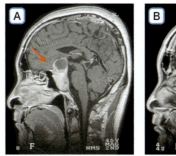
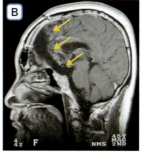

図7 下垂体腺腫の頭部MRI（T1強調画像，矢状断）

A）術前MRIでは，腫瘍（→）は下垂体窩から前頭葉底面に伸びている．B）術後MRIでは，手術による前頭葉眼窩面から内側面にいたる損傷（⇒）により，人格が豹変し，自己中心的で人への気遣いがなくなった．

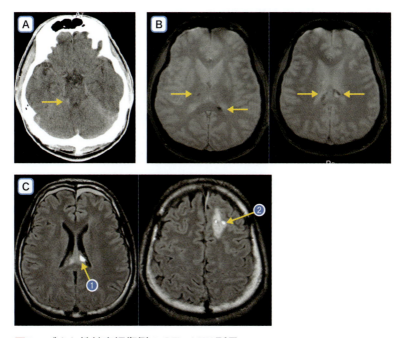

図8 びまん性軸索損傷例のCT，MRI所見

A）受傷直後CT．⇒：中脳背外側にくも膜下出血が白く認められる．B）15日後のMRI（T2*画像）．⇒：微小出血が黒く点状にみられる．C）15日後のMRI（フレア画像）．⇒：脳梁挫傷（❶）および前頭前野白質の挫傷（❷）が白く描出されている．

3) MRA

- MRIで血管腔の撮影をする方法を **MRA**（Magnetic Resonance Angiography）という．
- 図9Aに脳血管の名称を記した．左中大脳動脈が閉塞していることがわかる．脳梗塞の早い時期であったので，図9BのT2強調画像ではまだ描出されていないが，フレア画像では，左中大脳動脈領域に病変が描出されている．

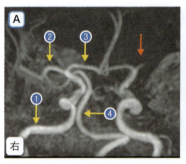 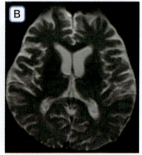 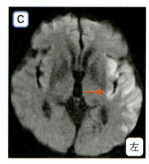

図9　脳梗塞発症2時間後のMRI所見

患者に運動麻痺はなく感覚性失語が著明．A) MRA 左中大脳動脈は起始部から閉塞（➡）．❶：右内頸動脈，❷：右中大脳動脈，❸：右前大脳動脈，❹：脳底動脈．B) T2強調画像では所見は明らかではない．C) フレア画像では，ウェルニッケ野を含む左中大脳動脈領域に虚血（➡）が検出されている．

4）機能的MRI（functional-MRI：fMRI）

- 神経活動による脳血流の増加に起因する脱酸素化Hb（ヘモグロビン）濃度の低下によるプロトン信号強度の差（BOLD blood oxygenation dependent効果）を画像化している．神経活動の変化を血流の変化としてとらえ，脳の「機能」を描出する．
- 図10は健常者の左手指の反復離握手動作時の神経活動をみている．こうした，fMRIなどの機能画像によって，リハビリテーション治療の後に，脳がどのように再編されるのかといった可塑性の問題も明らかになってきた．

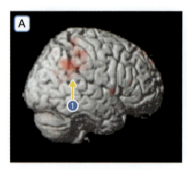 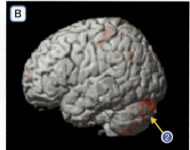

図10　左手指の反復離握手動作時のfMRI所見

A) 右運動野の活動が赤く描出されている（❶）．B) 左小脳の活動が同時に赤く描出されている（❷）．

5 CTとMRIの比較

- 表にCTとMRIの特徴をまとめた．

表 CTとMRIの比較

	CT	MRI
微細な構造，病巣の描出	MRIには劣る	描出可能
体内金属（ペースメーカーやプレートなど）	検査可能	検査不可（チタンは可能）
放射線被曝	あり	なし
後頭蓋窩の描出	MRIには劣る	描出可能
撮影時の騒音	小さい	大きい

6 脳血流SPECT（脳血流シンチグラフィ）

- ガンマ線を放出する放射性同位元素（ラジオアイソトープ：RI）で標識された薬剤（^{99m}Tc-ECD/^{123}I-IMPなど）を体内に投与し，放出されるガンマ線をシンチレーションカメラで検出し，コンピューターで画像を処理・解析し，脳血流の状態を調べる検査．
- 図11は，脳挫傷例の脳血流SPECT（ECD）のリハビリテーション治療前後の変化を示している．1年2カ月が経過した時点では，受傷4カ月の時点に比べ，前頭葉の血流低下範囲が減少していることがわかる．

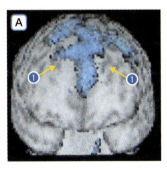 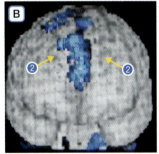

図11 脳挫傷例の脳血流SPECT（ECD）の経過（正面像）
患者は6mの脚立から転落して受傷した．A）受傷後4カ月の時点．両側前頭葉の血流低下部位が青く描出されている（❶）．B）受傷後1年2カ月が経過した時点．外来および地域でのリハビリテーション医療を行ったことで，血流低下部位（❷）は，縮小していることがわかる．

7 PET（ポジトロン放射断層撮影法）

- 陽電子（ポジトロン）放出アイソトープを体内に注入し，体内の陰電子と結合することでガンマ線を発生する性質を利用して，それを検出器で測定しコンピューターで処理して断層画像化している．
- PETで使用される放射性同位元素（RI）は，炭素，酸素，フッ素，窒素などの生体中に存在する元素なので，脳血流以外にSPECTでは測定できない脳酸素代謝，脳糖代謝の状態をも測定することができる．

> **急性期の脳画像検査の第一選択は頭部CT**
> 脳卒中や頭部外傷で，救急病院に搬送されたときの，脳画像検査の第一選択は，頭部CTである．急性期の段階では患者の既往歴もわからないので体内に金属がある可能性があり，頭部MRI検査をはじめから行うことはできない．頭部CTは体内に金属があっても使用することができるため，急性期の骨折や脳出血を確認できる．患者に片麻痺などの臨床症状があり，しかもCTで異常所見がなければ脳梗塞を疑うことができる．

第 **I** 章　総論

16 制度・法律

学習のポイント

- リハビリテーション医療に関連する制度・法律について概要を学ぶ
- 理学療法士および作業療法士の業務上重要な制度・法律のポイントを学ぶ

I-16

制度・法律

1 介護保険制度

1）概要

- **介護保険**は，高齢者を社会全体で支えあうことを主眼として平成12年（2000年）につくられた．社会的支援や介護を必要としている方へ保健・医療・福祉のサービスを提供することを目的とした制度である．
- サービス（表1）を受けるには，主治医の意見書やケアマネージャーによる訪問面接の評価をもとに，介護認定審査会に要介護認定と判定される必要がある（図）．

◆**国試頻出キーワード**

介護保険で受けられるサービス

表1　**介護保険で受けられるサービス◆**（抜粋例）

自宅で利用できるもの	介護予防サービス
訪問介護（ホームヘルプ）	介護予防福祉用具貸与
訪問看護	介護予防住宅改修
訪問入浴介護	介護予防訪問リハビリテーション
訪問リハビリテーション	介護予防通所介護（デイサービス）
通所サービス	介護予防通所リハビリテーション（デイケア）
通所介護（デイサービス）	介護予防短期入所療養介護（ショートステイ）
短期入所療養介護（ショートステイ）	**生活環境を整えるサービス**
通所リハビリテーション（デイケア）	福祉用具貸与
短期入所生活介護（ショートステイ）	住宅改修
施設入所サービスや施設への派遣	特定福祉用具販売
特別養護老人ホーム	**サービス計画の作成**
介護老人保健施設	居宅介護支援
介護療養型医療施設	介護予防支援

123

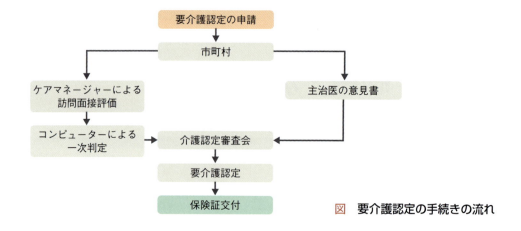

図　要介護認定の手続きの流れ

- 対象は65歳以上（第1号被保険者）であるが，40歳以上65歳未満は第2号被保険者として，後述の特定疾病に該当する場合，介護保険の適用となる．
- 要支援，要介護の段階に応じて1割もしくは2割の負担でその人に必要なサービスを受けることができるようになる．そのサービスを盛り込んだものがケアプランであり，ケアマネージャーによって作成される．

2）貸与対象となっている福祉用具

- 要介護1以上の判定を受けた方が対象で，13種類のさまざまな福祉用具のレンタルが可能である（表2）．

表2　貸与対象福祉用具

1	車椅子
2	車椅子付属品
3	電動ベッド
4	電動ベッド付属品
5	床ずれ防止用具
6	体位変換器
7	スロープ
8	歩行器
9	歩行補助杖
10	移動用リフト
11	自動排泄処理装置
12	手すり
13	認知症老人徘徊感知機器

表3　特定疾病リスト

1	末期がん（医師が一般に認められている医学的知見にもとづき回復の見込みがないと判断したものに限る）
2	筋萎縮性側索硬化症
3	後縦靱帯骨化症
4	骨折を伴う骨粗鬆症
5	多系統萎縮症
6	初老期における認知症（アルツハイマー病，脳血管性認知症）
7	脊髄小脳変性症
8	脊柱管狭窄症
9	ウェルナー症候群（早老症）
10	糖尿病神経障害・糖尿病性腎症・糖尿病網膜症
11	脳血管疾患
12	進行性核上性麻痺・大脳皮質基底核変性症・パーキンソン病
13	閉鎖性動脈硬化症
14	関節リウマチ
15	慢性閉塞性肺疾患（肺気腫・慢性気管支炎など）
16	両側の膝関節または股関節の著しい変形を伴う変形性関節症

- T字杖やポータブルトイレ，シャワーチェアーなどは対象とはならない．

3）特定疾病

現在16の疾患が第2号被保険者に対し定められている（表3）．

2 障害者総合支援法

◆国試頻出
キーワード
障害者総合支
援法

- 平成18年（2006年）に施行された障害者自立支援法を改正し，平成25年（2013年）につくられた法律である．正式名称は**「障害者の日常生活及び社会生活を総合的に支援するための法律」**という．
- 本法律における「障害者」とは，「身体障害者福祉法に規定する身体障害者，知的障害者福祉法に規定する知的障害者のうち18歳以上である者及び精神保健及び精神障害者福祉に規定する精神障害者のうち18歳以上である者並びに治療方法が確立していない疾病その他の特殊の疾病であって政令で定めるものによる障害の程度が厚生労働大臣が定める程度である者（いわゆる難病）であって18歳以上であるもの」をいう．
- 障害福祉サービスの体系
  - ▶自立支援給付，地域生活支援事業などで構成されている．
  - ▶市町村の自立支援給付として，介護給付には居宅介護（ホームヘルプ），重度訪問介護，同行援護，行動援護，重度障害者等包括支援，ショートステイ，療養介護，生活介護，施設入所支援がある．
  - ▶訓練等給付には自立訓練，就労移行支援，就労継続支援，グループホームがあり，自立支援医療に更生医療，育成医療，精神通院医療の3つがある．また補装具の給付もある．
  - ▶地域生活支援事業には理解促進研修・啓発，自発的活動支援，相談支援，成年後見制度利用支援，成年後見制度法人後見支援，意思疎通支援，日常生活用具の給付または貸与，手話奉仕員養成研修，移動支援，地域活動支援センター，福祉ホーム，その他の日常生活または社会生活支援があり，都道府県のもつ地域生活支援事業からの支援も受けている．
- **障害程度区分**：障害程度区分は，介護給付の必要度に応じて適切なサービスが利用できるよう，障害者などに対する介護給付の必要度を表す6段階の区分（区分1〜6；区分6の方が必要度が高い）をいう．
- **サービス等利用計画案の作成**：市町村は，介護給付費などの支給要否決定に必要と認められる場合，特定相談支援事業者が作成するサービス等利用計画案の提出を求め，これを勘案して支給要否決定を行う．

3 障害者手帳制度

- 障害者手帳には**身体障害者手帳**（身体障害者福祉法），**療育手帳**（知的障害者福祉法），**精神障害者保健福祉手帳**（精神保健福祉法）の3種類がある（表4）．
- 表5は療育手帳の重症度分類の基準である．

- 表6は，精神障害者保健福祉手帳の各等級の程度をまとめている．高次脳機能障害に対し手帳を取得する場合は，精神障害者保健福祉手帳として申請する．
- 通常，身体障害者手帳，精神障害者保健福祉手帳は，発症から6カ月以上が経過した時点で申請することができる．

表4　3種の障害者手帳の内容

種別	対象となる障害	助成・支援の内容
身体障害者手帳 ・等級：1～6級 ・窓口：市区町村の福祉事務所，障害福祉担当課	肢体不自由，視覚障害，聴覚障害，平衡機能障害，音声機能・言語機能または咀嚼機能の障害，心臓・腎臓・呼吸器・膀胱・直腸・小腸の機能の障害など	自立支援医療（更生医療）の費用の助成，心身障害者（児）医療費助成（1級および2級，内部機能障害については1～3級），補装具費（購入・修理費）の支給，税金の減額・免除，公共料金の減額・免除，携帯電話の割引など，JR・私鉄・都営交通・民営バス・タクシー・航空運賃などの割引，都営住宅の入居優遇抽選および特別減額（1級および2級），生活保護の障害者加算（1～3級），障害者枠での雇用，公共福祉施設の利用など
精神障害者保健福祉手帳 ・等級：1～3級 ・窓口：区部は保健所，市町村部は精神障害者担当窓口）	精神障害（高次脳機能障害を含む）	税金の減額・免除，都営交通乗車証の発行，生活保護の障害者加算（1級および2級），都営住宅の入居および特別減額（1級および2級），都立施設（27カ所）の無料利用，都立公園（34カ所）内駐車場の無料利用，東京都障害者休養ホーム事業（保養施設宿泊助成），NTTの電話番号案内の無料利用・携帯電話の料金割引など，障害者枠での雇用，公共福祉施設の利用など
療育手帳 ・等級：A，B，東京都は愛の手帳で1～4級 ・児童相談所または知的障害者更生相談所	18歳未満に何らかの原因により生じた知能遅滞	心身障害者（児）医療費助成，税金の減額・免除，公共料金の減額・免除，携帯電話の割引など，JR・私鉄・都営交通・民営バス・タクシー・航空運賃などの割引，都営住宅の入居優遇抽選および特別減額

表5　療育手帳の判定基準

重度（A）区分	①知能指数がおおむね35以下であって，食事，着脱衣，排便および洗面などの日常生活の介助を要する者 ②知能指数がおおむね50以下であって，盲，ろうあ，肢体不自由などを有する者
それ以外（B）の基準	重度（A）のもの以外

表6　精神障害者保健福祉手帳の等級の程度

1級	精神障害であって，日常生活の用を弁ずることを不能ならしめる程度の者
2級	精神障害であって，日常生活が著しく制限を受けるかまたは日常生活に著しい制限を加えることを必要とする程度の者
3級	精神障害であって，日常生活もしくは社会生活が制限を受けるか，または日常生活もしくは社会生活に制限を加えることを必要とする程度の者

4　障害年金制度

- 障害年金は，病気やけがにより生活や仕事が制限されるようになった場合に受けとることができる．国民年金に加入していれば**障害基礎年金**を，厚生年金に加入していれば**障害厚生年金**を受けとることができる．
- 原則，発症もしくは受傷により障害が生じて1年半後から申請する．

126　リハビリテーション医学

5 難病法（難病の患者に対する医療等に関する法律）

- 難病が原因で長期療養による医療費の経済的負担が大きい患者を支援する制度である.
- 効果的な治療法を開発し医療の質を高めることを目的として平成26年（2014年）に成立した.
- 平成27年（2015年）の段階で指定された難病（指定難病）は110あまりであったが, 平成29年（2017年）には300を超えている.

6 自立支援医療制度

- 心身の障害を除去・軽減するための医療について, 医療費の自己負担額を軽減する公費負担医療制度である.
- **精神通院医療, 更生医療, 育成医療**の3種がある（表7）.

表7 自立支援医療制度

精神通院医療	精神保健福祉法第5条に規定する統合失調症などの精神疾患を有する者で, 通院による精神医療を継続的に要する者
更生医療	身体障害者福祉法に基づき身体障害者手帳の交付を受けた者で, その障害を除去・軽減する手術などの治療により確実に効果が期待できる者（18歳以上）
育成医療	身体に障害を有する児童で, その障害を除去・軽減する手術などの治療により確実に効果が期待できる者（18歳未満）

7 労働者災害補償保険法

- 業務もしくは通勤で労働者が負傷, 疾病, 障害, 死亡にみまわれた場合に必要な保険給付を行う制度である. 通称, **労災保険法（労災）**.
- 保険給付は, ①療養保証給付（治療費）, ②休業補償給付（休業期間中の賃金の補償）, ③障害補償給付（後遺障害に対する年金または一時金）, ④遺族補償給付（遺族のための年金）, ⑤葬祭料, ⑥傷病補償年金（療養開始後1年半で治癒せず, 傷病等級に該当する場合の年金）, ⑦介護補償給付（介護を受ける場合の費用）などがある.

8 自動車損害賠償保障法

- **自動車保険**には, **自賠責保険（自動車損害賠償責任保険）**と**任意保険**がある. 前者は自動車損害賠償保障法によって加入が義務づけられている保険で, 相手方の障害のみが対象となる.
- 傷害による損害（治療関係費, 文書料, 休業損害, 慰謝料）は, 120万円まで補償され, 120万円を超過する場合, 任意保険が対応する. 後遺障害による損害は, 後遺障害によって生じ

た逸失利益，慰謝料などを含み，後遺障害の程度により，第1級：最高3,000万円〜第14級：最高75万円まで補償される．

9 個人情報保護法（個人情報の保護に関する法律）

- 個人情報保護法は，個人の利益と権利を保護することを目的につくられ，個人情報を取り扱う業者に対してその取り扱いについて定めた法律である．
- 患者情報の取り扱いには細心の注意が必要である．電子カルテが主流となっている今日，画像データや検査データなどを比較的簡単に見ることができる．患者を撮影した動画や写真も同様である．個人情報保護法は情報の有効利用の目的に加え情報の流出を守る義務を定めている．

10 理学療法士及び作業療法士法◆

◆国試頻出
キーワード
理学療法士及び作業療法士法

- 1965年（昭和40年）に理学療法士及び作業療法士法が制定された．日本では養成施設で理学療法士および作業療法士の必要な知識および技能を3年以上の年限を要して修得し，各国家試験を受験して合格する必要がある．
- 理学療法士ならびに作業療法士の資質の向上と，医療と公衆衛生の向上を図ることを目的に制定された法律である．
- 理学療法とは「身体に障害のある者に対し，主としてその基本的動作能力の回復を図るため，治療体操その他の運動を行わせ，及び電気刺激，マッサージ，温熱その他の物理的手段を加えること」をいう．
- 作業療法とは「身体又は精神に障害のある者に対し，主としてその応用的動作能力又は社会的適応能力の回復を図るため，手芸，工作その他の作業を行なわせること」をいう．
- 理学療法士および作業療法士は国家資格であり，その資格により名称が独占されている（名称独占）．理学療法士名簿に登録されることで診療を行うことが可能となるが，診療には医師の指示が必要である．
- 診療業務上知り得た情報はすべて守秘義務があり，その義務は業務から離れても解除されない．
- 欠落事由は，①罰金以上の刑に処せられた者，②理学療法士又は作業療法士の業務に関し犯罪又は不正の行為があった者，③心身の障害により理学療法士又は作業療法士の業務を適正に行うことができない者，④麻薬，大麻又はあへんの中毒者，と定められている．
- 上記の欠落事項に該当した場合，厚生労働大臣は，その免許を取り消すことができる．

■ 参考文献

・介護・高齢者福祉（http://www.mhlw.go.jp/stf/seisakunitsuite/bunya/hukushi_kaigo/kaigo_koureisha/），厚生労働省

・VI部 理論・制度 B．制度．「図解 運動療法ガイド」（内山 靖，奈良 勲／編），pp1224-1250，文光堂，2017

128 リハビリテーション医学

第Ⅱ章 障害各論

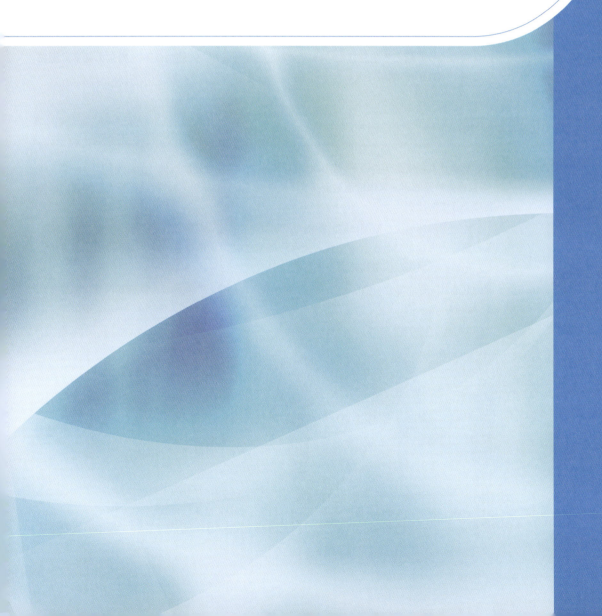

第 II 章 障害各論

1 運動障害

学習のポイント

- 運動麻痺が生じる原因とその病態の特性について学ぶ
- 筋力低下と関節可動域制限が生じる原因について学ぶ
- 運動失調と協調運動障害の種類と主な症状，評価について学ぶ
- 抗重力姿勢と正常歩行を理解し，姿勢障害と歩行障害の特徴について学ぶ

- 運動障害とは**運動麻痺**，**痙縮**（spasticity），**固縮**（rigidity），失調症状などの運動神経経路の疾病によって起こる随意運動の障害である．それ以外に，**筋力低下，持久力低下，関節可動域（ROM）の制限**なども含まれる．

1 運動麻痺

- 運動麻痺は大脳皮質からの下行路に起きる障害で，**中枢性運動麻痺**（上位運動ニューロン障害），**錐体外路障害**，**末梢性運動麻痺**（下位運動ニューロン障害），**神経筋接合部障害**，**筋障害**によって生じる．
- 中枢性運動麻痺の主な原因は脳，脊髄の損傷で生じる脳血管障害，脳外傷，脊髄損傷，脳脊髄の変性疾患などである．末梢性運動麻痺は神経根，末梢神経の障害で筋力低下を主体とし，末梢神経損傷，代謝性障害で生じる．
- 運動麻痺は，麻痺部分の広がりによって対麻痺，片麻痺，四肢麻痺，両麻痺などに分けられる（図1）．

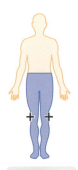
対麻痺
両下肢に麻痺．
脊髄損傷

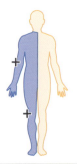
片麻痺
左右の片側に麻痺．
脳血管障害

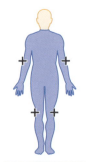
四肢麻痺
四肢に麻痺．脳性麻痺，脊髄損傷

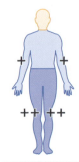
両麻痺
四肢に麻痺だが，上肢は比較的軽度

図1 運動麻痺の種類

1）中枢性運動麻痺（上位運動ニューロン障害）

●**脳血管障害**は代表的な痙性片麻痺が生じる錐体路障害である．屈筋共同運動と伸筋共同運動の一定パターンの運動障害が生じる．これは単一，分離した運動が困難となり，屈筋または伸筋が一体となって働いてしまう障害である．**上肢は屈筋共同運動，下肢は伸筋共同運動を呈することが多い**（表1）．

表1 基本的共同運動パターン◆

部位	屈筋共同運動	伸筋共同運動	部位	屈筋共同運動	伸筋共同運動
肩甲帯	挙上・後退	前方突出	股関節	屈曲・外転・外旋	伸展・内転・内旋
肩関節	屈曲・外転・外旋	伸展・内転・内旋	膝関節	屈曲	伸展
肘関節	屈曲	伸展	足関節	背屈・内反	底屈・内反
前腕	回外	回内	足指	伸展	屈曲（clawing）
手関節	掌屈・尺屈	背屈・橈屈			
手指	屈曲	伸展			

◆**国試頻出キーワード**
共同運動パターン，
折りたたみナイフ現象，
Brunnstrom Recovery Stage，
SIAS

●中枢性運動麻痺の筋緊張亢進は**痙縮**となり，運動のはじめに抵抗感が強いが，運動の途中から徐々に抵抗が小さくなる**折りたたみナイフ現象**◆（clasp-knife phenomenon）がみられる．

●運動麻痺の評価にはBRS（**Brunnstrom Recovery Stage**◆）（表2），上田の12グレード，FMA（Fugl-Meyer Assessment），**SIAS**◆（Stroke Impairment Assessment Set）が用いられる．

2）錐体外路障害

●パーキンソン病に代表され，錐体路ではなく大脳基底核の変性によって随意運動が困難になる．

◆**国試頻出キーワード**
鉛管様，
歯車様

●筋緊張亢進の状態は固縮といわれ，**関節運動時に鉛管様**◆（leadpipe）の最初から最後まで**一定した連続的な抵抗感，歯車様**◆（cogwhell）の断続的な抵抗感が特徴的である．

3）末梢性運動麻痺（下位運動ニューロン障害）

●前角細胞より末梢の神経線維による障害であり，**末梢神経障害，ニューロパチー**（neuropathy）ともよばれる（**第Ⅲ章-12参照**）．

●糖尿病などの内部障害，ヒ素中毒，圧迫や外傷によって神経線維が障害される．

◆**国試頻出キーワード**
一過性神経伝導障害，
軸索断裂，
神経断裂

●Seddonの分類では**一過性神経伝導障害**◆（neurapraxia），**軸索断裂**◆（axonotmesis），**神経断裂**◆（neurotmesis）の3つに分かれる．**神経線維の内膜まで侵される神経断裂は，予後不良である**．

表2　Brunnstrom Recovery Stage（片麻痺機能検査）

	上肢（肩，肘）
stage Ⅰ	随意運動なし（弛緩様）．
stage Ⅱ	基本的共同運動またはその要素の最初の出現．痙縮の発現期．
stage Ⅲ	基本的共同運動またはその要素を随意的に起こしうる．痙縮は強くなり最強となる．
stage Ⅳ	痙縮は減少しはじめ，基本的共同運動から逸脱した運動が出現する． ①手を腰の後ろに動かせる ②上肢を前方水平位に上げられる（肘は伸展位で） ③肘90°屈曲位で，前腕の回内・回外ができる
stage Ⅴ	基本的共同運動から独立した運動がほとんど可能．痙縮はさらに減少する． ①上肢を横水平位まで上げられる（肘伸展，前腕回内位で） ②上肢を屈曲して頭上まで上げられる（肘伸展位で） ③肘伸展位での前腕の回内・回外ができる
stage Ⅵ	分離運動が自由に可能である．協調運動がほとんど正常にできる．痙縮はほとんど消失する．
	手指
stage Ⅰ	随意運動なし（弛緩様）．
stage Ⅱ	指屈曲が随意的にわずかに可能か，またはほとんど不可能な状態．
stage Ⅲ	指の集団屈曲が可能．鉤形にぎりをするが，離すことはできない． 指伸展は随意的にはできないが，反射による伸展は可能なこともある．
stage Ⅳ	横つまみが可能で，母指の動きにより離すことも可能．指伸展はなかば随意的に，わずかに可能．
stage Ⅴ	対向つまみ palmar prehension ができる． 円筒にぎり，球にぎりなどが可能（ぎこちないが，ある程度実用性がある）． 指の集団伸展が可能（しかしその範囲はまちまちである）．
stage Ⅵ	すべてのつまみ方が可能となり，上手にできる．随意的な指伸展が全可動域にわたって可能．指の分離運動も可能である．しかし健側より多少拙劣．
	体幹と下肢
stage Ⅰ	随意運動なし（弛緩様）．
stage Ⅱ	下肢の随意運動がわずかに可能．
stage Ⅲ	座位や立位で股，膝，足関節の屈曲が可能．
stage Ⅳ	座位で足を床上に滑らせながら，膝屈曲90°以上可能． 座位で踵を床につけたまま，足関節の背屈が可能．
stage Ⅴ	立位で股関節を伸展したまま，膝関節の屈曲が可能． 立位で患側足部を少し前方に出し，膝関節を伸展したまま，足関節の背屈が可能．
stage Ⅵ	立位で股関節の外転が，骨盤挙上による外転角度以上に可能． 座位で内側，外側のハムストリングスの交互収縮により，下腿の内旋・外旋が可能（足関節の内返し・外返しを伴う）．

2　筋力低下

●筋力低下とは筋収縮により発生する張力が低下した状態のことを指す．筋力低下の要因として，**脳・脊髄・前角細胞・末梢神経・神経筋接合部・筋疾患**，その他**廃用性**の筋萎縮があげられる．これらの要因は神経系の要因と構造学的な要因に分けられる．

- 筋張力は①活動する運動単位数と発射頻度，②筋断面積，③収縮時の筋の長さ，④トルクとレバーアームの関係，⑤筋の収縮速度が関与する．③と④は筋力測定時の結果に左右する．

1）筋力低下の要因

- 神経学的要因は，大脳の興奮水準の低下，痛みに分けられる．中枢系による筋力調節は，**動員する運動単位の種類と総数による調節（recruitment），α運動神経発火頻度による調節（rate cording），運動単位の活動様相による調節（synchronization）**で行われ，中枢系の調整の低下によって筋出力は低下する．

◆国試頻出キーワード
筋萎縮

- **構造学的な要因として，筋の断面積が低下する筋萎縮◆**が生じる．

2）ベッドレストと加齢の筋力低下の違い

- ベッドレスト，免荷，ギブス固定による長期間の不動で廃用性の筋萎縮が生じ，その結果筋力低下が起こる．ベッドレストによる筋力低下は抗重力筋であるTypeI線維に起こりやすい．
- 加齢に伴う筋力低下は，抗重力筋（TypeI線維）ではなく，TypeII線維で顕著である．

3）筋力評価

- 特殊な機器を使用せずに徒手で可能なDanielsらが開発した**徒手筋力テスト（Manual Muscle Testing：MMT）**を用いることが多い（表3）．

表3　徒手筋力テスト（MMT）

正常（normal：N）	5	強い抵抗を加えても，その抵抗に打ち勝って全可動域を完全に動かせる
優（good：G）	4	いくらか抵抗を加えても，重力に打ち勝って全可動域を完全に動かせる
良（fair：F）	3	抵抗を与えなければ，重力に打ち勝って全可動域を完全に動かせる
可（poor：P）	2	重力を除けば全可動域を完全に動かせる
不可（trace：T）	1	関節運動は起きないが，触診によって筋収縮を認める
ゼロ（zero：Z）	0	筋収縮を認めない

3 関節可動域制限

1）関節可動域制限因子

- 関節可動域（ROM）の制限因子は種々の原因があり，その原因によって最終域感が異なる．

◆国試頻出キーワード
拘縮，強直

- ROM制限は**拘縮◆（contracture）**と**強直◆（ankylosis）**に大別でき，**拘縮とは関節外の構成体（筋，靱帯，皮膚など）の主として結合組織の短縮であり，強直とは関節軟骨，関節包などの関節構成体自身の異常によって生ずる**（第1章-5参照）．
- 他動的ROMは関節を構成する諸因子（骨，軟骨，関節包，靱帯，筋，神経，血管，皮膚）の器質的な影響を受けて変化する．
- 制限因子は臨床所見，画像所見，視診，触診，関節可動域測定（ROMt）により総合的に判断する．原因を明確にすることで，その制限に対するアプローチ方法が異なる．

2）関節可動域制限の評価

- 日常的に自分で動かせる可動範囲の自動的ROM測定，対象とする関節の最大可動範囲の他動的ROM測定など，目的に応じて測定を行う．一般的に自動的ROMよりも他動的ROMの可動域のほうが大きい．

4 痙縮と固縮の評価

- ヒトは重力下で効率のよい姿勢の保持・変化をするために，適度な持続した弱い収縮である骨格筋の緊張を微弱に変化させて調整している．
- 筋緊張の異常は低下（hypotonus）と亢進（hypertonus）に分けられ，亢進は痙縮と固縮に分けられる．**筋緊張の評価は，視診，触診（硬度），被動性，伸展性，懸振性，腱反射などの結果から複合的に判断される．**
- 筋緊張が低下している場合，他動運動で抵抗がないか減弱している状態である．筋は弛緩しているので柔らかく，適切な筋収縮が困難なので肢位を保持することが難しい．**低緊張となった上肢はスカーフ現象**◆（scarf sign；上肢がスカーフのように巻き付く），**下肢はカエル姿勢**（frog posture；四肢体幹ともにベッドに付着している）などがみられる．

◆国試頻出キーワード
スカーフ現象，MAS (Modified Ashworth Scale)

- 筋緊張の検査ではMAS（Modified Ashworth Scale）◆が臨床的に最も用いられる（表4）．これは痙縮を評価するスケールである．

表4 MAS（Modified Ashworth Scale）

グレード	他動的関節可動域と抵抗感
0	筋緊張の増加なし
1	軽度の筋緊張—可動域終わりにわずかな抵抗感がある
1+	軽度の筋緊張—可動域1/2以下でわずかな抵抗感がある，折りたたみナイフ現象
2	全可動域で抵抗感があるが，運動は容易である
3	運動が困難なほど抵抗感がある
4	屈曲/伸展位で拘縮状態である

5 運動失調

◆国試頻出キーワード
運動失調

- **運動失調**◆は運動系に影響を与える**感覚フィードバック系の障害**であり，随意運動における空間的，時間的な秩序が失われた状態をいう．
- 運動失調は**四肢を主体とする協調運動障害**と，**体幹を主体とする平衡機能障害**に大別でき，平衡機能障害によって身体の動揺が大きくなり姿勢保持困難となる．

1）運動失調の種類

- 脊髄性運動失調：脊髄の後索の障害によって，**位置覚，運動覚などの深部感覚**が損なわれる．
- 小脳性運動失調：**小脳は同側性支配**のため同側半身の障害が生じる．小脳半球は四肢の運動失調，小脳虫部は体幹失調の主体となる．
- 迷路（前庭・迷路）性失調：前庭迷路系の障害によって生じる運動失調である．立位はワイドベースになりやすく，動揺が大きい．歩行は千鳥足の**酩酊歩行**や，不規則な歩調の**失調歩行**になる．
- 大脳性失調：前頭葉・側頭葉・頭頂葉の障害でも運動失調が生じることがある．特に前頭葉は小脳との連絡がみられ，小脳性の失調に似ているため注意する．前頭葉の障害では病巣とは反対側の身体に運動失調が生じる．

2）協調運動障害の主な症状

- 協調運動（coordination）とは，動作に関して，運動に関与する筋，筋群が協同的に正しい順序で収縮する効率的な運動のことをいう（**第Ⅰ章-5参照**）．
- その運動が障害された状態を**協調運動障害◆**といい，固有感覚系や小脳系の機能の統合，錐体路や錐体外路系の機能障害によって生じる．

◆**国試頻出 キーワード**
協調運動障害

- 協調運動障害の主な症状を**表5**にまとめる．

表5　協調運動障害の主な症状

症状	状態
運動失調（ataxia）	筋力は保たれているにもかかわらず，四肢や体幹の協働運動（運動の大きさ，範囲，速度，方向など）が困難であり，拙劣である．
振戦（tremor）	目標物へ手を伸ばすと，近づくにつれて上肢の震えが顕著となる．これを企図振戦という．
測定障害（dysmetria）	目標となる地点に止めることができない現象を測定障害といい，目標まで到達しない測定小（hypo-metria）と，目標を超過する測定過大（hyper-metria）がある．
変換運動障害または反復拮抗運動不能症（dysdiadochokinesis）	足関節の底背屈，手関節の回内外のように主動作筋と拮抗筋を収縮させる運動が円滑に行えず，拙劣となる．
共同運動不能（asynergia），共同運動障害（dyssynergia）	共同運動とは，ある1つの動作を構成するいろいろな動きを同時に行う能力である．背臥位からの起き上がり動作など各肢節が共同して働かずに動作困難となる．
筋緊張の低下（hypotonia）	小脳障害では患側の筋緊張の低下がみられる．
運動分解（decomposition of movement）	物を把持するときのリーチ動作で，直線的に目標物に手を伸ばせずにぎこちない動作となる．
時間的測定異常（dyschronometoria）	指示に対して動作の開始や終了が遅れ，動作全体が緩慢となる．

3）運動失調の評価

- 四肢の代表的な協調運動障害の評価を上肢・下肢で行い，その協調運動障害の程度と日常生活におよぼす影響を把握する．

◆国試頻出キーワード
ロンベルク試験（Romberg test）

- ロンベルク試験（Romberg test）◆：開眼と閉眼の直立位の身体の安定性をみる．**閉眼で身体動揺が顕著になるのが陽性である**．固有受容感覚が低下する脊髄性の失調の場合に陽性となり，小脳性の失調は開眼でも閉眼でも動揺する．
- マン肢位（Mann test），継ぎ足歩行（tandem gait）：患者に失調のある場合，両足を一直線に揃え，つま先がもう一方の踵につくように起立させる（**マン肢位**）と動揺が著しく，マン肢位の状態で直線上を継ぎ足で歩く方法（**継ぎ足歩行**）で左右に身体が動揺して転倒しそうになる．

6 姿勢・歩行障害

1）抗重力姿勢の特徴と姿勢障害の種類（図2）

- 姿勢（posture）は**頭部・体幹・四肢の相対的位置関係をあらわす「構え（attitude）」**（例：右肩関節90°屈曲位など）と，**身体が重力方向とどのような関係にあるかをあらわす「体位（position）」**（例：臥位，座位，立位など）に大別できる．
- 理想的な姿勢（アライメント）は，骨盤の前後傾が中間位で頸椎の前弯，胸椎の後弯，腰椎の前弯をしている．立体姿勢では，矢状面からみると耳垂―肩峰―大転子―膝関節前部―外果の前方が，前額面からみると後頭隆起―椎骨棘突起―殿裂―両膝関節内側の中心―両内果間の中心が一直線となり重心線と一致する（図2A）．
- 姿勢の安定性は支持基底面の広さと重心位置の関係で観察され，支持基底面が広く重心が低い場合にその姿勢は安定している．
- 臨床における異常な姿勢は多種多様であるが，典型的な異常姿勢を図2Bに示す．

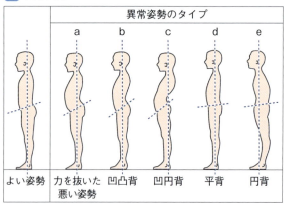

図2 立位の重心線（A）と異常姿勢のタイプ（B）　Aは文献1より，Bは文献2より引用．

2）歩行障害

◆国試頻出キーワード
歩行（gait）

- 両足を用いて体を移動させる方法を**歩行（gait）**◆という．歩行は随意運動であるが，随意的な要素以外に反射的要素，不随意的要素が加わった精巧な動作である．正常歩行は，一般に歩行周期で分類される（表6）．歩行の基本用語を表7に示す．

表6 歩行の各相の時間的割合と機能的役割

立脚期：60％				遊脚期：40％			
荷重の受け継ぎ		単脚支持		遊脚肢の前方への動き			
0％	0〜12％	12〜31％	31〜50％	50〜62％	62〜75％	75〜87％	87〜100％
IC	LR	MSt	TSt	PSw	ISw	MSw	TSw

相	特有の役割
初期接地（Initial Contact：IC）	・衝撃吸収の準備
荷重応答期（Loading Response：LR）	・衝撃吸収 ・荷重を支えつつ安定性を保証 ・前方への動きの保持
立脚中期（Mid Stance：MSt）	・支持している足の前足部の上まで身体を運ぶこと ・脚と体幹の安定性の確保
立脚終期（Terminal Stance：TSt）	・支持足（立脚肢）の直上を超えて身体を前に運ぶこと
前遊脚期（Pre-Swing：PSw）	・遊脚期の準備体勢
遊脚初期（Initial Swing：ISw）	・床から足が離れること ・脚を前に運ぶこと
遊脚中期（Mid Swing：MSw）	・脚を引き続き前へ運ぶこと ・足と床の十分なクリアランスの確保
遊脚終期（Terminal Swing：TSw）	・脚を前に運ぶことの終了 ・ICの準備

文献3をもとに作成.

表7 歩行の基本用語

用語	意味
歩（step）	一方の踵が着いて他方の踵が着くまで．その幅は歩幅（step length）という．
重複歩（stride）	一方の踵が着いて同側の踵が着くまで．その距離を重複歩距離（stride length），その周期を1歩行周期（gait cycle）という．
歩隔（step width）	左右の足の踵接地点を結ぶ2本の平行線の距離．平均10 cm.
歩行率・歩調（cadence）	1分間あたりの歩数（steps/min）は，通常80〜120歩である．
歩行速度（velocity）	通常は移動距離（m）÷時間（秒）．歩幅（m）×歩行率（steps/min）であらわされることもある．
足角（degree of toe out）	進行方向に対して足部の縦軸のなす角度．平均7°．

- 歩行の各期において特徴的な関節角度変化，筋活動がみられる．各期に応じた機能的な役割がある．ICからLRにかけて足部の回転中心が床と踵の接点にあるときを**ヒールロッカー**（heel rocker）といい，脚全体が前方へ移動することを可能にしている．足関節が回転中心のときを**アンクルロッカー**（ankle rocker）といい，MStで引き続き起こる脚の前方への動きを制御している．中足指節関節が回転中心のときを**フォアフットロッカー**（forefoot rocker）といい，TStで身体を支持面の前へさらに押し出し，最も強い駆動力が生じる．
- 運動・姿勢障害などの機能障害（運動器・神経筋・中枢神経系など）が原因となり運動麻痺や筋力低下，疼痛が生じ，正常歩行でみられる関節角度の変化や筋活動が困難になるため歩容に変化がみられる．機能障害以外を要因とする異常歩行には心因性のものもある．代表的な異常歩行を表8に示す．
- 異常歩行が観察された場合，その原因となる機能障害の改善をめざしたアプローチや，下肢装具・杖などの歩行補助具の適応となる．

表8　代表的な異常歩行

名称	解説	代表的な疾患
大殿筋歩行	IC～MStの大殿筋の働きが低下するため，体を後ろに反らせて代償する歩行である．	筋ジストロフィー，大殿筋筋力低下・麻痺
中殿筋歩行 トレンデレンブルグ歩行（Trendelenburg） デシャンヌ歩行（Duchenne）	中殿筋の作用により立脚期で骨盤を水平に保つことができずに，健側の骨盤が下がるトレンデレンブルグ徴候がみられる歩行様式や，その徴候を防ぐために患側に体を傾けて代償するデシャンヌ歩行である．	進行性筋ジストロフィー，末梢性麻痺，変形性股関節症
大腿四頭筋歩行	LR～MStにかけて大腿四頭筋が働かないために，膝折れまたは反張膝となる．また，体幹を前屈して重心線を前方に移し，膝に手をついた歩行となる．	小児麻痺，末梢性運動麻痺，ポストポリオ症候群
前脛骨筋歩行 （鶏状歩行・スタンプ歩行）	遊脚期で足関節が下垂足（drop foot）となり，つま先が床と接触しないように股・膝関節を過度に屈曲させる．また，踵接地後に足部の速度を調整できずにパタンと接地する．	脳卒中，末梢性運動麻痺（腓骨神経麻痺），対麻痺，シャルコー・マリー・トゥース病
分回し歩行	下肢の共同運動により遊脚側の下肢が屈曲困難で，股関節を外転して振り出す方法である．脚長差があり，長側の下肢を振り出すときにもみられる．	脳卒中，痙性麻痺，義足などで脚長差が生じた場合
パーキンソン病の歩行	最初の1歩が出にくい「すくみ足（freezing of gait）」，歩幅が狭くなる「小刻み歩行」，急に歩行が加速する「加速歩行」がみられる．	パーキンソン病
間欠性跛行	しばらく歩くと足に疼痛やしびれを生じ，少し休むとまたその症状が軽減するため歩けるようになる歩行．	腰部脊柱管狭窄症，閉塞性動脈硬化症

■ 引用文献

1）「基礎運動学 第5版」（中村隆一，他/著），医歯薬出版，2001

2）「運動器リハビリテーションの機能評価II 原著第4版」（陶山哲夫，他/監訳），エルゼビア・ジャパン，2006

3）「観察による歩行分析」（Neumann KG/原著，月城慶一，他/訳），pp5-105，医学書院，2005

第 **II** 章　障害各論

2　内部障害

II-2
内部障害

学習のポイント

● 呼吸器，循環器，代謝の基本を学ぶ
● 呼吸機能，循環機能の評価指標を学ぶ
● 呼吸不全，高血圧症，脂質異常症について基本を学ぶ

1　内部障害とは

● 身体障害者福祉法施行規則では，肢体不自由など複数の障害が定められている．このうち，心臓機能障害，腎臓機能障害，呼吸機能障害，膀胱または直腸の機能障害，小腸機能障害，ヒト免疫不全ウイルスによる免疫機能障害，肝臓機能障害を総称して**内部障害**とされている（第 I 章-16参照）．

● 本項では，呼吸機能およびその機能評価と障害，循環機能およびその機能評価と障害，代謝機能とその障害について，基本的な内容について述べる．

2　呼吸器およびその機能評価と障害

1）呼吸器系の概要

● 細胞は，絶えず酸素（O_2）を必要とし，二酸化炭素（CO_2）を排出している．
● 空気中から体内へのO_2の取り込みと，体内で発生したCO_2の体外への放出にかかわる器官系が呼吸器系である．
● **呼吸器系**：鼻腔，口腔，咽頭，喉頭，気管，**気管支**◆，**肺**◆を含む（図1）．

◆国試頻出
キーワード
気管支，肺

139

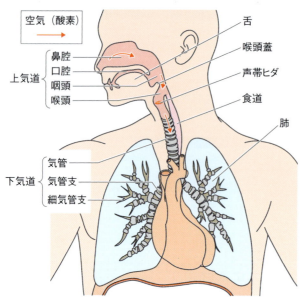

図1 呼吸器系

肺：ガス交換に関与．**気道（肺以外の呼吸器系）**：吸い込まれた空気の加温，加湿，清浄化．左右の肺は心臓を挟むように胸腔の左右両側を満たす．肺底部は横隔膜に接する．肺の上端は肺尖，下端は肺底という．**肺門**：縦隔に接する肺の内側面，第5～7胸椎の高さ，気管支・血管・リンパ管・神経が出入りする部位．**肺の容積**：右肺1,000 mL，左肺900 mL程度．**胸郭**：胸椎・肋骨・胸骨で囲まれた空間．内臓の保護と呼吸運動を担う．**胸膜**：肺の表面を包む袋状の膜．肺を直接覆う臓側胸膜は，肺門部で折り返して壁側胸膜として胸壁・縦隔・横隔膜を裏打ちする．**胸膜腔**：両胸膜の間にあるわずかな隙間．文献1をもとに作成．

2）肺と呼吸運動

- 詳細は**第Ⅲ章-8**を参照．

3）肺気量と呼吸

- **肺気量**：肺に含まれるガスの量．次の4段階で区分．①呼吸筋を使用しない安静呼気位，②自然に息を吸い込んだ安静吸気位，③最大に吸い込んだ最大吸気位，④最大に吐き出した最大呼気位（**図2**）．
- **努力肺活量（FVC）**：最大吸気位からできるだけ速く呼出したときの肺活量．
- **1秒量（FEV_1）**：そのうちはじめの1秒間に呼出できた気量．
- **%VC**：肺活量の予測値に対する実測値の割合．80％以上が正常．
- **FEV_1%**：努力肺活量に対する1秒量の割合（1秒率）．70％以上が正常．
- **呼吸商（RQ）**：CO_2呼出量とO_2吸収量の比．**エネルギー代謝**◆に利用される栄養素によって異なる．炭水化物では1.0，脂肪では0.7，タンパク質では0.8となる．

◆国試頻出キーワード
エネルギー代謝

4）呼吸による酸塩基調節

- エネルギーの産生過程で生じたCO_2は，水と反応して水素イオンH^+を放出する．
- H^+増加に対して酸塩基平衡を保つ調節機構として，①血液による緩衝，②肺からのCO_2排出，③腎臓からの酸性尿の排泄がある．
- 呼吸中枢が正常に働いていれば，代謝性アシドーシスや代謝性アルカローシスに対してすぐに呼吸性代償が起こり，pHは正常近くに保たれる．一方，呼吸性アシドーシスに対する代謝性代償には数日から5日程度かかる．

* **呼吸性アシドーシス**：$PaCO_2$（動脈血二酸化炭素分圧）が増加した状態．
* **呼吸性アルカローシス**：$PaCO_2$が減少した状態．
* **代謝性アシドーシス**：酸の過剰があるが，$PaCO_2$は正常な状態．
* **代謝性アルカローシス**：塩基の過剰があるが，$PaCO_2$は正常な状態．

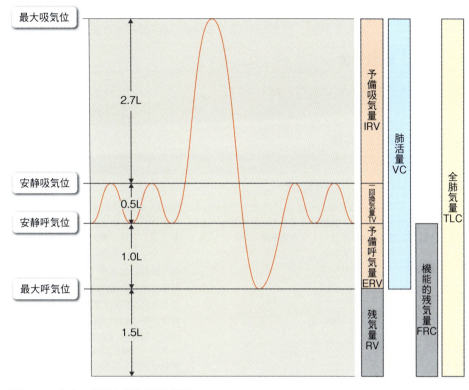

図2 スパイログラムと肺気量分画
肺から出入りする空気の量を，グラフにしたもの．軌跡は，呼気時には下方向に，吸気時には上方向に描かれる．各肺気量分画の値は年齢，性別，身長によって異なる．図の値は一応の目安である．文献1より引用．

5) リハビリテーション治療に必要なアセスメント

- 労作時息切れ・呼吸困難の程度を評価する指標や試験には以下のものがある．
  - Borg scale◆は第Ⅰ章-5，MRC息切れスケール◆は第Ⅲ章-8参照．
  - NYHAの心機能分類◆を表1に示す．

◆国試頻出キーワード
Borg scale, MRC息切れスケール, NYHAの心機能分類

表1 NYHAの心機能分類

Class Ⅰ	身体活動の制限なし．通常の活動で疲労，動悸，呼吸困難，狭心症などは生じない（日常生活で症状なし）．
Class Ⅱ	身体活動の軽度制限あり．通常の活動で疲労，動悸，呼吸困難，狭心症などが生じる（日常生活で症状あり）．
Class Ⅲ	身体活動の高度制限あり．安静時には無症状であるが，通常以下の活動で疲労，動悸，呼吸困難，狭心症などが生じる（日常生活以下の活動で症状あり）．
Class Ⅳ	いかなる身体活動でも愁訴をきたす．安静時でも心不全症状もしくは狭心症症状が出現しうる．少しの活動でも愁訴を増加させる（安静時にも症状あり）．

NYHA : New York Heart Association.

▶6分間歩行試験（6 MWT）：6分間で，走らずにできるだけ長く歩ける距離を測定する（第Ⅲ章-8参照）．日常生活における機能障害の重症度を評価．

6）呼吸不全

● 呼吸不全について，表2に示す．

表2　呼吸不全の種類

呼吸不全の主な原因疾患	
Ⅰ型呼吸不全	Ⅱ型呼吸不全
$PaCO_2$ が 45 Torr 以下のケース．酸素の取り込みだけが障害されるもの．さまざまな原因で酸素の取り込みが不足し，低酸素血症に陥っている．	$PaCO_2$ が 45 Torr を超えるケース．両方の肺とも障害されるもの．肺胞を出入りする空気の量が減ったり，換気運動そのものが行われにくくなったりするため，体内に CO_2 が蓄積する．
肺炎 間質性肺疾患 肺水腫 急性呼吸窮迫症候群（ARDS） 無気肺 肺循環障害 肺動静脈瘻	慢性閉塞性肺疾患（COPD） 気管支喘息の発作時 原発性肺胞低換気症候群 呼吸中枢の抑制（脳血管障害，睡眠薬過量服用など） 神経・筋疾患（ギラン・バレー症候群，進行性筋ジストロフィー，重症筋無力症など） 異物や気道分泌物による気道閉塞
呼吸不全の分類と病態	
呼吸不全　$PaCO_2 \leqq 60$ Torr	
Ⅰ型呼吸不全　$PaCO_2 \leqq 45$ Torr	Ⅱ型呼吸不全　$PaCO_2 > 45$ Torr
低酸素血症をきたす病態：ガス交換障害（換気血流比が不均等，拡散障害，シャント）	高二酸化炭素血症をきたす病態：肺胞低換気

O_2 の取り込みが不十分（ガス交換障害）となり低酸素血症を起こす，または CO_2 の排出が不十分（換気障害）となり高二酸化炭素血症を起こす．急性呼吸不全（ARDS，肺炎など）と慢性呼吸不全（COPDなど）とに分けられる．文献2より引用．

3 循環器およびその機能評価と高血圧症

1）循環器系の概要

◆国試頻出キーワード
心臓

● 循環器系：**心臓◆**，動脈，毛細血管，静脈，リンパ管で構成．**血液は成人では約5 L，全体重の8％を占める**（図3）．

● 心臓の収縮によって血液は循環する．

　▶**最大血圧**：心室収縮期の血圧．

　▶**最小血圧**：心室拡張期の血圧．

　▶**成人では，最大血圧120 mmHg，最小血圧80 mmHg程度**．

　▶全身の血流分布は常に一定ではなく，自律神経の活動と組織代謝物によって制御され，運動時には**心拍数◆**と心臓収縮力とが著しく増加する．

◆国試頻出キーワード
心拍数

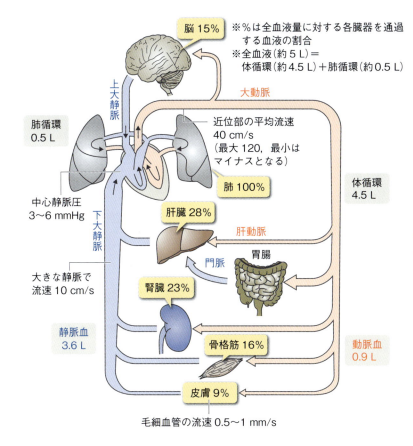

図3　循環器系

体循環（大循環）：血液は心臓の左心室から大動脈に送り出され，末梢臓器で毛細血管を流れた後，静脈に入って上下の大静脈に集められ右心房に流入．動脈内にO_2化した血液（動脈血），静脈内にCO_2化した血液（静脈血）．**肺循環（小循環）**：右心房にもどった血液は，右心室から肺動脈に送り出され，肺，肺静脈を経て左心房にもどる．肺動脈内にCO_2化した血液，肺静脈内にO_2化した血液．**リンパ管の働き**：毛細血管から漏れ出た組織間液を静脈に戻す．文献3をもとに作成．

2）心臓と心膜

- 心臓は握りこぶし位の大きさで，右心房，右心室，左心房，左心室の4つの部屋がある．第2〜5肋間の高さで縦隔の大半を占める．
- 中縦隔の，心臓が収まる空間の内表面と心臓の外表面は，心膜で覆われている．
- 心膜によってできる閉鎖空間（心膜腔）には，少量の漿液があるので，心臓は滑らかに拡張・収縮できる．

3）X線写真

- 健常者の胸部X線写真を図4に示す．心臓と肺胸郭などが描出される．

4）刺激伝導系

- 詳細は第Ⅰ章-14参照．

5）心電図

- 心臓の活動に伴う心筋の電位の変化を体表面から記録したもの．通常P，Q，R，S，T，Uという6つの波を記録する（第Ⅰ章-14参照）．

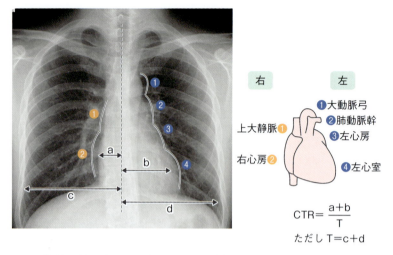

図4 胸部 X 線写真（30 歳男性：正面像）

正面像（背腹方向）．❶右第1弓：上大静脈の陰影．普通は平坦．❷右第2弓：右心房の陰影，わずかに膨隆．❶左第1弓：大動脈による陰影．❷左第2弓：肺動脈幹に一致．❸左第3弓：左心房または左心耳に一致．❹左第4弓：正常では左心室の陰影．心胸郭比（Cardio-Thoracic Ratio：CTR）：CTRは図中の式によって計算する．心臓の肥大，拡張の指標となる．一般に50％以上は異常．文献3をもとに作成．

6）心臓活動とその調節

■1 心拍数

- 安静時には 60〜70 回/分程度，小児はこれより多い．
- 一般的に 100 回/分以上が頻脈，50 回/分未満が徐脈．

■2 心拍出量

- 心臓の収縮によって駆出される血液の量．
  - 1回拍出量：1回の心臓収縮によって駆出される血液量．成人では約 70 mL 程度．
  - 安静時に1分間に駆出される血液量は成人で約 5 L（全血液量が約1分間に1回，身体を循環）．運動時に駆出される血液量は約 35 L/分．
  - 骨格筋への血流：組織 100 g あたり 2〜4 mL/min（安静時）→30 倍に増加（運動時）．

◆国試頻出キーワード
循環動態，血圧調節

7）循環動態◆の調節

- **血圧を規定する要因**：①心拍出量（1回拍出量×心拍数），②末梢血管抵抗，③循環血液量．いずれも多い（高い）ほど血圧は上昇し，②と③は①に大きく影響する．
- **自律神経による血圧調節**：自律神経による血圧調節の中枢（心臓血管中枢）は延髄にある．姿勢の変化や運動などに対し，即座に血圧を調節する．心拍数や心拍出量を増加させる刺激は，同時に血圧を上昇させる（表3）．

表3　交感神経と副交感神経の作用

	交感神経	副交感神経
神経作動物質受容体	ノルアドレナリンβ₁受容体	アセチルコリンM₂受容体
洞房結節	心拍数の亢進	心拍数の抑制，過分極
心房	収縮力の亢進，伝導速度の亢進	収縮力の抑制，活動電位持続時間の短縮
房室結節	伝導速度の亢進，自動能の亢進	伝導速度の抑制
ヒス束とプルキンエ線維	伝導速度の亢進，自動能の亢進	ほとんど作用しない
心室	収縮力の亢進，伝導速度の亢進，自動能の亢進	収縮力の抑制（弱い）

交感神経：運動，食事，精神的興奮，痛みなどは交感神経を興奮させて血圧を上げる．交感神経の興奮は，交感神経末端からノルアドレナリンを，副腎髄質からアドレナリンを放出させる．心筋収縮力・心拍数・房室伝導速度を増加させ，心筋興奮の閾値を下げ心拍出量を増やす．血管では血管平滑筋を収縮させ，血圧を上げる．**副交感神経**：副交感神経の興奮は，心拍数，心筋収縮力，房室伝導速度を下げ，心筋興奮の閾値を上げ，心臓活動を抑制することで血圧を低下させる．心臓は副交感神経の1つである迷走神経の支配を受ける．文献3より引用．

8）高血圧症

- 体循環の動脈圧が正常より高い場合．

- 動脈圧は心拍出量と末梢血管抵抗に依存するので，末梢血管が動脈硬化によって細くなると血圧は上昇する．約90％は原因不明（**第Ⅲ章-20参照**）．

- 高血圧が続くと動脈硬化が進行し，血管は柔軟性を失い破れやすくなる．血液は固まりやすくなり血栓ができやすい．各種疾患にかかるリスクが高くなる．

9）運動負荷試験およびその指標

■ 心肺運動負荷試験（Cardiopulmonary exercise test：CPX）

- 心電図，血圧計，呼気ガス分析マスクなどを装着・測定しながら，自転車エルゴメーターあるいはトレッドミル歩行などの運動を行い，運動に対する循環応答を検査する試験．

- 心臓・肺・筋肉などを含めた予備能力（**運動耐容能**）の測定が可能．

◆国試頻出
キーワード

運動強度

- 疲労せずに長く続けられる**運動強度**◆である**嫌気性代謝閾値**（Anaerobics Threshold：**AT**）＊を求める運動処方には欠かせない．

  ＊嫌気性代謝閾値（**AT**）：有酸素運動は，有酸素代謝が行われる運動強度での運動のことである．その最大運動強度における酸素摂取量を嫌気性代謝閾値とよぶ．心疾患患者に推奨される運動療法は，一般的には有酸素運動である．

- 安静時検査ではわからない運動中の心機能の精査，息切れの精査などでも利用．

■ 酸素摂取量（$\dot{V}O_2$）

- $\dot{V}O_2$ max（**最大酸素摂取量**）：本人の意思や自覚症状と関係なく運動中に摂取できるO_2の最大値，全身持久力の最も有用な指標．

- $\dot{V}O_2$ peak（**最高酸素摂取量**）：運動負荷試験の終了に達した時点の酸素摂取量，運動耐容能 $\dot{V}O_2$ maxの代用指標．

- 表4に各種の日常活動における運動強度（METs）を示す．活動時に必要な毎分の酸素摂取量はMETs×体重×3.5 mLとなる．

表4 各種の日常活動における運動強度（METs）

METs	身の回りの行動	趣味	運動
1〜2	食事，洗面，裁縫，編物，自動車の運転	ラジオ，テレビ，読書，トランプ，囲碁，将棋	かなりゆっくりとした歩行（1.6 km/hr）
2〜3	乗り物に立って乗る，調理，小物の洗濯，床拭き（モップで）	ボーリング，盆栽の手入れ，ゴルフ（電動カート使用）	ゆっくりとした平地歩行（3.2 km/hr），2階までゆっくり昇る
3〜4	シャワー，10 kgの荷物を背負って歩く，炊事一般，布団を敷く，窓拭き，膝をついての床拭き	ラジオ体操，釣り，バドミントン（非競技），ゴルフ（バッグを持たずに）	少し速歩きの歩行（4.8 km/hr），2階まで昇る
4〜5	10 kgの荷物を抱えて歩く，軽い草むしり，立て膝での床拭き，夫婦生活，入浴	陶芸，ダンス，卓球，テニス，キャッチボール，ゴルフ（セルフ）	速歩き（5.6 km/hr）
5〜6	10 kgの荷物を片手に下げて歩く，シャベル使い（軽い土）	渓流釣り，アイススケート	すごく速く歩く（6.5 km/hr）
6〜7	シャベルで掘る，雪かき	フォークダンス，スキーツアー（4.0 km/hr）	
7〜8		水泳，エアロビクスダンス，登山，スキー	ジョギング（8.0 km/hr）
8〜	階段を連続して10階以上昇る	なわとび，各種スポーツ競技	

代謝当量：安静時を基準とし運動・作業時に何倍のエネルギーを消費するかを定めたもの（METsは運動強度を簡便に示す）．**1 METs**：安静座位の状態における体重1 kgあたり1分間の酸素摂取量（3.5 mL/kg/分）．METs＝運動・作業時代謝量／安静時代謝量．文献4より引用．

3 最大心拍数

- 運動量を漸増させてもそれ以上心拍数が増加しない限界．
- 年齢別予測最大心拍数＝220－年齢，あるいは実測による最大心拍数．
- 目標心拍数は，通常，年齢別予測最大心拍数の85〜90％．運動負荷試験を実施する際に，被験者に十分な負荷量がかかったと考えてよい心拍数．

4 心機能の指標

- NYHAの心機能分類を表1に示す．自覚的運動強度の代表的尺度であるBorg scaleは第I章-5を参照．

5 マスター検査

- 2段のマスター台を5歩で昇降するのを1回と数えて，年齢，性，体重で決められた回数を1分30秒で行う（負荷量：約3.4 METs）．この際の負荷をマスターシングル負荷という．心電図を安静時，負荷直後，3分後，5分後に記録する．負荷中は心電図モニターができないため過大負荷となる危険性が高い．

4 代謝とその障害

◆国試頻出キーワード◆
基礎代謝量

1） 基礎代謝量[5]

- 正常な状態で生命維持のためだけにエネルギーの消費が行われている状態の代謝．
- 食事後12〜18時間経過した空腹状態，安静臥床，室温20℃で測定．
- 男性は16歳，女性は14歳以降，しだいに低下する．男性は女性よりも高い．
- 体温が1℃上昇すると約14％増加する．
- 環境温度20℃以下，甲状腺ホルモン，アドレナリンは基礎代謝量を増加する．

2） エネルギー代謝率（RMR）[5]

- 運動・作業に要するエネルギーと基礎代謝量との比．
  ▶ RMR＝〔（運動・作業時エネルギー消費）－（安静時エネルギー消費）〕／基礎代謝量

3） 脂質異常症

- 第Ⅲ章-20を参照．コレステロールと動脈硬化について，図5に示す．

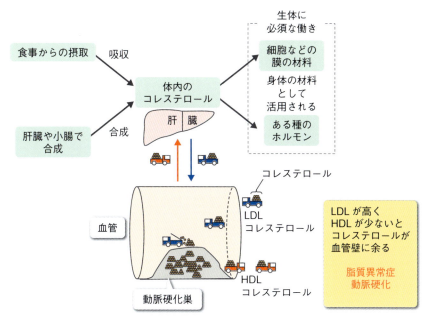

図5　コレステロールと動脈硬化

生体の働きを正常に保つためには脂肪（コレステロール，中性脂肪）が必要であり，脂肪は血中を通って各臓器に運搬される．血中の脂肪の量とバランスは微妙に調整されているが，脂質異常症や動脈硬化は血中の脂肪のバランスが悪くなった状態である．コレステロールのうち，LDLコレステロールは血管壁にコレステロールを蓄積させ，血液中の濃度が上昇すると動脈硬化がより進行する．一方，HDLコレステロールは血管壁から過剰なコレステロールを肝臓に戻す．文献6をもとに作成．

4) 肥満

- 脂肪が過剰に蓄積した状態（**第Ⅲ章-20**を参照）.
- 一般的には体格指数（Body Mass Index：BMI）で診断.
  - ▶ **BMI**：体重（kg）÷［身長（m）×身長（m）］. 25 kg/m² 以上が肥満.
  - ▶ **標準体重**：22×［身長（m）×身長（m）］

■ 引用文献

1）「カラー図解 人体の正常構造と機能 Ⅰ 呼吸器 改訂第3版」（牛木辰男, 小林弘祐/著）, 日本医事新報社, 2017

2）「全部見える 呼吸器疾患」（玉置 淳/監）, 成美堂出版, 2013

3）「カラー図解 人体の正常構造と機能 Ⅱ 循環器 改訂第3版」（大谷 修, 堀尾嘉幸/著）, 日本医事新報社, 2017

4）「CPX・運動療法ハンドブック 心臓リハビリテーションのリアルワールド 改訂2版」（安達 仁/編著）, 中外医学社, 2011

5）「基礎運動学 第6版」（中村隆一, 他/著）, 医歯薬出版, 2003

6）「予防とつきあい方シリーズ 脂質異常症・肥満 —動脈硬化—」（荻原俊男/監）, メディカルレビュー社, 2011

■ 参考文献

・「リハビリテーション運動生理学」（玉木 彰/監, 解良 武士/編）, メジカルビュー社, 2016

第Ⅱ章 障害各論

3 高次脳機能障害

学習のポイント

- 主な高次脳機能障害の症状と関連する脳部位を学ぶ
- おのおのの高次脳機能障害について，どのような神経心理学的評価があるかを学ぶ
- おのおのの高次脳機能障害について，リハビリテーション治療の内容を学ぶ

1 高次脳機能障害とは

- 脳が担う**言語，記憶，思考，空間認知**などの知的認知機能を**高次脳機能**という．なんらかの理由により脳を損傷し，これらの機能に障害の生じている状態が高次脳機能障害である．
- 図1は，脳の損傷箇所と対応する症状である．右片麻痺の人は左大脳に図示した症状が，左片麻痺の人は右大脳に図示した症状があらわれることがある．

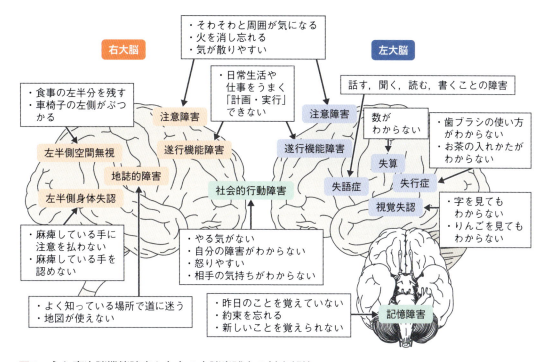

図1 主な高次脳機能障害と左右の大脳半球上の対応部位

2 | 厚生労働省が定義する高次脳機能障害

● 脳に損傷をもたらすあらゆる病気や外傷は，いずれも図1の高次脳機能障害を引き起こす可能性がある．

● しかし，狭い意味（行政上）で，厚生労働省が定義する診療報酬上の高次脳機能障害の診断基準は，「MRI，CT，脳波などにより確認されている脳の器質的病変※1」にもとづく，「記憶障害，注意障害，遂行機能障害，社会的行動障害」を指し，しかも「先天性疾患，周産期における脳損傷，発達障害，進行性疾患を原因とする者は除外する」とされている（表1）．

● すなわち，原因疾患が，主に**脳血管障害，脳外傷，低酸素脳症，脳腫瘍，脳炎**などの器質的病変を指す場合のみである．

> **※1　器質性**
> 「構造」という意味で，器質性病変とは，脳の構造に損傷があることをいう．

表1　高次脳機能障害診断基準（厚生労働省）

① 主要症状等

1. 脳の器質的病変の原因となる事故による受傷や疾病の発症の事実が確認されている．
2. 現在，日常生活または社会生活に制約があり，その主たる原因が記憶障害，注意障害，遂行機能障害，社会的行動障害などの認知障害である．

② 検査所見

MRI，CT，脳波などにより認知障害の原因と考えられる脳の器質的病変の存在が確認されているか，あるいは診断書により脳の器質的病変が存在したと確認できる．

③ 除外項目

1. 脳の器質的病変に基づく認知障害のうち，身体障害として認定可能である症状を有するが上記主要症状（①-2）を欠く者は除外する．
2. 診断にあたり，受傷または発症以前から有する症状と検査所見は除外する．
3. 先天性疾患，周産期における脳損傷，発達障害，進行性疾患を原因とする者は除外する．

④ 診断

1. ①〜③をすべて満たした場合に高次脳機能障害と診断する．
2. 高次脳機能障害の診断は脳の器質的病変の原因となった外傷や疾病の急性期症状を脱した後において行う．
3. 神経心理学的検査の所見を参考にすることができる．

3 | 主な高次脳機能障害

◆**国試頻出キーワード** **1）注意障害**◆

注意障害

● 注意は，①**全般性注意**，②**方向性注意**に大別される．

● **全般性注意**は表2の4つに分類される．

● **方向性注意**に障害があると，左右のいずれかの空間（右頭頂葉の損傷では左の空間）に注意

が払えない．障害をもつ人は，7) で後述する半側空間無視を呈する．

▶**責任部位**：全般性注意は主に両側前頭葉．左半側空間無視は主に右頭頂葉．

> 注意は，日常の**あらゆる知的活動**の基礎なので，注意障害があると，すべての生活に影響する．

表2　全般性注意の4分類

	内容	症状例
選択性注意	複数の物事から1つを抽出し集中する．	雑踏のなかで特定の人と話ができない．
持続性注意	一定時間，物事に集中する．	飽きやすい．長く仕事をするとミスが出る．
配分性注意	複数の刺激に同時に注意を向ける．	グループでの話し合いができない．
転換性注意	他の物事に注意を切り替える．	話題が変わるとついていけない．

2) 遂行機能障害

- 遂行機能とは，目的をもった一連の活動，例えば料理などの家事動作を自ら効果的に行う認知能力のことをいう．この機能に障害が生じると，①心のなかで目標を決め，②手順を考え（**計画＝段取り**），③そのための複数の方法から取捨選択をし，④実施し（決断），⑤その結果を確認する（フィードバック）という一連の活動に支障をきたす．

  ▶**責任部位**：主に両側前頭葉．

3) 失語症

- 言語にかかわる「**話す，聞く，読む，書く**」ことの障害（第Ⅱ章-6参照）．

  ▶**責任部位**：右利きの場合，95％で言語野は左大脳にあり，シルビウス裂周囲に局在する．

失行症

4) 失行症

- 運動・感覚器に問題はないが，一連の行為を正しく行えない大脳のプログラムの障害．
- **肢節運動失行，観念運動失行，観念失行**と区別される（表3）．

表3　3つの失行の特徴

	特徴と概念	検査
肢節運動失行	大脳損傷部位の対側上肢にみられる運動の拙劣．自動運動，模倣動作のいずれでも障害される．	指の巧緻性を調べるために，ボタンやスプーンなどの道具の使い方を観察する．
観念運動失行	言語命令や模倣などの意図的な状況下で単純な身振りができない．自然状況下で自動的には可能．動作順序そのもののプログラムは保持されているも，意図的に実行することができない．	さよなら，手招きなどの習慣的動作とパントマイム動作（歯を磨く，髪をとかすなど）を言語命令と模倣命令で行わせる．さらに，自動的動作を観察する．これらに解離がみられる．
観念失行	一連の順序立った行為ができない．自然状況下でもできない．しかし，言語命令や模倣などでは可能だが，有意味性は認めない．動作順序そのもののプログラムの障害．	物品を対象とした一連の動作（歯ブラシ，くしなど）を，言語命令と模倣命令で行わせると，観念運動失行と異なり，可能な場合があるが，本人はその動作に意味を見出せない．自動的動作では正確な行為は不可能．眼鏡を上下逆にかける．

- **責任部位**：肢節運動失行は運動野周辺，観念運動失行は左半球後方部から運動前野，観念失行は左頭頂葉周囲．

5）失読失書

- 運動障害や精神障害，知能障害がないが，読み書きが重度に障害されている状態を失読失書という．特に文字を読むことができない場合を**失読**，書くことができない場合を**失書**という．
  - **責任部位**：左後頭葉から左頭頂葉．
- 視覚情報は，網膜から視神経，視放線を経由し，後頭葉に入り，図2のように頭頂葉（角回）に向かう．角回に至って，見たものが認識される．その途中に損傷が生じると，見えても認識できない（視覚失認），字を見ても読むことができない（失読）などの症状があらわれる．

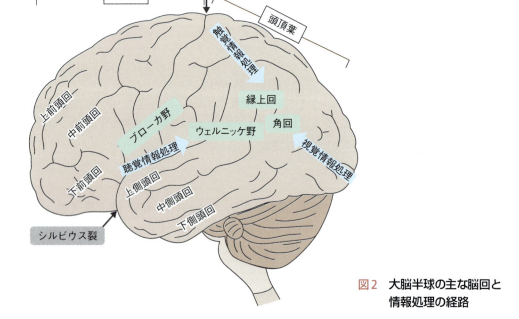

図2　大脳半球の主な脳回と情報処理の経路

◆国試頻出キーワード　ゲルストマン症候群

6）ゲルストマン症候群

- 表4の4つの症状の合併．
  - **責任部位**：左頭頂葉（角回，縁上回）を中心とする．

表4　ゲルストマン症候群の4症状

失書	失語に合併して生じる失書と文字の形がくずれて字にならない構成失書がある．
失算	簡単な四則計算ができないなどの症状がある．左角回は数字の概念をも担っている．
左右失認	左右の概念がわからない．右手で左の耳を触るなどの指示に混乱する．
手指失認	自分や他人の指の呼称ができない．右手でも左手でも同様．

7）半側空間無視

- 大脳損傷側の反対側に提示された刺激（視覚性，聴覚性，触覚性）に気づきにくい方向性注意障害．
- 主に，右大脳半球損傷でみられ，左半側空間無視を呈する．
  - ▶**責任部位**：左半側空間無視は，右頭頂葉を中心とする．

> 本来，右大脳は左右両側の空間に注意を向けることができるが，左大脳は右空間にしか注意を向けることができない．その結果，左大脳の損傷では，残った右大脳が左右両側に注意を向けられるため右半側空間無視は発現しにくい．

8）半側身体失認

- 麻痺を認めないので病態失認の1つである．
- 麻痺側の身体図式や身体部位の認知障害．通常は，片麻痺に対する認知障害を指す．
- 半側身体失認には，運動麻痺を否定する場合と，否定はしないが麻痺に対する誤った感覚（無視，病態無関心など）がある場合に分類される．
- 半側空間無視が自己の身体の外側の無視であるのに対し，半側身体失認は自己の身体の内側の無視である．
  - ▶**責任部位**：右側の前頭頭頂葉が有力視されている．

9）地誌的障害

- 熟知した場所で道に迷う症候．**街並失認**と**道順障害**に区別される（表5）．
  - ▶**責任部位**：右頭頂葉〜右側頭葉を中心とする．

表5 地誌的障害の分類

	特徴	検査
街並失認	熟知した街並を見ても建物，風景がわからない．	熟知した建物や風景の写真を見せて尋ねる．未知の建物や風景の特徴は口述できる．
道順障害	目的地の方角，位置関係がわからない．	2つの建物の位置関係を尋ねる．

10）着衣失行

- **衣類の空間関係の認知障害**．衣類の前後，左右，上下，裏表を間違える．うまく着たり脱いだりできない．
  - ▶**責任部位**：右頭頂葉を中心とする．

11）相貌失認

- 熟知している人物の顔を見ても誰かわからず，**声や歩き方**などからわかる．
  - ▶**責任部位**：右（あるいは両側）側頭葉を中心とする．

12）構成失行

- 組み立てや描画など，空間的に配置する行為が困難になる障害．
  - ▶ **責任部位**：右頭頂葉損傷では，**視空間認知の障害**により全体像をとらえることができない．一方，左頭頂葉損傷では，**行為のプログラミングの障害**により，全体像はわかるが一つひとつの細かな行為が組み立てられない．

13）バリント症候群

- 視覚性注意障害，精神性注視麻痺，視覚失調の合併（表6）．
  - ▶ **責任部位**：右（あるいは両側）側頭葉を中心とする．

表6　バリント症候群の3症状

視覚性注意障害	同時に2つ以上の刺激を提示しても，1つしか知覚できない．
精神性注視麻痺	任意の視覚対象に意図的に視線を向けることが難しく，物を見続けることができない．
視覚失調	視覚対象をとらえても，それを的確に把握することができない．

14）アントン症候群

- 完全に失明しているが，見えないことを**否認**する．
  - ▶ **責任部位**：両側後頭葉を中心とする．

15）道具の強迫的使用

- 道具の強迫的使用，16），17）で説明する他人の手兆候，運動維持困難は，いずれも前頭葉損傷に関連する運動障害である．
  - ＊強制把握（手掌に触覚刺激を加えると反射的に把握する）や強制笑い，強制泣き（状況にそぐわない笑いや泣き）も前頭葉損傷に起因する．
- 道具の強迫的使用とは，物を見ると本人の意思とは関係なくそれを使用してしまうという障害．
- **右手**のみに認められる．この場合，左手が自分の意思を反映し，右手を制御しようとする．
  - ▶ **責任部位**：左の前頭葉内側面と脳梁膝部．

16）他人の手兆候（alien hand）

- **左手**のみに生ずる運動障害で，自分の意思とは無関係な勝手な動きがみられる兆候．
  - ▶ **責任部位**：右前頭葉内側面の病変．

17）運動維持困難（motor impersistence）

- 一定の動作を持続することのできない障害．例えば，閉眼し続ける，側方を注視するなどが困難で，特に閉眼しながら舌を出し続けるなどの2つの動作を同時に持続することが困難．
  - ▶ **責任部位**：右前頭葉の病変が有力視されている．

18）記憶障害

- 記憶障害は，高次脳機能障害のなかでも頻度の高い障害である．
- 記憶は，記憶される時間から**感覚記憶**，**短期記憶**，**長期記憶**と分ける．長期記憶は図3のようにさらに分類される．その他の分類については表7に示す．
  - ▶ 臨床上，問題となるのは陳述記憶（宣言性記憶）のなかの**エピソード記憶**で，**海馬が主な責任部位**である．**海馬は，低酸素にさらされたときに損傷を受けやすい部位**である．
  - ▶ 一方，**手続き記憶**は，楽器の演奏技術やスポーツの技能といった体で覚えた記憶で，脳が損傷を受けても失われにくい記憶である．小脳，基底核を含む脳の広い範囲が関与しているといわれている．
- 病気や事故の前後の記憶障害について，図4のように区別する．
  - ▶ 脳外傷時にみられやすい逆行性健忘の期間は外傷の程度に比例し，重症例ほどより過去まで思い出せないが，回復にしたがって徐々に思い出せるようになり事故時に近づいてくる．
  - ▶ 逆行性健忘は記憶の主に再生の障害．前行性健忘は記憶の主に記銘および再生の障害．
- 記憶を支える重要な神経基盤は，パペッツ（Papez）の回路とヤコブレフ（Yakovlev）の回路である（図5）．前者は，海馬傍回→海馬→脳弓→乳頭体[※2]→視床前核→帯状回後部→海馬傍回と一周する回路．後者は，扁桃体→視床背内側核→帯状回前部→海馬傍回→扁桃体，

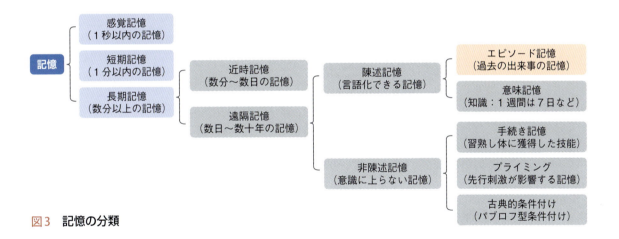

図3　記憶の分類

表7　その他の記憶の分類

① 作業記憶（作動記憶，ワーキングメモリー）
認知的活動において，一時的に保持し操作するための記憶．前頭前野の関与が大きい．
② 展望性記憶
未来の課題達成のために，それまで保持し想起するべき記憶．前頭前野の関与が大きい．
③ 顕在記憶と潜在記憶
顕在記憶は，思い出したという意識（想起意識）を伴う記憶．エピソード記憶や意味記憶に相当する．一方，潜在記憶は想起意識を伴わない記憶で，手続き記憶やプライミングなどが該当する．
④ 純粋健忘
知能は正常で，記憶機能のみ低下している状態．

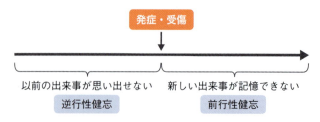

図4 逆行性健忘と前行性健忘

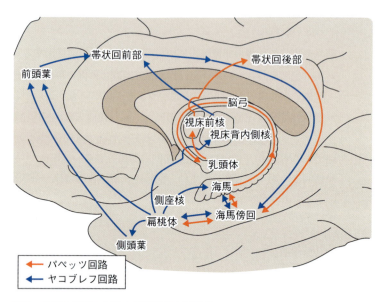

図5 記憶に関与する大脳辺縁系の回路

あるいは扁桃体→（側頭葉→）前頭葉→帯状回前部→海馬傍回→扁桃体と回る回路．いずれも，脳外傷やくも膜下出血で損傷を受けやすい部位で，前行性健忘，逆行性健忘をきたすことがあり，特にエピソード記憶が障害されやすい．

 ※2　コルサコフ症候群とは
①健忘（前行性健忘，逆行性健忘），②失見当識，③作話を呈するアルコール依存症と関連する症状群で，乳頭体や視床の病変が指摘されている．

19）社会的行動障害

- 易怒性（興奮性，イライラ），自発性の低下，幼稚性，依存性，固執性，共感の障害，病識低下など，社会性の障害をいう．
- いずれも前頭葉損傷でみられやすいが，病気や事故によって生じた二次的問題（社会的孤立，自己効力感の喪失，役割の喪失など）によっても生じるので，対応にはこれらの二次的問題への配慮が重要となる．

4 評価およびリハビリテーション治療

◆国試頻出キーワード
ウェクスラー成人用知能検査（Wechsler Adult Intelligence Scale-Ⅲ：WAIS-Ⅲ）

1）総合的評価

- 全般性知能を評価する検査には**ウェクスラー成人用知能検査**（Wechsler Adult Intelligence Scale-Ⅲ：WAIS-Ⅲ）◆がある（表8）．その他に，言語性要素を排除した**レーヴン色彩マトリックス検査**，**コース立方体検査**がある（巻末資料参照）．簡易検査として，改訂 長谷川式簡易知能評価スケール（HDS-R），Mini Mental State Examination（MMSE）※3がある．

表8 ウェクスラー成人用知能検査（WAIS-Ⅲ）の下位検査とその解釈

		課題内容（あるいは例）	解釈
言語性知能	単語	例「バリアフリーとは何ですか？」	語彙能力，一般的知能
	類似	例「ハエと樹木はどこが似ていますか？」	一般化能力，抽象的推理力
	算数	例「18万円ある．7万5千円の買い物，おつりはいくら？」	算数能力，集中力，記号操作
	数唱	例 6-4-3-9の順唱，4-9-6-8の逆唱	ワーキングメモリー，注意集中
	知識	例「奈良時代につくられた現存する最古の歌集は何ですか？」	一般教養
	理解	例「税金はなぜ払わなければいけないのですか？」	社会的成熟にかかわる良識
	語音整列*1	読み上げられた数字とかなの組合わせを数字は小さいものから，かなは五十音順に並べ替える課題	作動記憶
動作性知能	絵画完成	一枚の絵の，欠けている部分を答える課題	観察力，注意力，全体把握力
	符号	数字と対になった記号を120秒間で書き写す課題	学習能力，視覚と運動の協調性，作業能力
	積み木模様	見本の積み木図から実際に積み木を作る課題	視覚と運動の協調性，分析，立体把握
	行列推理	図版の一部の空欄を選択肢から推理する課題	視覚情報処理，抽象的推理能力
	絵画配列	数枚の絵を意味のある話に並べ替える課題	統合能力，論理の組み立て
	記号探し*2	見本の2つの刺激と同じ記号があるかどうかを判断する課題	作業能力，注意集中力
	組合せ*3	複数の図柄のピースをなじみのある形に再構成する課題	部分絵から全体への統合能力

*1 数唱が正しく実施できなかったときに，その代替として知能指数（IQ）算出に利用． *2 符号が正しく実施できなかったときに，その代替としてIQ算出に利用． *3 実施できなかった動作性検査の代替としてIQ算出に利用．

群指数
言語理解＝単語＋類似＋知識
知覚統合＝絵画完成＋積み木模様＋行列推理
作動記憶＝算数＋数唱＋語音整列
処理速度＝符号＋記号探し

IQ，群指数は，各年齢群それぞれにおいて平均100，標準偏差（SD）15の測定基準に尺度化されている．したがって，健常者全体の約2/3が，85〜115の間に，95％が70から130の間に入る．また，下位検査の粗点は，平均10，標準偏差（SD）3の年齢ごとの評価点に換算される．

> ※3 MMSE
> MMSEには，HDS-Rと異なり，図形模写（構成課題）が含まれており，視空間認識能力をも評価している．

2）評価およびリハビリテーション治療

- おのおのの高次脳機能障害について**表9**にまとめた.
- 半側空間無視に対する治療手技は，**表9**以外に，左耳への冷水刺激（カロリック刺激），無視空間への眼振の誘発を行う視運動性刺激，無視側への体幹の回旋（左無視であれば左への体幹の回旋），左後頸部の筋への振動刺激の組合わせなども勧められるが，治療の永続的効果，ADLへの改善については，十分な科学的根拠はない.

表9　各高次脳機能障害に対する神経心理検査評価とリハビリテーション治療

	神経心理検査	リハビリテーション治療
注意障害	Trail making test（TMT）A&B	急性期では注意トレーニングの効果は明らかではないが，亜急性期以後は，机上のトレーニングを含めた各種の注意トレーニングは効果がある.
	Paced auditory serial addition test（PASAT）	
	WAIS：符合課題，数唱課題	注意障害を補う方法を身につけることが勧められる.
	標準注意検査法（CAT）	処理速度の低下に対し，するべきことを自分に合うように調整し，明確に時間管理をする練習が勧められる（Time pressure management）.
		構造化された，外乱の少ない環境を設定することが勧められる.
遂行機能障害	遂行機能障害症候群の行動評価（日本版 BADS）	自己の能力を自覚したうえで，動作を選択していくトレーニング（Meta-cognitive strategy training）が勧められる.
	Wisconsin Card Sorting Test（WCST）	問題を解決していく練習（Problem-solving strategy training）が勧められる.
記憶障害	改訂版ウェクスラー記憶検査（WMS-R）	メモ，手帳などの外的補助手段を使いこなせる練習が勧められる.
	日本版リバーミード行動記憶検査（日本版 RBMT）	記憶障害の軽度例には，視覚イメージ法や自己教示による記憶代償練習が勧められる.
	三宅式記銘力検査	
	ベントン視覚記銘検査	失敗経験を少なく工夫した学習（エラーレスラーニング）が勧められる.
	Rey-Osterriethの複雑図形の模写および再生	手続き記憶学習（運動学習）を行うことが勧められる.
半側空間無視	線分二等分検査	視覚探索練習は効果がある.
	アルバートの線分抹消検査	無視空間への手がかりの提示は勧められる.
	行動性無視検査日本版（BIT）	プリズムレンズの装着により環境への適応練習の効果が報告されている.
失行症	標準高次動作検査（SPTA）	障害のある行為に対し，代償方法を習得する練習（ストラテジートレーニング）は勧められる.
	WAB 失語症検査の下位項目「行為」	
社会的行動障害	矢田部・ギルフォート性格検査	グループ療法の効果が報告されている.
		認知行動療法の効果が報告されている.
		社会技能トレーニングの効果が報告されている.

CAT：Clinical Attention Assessment．BADS：behavioral assessment of dysexecutive syndrome．BIT：Behavioral Inattention Test．RBM：Rivermead behavioral memory test．SPT：Standard Processing Test of Action.

第Ⅱ章 障害各論

4 心理社会的障害

II-4
心理社会的障害

学習のポイント

● 心理社会的障害の概念を学ぶ
● うつ状態，易怒性の症状と評価，対応を学ぶ

1 心理社会的障害とは

● 疾患や外傷が契機となって，不安感やうつ状態，不快感，孤立感，イライラ感などのさまざまな精神症状が生じることがある．こうした症状は，患者をとり巻く環境（家族や社会）と強い関連性をもっている．これらの症状によって，生活上に支障が生じた場合を**心理社会的障害**という．

● 人間は「社会的動物」である．日々の感情は周辺の社会環境から大きな影響を受け，社会での行動やその結果は日々の感情に影響を与えている．このように心理面と社会的側面は密接な関係にあることから，心理社会的障害という用語が用いられている．

● 脳出血によって半側空間無視を呈した例を考えてみる．視空間認知の中枢（主に右頭頂葉）の損傷によって生じた左半側空間無視は高次脳機能障害の1つである（**第Ⅱ章-3**参照）．錐体路の障害によって生じた左片麻痺は運動障害の1つである（**第Ⅱ章-1**参照）．一方，これらの障害によって，日常生活に介助を要する，仕事ができない，友人を失ったなどの二次的に生じた「**うつ状態**◆」や「**易怒性**（いどせい）」は心理社会的障害ということができる．

◆国試頻出
キーワード

うつ状態

● 先天性疾患（例えば先天性心疾患や1型糖尿病）をもつ子どもには，親の過保護のなかで成長し，将来への不安感を感じることなく育てられることがある．このような場合に，自己の障害に気づきにくいという「**病識低下**」が心理社会的障害となる例もある．

● 心理社会的障害は，**患者をケアする家族にも生じることがある**．患者への介護負担は，精神的疲労や将来への不安感，社会的孤立感を生じ，家族が心理的ケアを必要とする例も稀ではない．

● 以下に，代表的な心理社会的障害である，「うつ状態」「易怒性」について解説する．

2 うつ状態

● うつ状態を呈する代表的な精神疾患としてうつ病があげられる（**表**）（**第Ⅲ章-19**参照）．

159

- うつ病の基本症状は抑うつ気分と興味・喜びの喪失，活力の減退の3つである．
- 評価は，うつ病用ハミルトン評価尺度（Hamilton Rating Scale for Depression：HRSD）や**簡易精神症状評価尺度**◆（Brief Psychiatric Rating Scale：**BPRS**）◆，**POMS**◆（Profile of Mood States）などを用いる．
- 一方，うつ状態を呈する疾患はさまざま存在し，他の精神疾患に合併することもある．
- うつ病との鑑別を要する病態として**アパシー（無関心）**がある．

  ▶ アパシーでは抑うつ気分はさほど目立たないが，興味・喜びの低下および活力の減退が著明である．やる気スコアなどで評価される．
  ▶ アパシーは脳梗塞後や認知症などで目立つことも多く，またうつ病とは治療法が異なるため鑑別が必要である．
  ▶ うつ病は薬物療法・精神療法に加え，休養が治療方針の1つであるが，アパシーは運動療法などの活動性を向上させるような治療が推奨される．

◆国試頻出キーワード
簡易精神症状評価尺度（BPRS），POMS

表　うつ病の診断基準となる症状（エピソード）

患者は通常，抑うつ気分，興味と喜びの喪失，および活力の減退による易疲労感の増大や活動性の減少に悩まされる．わずかに頑張った後でも，ひどく疲労を感じることがふつうである．他の一般的な症状には以下のものがある．

- 集中力と注意力の減退
- 自己評価と自信の低下
- 罪責感と無価値感（軽症エピソードであってもみられる）
- 将来に対する希望のない悲観的な見方
- 自傷あるいは自殺の観念や行為
- 睡眠障害
- 食欲不振

文献1より引用．この他に代表的な診断基準としてDSM-5[2]などがある．

3 易怒性

- 些細なことで不機嫌になる，怒りっぽいなどの感情の高ぶりやすい状態を指し，**易刺激性**とも表記される．
- 躁病や頭部外傷後や脳梗塞後，認知症といった脳器質性疾患で多くみられる．
- 躁病の場合，多弁・多動，気分の高揚，行為心迫や観念奔逸などの感情だけでなく行動面や思考障害をきたすことが多い．躁症状の評価にはYoung躁病評価尺度がある．
- 脳器質性疾患の場合，高次脳機能障害と合併することも多い．特に脱抑制などの症状も伴う場合，前頭葉機能の障害が示唆される．
- 特に認知症の場合には，介護者から聴取するBehave-AD（Behavioral Pathology in Alzheimer's Disease Rating Scale）やNPI（Neuropsychiatric Inventory）の易怒性に関する下位項目を用いて評価することが多い．
- 易怒性を呈する患者には，易怒的となっている原因をとり除く，あるいは軽減するなどの対応を行う．

■ 引用文献
1）「ICD-10 精神および行動の障害 臨床記述と診断ガイドライン 新訂版」（融 道男，他/監訳），医学書院，2005

2）「DSM-5 精神疾患の分類と診断の手引」（American Psychiatric Association/原著，日本精神神経学会/日本語版用語監修，高橋三郎，大野 裕/監訳，染矢俊幸，他/訳），医学書院，2014

第 **II** 章　**障害各論**

5 摂食嚥下障害

学習のポイント

- 嚥下のメカニズムを学ぶ
- 嚥下障害の評価法，リハビリテーション治療を学ぶ
- 摂食障害に対するリハビリテーション治療を学ぶ

1 摂食嚥下障害とは

- **摂食嚥下障害**は，食物の認知，口腔内への取り込み，咀嚼から嚥下反射といった一連の食べる機能の障害のことである．食塊の咽頭への移送や嚥下反射の低下にフォーカスを当てた場合には，しばしば**嚥下障害**とのみ表現される．

◆国試頻出
キーワード
摂食障害

- **摂食障害**◆は，広義では食事をとること全般の障害だが，精神科領域における拒食症や心理的な食欲不振などを限局して指すことが多い．

2 嚥下のメカニズム

1）嚥下の解剖

- 嚥下にかかわる器官を図1に，神経系を表1にまとめる．

2）嚥下の病態

◆国試頻出
キーワード
球麻痺，
偽性球麻痺
（仮性球麻痺）

- **球麻痺**◆：嚥下反射の中枢である延髄の障害．ワレンベルグ症候群（延髄外側症候群）が代表．嚥下反射が惹起されず，輪状咽頭筋の機能麻痺による通過障害が生じる．
- **偽性球麻痺（仮性球麻痺）**◆：嚥下中枢の両側大脳支配が障害された場合，嚥下反射は残っているが，食塊の捕食や送り込みが不良だったり，タイミングの遅れのため誤嚥する．脳卒中急性期に多くみられるが，自然軽快する症例もあり，慢性期になると減少する．

161

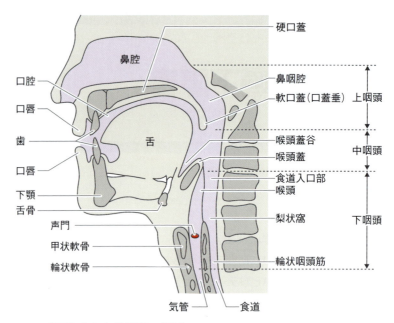

図1 嚥下にかかわる器官の解剖

表1 嚥下にかかわる脳神経と役割

脳神経の名称	代表的な役割
Ⅴ．三叉神経	下顎を動かし，咀嚼
Ⅶ．顔面神経	口を閉じ，捕食
Ⅸ．舌咽神経	咽頭挙上
Ⅹ．迷走神経	輪状咽頭筋の弛緩により食道入口部開大
Ⅻ．舌下神経	舌による食塊形成

3）正常嚥下のメカニズム（5期分類）[1]

- ①先行期：食物の認知
- ②準備期：捕食と咀嚼，食塊形成
- ③口腔期：口から咽頭への食塊の送り込み（図2A）
- ④咽頭期：嚥下反射による食道への移送（図2B〜D）
- ⑤食道期：食道蠕動による胃への移送（図2E）

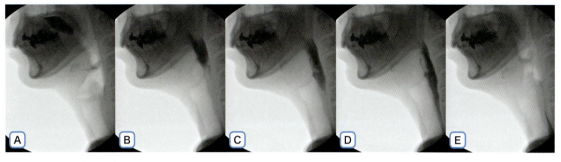

図2 嚥下造影検査（Videofluoroscopic Examination of Swallowing：VF）の連続写真
とろみ水を摂取している場面．**A）**舌が挙上して，食塊を口腔から咽頭へ送り込む．**B）**喉頭が挙上し，喉頭蓋は後方へ倒れる．**C）**喉頭閉鎖と輪状咽頭筋の弛緩により，食塊が食道へ移動．**D）**食道入口部を通過．**E）**喉頭蓋がもとに戻り，喉頭が再び開く．

3 嚥下障害の簡易評価法

◆国試頻出キーワード
改訂水飲みテスト

- **改訂水飲みテスト**◆（Modified Water Swallowing Test：MWST）[2]：冷水3 mLを飲み込む（元法の水飲みテストは冷水30 mL）．評価基準を表2に示す．
- **フードテスト**（Food Test：FT）[2]：ティースプーン1杯のプリン（4 gほど）などを飲み込む．評価基準を表2に示す．
- **反復唾液嚥下テスト**（Repetitive Saliva Swallowing Test：RSST）：唾液を30秒間に何回飲み込めるかを数える．3回以上が正常．

表2 改訂水飲みテストとフードテスト

	評価基準
1点	嚥下なし，むせる and/or 呼吸切迫
2点	嚥下あり，呼吸切迫（不顕性誤嚥の疑い）
3点	嚥下あり，呼吸良好，むせる and/or 湿性嗄声（and/or 口腔内残留中等度）
4点	嚥下あり，呼吸良好，むせない，（口腔内残留ほぼなし）
5点	4点に加え，空嚥下が30秒以内に2回可能

（ ）内はFTのみの評価基準．

4 嚥下障害に対するリハビリテーション治療

1）間接練習（食べ物を用いないで，嚥下機能を改善させる練習）

◆国試頻出キーワード
シャキア法

- **シャキア（Shaker）法**◆：繰り返し頭部挙上運動を行うことで，喉頭挙上にかかわる筋の強化を行い，食道入口部を拡げる効果がある[3]（図3）．
- **メンデルゾーン（Mendelsohn）手技**：咽頭を挙上した位置でしばらく保つ練習（嚥下をしたとき，甲状軟骨が最も高い位置に保つよう指示する）．輪状咽頭筋が開きやすくなる．

- アイスマッサージ：凍らせた冷たいアイス棒で喉を刺激するトレーニング．嚥下反射を促通する[4]（図4）．

◆国試頻出キーワード
バルーン拡張法

- バルーン拡張法◆：バルーン（風船玉）カテーテルを用いて食道入口部を拡張し，食塊の咽頭通過を改善するトレーニング．ワレンベルグ症候群などの輪状咽頭筋が開大せず，食塊通過が困難な患者が対象である（図5）．

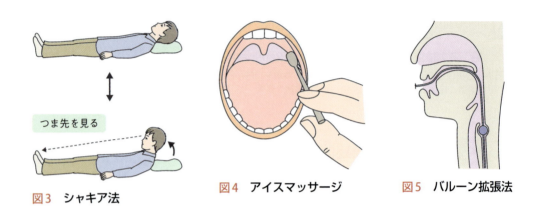

図3　シャキア法　　　図4　アイスマッサージ　　　図5　バルーン拡張法

2）直接練習（食べ物を用いて，嚥下機能を改善させる練習）

1 ポジショニング

- 体幹角度調整：リクライニング位にすることで食塊を送り込みやすくさせ，さらに誤嚥を軽減させる効果が期待できる[5]（図6）．
- 頸部前屈：喉頭挙上が楽になり嚥下反射が起きやすくなる．
- 頸部回旋：頸を回旋した側の食道入口部は狭くなり，非回旋側は広くなる．ワレンベルグ症候群では，患側に頸部回旋することで，健側の食道入口部を拡げて食塊通過を促進させる（図7）．

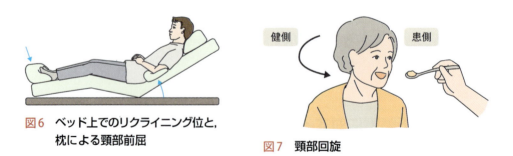

図6　ベッド上でのリクライニング位と，枕による頸部前屈

図7　頸部回旋

2 食品調整

- ゼリー：軟らかくて滑りがよいので咽頭を通過しやすい[6]．

◆国試頻出キーワード
とろみ

- とろみ◆：水分にとろみを付けることで咽頭の通過速度を遅くさせ，誤嚥を防ぐ．

5 摂食障害

1）主な症状

- 「食べない」「食べ過ぎる」「吐き出す」．他にも「対人関係の障害」や「完璧症的行動」を伴いやすい．

2）特徴的な精神異常

- 痩せ願望や肥満恐怖の他に，ボディイメージの障害や**病識欠如**（痩せていても，本人はまだ太っていると思っている）を認める．
- また，根底には自尊心の低下があり，対人関係では表面的対応や過剰適応をとりやすい．

3）摂食障害に対するリハビリテーション治療

- **運動**：低体重の急性期患者では過度な運動は禁止．卓球などのレクリエーション運動でも，思いっきり行う可能性があるので注意する[7]．リラクセーションなどからかかわる．
- **支持的作業療法**：精神的な面でのリハビリテーション治療も必要となる．一般に他人からの評価に過敏で自己評価が低い．ビーズ細工や裁縫など，本当に自分が楽しめるものをみつけて作品をつくり上げる活動は自己評価の向上につながる．また，作業では細部にこだわらず，失敗から学ぶよう配慮する．

引用文献

1）「リハビリテーションにおける評価 Ver.3」（上月正博，他/編），医歯薬出版，2016
2）「リハビリテーションレジデントマニュアル 第3版」（木村彰男/編，里宇明元，他/編集協力），医学書院，2010
3）日本摂食嚥下リハビリテーション学会医療検討委員会：訓練法のまとめ（2014版）．日本摂食嚥下リハビリテーション学会誌，18：55-89，2014
4）「よくわかる 嚥下障害 改訂第3版」（藤島一郎/編著），永井書店，2012

5）「図解 ナース必携 誤嚥を防ぐポジショニングと食事ケア 食事のはじめからおわりまで」（迫田綾子/編），三輪書店，2013
6）「食べにくい患者への食事アプローチ イチからよくわかる摂食・嚥下障害と嚥下調整食」（栢下 淳/編），メディカ出版，2014
7）「摂食障害治療ガイドライン」（日本摂食障害学会/監，「摂食障害治療ガイドライン」作成委員会/編），医学書院，2012

第II章 障害各論

6 言語機能障害

学習のポイント

- 失語症の分類と評価，神経経路について学ぶ
- 失語症の具体的な症状，基本的な対応やトレーニングの方法について学ぶ
- 構音障害の分類と評価について概略を学ぶ

1 失語症

- 脳卒中などにより**言語中枢が損傷**された結果，**聞く・話す・読む・書くといった言語モダリティが障害された状態を失語症**とよぶ．
- 発語に関与する下前頭回（**ブローカ野**），理解に関与する上側頭回（**ウェルニッケ野**）を中心とした言語に関連する脳の局所病変による特異的症状であるが，注意や記憶など他の認知機能とも密に連携しあうため，それらの評価も必要である．
- なお，多くの場合で言語中枢は左大脳に存在するが，左利きの者の場合は右大脳，もしくは両側に言語中枢を有する場合も多いため[1]，生来の利き手の確認は必須である．

◆キーワード
復唱，
ブローカ失語，
ウェルニッケ失語

1）分類と評価

- 古典的には失語症は発話の流暢性，理解障害の重症度，**復唱**◆能力の状態によって全部で8つに分類される（ボストン学派分類）（表1）．この理解に有用なのがウェルニッケ・リヒト

表1 古典的失語症分類

流暢性	理解障害	復唱	古典的失語分類	責任病巣
非流暢	重度	不良	①全失語	主要言語野広範にわたる病巣
		良好	②混合型超皮質性失語	主要言語野を孤立させるような病巣
	中等度〜軽度	不良	③ブローカ失語◆	ブローカ野，中前頭回，中心前回下部など
		良好	④超皮質性運動性失語	前頭葉背外側，補足運動野内側面など
流暢	重度〜中等度	不良	⑤ウェルニッケ失語◆	側頭葉，角回，縁上回など
		良好	⑥超皮質性感覚性失語	中前頭回，角回，側頭頭頂後頭葉接合部など
	軽度〜なし	不良	⑦伝導失語	縁上回等の傍シルビウス裂
		良好	⑧健忘失語	側頭頭頂葉，ブローカ野，後頭葉など

166　リハビリテーション医学

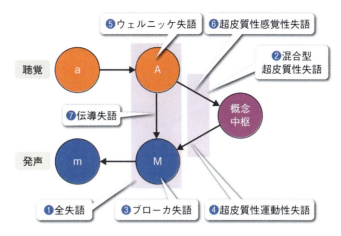

図1 ウェルニッケ・リヒトハイム図式
文献2をもとに作成.

ハイム図式である（図1）[2].

- **大回り経路を使う会話**
  - 例えば「今日はいい天気ですね」と話しかけられた場合，aの段階ではそれは単なる音情報であり，Aに到達してはじめて言語処理を受ける．
  - しかしそれでは理解には不十分であり，概念中枢で「いい天気」というのはどういう意味か，自分はどう感じるかなどの解析がなされる．
  - 空を見上げ小春日和だなあと感じた場合，それをMに伝え「気持ちのよい小春日和ですね」という文言を構成し，それをもとにmが発声する．
- **復唱の経路**
  - 一方，AからMへの経路は復唱であり，例えば「パタカ」の復唱に「パタカとは何か」などの解析は不要である．
  - ただし復唱にも言語処理は必要であり，処理不能な聞いたこともない異国の言葉の正確な復唱はできない．
  - 同じ鶏の鳴き声を日本人はコケコッコー，アメリカ人はクックドゥードゥルドゥーと捉えるのも，それぞれ自分の有する言語で処理しているためである．
- なおこの図式は簡単な理解には有用であるが，解剖学的・生理学的に正確ではない．実際には図2のような神経経路が考えられる[3].
- ウェルニッケ・リヒトハイム図式では概念中枢まで障害がなければ理解障害はないことになるが，理解障害がないといえるのは健忘失語だけである．失語症は程度の差はあるもののみな理解障害を有するという姿勢で診察すべきである．
- 特にウェルニッケ失語では何を聞いても「はい」と答えてしまうことが多いため，答えが逆になるような質問で再確認することが望ましい．その他にも，左右の要素を質問に混入させると理解困難になる例，単段階命令にはしたがえるが多段階では一部しかしたがえない例などもよく経験される．
- 本邦において失語症の評価に広く用いられているものは**標準失語症検査**（Standard Language Test of Aphasia：SLTA）[4] と **WAB**（Western Aphasia Battery）[5] である．

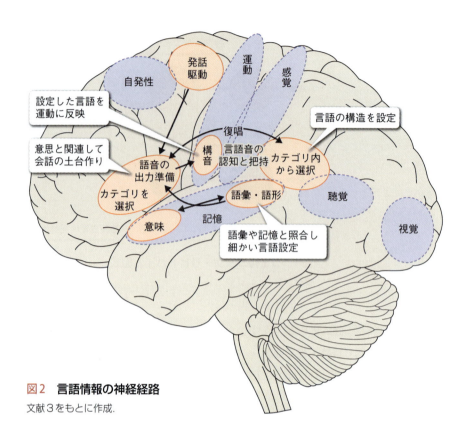

図2　言語情報の神経経路
文献3をもとに作成.

- SLTAは失語症のタイプや重症度を全26種の下位テストにより評価するものである.
- WABはクラスター分析により失語症の8分類が可能（日本語版では全失語・ブローカ失語・ウェルニッケ失語・健忘失語の4つ）である．また，失行や半側空間無視の評価にも対応する．

2）発語にかかわる諸症状

- 失語症ではさまざまな症状が出現するが，特に発語には特徴的な症状が多いため表2に示す．

3）失語症への対応・トレーニング

- 言語学習過程では文字よりも音声，話すよりも聞くことが基礎となる．
- 文字盤の多用は，音声会話場面でも文字を思い浮かべ，それを読むような会話形式になりがちなため注意が必要である．
- また話しかける際にゆっくり短く話すのはよいが，音節以下に短く区切ってはならない．例えば「おはよう」は周波数変化を伴う一括りであり，「お」「は」「よ」「う」の集合ではない．
- なお，文字理解は一般的に漢字で保たれやすい．漢字には視覚的な意味が付随しやすいためである．
- 失語症に対するリハビリテーション治療は有効か否か？ 実はつい最近までその有効性は証明されておらず，「脳卒中治療ガイドライン2015」[6]ではじめて「言語聴覚療法は行うことが強く勧められる（グレードA）」と評されたものの，本邦における高水準のエビデンスはまだない．

表2　主要な発語症状

発語症状	内容
アナルトリー	話すモダリティに限定された症状であり，構音障害との区別が必要．構音の歪みだけでは説明が困難なリズムや音の途切れなどが出現する（例：りんご→り…ん！ごうっ！）．
迂言・迂回表現	意図した言葉を必要に応じ用いることが困難な状況（例：リモコンを示して「あれですよ，テレビをあのパッとあれするえーと…」）．
錯語◆	音節・語句が間違って発せられる．無関連錯語（りんご→パトカー），語性錯語（りんご→みかん），音韻性錯語（りんご→ぎんぽ）などがある．特にウェルニッケ失語では自分の発した言葉を自分で理解できない（フィードバックが働かない）ために新造語（りんご→ぱるちゃい）が出現し，重度化するとまるで宇宙人が話しているようになる〔ジャルゴン（ジャーゴン）◆〕．
再帰性発話	同じ音や語句の反復（常同言語）で発話を行う（例：こんにちは→だかだかあ，今日は調子がいいです→だか，だかだか，だか）．
エコラリア（反響言語）	相手の発した言語を繰り返す．無意味に繰り返す場合（「今日は調子いかがですか？」→「今日は調子いかがですか？」）と，相手の言葉を利用して返事をする場合（「今日は調子いかがですか？」→「今日は調子いかがです」）がある．
錯文法	単語の羅列ではなく文章にはなっているが，助詞・助動詞の使い方や音節のならびなど，文法的に不適当な状態（例：今日が気温の高いですね）．

◆キーワード

錯語,
ジャルゴン
（ジャーゴン）

- 一般的な失語症に対するリハビリテーション治療手法を以下に紹介する．
  - ▶①**刺激促通法**[7]：患者のトレーニング意欲の高い音声言語，特に聴覚的刺激入力を繰り返すことで言語機能の再統合を促通する．
  - ▶②**PACE**（Promoting Aphasics' Communicative Effectiveness）[8]：カードの絵の内容を音声・書字・ジェスチャーなど，あらゆる伝達手段を自らの意志で選び伝える．
  - ▶③**CIAT**（Constraint Induced Aphasia Therapy）[9]：PACEにおけるカードの絵の説明を音声言語のみで行う．1日3～4時間のトレーニングを連続10日間課す高密度トレーニングであり，慢性期にエビデンスの高い手法である．
- 新たな研究的治療として**反復性経頭蓋磁気刺激**（repetitive transcranial magnetic stimulation：rTMS）がある．
  - ▶rTMSは特殊な電磁波を用いて非侵襲性に目的の脳局所活動性を持続的に制御するものであり，特に慢性期の上肢麻痺に対しては高い有効性が示されている．
  - ▶失語症に対しては，言語活動代償部位の賦活により特に呼称能力を改善することが報告されている[10][11]．
- 日本では保険適応はないもののピラセタム[6]，レボドパ，ガランタミン，アトモキセチンなどの薬物にも効果が報告されている．

2　構音障害

- 言語中枢の損傷を伴わない発声の障害を**構音障害**とよぶ．解剖学的形態異常や麻痺などの器質的異常を伴わない**機能的構音障害**と，脳卒中麻痺や頸部手術などによる発声にかかわる運動の後天的な障害を原因とする**運動障害性構音障害**に分かれる．
  - ▶機能的構音障害に対しては幼少期の情報聴取も重要である．

▶運動障害性構音障害は，その原因により弛緩性・痙性・失調性・運動低下性・運動過多性・混合性の6つに分類される．

●原因が多岐にわたるためエビデンスを蓄積しにくいという理由もあり，構音障害に対するリハビリテーション治療の有効性は現在まで認められていない[12]．

●構音障害の原因となっていそうなものを特定し，**標準ディサースリア検査**（Assessment of Motor Speech for Dysarthria：**AMSD**）[13] などを用いて量的な評価を行い，最大の変化をめざすことが治療の基本姿勢となる．

■ 文献

1）「脳卒中と神経心理学」（平山惠造，田川皓一/編），pp63-65，医学書院，1995

2）松田 実：今日における失語の古典分類．「失語・失行・失認のリハビリテーション（MB Medical Rehabilitation No.99）」（石合純夫/編），pp7-12，全日本病院出版会，2008

3）佐々木信幸，安保雅博：音声・言語機能障害．「今日のリハビリテーション指針」（伊藤利之，他/編，上月正博，他/編集協力），医学書院，2013

4）「標準失語症検査マニュアル（SLTA）」（日本高次脳機能障害学会/編，日本高次脳機能障害学会 Brain Function Test 委員会/著），新興医学出版社，2003

5）「WAB失語症検査 日本語版」〔Kertesz A/原著，WAB失語症検査（日本語版）作製委員会/編〕，医学書院，1986

6）「脳卒中治療ガイドライン2015」（日本脳卒中学会 脳卒中ガイドライン委員会/編），協和企画，2015

7）小嶋知幸：失語症セラピーにおける認知神経心理学的アプローチについて．認知神経科学，11：59-67，2009

8）Davis GA：PACE revisited. Aphasiology, 19：21-38, 2005

9）Pulvermüller F, et al：Constraint-induced therapy of chronic aphasia after stroke. Stroke, 32：1621-1626, 2001

10）Abo M, et al：Effectiveness of low-frequency rTMS and intensive speech therapy in poststroke patients with aphasia：a pilot study based on evaluation by fMRI in relation to type of aphasia. Eur Neurol, 68：199-208, 2012

11）Hara T, et al：The Effect of Selective Transcranial Magnetic Stimulation with Functional Near-Infrared Spectroscopy and Intensive Speech Therapy on Individuals with Post-Stroke Aphasia. Eur Neurol, 77：186-194, 2017

12）Mitchell C, et al：Interventions for dysarthria due to stroke and other adult-acquired, non-progressive brain injury. Cochrane Database Syst Rev, 1：CD002088, 2017

13）伊藤元信，他：運動障害性（麻痺性）構音障害dysarthriaの検査法—第1次案．音声言語医学，21：194-211，1980

第 **II** 章　**障害各論**

7 視覚障害

学習のポイント

- ● 視覚障害者数，視覚障害の原因疾患について学ぶ
- ● 施設利用による視覚障害に対するリハビリテーション治療を学ぶ

1 視覚障害とは

- ● **視覚障害は視力障害と視野障害に大別**される．
- ● 一般に，視覚障害者とよばれる方は30万人とされている．これは視覚障害によって身体障害者手帳を取得されている方の数である．日本眼科医会などで試算すると，これに加えて150万人ほどの**ロービジョン**◆者（低視覚者）がいるとされている．

◆キーワード
ロービジョン

- ● 視覚障害での身体障害者手帳の取得には，視力と視野の検査が不可欠である．等級は1級から6級まである（**第 I 章-16参照**）．

2 視覚障害の原因疾患

- ● 視覚は眼球に入った光が網膜で電気信号に変換され，大脳に運ばれて処理されてはじめて成立する．視覚路のどの部分に変化・障害を受けても視覚の成立に問題を生じる可能性がある．
- ● 眼疾患だけではなく，耳鼻科疾患や脳神経外科疾患，神経内科疾患でも視覚に何らかの困難を抱えることになる．
- ● 視覚障害の原因疾患は，眼科疾患では**緑内障・糖尿病網膜症・網膜色素変性・加齢黄斑変性**の4つが大きな割合を占めている．
- ● **視力障害**が症状として前面に出てくるのが糖尿病網膜症と加齢黄斑変性である．一方，緑内障と網膜色素変性では**視野障害**が前面に出てくる．

3 視覚障害者に対するリハビリテーション治療

- 神奈川リハビリテーション病院では，七沢自立支援ホーム視覚障害部門という自立トレーニング施設が併設されており，入所・通所・訪問のさまざまな形態で視覚障害者へのトレーニングを提供している．
- 神奈川リハビリテーション病院では，以下のように大きく分けて4つのタイプのトレーニングを提供している．**感覚訓練・日常生活訓練・コミュニケーション訓練・歩行訓練**である．

◆キーワード
感覚訓練

1) 感覚訓練◆

- 視覚を利用できない，あるいは利用しにくい方に触覚や聴覚などの諸感覚を利用し，安全で効率的な行動システムをつくるトレーニングが，**感覚訓練**である（図1）．
- 手で触って形態を把握する，触察の訓練である基礎プログラムや，拡大読書器を使用した読み書きの訓練などのロービジョンプログラム，フライングディスクやサウンドテーブルテニスなどの運動系のプログラムを用意している．

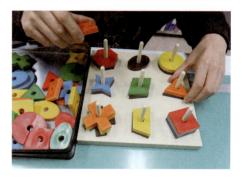

図1　感覚訓練の触察教材

◆キーワード
日常生活訓練

2) 日常生活訓練◆

- 調理・洗濯・掃除や身の回りの整理など暮らしのなかでのあらゆる困難に対する訓練が**日常生活訓練**である．基本的な日常動作を確認し，その習慣化を図りながら，電子レンジや電磁調理器を使用した調理訓練などを行う．用具の紹介なども行っている（図2）．

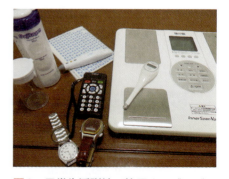

図2　日常生活訓練で使用するグッズ

◆キーワード
コミュニケーション訓練

3) コミュニケーション訓練◆

- コミュニケーション訓練では点字や音声パソコン，DAISY（Digital Accesible Information System）とよばれる音声機器の紹介とトレーニングを行う．
  - **点字**の習得には難しい面も多いが，視覚で情報を得られない方にとって重要である（図3）．
  - **DAISY**は，録音図書の規格である．視覚障害者向けにボランティアが作成した書物を朗読してつくられたCDを再生することで，これまで読書などが好きだった方にもう一度読む喜びを味わっていただく．

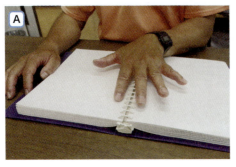
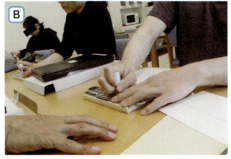

図3　点字の習得（コミュニケーション訓練）
A）点字を読む訓練．B）点字を書く訓練．

◆キーワード
歩行訓練

4）歩行訓練

- 誘導歩行から白杖を用いた単独歩行まで，安全な移動方法を会得してもらうための訓練である（図4）．
- 屋内，屋外，市街地やバス・電車への乗降訓練まで行い，必要に応じて訪問訓練も行っている．
- また，施設利用中に，病院の眼科はもちろん，理学療法士，作業療法士，心理職，ソーシャルワーカーとも連携し，施設利用後の生活の立て直しについて，患者とともに話し合っている．

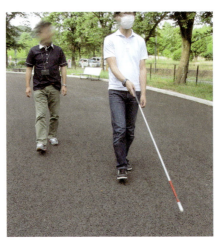

図4　歩行訓練

参考文献

- 「ロービジョンの総合的リハビリテーション 理論と実践」（田淵昭雄/監，田淵昭雄，菊入 昭/著），自由企画・出版，2010
- 林 知茂，他：ロービジョンケアの現状とその対応．日本の眼科，87：5-6，2016
- 「特集：ロービジョンケア」（仲泊 聡，川瀬和秀/編）．あたらしい眼科，30：429-486，2013
- ロービジョン対応医療機関リスト（https://www.jslrr.org/low-vision/institutions），日本ロービジョン学会
- 視覚障害の方へ（http://www.jiritsushien.kanagawa-rehab.or.jp/to-visually-impaired-people），障害者支援施設 七沢自立支援ホーム

第 **II** 章　障害各論

8 排泄機能障害

学習のポイント

● 尿と便の生成と排尿・排便の概要について学ぶ
● 排尿・排便のメカニズムについて学ぶ
● 排尿・排便の機能障害について学ぶ

1 排泄とは

1）尿の生成と排尿

◆国試頻出
キーワード
排尿反射

● 尿は腎臓のネフロンで血液が濾過され，つくられる（図1A）.
● つくられた尿は尿管の蠕動運動によって膀胱に運ばれ，一定量蓄尿され**排尿反射**◆で体外へ排出される.

2）便の形成と排便

◆国試頻出
キーワード
排便反射

● 食物の栄養素は小腸で吸収され，残渣と消化液が混ざった水様のものが大腸を蠕動によって運ばれる間に水分が吸収されて便となる．便の性状は大腸通過時間に左右される.
● 便は直腸へ到達し，一定量蓄積された後で，**排便反射**◆で体外へ排出される（図1B）.
● 排便には直腸の収縮と腹圧を協調させている.

3）神経支配

◆国試頻出
キーワード
尿道括約筋,
肛門括約筋

● 膀胱や直腸は副交感神経（骨盤神経，S2〜4）と交感神経（下腹神経，膀胱：Th11〜L2，直腸：L1〜2）の二重支配を受ける.
● **外尿道括約筋**◆・**外肛門括約筋**◆・骨盤底筋はS2〜4レベルからの体性神経（陰部神経）の支配を受けるので随意筋である.
● 副交感神経は尿・便の排出に働き，交感神経は抑制的に働く.

174　リハビリテーション医学

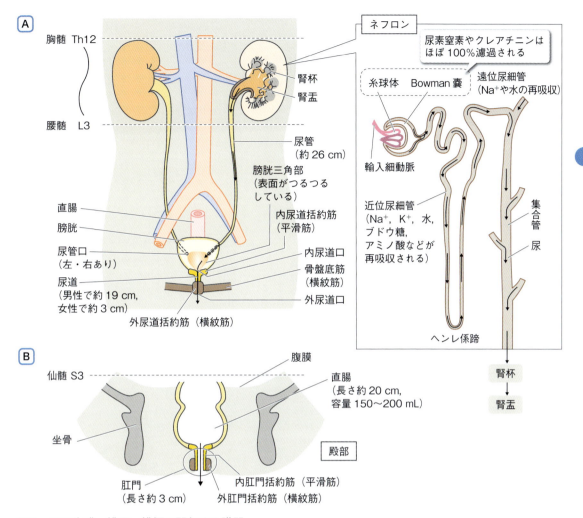

図1 尿の生成・排尿，排便に関与する臓器

A）ネフロンは1つの機能単位で袋状のBowman囊に毛細血管が陥入した糸球体と，Bowman囊から続く尿細管からなる．膀胱は恥骨結合後方の囊状の臓器で頂点の頂部，底面の底部，その中間の体部に分けられ，容量は250〜500 mLである．膀胱は排尿筋とよばれる平滑筋からできている．尿道への移行部に内尿道括約筋，その遠位で尿道を囲んで外尿道括約筋がある．外尿道括約筋の外側に骨盤底筋がある．内外尿道括約筋・骨盤底筋の緊張により尿道は排尿時以外閉じられている．B）直腸は平滑筋でできている．直腸に続く内肛門括約筋と肛門を取り囲む外肛門括約筋により肛門は排便時以外は閉じられている．

2 排尿・排便のメカニズム

- 排尿も排便も膀胱や直腸の伸展センサーからの信号で，それぞれの平滑筋が収縮する脊髄反射（排尿反射・排便反射）である．反射の中枢はS2〜4にあり，大脳など上位中枢により制御されている（図2〜4）．
- 消化管には独自の自律運動がある．例えば胃に食物が入ると結腸の総蠕動が促進される胃結腸反射などである．食後に便意が起こりやすくなる理由である．

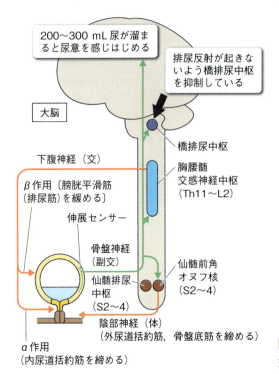

図2　蓄尿時の神経支配

交：交感神経，副交：副交感神経，体：体性神経．

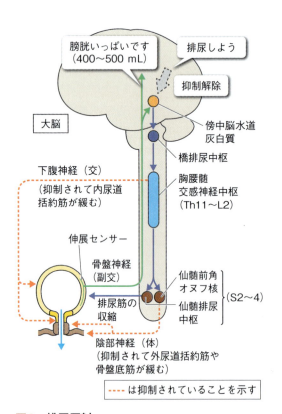

図3　排尿反射

交：交感神経，副交：副交感神経，体：体性神経．

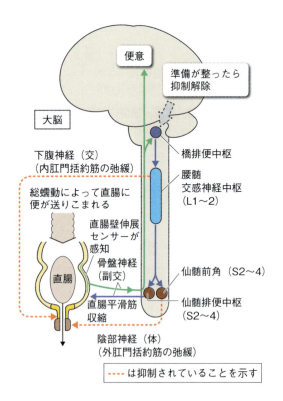

図4　排便反射

交：交感神経，副交：副交感神経，体：体性神経．

1）蓄尿と排尿反射

- 尿が膀胱に溜まっていく間は，膀胱の弛緩と括約筋の収縮が無意識に起きている（図2）．
- 膀胱最大容量近くまで蓄尿されると膀胱内圧が急激に高まり排尿反射がスタンバイとなる（図3）．大脳による抑制が解除されると排尿反射がはじまる．橋排尿中枢からの遠心性インパルスは骨盤神経経由で排尿筋を収縮させる．同時に胸腰髄交感神経中枢と仙髄前角オヌフ核が抑制され内尿道括約筋と外尿道括約筋は弛緩する．これらにより膀胱が空になるまで排尿が続く．

2）排便反射

- 直腸に便が送り込まれ，直腸壁が一定以上伸展されると直腸平滑筋収縮と内肛門括約筋弛緩が起きる（図4）．このとき，直腸壁伸展のインパルスは脊髄を上行して，便意として大脳皮質にも伝わるため，準備が整うまでは外肛門括約筋を随意的に収縮させ肛門を閉じておくことができる．意識的な排便動作で肛門を弛緩させると同時に，腹筋や横隔膜を随意的に緊張させて腹圧を高める（いきむ）ことで，直腸平滑筋収縮による排便を補助する．

3 排尿・排便の機能障害

1）神経因性膀胱・直腸障害

- 膀胱や直腸を支配する神経系の傷害による排尿・排便障害を**神経因性膀胱・直腸障害**という．

■ 橋の排尿中枢より上位の脳傷害

- 脳出血，脳梗塞，パーキンソン病，正常圧水頭症などでは，大脳による橋排尿中枢の抑制が効きにくく，膀胱にある程度の尿が溜まるとすぐに排尿反射が起きてしまう，切迫性尿失禁となる（図5）．

■ 仙髄と橋の排尿中枢との間での傷害

- 脊髄損傷，脊髄の多発性硬化症などでは，仙髄を中枢とした排尿反射回路が形成され，膀胱に少量の尿が溜まっただけで排尿反射が起きるが，尿道括約筋弛緩のインパルスが上位から来ないため，排尿筋括約筋非協調となり残尿を生じることがある（図6）．

■ 末梢神経（骨盤神経）の傷害や仙髄の排尿中枢の傷害

- 糖尿病神経障害，多発末梢神経炎，脊髄円錐部（仙髄）や脊髄馬尾の腫瘍，二分脊椎，脊髄係留症候群などでは，尿意減少や排尿筋の著明な収縮力低下により，重篤な尿の排出困難が起きる（図7）．
- **仙髄より上位の脊髄損傷**：腸蠕動低下と外肛門括約筋の随意的弛緩困難により便秘傾向となる．直腸伸展に伴う内肛門括約筋弛緩はあるため浣腸などの刺激で排便が可能となる．
- **仙髄の脊髄損傷**：内・外肛門括約筋の緊張が失われるので肛門が緩み，失便が起きる．

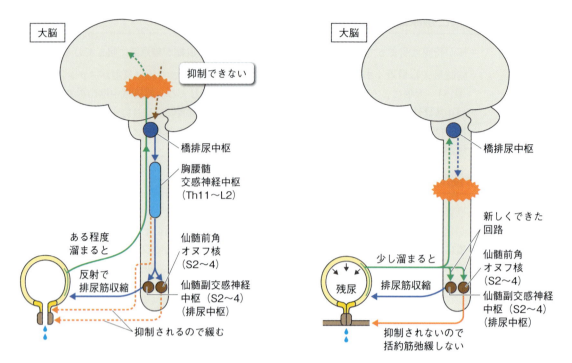

図5 橋の排尿中枢より上位の脳障害

図6 仙髄と橋の排尿中枢との間での障害

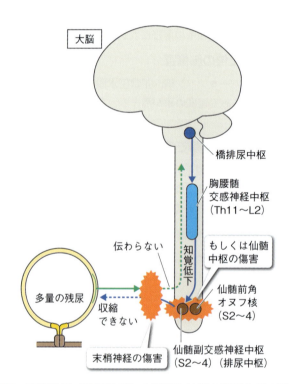

図7 末梢神経（骨盤神経）の障害や仙髄の排尿中枢の障害

2）その他の排尿障害

- **腹圧性尿失禁**：腹圧が上昇する動作（咳，くしゃみなど）により膀胱内圧が尿道閉鎖の圧（尿道括約筋，骨盤底筋）より強まり，尿漏れを起こすことである．女性に多いが，男性でも前立腺の術後などでみられる．

- この他にも，前立腺肥大や加齢などで起きる頻尿や排尿困難がある．

3）その他の排便障害

- 腸蠕動低下や肛門付近の器質的狭窄などで排便困難が生じる．

■ **参考文献**

・「図説 下部尿路機能障害」(山口 脩，他/監)，メディカルレビュー社，2004
・「リハビリテーション患者の排尿・排便障害 (MB Medical Rehabilitation No.148)」(仙石 淳/編)，全日本病院出版会，2012

・榊原隆次，他：神経内科と膀胱 〜排尿の神経機序と排尿障害の見方・扱い方〜．臨床神経学，53：181–190，2013
・高木 都：排便反射における肛門機能温存と手術 —基礎から臨床へ—．日本大腸肛門病学会雑誌，60：191–197，2007

第 **II** 章　障害各論

9 意識障害

学習のポイント

- 意識と意識をもたらす脳の部位を学ぶ
- 意識障害をきたす疾患と病態，評価法を学ぶ

1 意識とは

- 自分自身に意識があることは自明であるが，他者に意識があるか否かを評価することは難しい.
- 臨床では，**自己および周囲の環境を認識し，外的刺激に対して適切な反応を示すことができれば意識がある**と考える.
- 通常，外的刺激に対して適切な反応を示しているか否かは言語や動作による表出が可能か否かで判断される.
- 四肢に加え眼球や口部の運動障害をもつ患者では，意識の有無を評価するのは困難である.

2 意識にかかわる脳の部位とその役割

- 意識にかかわる解剖学的な脳の部位として最も基本的なものは**脳幹にある網様体**である.
- 網様体は中脳，橋，延髄にわたって脳幹の中心部に位置し，視床，視床下部を介して広範囲の大脳皮質を賦活するシグナルを投射している（**上行性網様体賦活系**）．また，視床下部から大脳辺縁系や中脳に対して促進，または抑制するシグナルを送っている（**視床下部調節系**）.
- 上行性網様体賦活系および視床下部調節系の働きは覚醒レベルの調節である．一定の覚醒レベルを維持することによって，自己および周囲の環境を認識し外的刺激に反応をできる状態となる.
- 認識や反応，また，その他の知的活動を行うには複雑な情報を統合する必要がある．これには広範囲の大脳皮質領域がかかわる.

3 意識障害をきたす疾患とその病態

- 前述した通り，意識を保つための根幹を担っているのは上行性網様体賦活系および視床下部

180　リハビリテーション医学

調節系である．そのため，これらのいずれかの部位に損傷が加わると意識障害を生じる．

- また，大脳皮質の損傷や大脳白質の損傷については一部だけで意識障害を生じることは少なく，広範囲の損傷によって生じる．
- 表1に示したように多くの疾患で意識障害を生じることがある．代表的な疾患を抜粋し，病態とともに，以下に解説する．

表1 意識障害をきたす主な疾患

原因	疾患名
頭蓋内疾患	脳血管障害（脳梗塞，脳出血，くも膜下出血）
	脳外傷（脳挫傷，硬膜下血腫，硬膜外血腫，びまん性軸索損傷）
	脳腫瘍
	感染症（脳炎，髄膜炎，脳膿瘍）
	低酸素脳症
	てんかん
全身性疾患	敗血症，肝性脳症，尿毒症，血糖異常，体温異常，電解質異常，高血圧性脳症，甲状腺クリーゼ，副腎不全，中毒（薬物，アルコール）

1) 脳血管障害 （脳卒中）

- 脳血管障害（脳卒中）は意識障害を生じうる代表的な疾患である（**第Ⅲ章-1参照**）．
- 特に上行性網様体賦活系や視床下部調節系に直接的な梗塞や出血が生じると著明な意識障害を呈す．
- 上行性網様体賦活系や視床下部調節系に直接的な損傷が加わらない場合でも，梗塞や出血の病変が脳の広汎になるほど意識障害を呈しやすくなる．

2) 脳外傷 （第Ⅲ章-2参照）

- 頭部に外力が加わり，脳実質に挫滅が生じた場合を**脳挫傷**とよぶ．脳挫傷は主に前頭葉や側頭葉に生じやすい．
- また，硬膜とくも膜の間に血腫を生じた場合を**硬膜下血腫**とよぶ．
- 頭蓋骨と硬膜の間に血腫を生じた場合を**硬膜外血腫**とよぶ．
- いずれにおいても血腫や浮腫の程度が大きいと，頭蓋内圧が亢進し意識障害を呈しうる．
- 脳に回転力が生じた場合は脳深部白質や脳梁に損傷を生じることがある．
- 広範囲にわたって軸索が損傷を受けた場合，**びまん性軸索損傷**とよび，意識障害を呈することが多い．

3) 低酸素脳症

- 心肺停止状態などのために脳に酸素が供給されなくなることによって，脳の広範囲の領域に損傷が加わった病態を**低酸素脳症**とよぶ（**第Ⅲ章-2参照**）．
- 低酸素脳症で損傷を受けやすいのは海馬，淡蒼球，小脳，そして大脳皮質である．

- 低酸素脳症の多くで急性期意識障害を呈す.

4）全身性疾患

- 高度な電解質異常や脱水状態が生じると神経細胞が正常に機能できなくなり，意識障害をきたす.

4 意識障害の評価

◆国試頻出
キーワード

ジャパン・
コーマ・ス
ケール，
グラスゴー・
コーマ・ス
ケール

- 意識障害は一般的に覚醒度，および外的刺激に対する反応をみることによって評価する.
- 急性期に使用される評価として表2に示すジャパン・コーマ・スケール◆（Japan Coma Scale：JCS）と表3に示すグラスゴー・コーマ・スケール◆（Glasgow Coma Scale：GCS）がある.

表2 ジャパン・コーマ・スケール（JCS）

Ⅰ：刺激しないでも覚醒している状態	
0	意識清明
1	ほぼ清明だが，今ひとつはっきりしない
2	見当識障害がある
3	自分の名前や生年月日が言えない
Ⅱ：刺激すると覚醒するが，刺激をやめると眠り込む状態	
10	普通の呼びかけで開眼する
20	大声または体を揺すると開眼する
30	痛み刺激をしながら呼びかけると開眼する
Ⅲ：刺激をしても覚醒しない状態	
100	痛み刺激に対して払いのける動作をする
200	痛み刺激で少し手足を動かしたり顔をしかめたりする
300	痛み刺激に反応しない

数字が少ないほど，意識がはっきりしている状態.

表3 グラスゴー・コーマ・スケール（GCS）

大項目	小項目	点数
E：開眼 （eye opening）	自発的に開眼する	4
	呼びかけで開眼する	3
	痛み刺激で開眼する	2
	開眼しない	1
V：言語反応 （verbal response）	見当識の保たれた会話	5
	会話に混乱あり	4
	不適切な単語のみ発する	3
	理解不能な音声を発する	2
	発語なし	1
M：運動反応 （motor response）	命令にしたがう	6
	疼痛部位を認識する	5
	痛み刺激から逃避する	4
	痛み刺激に対して屈曲する	3
	痛み刺激に対して伸展する	2
	反応なし	1

E，V，Mのそれぞれで採点し，合計点が高いほど意識がはっきりしていると評価する.

■ 参考文献

- 「プラムとポスナーの昏迷と昏睡」（Posner JB，他／著，太田富雄／監訳），メディカル・サイエンス・インターナショナル，2010

第Ⅲ章 疾患各論

第 **Ⅲ** 章 疾患各論

1 脳血管障害（脳卒中）

学習のポイント

● 脳梗塞の原因，分類と特徴，治療法を学ぶ

● 脳出血の分類，部位，症状の特徴，治療を学ぶ

● くも膜下出血の治療，術後の経過，脳動脈瘤の種類と特徴を学ぶ

● 脳血管障害後の片麻痺患者のリハビリテーション治療のポイントを学ぶ

1 脳血管障害とは

◆国試頻出
キーワード
脳血管障害
（脳卒中）

● 主な**脳血管障害（脳卒中）**◆は，脳梗塞（血管の閉塞），脳出血（血管の破裂），くも膜下出血（脳動脈瘤の破裂）である．

● わが国では，**脳梗塞が75.9％，脳出血が18.5％，くも膜下出血が5.6％**で，脳梗塞が圧倒的に多い[1]．

2 脳梗塞

1）血管系

● 大脳を還流する血管系は，3種類（**中大脳動脈，前大脳動脈，後大脳動脈**）である（図1）．

● 小脳および脳幹を還流する血管系は，**椎骨動脈の分枝および脳底動脈**である．

● 大脳脈弓から総頸動脈が分枝し，内頸動脈となり，頭蓋腔にて中大脳動脈と前大脳動脈に分枝する．一方，鎖骨下動脈から椎骨動脈が分枝し，脳底動脈となり，次いで，後大脳動脈となる．

● 主に，中大脳動脈は大脳外側面を，前大脳動脈は大脳の内側面を，後大脳動脈は後頭葉を還流する（図2）．

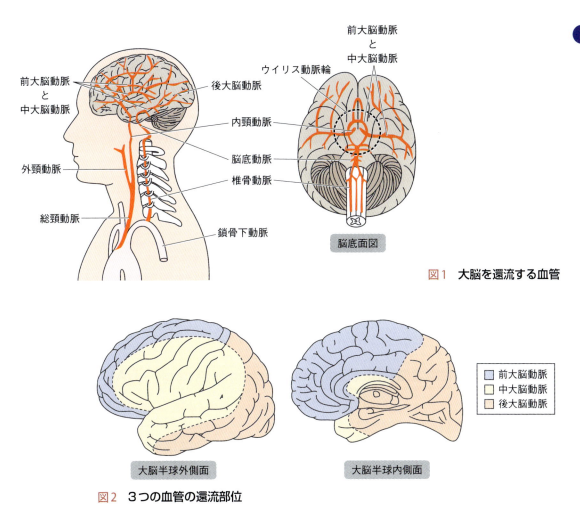

図1 大脳を還流する血管

図2 3つの血管の還流部位

2）脳梗塞の分類と特徴

● 脳梗塞の分類と特徴を表1にまとめた．

表1 脳梗塞の分類と特徴

臨床概念	脳血栓症	脳塞栓症	ラクナ梗塞
病因	大血管の粥状硬化[*1]	左心房・左心室・静脈血栓	穿通枝[*2]の細動脈硬化
危険因子	高血圧・糖尿病・高脂血症・喫煙	心内塞栓源，心房細動	高血圧
前駆症状	半数近くにある	ほとんどない	あることもある
発症形式	段階的に進行	急速に進行	
梗塞部位/大きさ	大脳皮質，皮質下/さまざま	大脳皮質を含む/大きい	皮質下/1.5 cm以下
血栓の組成	血小板主体，白色血栓	フィブリン主体，赤色血栓	血小板主体，白色血栓
慢性期内服薬	抗血小板剤	抗凝固剤	抗血小板剤

[*1] **粥状硬化**：脈の内膜にコレステロールが入り込み，お粥状にドロドロとした塊ができる動脈硬化のこと．　[*2] **穿通枝**：脳血管を皮質枝と穿通枝に分ける．皮質枝は大脳皮質まで到達する太い血管，穿通枝は皮質枝から脳内に分枝する短い細い血管．

3）急性期の治療

● 急性期の治療を表2にまとめた．

表2　急性期の治療

発症から4.5時間以内	・**血栓溶解療法（経静脈内投与）**：組織プラスミノーゲンアクチベータ（t-PA[*1]）を静脈注射し血栓を溶かす．
発症から6時間以内	・**血栓溶解療法（経動脈的投与）**：CTで梗塞所見がまだ認められない場合[*2]，閉塞動脈部にカテーテルを入れウロキナーゼなどにより血栓を溶解する．
発症から48時間以内	・**抗凝固療法（経静脈内投与）**：脳血栓症に対し，アルガトロバン（選択的トロンビン阻害薬）投与が推奨される． ・**抗血小板療法（経口投与）**：アスピリン160〜300 mgの経口投与は発症48時間以内の脳梗塞の治療法として推奨される．
発症から5日以内	・**抗血小板療法（経静脈内投与）**：脳血栓症に対し有効である．

*1 静脈内投与は発症から4.5時間以内という制限があるが，血栓を溶解する作用に関し，高いエビデンスがある．最大の合併症は脳内出血である． *2 脳梗塞は，発症から1〜2時間であれば，頭部CTで描出されないことがある（第Ⅰ章-15参照）．この時期であれば，血栓を溶解させても出血性脳梗塞をきたしにくい．

4）一過性脳虚血発作（Transient Ischemic Attack：TIA）

● 脳の循環障害により生じる一時的な神経症状*を呈する病態．24時間以内に症状は消失する．
　*例えば，運動麻痺や失語症状．

● TIAの再発率は高く，再発の際には脳梗塞を併発する可能性があるので，TIA発症後はすみやかに検査を行う．

● 再発防止には，アスピリンなどの服薬が勧められる．

5）前大脳動脈，中大脳動脈，後大脳動脈の閉塞と主な症状

● 主な症状を図3に示した．

6）椎骨動脈，脳底動脈の閉塞と主な症状

● 小脳を還流する血管は3つある．**後下小脳動脈**（椎骨動脈から分枝），**前下小脳動脈**（脳底動脈から分枝），**上小脳動脈**（脳底動脈から分枝）である．

◆**国試頻出キーワード**
ワレンベルク症候群

● **ワレンベルク症候群**◆（延髄外側症候群）は，後下小脳動脈や椎骨動脈の閉塞で生じ，以下の症状がみられる（図4）．

▶ 閉塞血管と同側の失調，顔面感覚障害，ホルネル症候群（縮瞳，眼瞼下垂，発汗減少），軟口蓋麻痺，嚥下障害．

▶ 閉塞血管と反対側の半身の表在感覚障害（温覚，痛覚）．

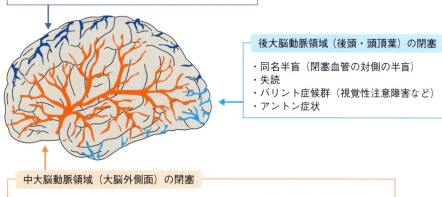

図3 閉塞血管別の主な症状

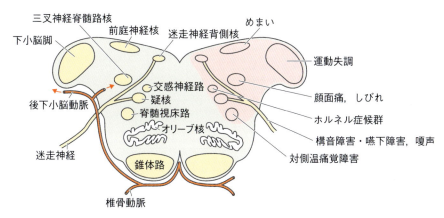

図4 ワレンベルク症候群の病巣

3 脳出血

- 主な病因は，高血圧に起因する動脈硬化により細い小動脈に血管壊死が生じ，小動脈瘤が形成され破裂することである．

1）主な脳出血（5種類）

- 主な脳出血は**被殻出血**、**視床出血**、**皮質下出血**、**脳幹出血**、**小脳出血**の5種類である（図5, 表3）。

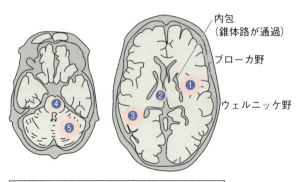

① 被殻出血　② 視床出血　③ 皮質下出血
④ 脳幹出血　⑤ 小脳出血

図5　主な5つの脳出血

表3　脳出血の分類, 頻度, 症状

被殻出血（29％）	視床出血（26％）	皮質下出血（19％）	脳幹出血（9％）	小脳出血（8％）
出血と反対側の運動麻痺と感覚障害．血腫が大きいと意識障害，出血側への眼球の偏位が出現し，高次脳機能障害を合併する．	出血と反対側の感覚障害（重度），片麻痺．血腫が大きくなれば，意識障害や高次脳機能障害を伴う．記憶障害，前頭葉症状を合併しやすい．発症から2〜3カ月後に痛み（視床痛）を自覚することがある．	出血する部位により症状（麻痺や高次脳機能障害）が異なる．頭頂葉出血が一番多い．後頭葉では視野障害が，前頭葉では運動麻痺や社会的行動障害が生じやすい．	意識障害（昏睡など），呼吸障害，四肢麻痺などが出現．橋〜延髄の損傷で嚥下障害合併．	頭痛，嘔気，めまいが生じる．血腫は大きいと脳幹を圧迫し，意識障害をきたす．急性水頭症をきたすこともある．発症後に小脳症状が残存する．嚥下障害や構語障害の合併の可能性あり．

2）急性期の治療

- 一般的管理を表4に，各血腫に対する治療を表5に示す．

3）高血圧以外の脳出血

1 脳動静脈奇形

- 脳の動脈と静脈の間に異常な血管塊を生じて吻合を形成している先天性疾患（図6）．
- 2大症状は，①脳出血（破裂によるくも膜下出血や脳内出血），②てんかん発作．
- 治療は，①開頭手術による脳動静脈奇形切除，②放射線治療，③カテーテルによる血管塞栓術．

◆国試頻出キーワード◆
もやもや病

2 もやもや病

- 内頸動脈終末部の狭窄，閉塞と異常血管網がみられ，原則，両側性（図7）．原因不明でアジア人に多い．
- 2大症状は，①成人例は脳出血（もやもや血管の破裂による脳内出血，脳室内出血）が多く，②小児例は脳梗塞へと発展しやすい※．

表4 脳出血における一般的管理

血圧管理	早期に収縮期血圧を140 mmHg未満まで降下させ，7日間維持することが望ましい．
呼吸管理	呼吸障害があれば，気道確保や人工呼吸管理を行う．
脳浮腫，頭蓋内圧の管理	・血腫の周囲は浮腫をもたらすので，抗浮腫剤の投与を考慮する． ・低体温療法（8日～10日間，35℃程度）は脳浮腫を軽減させると報告されている． ・頭蓋内圧が高い場合，上半身を30°，ベッドアップするとよい．

表5 各脳出血に対する治療

被殻出血	血腫が大きく，脳を強く圧迫する場合は，開頭血腫除去術や定位的血腫除去術*1が考慮される．
視床出血	血腫が深部にあるため，基本的に血腫を除去する手術は行わない．血腫が脳室内に穿破し水頭症を合併すれば，脳室ドレナージ術*2が考慮される．
皮質下出血	脳表に位置するので，大きな場合は，開頭血腫除去術が考慮される．
脳幹出血	深部に位置するので血腫除去術は行わない．
小脳出血	血腫が大きく脳幹を強く圧迫する場合は，開頭血腫除去術が考慮される．

＊1 定位的血腫除去術：頭蓋骨に小さな穴を開け，そこから血腫にむけて細い管を差し込み血腫を吸引する術式．広く開頭することなく，局所麻酔で行えるので，患者への負担が少ない．　＊2 脳室ドレナージ術：脳室内に細いカテーテルを挿入し髄液を外に排出させる術式．

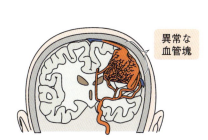

図6 脳動静脈奇形

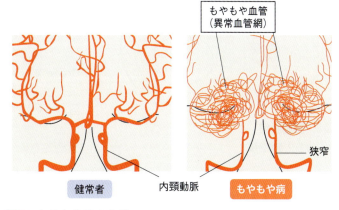

図7 もやもや病の血管

- 治療は，①出血例では血腫を除去する場合があり，②脳梗塞例では頭蓋外の血管を頭蓋内の血管と吻合する場合がある．

> ※ 脳梗塞への発展
> 小児期，運動後などに過呼吸となり，血管の収縮をきたし脳梗塞に発展しやすい．

4 くも膜下出血

- くも膜下出血の原因の85％は，**脳動脈瘤**（図8）の破裂である．脳動脈瘤の90％は，前大脳動脈，中大脳動脈の起始部周囲に形成される．
- 発症時，患者は，意識があれば**突然の激しい頭痛**を自覚することが多い．
- 頭部CTを撮影すると，発症24時間以内であれば，92％で脳の基底槽や脳幹の周囲のくも膜下腔に出血を確認することができる．
- くも膜下出血の重症度の判断には，発症時の意識障害の程度を目安とするHunt and Kosnik（ハント　コスニック）の重症度分類が使われてきた（表6）．Grade ⅠおよびⅡでは手術予後も良好だが，GradeⅣおよびⅤでは意識障害は重篤でその予後は不良．

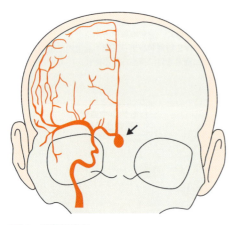

図8　脳動脈瘤
← は前交通動脈瘤．

表6　Hunt and Kosnikの重症度分類

重症度	基準徴候
Grade 0	未破裂動脈瘤
Grade Ⅰ	無症状か，最小限の頭痛および軽度の項部硬直をみる
Grade Ⅰa	急性の髄膜症状または脳症状をみないが，固定した神経学的失調のあるもの
Grade Ⅱ	中等度から重篤な頭痛，項部硬直をみるが脳神経麻痺以外の神経学的失調をみない
Grade Ⅲ	傾眠状態，錯乱状態，または軽度の巣症状（運動麻痺や感覚障害，言語障害など）を示すもの
Grade Ⅳ	昏迷状態で，中等度から重篤な片麻痺があり，早期除脳硬直および自律神経障害を伴うこともある
Grade Ⅴ	深昏睡状態で除脳硬直を示し，瀕死の様相を示すもの

1）経過と治療

- 脳動脈瘤破裂の直後は再破裂を防ぐため，血圧を管理し安静を保つ（図9）．
- 可能な者に関しては，脳動脈瘤クリッピング術または血管内治療を行う（表7）．
- その後は脳血管攣縮や水頭症などの合併症の管理を行う．

2）頻度の高い脳動脈瘤とその特徴

- 各脳動脈瘤の部位，発生頻度とその特徴を図10と表8に示す．

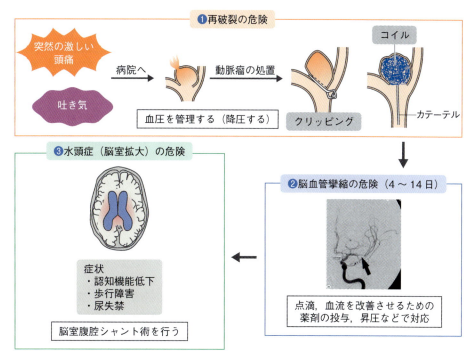

図9　くも膜下出血の経過と治療，3つの危険

表7　脳動脈瘤破裂時の治療

脳動脈瘤クリッピング術	再破裂防止のために原則出血後72時間以内に開頭により動脈瘤の頸部（基部）をクリップする．
血管内治療（コイル塞栓術）	開頭することなく，カテーテルを大腿動脈から挿入し脳動脈瘤の入り口まで到達させ瘤内に金属製のコイルを充填させ再出血を防止する．

表8　頻度の高い脳動脈瘤とその特徴

前大脳動脈－前交通動脈分岐部動脈瘤

動脈瘤は前頭葉底面および両側大脳半球裂近傍に位置するため，その破裂およびその後の血管攣縮により，前頭葉症状（注意障害，遂行機能障害，自発性低下，易怒性，人格障害など），記憶障害を呈しやすい．

内頸動脈－後交通動脈分岐部動脈瘤

前大脳動脈－前交通動脈分岐部動脈瘤同様，動脈瘤は大脳底部に位置し，破裂により，前頭葉症状，記憶障害を呈することがある．

中大脳動脈分岐部動脈瘤

動脈瘤はシルビウス裂の中に位置するので，出血とその後の血管攣縮によって，左右それぞれの半側大脳半球症状を呈しやすい．動脈瘤が大脳半球内に埋もれていると，脳実質内に出血がおよぶ．

椎骨／脳底動脈系動脈瘤

脳底動脈の先端部や椎骨動脈の後下小脳動脈分岐部に動脈瘤がみられる．脳幹周囲に出血がおよぶので，嚥下障害などの下位脳神経症状や小脳症状，四肢不全麻痺などの脳幹症状がみられやすい．

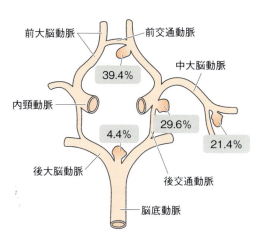

図10　各脳動脈瘤の部位と発生頻度

脳動脈瘤破裂部位（n＝3,623）．文献1をもとに作成．

片麻痺に対するリハビリテーション治療のポイント

- 脳血管障害（脳卒中）の患者においては片麻痺を呈することが多く，臨床でもしばしば遭遇する．そのため本項では片麻痺に対するリハビリテーション治療を解説する．

1）理学療法のポイント

❶ 片麻痺患者の身体症状の特徴

- 片麻痺患者では**上肢は屈筋群，下肢は伸筋群の過剰な筋緊張の亢進**によってWernicke-Mann肢位になりやすい（表9）．

❷ 片麻痺患者の良肢位

- 良肢位とは，安静による拘縮や廃用症候群を最小限にするために考えられた肢位である（図11）．

表9　片麻痺患者の身体症状の特徴（拘縮，変形）

	上肢		下肢
肩甲帯	挙上・後退	股関節	伸展・内転・外旋
肩関節	屈曲・内転・内旋	膝関節	伸展
肘関節	屈曲	足関節	底屈・内反
前腕	回内	足指	屈曲（clawing）
手関節	掌屈		
手指	屈曲		

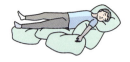

A　背臥位姿勢
　（図は左片麻痺）

① 頭は枕で支える
② 麻痺側上肢は肩甲骨を前方に引き出すため，枕を使用する
③ 非麻痺側上肢は自由にする
④ 麻痺側骨盤下から大腿にかけて枕を置き，下肢外旋を防ぐ

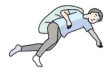

B　麻痺側を下にした姿勢
　（図は左片麻痺）

① 頭は頸椎上部で屈曲
② 体幹は後方に軽度回旋して後ろの枕で支える
③ 麻痺側上肢は前方に引き出し肩関節屈曲90°位を保つ
④ 前腕は回外位とする
⑤ 非麻痺側上肢は身体の後ろまたは枕上に置く
⑥ 麻痺側下肢は股関節伸展と軽度膝関節屈曲位を保つ

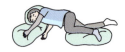

C　麻痺側を上にした姿勢
　（図は左片麻痺）

① 頭は枕で支える
② 体幹はベッドに直角になるようにする
③ 麻痺側上肢は前方に引き出し肩関節屈曲100°位で枕を支持する
④ 非麻痺側上肢は自由にする
⑤ 麻痺側下肢は股・膝関節屈曲位として枕で支える
⑥ 非麻痺側下肢は股関節伸展位，軽度膝関節屈曲位とする

図11　急性期脳血管障害患者の良肢位保持（ポジショニング）
文献2をもとに作成．

- 起こりやすい不良肢位は，肩関節の内転・内旋位，肘関節屈曲位，前腕回内位，手関節掌屈・手指屈曲位，股関節屈曲・外転・外旋位，膝関節屈曲位，足関節内反・尖足位である．
- 良肢位であっても同一姿勢の長時間保持は避け，体位変換は2時間に1回程度行い，可能な限り早期離床を促す．

3 片麻痺患者の歩行練習

- 片麻痺患者は麻痺側下肢の分離運動が困難なため，股関節を外転させた**分回し歩行**や，下腿三頭筋の過剰な筋緊張による**尖足歩行**がよく観察される（図12A）．
- 歩行練習は，歩行能力に応じて介助量，練習環境（歩行補助具・下肢装具など），歩行動作を選択して，歩行動作で必要な動きをセラピストが誘導し，異常な歩容を修正していく（図12B，図13A）．
- 現在の歩行能力よりも低いレベルでの練習の繰り返しは歩行能力の向上につながらないため，リハビリテーション治療では常に一段階上の歩行能力の獲得をめざす．

A 片麻痺患者の歩行の特徴

麻痺側	関節	関節運動の特徴
立脚期	足部・足関節	下垂足，尖足，内反
	膝関節	膝折れ，反張膝
	股関節	屈曲位
	体幹・頭部	骨盤後傾・後方偏位 頭部屈曲，体幹前傾，麻痺側偏位
遊脚期	足部・足関節	下垂足，尖足，引きずり，内反（尖足歩行）
	膝関節	伸展位（伸展共同運動優位）
	股関節	屈曲角度の不足，外転，外旋（分回し歩行）
	体幹・頭部	骨盤後傾・後方偏位，頭部屈曲

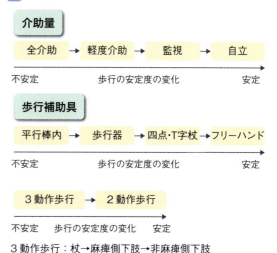

図12 片麻痺患者の歩行練習

◆国試頻出キーワード
片麻痺患者の下肢装具

4 片麻痺患者の下肢装具◆

- 膝折れが生じる重度麻痺の場合は長下肢装具の適応となる（図13B，C）．その時期には長下肢装具を利用して，立位保持練習，立位バランス練習により歩行能力の向上へとつなげる．
- 膝折れが軽減した時期からは膝装具などを着用しながら，短下肢装具へ移行する．下腿三頭筋の筋緊張の程度で下肢装具や足底板が選択される．下肢装具の適応と選択を図13Bに示す．

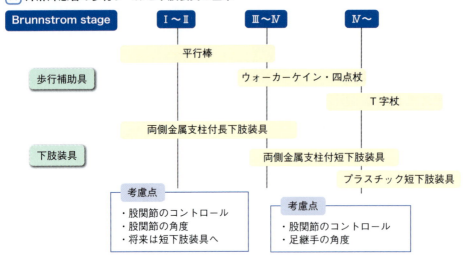

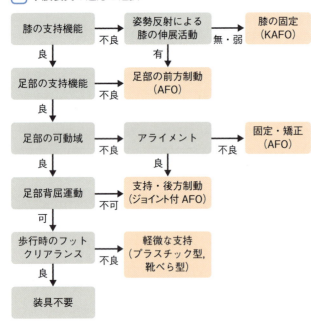

装具の種類	適応と特徴
長下肢装具（KAFO）	重度の麻痺により，麻痺側下肢を荷重すると膝折れが生じる場合．主に歩行練習や立位練習用として使用する．
短下肢装具（AFO）金属支柱付	痙縮による内反尖足が出現し，全足底接地が困難で支持性が不良の場合．足継手によって底屈・背屈制動を調整できる種類もある．
プラスチック型短下肢装具（AFO）	軽量で装具の上から靴を履くことができる．軽度〜中等度の内反尖足が出現する場合に適応となる．足継手も装着可能である．
靴べら型	足関節周囲のみの固定で，軽度の内反尖足があり，歩行時につま先の引きずりがみられる場合に適応となる．

図13　片麻痺患者の下肢装具

Brunnstrom stageについては**第Ⅱ章-1**参照．文献3，4をもとに作成．

5 片麻痺患者の基本動作練習

- 支持基底面の広さ，重心の高さによって要求される姿勢保持能力は異なる．姿勢保持に加えて，移動は新しい支持基底面をつくり，その面に重心を移動させる能力であり，姿勢反射，筋力，関節可動域（ROM）などが要求される（図14）．
- ベッド上の動作，移乗動作，立位，歩行に分けて動作を考え，その姿勢変換したときの姿勢保持能力も考慮して練習を進める．

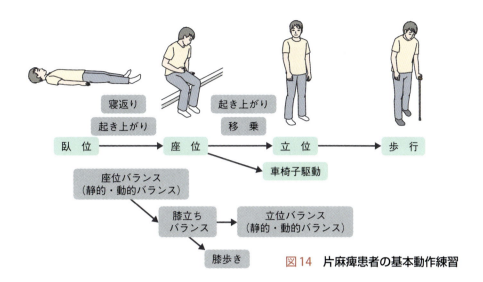

図14 片麻痺患者の基本動作練習

2) 作業療法のポイント

◆国試頻出キーワード
肩手症候群

1 肩手症候群の症状，経過，治療（表10～12）

- 肩手症候群は，脳卒中後の片麻痺に合併することの多い症状で，複合性局所疼痛症候群（Complex regional pain syndrome：CRPS）に分類される．
- 交感神経反射の異常亢進によって引き起こされる病態と考えられており，症状として著明な灼熱痛や浮腫，ROM制限，骨萎縮などがある．

表10 肩手症候群の主症状

疼痛	灼熱性疼痛，アロディニア
皮膚	皮膚の色調変化（発赤・蒼白・暗紫色），皮膚温の変化，発汗異常
腫脹	腫脹（特に手指MP関節・PIP関節，DIP関節）
骨	骨萎縮（Sudeck骨萎縮）
運動制限	上記症状に伴う関節拘縮（肩～手指）

表11 肩手症候群の症状経過（Lankfordの病期分類）

急性期（3カ月）	亜急性期（3～9カ月）	慢性期（9カ月～2年）
外傷相応の疼痛であるが，しだいに灼熱痛に変化し運動で疼痛増強．皮膚は発赤し，皮膚温上昇，浮腫となる．後に皮膚は冷たくなり（チアノーゼ様），発汗が亢進する．6週を過ぎると抜き打ち状の骨萎縮が出現する	疼痛はさらに増強し広範囲となる．腫脹（浮腫）は硬く固定したものとなり，関節拘縮を起こしてくる．皮膚は蒼白となり，乾燥し，しだいに皮膚の萎縮がはじまる．骨萎縮は全体的に均一化してくる	疼痛はやや緩和される場合があるが，関節拘縮と皮膚萎縮が進行し，関節の可動性は消失する．爪は屈曲変形し，指尖は先細りとなる．骨萎縮は増強し，患肢全体が廃用化してくる

初期の適切な治療により病期が進行しない患者も多く，必ずしも慢性期へと進行するものではない．

表12 肩手症候群に対する治療

物理療法	経皮的電気刺激療法，渦流浴，ホットパック，交代浴，パラフィン浴など
運動療法	ROM練習（疼痛を助長しないよう高負荷な練習は避け，愛護的に行う）
薬物療法	消炎鎮痛剤，副腎皮質ステロイド，ノイトロピン，精神安定剤，抗うつ剤など
神経ブロック	交感神経ブロック（星状神経節ブロック），局所静脈内ブロックなど

❷ 片麻痺患者のADL練習

- 片麻痺患者の**更衣動作**では，上衣・下衣ともに着衣の際は麻痺側から，脱衣の際は非麻痺側からの更衣方法を指導する（**表13**）．
  - ▶衣服の選択では，麻痺やROM，疼痛などの程度によって難易度を調整する．前開き，服のサイズにゆとりがあるもの，ボタン掛けがマジックテープになっているもの，半袖や半ズボンなど袖・裾通しが行いやすいものから練習を行う．
- **段差や階段での昇り**の際はバランスが後方に崩れると危険なため，安定した支持が得られる非麻痺側を先に出し段差を越える．**降り**では前方へのバランスの崩れが危険であり恐怖心を助長するため，後方に重心を残した状態で降りられるよう麻痺側を先に出す（**表14**）．
- **浴槽への出入り**は座位で行う方が安全であり，入る際は非麻痺側から跨ぎ，出る際は麻痺側から出るようにする．浴槽はお湯が張っており不安定なため，安定したバランスが保持できるよう，非麻痺側が浴槽に残る手順で行うとよい．
- **箸操作練習**では，難易度を調整しながら段階的に実施していく．動作練習としては，口元へのリーチ練習から，手指の操作による箸の開閉練習へと移行していく（**表15**）．
  - ▶必要に応じて自助具の使用も検討する（**第Ⅰ章-9参照**）．ピンセット型の自助具では，持ち手部分を補助し安定した把持形態を容易にするものや，箸先に滑り止め加工がありつまみやすくなっているものなどがある．
- **書字動作練習**では，手関節以遠の動作練習を主体とし，肩関節や肘関節の動きは最小限に留める．練習では，塗り絵など難易度の低い課題から実施し，曲線や直線など単純な書字動作へと移行していく（**表16**）．
  - ▶筆記具の難易度は，筆先の摩擦があるフェルトタイプのペンや，太柄のペンから導入し，

表13　更衣動作の麻痺側・非麻痺側を通す順番

服の種類	前開き		被り着		ズボン	
着脱	着衣	脱衣	着衣	脱衣	着衣	脱衣
麻痺側	①	②	①	②	①	②
非麻痺側	②	①	②	①	②	①

表14　段差昇降・階段昇降・浴槽出入り時の動作手順

	段差		階段		浴槽	
	幅が広く段差が高い	幅が狭く段差が低い	昇り	降り	入る	出る
麻痺側	②	①	②	①	②	①
非麻痺側	①	②	①	②	①	②

表15　箸操作練習の難易度調整

難易度	練習する部位	つまむ物品	使う箸の種類
易しい	肘関節（屈伸）	スポンジ	自助具ピンセット型（持ち手部分に補助あり）
	前腕（回内外）	積み木などのブロック	
	手関節（掌背屈）	円柱型のペグ	ピンセット型（箸先に滑り止めあり）
難しい	手指（母指対立と屈伸）	小さな球体（大豆など），実際の食べ物	通常の箸

表16　書字動作練習の難易度調整

難易度	練習課題	筆記具	自助具
易しい	塗り絵課題	フェルトタイプのペン	万能カフなどペンを固定する自助具
	曲線や直線課題	太柄の鉛筆	
難しい	書字課題	通常の細さの鉛筆，ボールペン	筆記具に装着するグリップや太柄自助具

鉛筆，ボールペンへと移行していく．筆記具に装着するグリップや太柄に変更できるタイプの自助具，手装具にペンを固定する自助具（万能カフなど）の検討も必要に応じて行う．

- **車椅子からベッドへの移乗動作**では車椅子を非麻痺側斜め45°前後にセットし，非麻痺側上肢でアームレストに体重をかけながら支持して立ち上がる（図15）．その後，ベッドに非麻痺側上肢を移し替え，非麻痺側下肢を軸に殿部を回転させ方向転換する．着座時は，ゆっくりと腰を下ろし勢いよく着座しないように注意する．

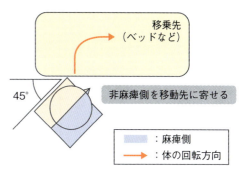

図15 車椅子からの移乗
右麻痺患者の例（上から見た図）．

3 片麻痺患者の上肢装具

◆国試頻出キーワード
片麻痺患者の上肢装具

- 片麻痺患者に対する上肢装具として，肩関節の亜脱臼に伴う疼痛軽減目的で三角巾などが頻繁に用いられてきた（表17）．

- 近年では，上肢機能練習やボツリヌス療法と上肢装具の併用が治療効果を増強長期化させるとされており，痙性抑制や機能的代償目的での上肢装具使用が積極的に行われている．

表17 片麻痺患者の上肢装具

目的	疼痛緩和	痙性抑制	機能的代償
種類	上肢ストラップ，三角巾	手関節固定，手指伸展装具	スパイダースプリント，サムスパイカなど
効果	亜脱臼の予防としてのスリングの効果は明らかでないが，亜脱臼に伴う肩関節の疼痛軽減や肩手症候群の予防と症状緩和には有効であるとされている．	手関節屈筋群の過剰な筋活動を抑制し，手関節伸筋群の筋活動を促通するとされている．また，持続的な筋の伸張効果により筋の柔軟性を向上させ，痙縮による二次的な筋の短縮の改善が図れる．	手指伸展筋群の筋活動が不十分な患者に対し，伸展補助スプリントとしてスパイダースプリントを用いる．また，母指内転筋の過剰な筋活動に対し，サムスパイカを用いることで母指内転位を抑制し，機能的な母指対立位の保持を補助する．

4 片麻痺患者のCI療法（Constraint induced movement therapy）

- 片麻痺患者に対する治療法の1つで，日常生活で麻痺側上肢を強制的に使用する運動療法である（表18）．

表18 CI療法の概要

メカニズム	① 使用依存性の大脳皮質の可塑性（use-dependent plasticity）（コラム③参照） ② 麻痺側上肢の運動学習による大脳皮質再構成 ③ 学習性不使用（learned non use）からの脱却
練習課題	① 反復的トレーニング ② 課題志向型練習 ③ Transfer Package（麻痺側上肢を日常生活内で用いるための行動戦略）
非麻痺側の拘束	① 練習中，非麻痺側上肢の拘束はミトンなどを使用する ② 原則，非麻痺側の上肢の使用を禁止することで，非損傷側の大脳の活動性を低下させ，より効率的な使用依存性の大脳皮質の可塑性を促す ③ 近年，拘束の是非については議論もあり必須ではないとされている

◆国試頻出キーワード
CI療法

- **CI療法**は，非麻痺側上肢を拘束し，麻痺側上肢を積極的に使用することで，学習性不使用（図16）の破棄，使用依存性の大脳皮質の可塑性を促進させる（図17）（コラム③参照）．
- 麻痺側の拘束に関しては議論もあり，健側上肢を優先的かつ代償的に使用しなければ，拘束を行うことは必須ではないと考えられている．

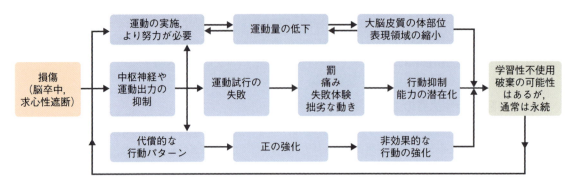

図16 学習性不使用のメカニズム
文献5をもとに作成．

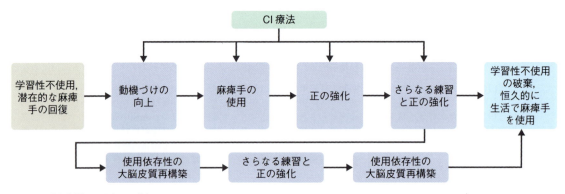

図17 CI療法のメカニズム
文献5をもとに作成．

■ 引用文献

1）「脳卒中データバンク2015」（小林祥泰／編），中山書店，2015
2）「中枢神経障害理学療法学テキスト 改訂第2版」（細田多穂／監，植松光俊，他／編），南江堂，2014
3）「理学療法MOOK1 脳損傷の理学療法1 第2版」（吉尾雅春／編），三輪書店，2005
4）「脳・神経系リハビリテーション」（潮見泰藏／編），羊土社，2012
5）佐野恭子，道免和久：ニューロリハビリテーションとしての理学療法の展開 脳卒中患者の麻痺側上肢に対する集中訓練プログラム（CI療法）の実際．理学療法，24：1541-1547, 2007

コラム   column

② 筋緊張の亢進による手指の拘縮について

　拘縮は筋，腱，靱帯，関節包，皮膚，皮下組織を含む関節周囲の組織の弾力性の低下，あるいは喪失により生じる運動障害である（**第Ⅰ章-5，第Ⅱ章-1**参照）．

1）脳卒中片麻痺患者の拘縮

　脳卒中片麻痺患者の拘縮は，痙縮，筋力低下，不良アライメントなどさまざまな要因の組合わせによって生じる（**第Ⅲ章-1**参照）．痙縮の程度は，疾患や損傷部位，範囲の違いによって異なるため，一定の予後予測のなかで早期からの予防的かつ積極的な治療が必要になる．脳卒中片麻痺患者における痙縮は動作時あるいは精神的緊張により連合反応を伴って増強する．特に**重度の脳卒中片麻痺患者は，上肢の屈筋に生じる強い痙縮により典型的な握り込みの様相を呈することが多い**．運動機能が改善するにつれて痙縮は減少し改善に向かうこともあるが，陳旧例となると関節拘縮が強くなり固定的な肢位となる．

2）拘縮で生じる二次的な問題

　リハビリテーション治療としては拘縮の予防および治療には急性期から生活期まで継続した治療を行うことが最も重要である．手指の痙縮および拘縮が治療プ
ログラムで管理されていない場合に起こりうる二次的な問題として，基本的なADL制限に加えて，正常な関節運動の欠如による疼痛性症候群がある．また，手指の痙縮が引き起こす握り込みは，両手での道具使用困難をはじめとして，手掌面を洗うことができないという衛生面にまで影響をおよぼす．生体の筋，腱，靱帯，関節包，皮膚などは常に動かし使用することにより柔軟性を保持しうるが，使わなくなる，あるいは使えなくなることで固くなり廃用性萎縮や拘縮に陥ることになる．

3）拘縮の治療および予防

　痙縮および拘縮の治療として，持続的な筋の伸張，装具（スプリント）療法，電気刺激療法，振動刺激療法などがあるが，近年ではボツリヌス毒素注射療法と反復性経頭蓋磁気刺激療法が効果を上げている．また，集中的かつ継続的なリハビリテーション治療に加え，患者が生活場面において意欲的かつ能動的に麻痺手を使用する指導が必要である．ニューロリハビリテーション（**コラム③**参照）という概念が日常的に聞かれるようになった現在，しっかりとした予後予測のもとで，手指の拘縮予防に対しても取り組みが必要である．

コラム

③ ニューロリハビリテーション

1）ニューロリハビリテーションとは

　今日，脳血管障害（脳卒中）をはじめとした脳損傷に対するリハビリテーション治療では，損傷した脳機能の可塑性（neural plasticity）を引き出して神経組織の再構築（reorganization）を調整（modulation）することを目的とした治療方法が支持されてきている．「ニューロリハビリテーション」とも称されるこの方法は脳科学理論に依拠する運動麻痺回復の手法であるが，明確な定義はなく，可塑性を調整する手法を広く指している．この背景には，脳イメージング技術の進歩，短時間の学習により脳に構造的変化が生じることが明らかになってきたことがある．

2）運動野の可塑性

　虚血動物モデルを用いて数多くの可塑性理論を明らかにしてきているNudo RJは，リスザルの実験において，小さな対象物を手指にて摘み上げる練習を課すことで，手指の運動野支配領域が拡大し，一方で手関節と前腕の運動野支配領域は縮小することを示した[1]．さらに前腕回内外練習を課すと，前腕の支配領域が拡大，手指のそれは縮小することを示した．この結果は一次運動野M1においては上肢の練習方法により運動野（cortical map）が絶えず変容をとげうることを示している．Nudoは，この現象をUse-Dependent Alterations of Movement Representations in Primary Motor Cortexと命名した．

　さらにNudo RJらは限局した虚血脳梗塞を生じたリスザルのモデルにおいて，虚血後に特別な練習がなされなければ1カ月後には手指の運動野支配領域は50％以上減少すること[1]，一方機能回復練習をデザインすることで手の支配領域の減少を阻止しうることを明らかにしている[2]．このデザインされた練習方法と

は健側肢使用を抑制し，患側肢の使用を促す手法であり，後にCIMTあるいはCI療法（健側上肢抑制での患側肢使用練習，Constrained-induced movement therapy）と称せられる手法であった．

3）脳血管障害に対するリハビリテーション治療

　運動麻痺を改善するためにはリハビリテーション治療の時間の多寡だけではなく，選択されたいかなるリハビリテーション治療プログラムを，急性期から慢性期にかけて運動麻痺回復のステージ理論（図）[3]に依拠して選別し，どのようにNeuromodulationなどの手法を導入していくかが求められている．

　脳卒中に対するリハビリテーション治療の方法論は，損傷神経回路に対する直接的刺激法と代償法的戦略に分けられる（表）．ニューロリハビリテーションとされる手法は前者であり，Hebb学習則（Hebbian learning rule）や神経ダーウィニズム（Neural Darwinism）などの運動学習原則を踏まえて，効果的な皮質脊髄路と皮質網様体路などの再構築をめざしていくことがポイントとなる．

■ 引用文献

1) Nudo RJ & Milliken GW：Reorganization of movement representations in primary motor cortex following focal ischemic infarcts in adult squirrel monkeys. J Neurophysiol, 75：2144-2149, 1996

2) Barbay S, et al：Behavioral and neurophysiological effects of delayed training following a small ischemic infarct in primary motor cortex of squirrel monkeys. Exp Brain Res, 169：106-116, 2006

3) Swayne OB, et al：Stages of motor output reorganization after hemispheric stroke suggested by longitudinal studies of cortical physiology. Cereb Cortex, 18：1909-1922, 2008

column

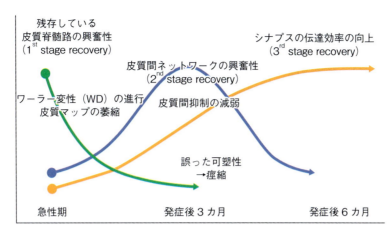

図　運動麻痺回復のステージ理論

脳卒中発症後を3つの時期に分けて，運動麻痺の回復メカニズムを説明している．3カ月までの急性期には，残存している皮質脊髄路の興奮性に依拠する回復が認められる．しかし3カ月までにそのメカニズムは，ワーラー変性の進行などにより減衰する．3カ月をピークに寄与するメカニズムは，皮質間抑制の減弱である．その後6カ月以後も回復を支えるのは，リハビリテーション治療によるシナプス伝達効率の向上によるとされる．文献3をもとに作成．

表　脳卒中に対するリハビリテーション治療の方法論

機能再建＝神経回路再統合	
損傷神経回路に対する直接的刺激法	例
①ボトムアップ手法（Bottom up）	神経筋電気刺激，下肢装具療法による歩行練習など
②トップダウン制御（Top down）	ミラーセラピー，イメージ練習など 注意の制御：言語的自己教示法（verbal mediation technique）など
③ニューロモデュレーション（Neuromodulation）	非侵襲的脳刺激（non-invasive brain stimulation：NBS） ・経頭蓋的磁気刺激 ・経頭蓋直流電気刺激
④Bottom up / Top down	Robotics（HALなど），BMI（Brain Machine Interface）など

機能的再組織化＝機能代償	
代償法的戦略	例
健側肢を使用する	利き手交換など
身体機能を補う道具を使う	下肢装具，歩行補助具などの使用など
外的な補助手段に頼る	記憶障害のメモリーエイドなど

第Ⅲ章 疾患各論

2 脳外傷・低酸素脳症・脳腫瘍・水頭症

学習のポイント

● 脳外傷の原因，各血腫の特徴，評価と治療，障害像を学ぶ
● 低酸素脳症の原因，症状の特徴，障害像を学ぶ
● 脳腫瘍の分類，各特徴，症状，治療，後遺障害を学ぶ
● 水頭症の原因，治療を学ぶ

1 脳外傷◆

◆国試頻出
キーワード
脳外傷

● 患者層は20歳台と50歳台に2峰性のピークを有し，前者では**交通事故**が，後者では**転落・転倒事故**が主な原因である．

1）分類

● 脳の損傷範囲を，**局所性とびまん性**に分類する（表1，2）．

▶ **局所脳損傷**とは，主に外力が直接，直線的に加わった場合に生じ，急性硬膜外血腫，急性硬膜下血腫，脳挫傷，外傷性脳内血腫を含む（図）．

▶ 一方，**びまん性脳損傷**は，脳へ回転加速度が加わった結果生じ，①軽症脳振盪，②古典的脳振盪，③びまん性軸索損傷の3つに分類される．

表1　脳外傷の分類

頭蓋骨骨折
・円蓋部骨折（線状骨折，陥没骨折） ・頭蓋底骨折

局所脳損傷	
・急性硬膜外血腫	・脳挫傷
・急性硬膜下血腫	・外傷性脳内血腫

びまん性脳損傷
・軽症脳振盪：一時的な神経機能障害（記憶障害）のみで意識障害なし． ・古典的脳振盪：6時間以内の意識障害あり． ・びまん性軸索損傷（Diffuse Axonal Injury：DAI） 　軽度DAI………昏睡6～24時間． 　中等度DAI……昏睡24時間以上，脳幹部障害なし． 　重度DAI………昏睡24時間以上，脳幹部障害あり．

202　リハビリテーション医学

表2 脳外傷における各病態の特徴

急性硬膜外血腫	外力が頭蓋骨を直撃すると，その直下に骨折が生じる．すると，その直下で頭蓋骨の内側を走行する中硬膜動脈が損傷を受け，頭蓋骨と硬膜の間，すなわち硬膜外腔に動脈性の出血が起きる．これが急性硬膜外血腫である．血腫が一定量に増大すると意識障害を生じる．この意識障害が生じるまでの期間を意識清明期とよぶ．
急性硬膜下血腫◆	脳挫傷が起こり，その部分の血管が損傷されて硬膜下に出血が生じ，急性硬膜下血腫が発生する．その他，頭蓋に加わった外力によって，髄液に浮かぶ大脳が外力の側に相対的に移動することで，外力の反対側の大脳と硬膜とを結ぶ橋静脈が引きちぎられ急性硬膜下血腫が生ずる場合もある．重症となりやすい．
脳挫傷	脳への衝撃で出血が発生する病態．前頭葉，側頭葉に多く発生する．また，脳挫傷に伴って出血した血が大きく塊になったものを「外傷性脳内血腫」とよぶ．
びまん性軸索損傷◆	外力によって，頭部が前後左右に加速，減速され，脳が頭蓋内で大きく振り動かされ，脳は全体的（びまん性）に衝撃を受ける．その結果，特に神経線維（軸索）が多く存在する大脳白質や脳梁，帯状回などに損傷がおよぶ病態．

◆国試頻出キーワード
急性硬膜下血腫，びまん性軸索損傷

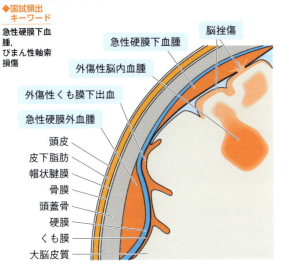

図 局所脳損傷

脳の表面には，まず脳実質に張り付いている軟膜がある（この図には記載できないほど薄い）．その外側には透明なくも膜がある．この軟膜とくも膜の間の空隙がくも膜下腔である．くも膜下腔に髄液がある．その外側に硬膜がある．硬膜下血腫は，硬膜とくも膜の間の血腫，硬膜外血腫は，硬膜とその外側の骨との間にできた血腫である．

2）重症度評価

- 脳外傷の重症度は，受傷時の意識障害の程度と強い相関があり，生命予後，機能予後を予測するうえで重要な目安となる．
- 国際的には，意識障害の評価分類スケールとして，**グラスゴー・コーマ・スケール**◆（Glasgow Coma Scale：GCS）（第Ⅱ章-9参照）が使用されている．開眼・言語・運動の3分野に分けて点数化し，その総点が**13～15点を軽度脳外傷，9～12点を中等度脳外傷，8点以下を重度脳外傷**と分類している．

◆国試頻出キーワード
グラスゴー・コーマ・スケール

3）治療

- 表3は，日本脳神経外科学会，日本脳神経外傷学会が監修している治療ガイドライン[1]の抜粋である．

4）障害像

- 脳外傷では，身体障害と高次脳機能障害（第Ⅱ章-3参照）が後遺することが多い．

表3　脳外傷における治療方針

閉鎖性頭蓋骨陥没骨折	手術適応 ・1 cm以上の陥没や高度に脳挫滅が存在した場合 ・審美的容認しがたい頭蓋骨変形 ・静脈洞を圧迫する場合
開放性頭蓋骨陥没骨折	手術適応 ・高度の汚染創が存在する場合 ・高度の挫滅創，粉砕骨折が存在する場合 ・脳脱，脳脊髄液の漏出など硬膜が損傷している場合
穿通外傷	全例がほぼ手術適応となる
急性硬膜外血腫	手術適応 ・厚さ1〜2 cm以上の血腫，または20〜30 mL以上の血腫 ・切迫ヘルニア所見があり神経症状が進行性に悪化する例
急性硬膜下血腫	手術適応 ・血腫が厚さ1 cm以上の場合，意識障害を呈し脳が正中より5 cm以上偏位した場合 ・明らかに血腫により圧迫されている場合，血腫による神経症状を呈する場合
脳内血腫，脳挫傷	手術を考慮する例 ・血腫により圧迫されている場合，神経症状が進行性に悪化する例 ・後頭蓋窩病変で第4脳室の変形・偏位，閉塞を認める例
びまん性軸索損傷	外科的治療の適応はない

❶ 身体障害

- 四肢の運動麻痺：脳挫傷・硬膜下血腫・硬膜外血腫などが，直接あるいは圧迫によって，錐体路を損傷すると片麻痺が起きやすい．脳幹への損傷では，四肢不全麻痺を呈することがある．
- 失調：小脳や小脳から中脳に向かう上小脳脚が損傷されると，四肢や体幹の失調を呈しやすくなる．
- 12脳神経の障害：嗅神経が最も損傷を受けやすく，嗅覚障害は食事や調理などの際に問題となる．

◆国試頻出
キーワード

高次脳機能障
害，
前頭葉，
社会的行動障
害

❷ 高次脳機能障害◆

- 前頭葉◆および側頭葉が損傷を受けやすいことから，記憶障害，注意障害，遂行機能障害を生じやすい．
- 記憶力の低下は，重度の頭部外傷例のほぼ全例にみられる．エピソード記憶の障害や約束などの未来の記憶（展望記憶）の障害は，ADLやIADL（Instrumental ADL）の際に大きな問題となる．
- 一方，頭蓋内血腫（硬膜外血腫・硬膜下血腫・脳内血腫）が，大脳半球の特定の部位を占拠あるいは圧迫すると，失語，失行，半側空間無視，地誌失認などのいわゆる巣症状を呈するが，脳血管障害（脳卒中）患者にみられるほど頻度は高くない．

❸ 社会的行動障害◆

- 自発性の低下，非理性的行為（暴力，暴言，性的脱抑制など），自己中心的態度，他人への気遣いのなさ，柔軟性の低下，病識低下，病前性格の先鋭化などがみられることがある．

- こうした症状は，脳損傷そのものによる場合と障害によって生じた心因的要素によって生じる場合がある．

リハビリテーション治療のポイント

1）脳外傷後の問題点

- 退院後の生活において困難が生じる原因は，身体機能面よりも高次脳機能障害による行動的側面である．
- 神経心理学的検査では明らかな高次脳機能の低下を認めない場合においても，実生活では困難が生じる例が少なくない．**実際の社会生活を視野に入れた支援を早期から行う必要がある**．

2）記憶障害へのアプローチ

- 記憶障害に対し，メモリーノートや携帯電話のスケジュール機能，アラームなど記憶の代償手段の獲得が重要となる．
- 記憶障害へのトレーニングは「**誤りなし学習**[※1]」が基本で，失敗や間違いをさせない工夫を行う．

> ※1 誤りなし学習（エラーレスラーニング）
> 失敗経験を最小限に工夫し，成功経験を積んで習得する学習方法．脳損傷後も手続き記憶は保持されやすいことから，失敗を経験してしまうと，その行為は繰り返しやすい．

3）注意障害へのアプローチ

- 認知機能練習によって注意・集中力の向上を図る．
- 騒音や雑然とした環境では注意を持続しにくい傾向があり，**環境調整に配慮する**必要がある．例えば，整理整頓された静かな環境を設定し，刺激量を調整する必要がある．

4）遂行機能障害へのアプローチ

- トレーニング場面では，セラピストの指示にしたがえば課題に答えることができるため，見逃されることもあり，社会生活に戻った後に明らかになる例も少なくない．
- 遂行機能障害では柔軟な対応や同時作業が困難になるため，生活場面での具体的な問題点をあげ，手順書やスケジュール表の作成などを行い，**思考や手順の外在化を図ることが有効**である．

5）自己認識の低下へのアプローチ

- 自己の認知・行動・情緒の障害について「軽度」と評価する傾向（自分の能力を過大評価する傾向）がある．
- 当事者・家族会などの小グループでの活動や集団リハビリテーション治療は，対人交流のなかで自身を振り返るきっかけとなり，自己認識の向上に有効である．

6) 社会的行動障害へのアプローチ

- 脱抑制・易怒性・自己中心性・自発性低下・幼稚性（退行）・固執性などの前頭葉症状が脳外傷に伴い生じやすい．症状は多彩であり，外傷前の生活様式・性格・社会的立場も関連する．そのため，まずは外傷前の生活全般について充分に把握することが重要である．また，なぜそのような行動をとってしまうのか本人の思考や環境，状況について整理することが望ましい．
- 問題行動がみられる頻度や時間帯，きっかけなどを整理し環境調整を行ったうえで，問題行動を指摘するのではなく，**望ましい行動がみられた際に褒めるなどの行動強化**を図っていくことが有効である．

7) ADL・IADL練習へのアプローチ

- 高次脳機能障害により，ADL・IADLの低下を生じた場合，認知機能練習では改善が難しいため，実際の動作課題での練習が必須となる．
  - ▶ ADLにおいては，トイレ動作や入浴動作は介護負担感も高いため，ADL自立や介助量軽減に向けた練習が必要となる．
  - ▶ **IADLは，買い物，調理，金銭管理，掃除，洗濯，公共交通機関の利用，仕事など多岐にわたる．**脳外傷者の生活様式によって必要とされる課題はさまざまだが，主婦であれば調理や掃除洗濯，生産年齢の男性であれば公共交通機関の利用を自立して行えることは就労などの社会参加において重要となる．
- 入院中は顕在化しなかった生活上の問題が，退院後，社会生活を送るなかで明らかになる場合も多い．退院後の生活リズムや課題を想定した練習と長期的な視点で支援を行う必要がある．

8) 環境調整や家族指導へのアプローチ

- 脳外傷による高次脳機能障害は，環境要因によって回復の程度が大きく変動することから，**環境調整が重要である．**
- 環境には，大きく分けて**人的環境**と**物理的環境**がある．
  - ▶ **人的環境**とは，家族や周囲の支援者など当事者をとりまく人々を指す．**物理的環境**は，自宅内の空間や生活する近隣環境もしくは職場環境などを指す．この両者の環境調整を行い，指導していくことが重要である．
- 具体的には，「教示は単純にすること」，「動作や作業に時間的余裕を与える」，「過保護にしない」，「自主決定の機会をつくる」，「選択の余地を与える」，「不安感を与えない」，「視覚的・聴覚的手がかりを設定する」，「環境を単純に保つ」などである．

9) 就労支援へのアプローチ

- 脳外傷者の就労支援において，考慮するべき特性は多岐にわたる．具体的には，①行動をコントロールする能力，②目標に向かって実行し管理する能力，③回復不能な認知や行動の欠損を自ら補う能力，④自己の欠損を認識し受け入れる能力などが就労継続に必要である．
- 就労にあたり，就労準備性がどの程度あるか把握しておくことが重要である．「健康管理」「日常生活管理」「対人スキル」「基本的労働習慣」「職業適性」の観点から当事者を捉え，支援につなげるとよい（**第Ⅰ章-11**参照）．
- まずは，生活基盤として「健康管理」や「日常生活管理」がきちんとできているかを確認する．就労に向けた基盤をつくることが大切である．

- また，「職業適性」の評価や自己理解を促すうえで，**厚生労働省編一般職業適性検査**（General Aptitude Test Battery：GATB）や幕張ストレス・疲労アセスメントシート（Makuhari Stress and Fatigue Assessment Sheet：MSFAS）などの活用も有効である．

10）地域連携へ向けたアプローチ

- 脳外傷後の高次脳機能障害は，重度例であっても，時間をかけたなだらかな回復を示す．この点において，セラピストの果たす役割は大きく，ADLやIADLそして就労支援に関する専門性をもとに，地域での生活を視野にいれたアプローチが大切である．

- そのために，**長期的な視点に立った，地域との連携が不可欠である**．地域連携を行ううえで重要なことは，共通の目標と対応方法をもつこと，どこにどのような社会資源があるのかを熟知しておくことである．

2 低酸素脳症

1）病態と原因

- 低酸素脳症とは，脳細胞への酸素供給が低下し，ある範囲にわたって細胞壊死をもたらした病態をいう．
- 酸素供給が低下する病態には，主に表4にあげる3つの原因がある．

表4 低酸素脳症の原因

低酸素性低酸素血症	酸素そのものが脳動脈血中に供給されない病態．気道閉塞，肺炎によるガス交換の障害，喘息発作，首吊り，溺水，先天性心疾患における右左シャントなど．
貧血性低酸素血症	酸素を運搬するヘモグロビンの減少，あるいは機能不全．外傷などの大量の出血や慢性貧血，一酸化炭素中毒など．
虚血性低酸素血症	脳血流そのものの減少で，ショックやうっ血性心不全，心筋梗塞による心停止など．

2）低酸素脳症後の遅発性神経症状

- 低酸素脳症に対し急性期病院で治療を受けている過程で，患者は回復を示していく．しかし，発症の数日後から4週間程度の間に，意識障害，興奮，運動麻痺，筋緊張の亢進，失禁などの神経症状の悪化をみる場合があり，それを遅発性神経症状という．

3）障害像

■ 記憶障害

- 低酸素脳症に記憶障害は合併しやすい．海馬の選択的脆弱性に起因すると考えられ，特に**エピソード記憶の障害が主体**となる．

❷ 視空間認知障害

- 全身の血圧低下による後頭頭頂葉領域の分水嶺梗塞として視空間認知障害がある.

- 視覚情報の処理過程に問題を生じ,精神性注視麻痺・視覚失調・視覚性注視障害を三徴とするバリント症候群や,視力を喪失するも自己の盲目を自覚せず,これを否認するアントン症候群,ヒトの顔を認識することが困難な相貌失認,視覚失認などがある.

❸ 遂行機能障害

- 遂行機能とは,計画的,効果的な課題処理能力を意味し,一般に前頭前野の機能と考えられている.

- しかし作業の遂行には注意・集中力や自発性,視空間認知能力も必要となるので,遂行機能の評価は大脳の広い範囲をも評価していることになる.

❹ ランスアダムス症候群

- アクションミオクローヌス(action myoclonus)とは,随意運動時に四肢・体幹の筋に部分的に,不規則,非律動的な収縮が生じるもので,触覚,聴覚,視覚刺激,疲労,感情変化などがこの症状を引き起こし,睡眠,不動,麻酔などで消失する.

- 低酸素脳症後に意識障害が改善した後にアクションミオクローヌスが生じる病態をランスアダムス症候群という.

❺ 人格・行動変化

- 低酸素脳症後,感情鈍磨,無関心,発動性の低下などの人格・行動変化がしばしば観察される.また,逆に脱抑制,暴力,暴言などの活動性過多として現れる場合もある.

- これらは主に前頭葉あるいは前頭葉と神経連絡を有す組織(扁桃体を主とする大脳辺縁系)の器質的損傷と考えられる.一方,自己を含めた環境要因(例えば,発症前とは全く異なる自己の能力低下,社会的役割の喪失)に対する反応性変化,精神的反応としての表現型である可能性もある.

4) リハビリテーション治療のポイント

- ❶ 脳外傷におけるリハビリテーション治療のポイントを参照.

3 脳腫瘍

1) 分類と発生頻度

- 脳腫瘍は,頭蓋内組織から発生する**原発性脳腫瘍**とその他の組織から発生し脳へ転移した**転移性脳腫瘍**に大別する(表5).

2) WHOの悪性度分類

- 悪性度は,grade Ⅰ(最も良性),grade Ⅱ,grade Ⅲ,grade Ⅳ(最も悪性)と4段階に分類する.例えば,星細胞腫grade Ⅰと表現する.Ⅰ,Ⅱ程度なら,まず良性で腫瘍はさほど成長しないが,Ⅲ,Ⅳなどは悪性で,たとえ手術で腫瘍を摘出しても,残存する腫瘍からまた成長してくることが多い.

208　リハビリテーション医学

表5 主な脳腫瘍と発生頻度およびその特徴，治療

		頻度（%）	特徴	治療の原則
原発性脳腫瘍	神経膠腫	25.8	脳のグリア細胞からの腫瘍化．全脳腫瘍の1/3．	
	星細胞腫	7.1	予後は比較的良好．	手術（切除）
	退形成性星細胞腫	4.7	星細胞腫よりも悪性度が高い．	手術＋放射線療法＋化学療法
	膠芽腫	9.1	悪性度が最も高い．腫瘍細胞は浸潤しやすい．	手術＋放射線療法＋化学療法
	乏突起膠腫	0.9	緩徐に増大する．	手術＋放射線療法＋化学療法
	上衣腫	0.8	小児期，第4脳室壁に発生しやすい．	手術
	脈絡叢乳頭腫	0.3	脳室内脈絡叢から発生．	手術
	髄芽腫	1.1	小児期，小脳に発生しやすい．悪性度が高い．	手術＋放射線療法＋化学療法
	その他	1.8		
	髄膜腫	26.3	髄膜から発生．境界鮮明で，基本的に良性．	手術
	下垂体腺腫	18.1	下垂体前葉細胞から発生．症状は本文参照．良性．	手術（本文参照）
	神経鞘腫	10.4	約90％は聴神経を覆うシュワン細胞から発生．良性．	手術
	頭蓋咽頭腫	3.5	胎生期の頭蓋咽頭管の遺残からの腫瘍化．良性．下垂体茎から増大．	手術（残存すれば定位手術的照射）
	悪性リンパ腫	3.1	発生機序は不明．前頭葉，側頭葉，小脳に多い．	手術（生検）＋放射線療法＋化学療法
	胚細胞腫	2.7	発生段階で頭蓋内に迷入した生殖細胞の腫瘍化．予後は多様．	手術＋放射線療法＋化学療法
	その他	10	血管芽腫（小脳に好発，良性），脊索腫（斜台部など，予後不良）．	
転移性脳腫瘍		17.9	原発は肺がんが最も多く，次いで乳がん．しばしば多発する．予後不良．	腫瘍の部位，大きさ，全身状態考慮

文献2をもとに作成．

3）症状

- **頭蓋内圧**[※2]**亢進症状**：腫瘍の増大で頭蓋内圧が高くなることで生じる．
  - ▶3主徴：①頭痛（早朝に強い），②吐き気，③うっ血乳頭．
- **巣症状**：腫瘍の発生した部位によって，異なる各部位の症状を呈す．

> **※2 頭蓋内圧**
> 頭蓋内腔は，脳，髄液，血液などで満たされており，5～10 mmHg程度の圧力が維持されている．この空間に新たに腫瘍や出血や脳浮腫などが極度に発生すると，頭蓋内圧は高くなり，ここに掲げた3主徴が生じる．さらに高じると，脳ヘルニアを起こして死亡する．

4）下垂体腺腫

- 下垂体前葉細胞から発生する良性腫瘍.
- ホルモン産生能のある**機能性腺腫**（60％）と産生能のない**非機能性腫瘍**（40％）に分かれる.
- 下垂体腺腫は，視交叉の下部に位置するホルモンを産生する組織から発生するため，以下のような特徴的な症状がみられる.

■ 症状

①下垂体腺腫による周辺組織への圧迫症状

- **頭痛**：稀に腺腫内の出血や梗塞で急激に頭痛を生じる＝下垂体卒中.
- **両耳側半盲**：視交叉を下から圧迫して生じる.左目では視野の左半分（外側）が，右目では視野の右半分（外側）が欠損し，見えづらさを訴える.

②内分泌症状

- 下垂体腺腫でみられる内分泌症状を**表6**にまとめる.

表6 下垂体腺腫の分類と内分泌症状

		特徴	内分泌症状
機能性腺腫	**プロラクチン産生腫瘍**	全下垂体腺腫の26％.女性に多い.	・女性では，乳汁分泌，無月経 ・男性では，女性化乳房や乳汁分泌
	成長ホルモン産生腫瘍	全下垂体腺腫の20％.	尖端巨大症（前額部，鼻や唇，舌，手足が太く大きくなる），巨人症
	副腎皮質刺激ホルモン産生腫瘍	全下垂体腺腫の6％.クッシング病という.	中心性肥満，満月様顔貌，易疲労性
	甲状腺刺激ホルモン産生腫瘍	稀	
	性腺刺激ホルモン産生腫瘍	稀	
非機能性腫瘍		全下垂体腺腫の40％.	下垂体機能不全によって性腺刺激ホルモンが低下し，女性では無月経や月経不順，男性では性欲の低下や勃起障害がみられる.

■ 治療

- **腫瘍摘出術**：経蝶形骨洞到達法*が一般的であるが，腫瘍の大きさや部位によっては，開頭術も行われる.

  ＊鼻腔を介して蝶形骨洞に入りトルコ鞍底から下垂体に到達して腫瘍を摘出する.この方法では開頭する必要がないので大脳への侵襲はない.

- **薬物治療**：プロラクチン産生腫瘍では，まず，薬物療法が選択される.
- **放射線治療**：手術を希望しない場合，あるいは手術でも再発を繰り返す場合に行われる.

■ 治療後の後遺症

- **下垂体前葉機能不全**：手術によって下垂体前葉を傷つけることから，術後，成長ホルモン，副腎皮質ホルモン，甲状腺ホルモン，性腺刺激ホルモンなどの欠損が生じることがある.その場合，ホルモンの補償療法を要する.
- **尿崩症**：手術で下垂体後葉に損傷がおよぶと，抗利尿ホルモン（ADH）の分泌がなくなり，尿量が多くなる.ADHの補償療法として点鼻薬や内服薬がある.

- **両耳側半盲**：後遺症として左目の左側視野，右目の右側視野の欠損が残存し，ADL上，支障を生じることがある．
- **前頭葉症状**：開頭手術によって両側前頭葉の半球裂から腫瘍の摘出を行った場合，前頭葉を損傷してしまうと，注意障害，遂行機能障害，人格障害などの前頭葉症状が残ることが稀にある．

5）リハビリテーション治療のポイント

- **1** 脳外傷におけるリハビリテーション治療のポイントを参照．

4 水頭症

1）概略

- 水頭症とは，髄液が過剰に頭蓋内に貯留した状態である．
- **髄液循環**：髄液は脳室内の脈絡叢で一日，約450 mL産生され，側脳室から第三脳室，中脳水道，第四脳室を経由し，ルシュカ孔，マジャンディ孔から，脳室の外へ流出し，脳表および脊髄表面のくも膜下腔へ流れ，上矢状静脈洞周辺のくも膜顆粒や静脈，リンパ組織を介して吸収される．この髄液循環の空間は150 mLであることから，髄液は一日約3回入れ替わることになる．
- 先天性の水頭症の原因は中脳水道の閉塞が多い．
- くも膜下出血後の水頭症はくも膜下腔の髄液循環障害が原因．

2）正常圧水頭症

- 脳室拡大を認めるも脳圧は正常域にある，原因が不明な症例を**特発性正常圧水頭症**という．一方，くも膜下出血や脳外傷後に発生する例を，**続発性水頭症**という．
- **三徴候**：①精神活動の低下（認知症），②歩行障害，③尿失禁
- **髄液排除試験（タップテスト）**：特発性水頭症が疑われた場合，試験的に腰椎穿刺を行い髄液を20 mL程度排除し，歩行障害などの症状の改善があるかを確認し，改善があれば以下の手術を行う．
- **治療**：脳室腹腔シャント術[*1]が主な治療法であるが，**腰部腹腔シャント術**[*2]が行われることもある．
  *1 拡大した脳室と腹腔をチューブで結び，貯留する髄液を腹腔に排出させる．
  *2 くも膜下腔に貯留している髄液をシャントチューブで腹腔に排出させる．

3）リハビリテーション治療のポイント

- **1** 脳外傷におけるリハビリテーション治療のポイントを参照．

引用文献

1）「重症頭部外傷治療・管理のガイドライン 第3版」（日本脳神経外科学会，日本脳神経外傷学会/監，重症頭部外傷治療・管理のガイドライン作成委員会/編），医学書院，2013

2）「脳腫瘍全国集計調査報告 第12版」（脳腫瘍全国統計委員会/編），サイメッド社，2009

コラム

④障害と自動車運転

1）運転に必要な身体機能

　脳血管障害（脳卒中）や脳外傷，認知症など，障害を負った人が，再び社会参加をしていくうえで，その1つの手段として自動車を自ら運転できることの意義は大きい．しかし，自動車運転は最も難しいIADLであり，しかも社会的責任が生じてくることから，簡単に運転を行うことはできない．現行の道路交通法から，運転に必要な身体機能は以下の4点である．

　　①視力（両眼で見た場合0.7以上，かつ一眼で0.3以上．一眼が0.3に満たない場合は他眼の視野が左右150度以上で0.7以上）

　　②色彩識別能力（赤，青，黄色の識別）

　　③聴力（重度の聴覚障害があってもワイドミラーの使用で運転可能）

　　④運動能力（運転に支障をきたす四肢，体幹の障害がなければ運転可能）

　したがって，視野欠損や半側空間無視があっても，法律上は運転は可能な場合があるが，実際は運転はできない．一方，片麻痺があっても，安定した座位がとれ，ハンドルとアクセルの操作ができれば運転は可能な場合がある．

2）運転に必要な高次脳機能

　以上の①〜④の基準以外に，運転に必要な能力は高次脳機能である．Michonらは運転における認知機能に関し，3つの階層構造を提案した[1]（表）．すなわち，運転の全体を統括する認知レベル（どこに，どのような道順で，いつ出発し，いつごろ到着するのか，天候や渋滞の影響を考えた場合の運転の計画および変更など＝strategical level），次いで，運転中に行う安全性に配慮する認知レベル（走行場所や障害物に合わせたスピードや車間距離の調整など＝tactical level），そして，基本的な運転技術に関する認知レベル（アクセル，ブレーキ操作，ハンドリングなどの行動＝operational level）である．表に，各レベルと対応する認知機能をまとめた．これらの能力が発揮できるためには，両側前頭葉，右頭頂葉をはじめとする左右の大脳半球の広範な機能が健全である必要がある．

3）主な疾患と運転の可否

　以下，主な疾患についてまとめてみよう．認知症と診断がされた場合，道路交通法では運転は許可されない．てんかんの場合は，運転中にてんかんが起きないように良好にコントロールされていれば（過去2年間てんかん発作がなく，今後もしばらくてんかん発作が生じる恐れがない）運転は可能となる．糖尿病患者の場合，低血糖発作など，血糖のコントロールが不良な例では運転はできない．睡眠障害で，重度の眠気を生じる恐れのある例（睡眠時無呼吸症候群）も，運転はできない．脳卒中や脳外傷になったことがあっても，前述の①〜④が満たされ，高次脳機能障害もきわめて軽度で，てんかん発作もコントロールされていれば運転は可能な場合がある．

　一方，内服薬にも注意が必要である．いわゆる向精神薬と総称される薬剤である．抗精神病薬，抗うつ薬，抗不安薬，抗てんかん薬などは，眠気を引き起こしたり認知機能を低下させる恐れがあるので主治医に相談する必要がある．さらに，抗アレルギー薬，筋弛緩薬および血糖低下や血圧低下を引き起こす薬剤にも注意が必要となる．

column

表 自動車運転の概念的モデルと対応する認知機能

認知レベル	概念	具体的行為	対応する認知機能
strategical level	運転前の運転行為全体の計画を行う，運転中の計画の変更を行う認知過程	目的地と最善の経路，時間の選定，危険の予測と回避	遂行機能（計画と実行），自己の能力の認識
tactical level	運転中の車と周囲との関係をコントロールする認知過程	他の自動車との車間距離の維持，スピード調節，人や障害物の回避	注意機能，遂行機能，視覚走査能力，時間推定能力，視空間認知機能，視覚・運動変換能力，情報処理速度，情動のコントロール
operational level	運転中の自動車を操作する認知過程	ブレーキ，アクセル，ハンドルを操作し，一定のスピードを維持し走行レーンを運転操作する	注意機能，運動感覚機能，操作知識，視覚・運動変換能力

■ 引用文献

1) Michon JA：A critical view of driver behavior models：What do we know, what should we do?「Human behavior and traffic safety」(Evans L & Schwing RC/eds), pp485–520, Springer, 1985

第 **III** 章 疾患各論

3 脊髄損傷

学習のポイント

● 脊髄損傷の病態，評価，運動療法について学ぶ

● 脊髄損傷のリハビリテーション治療のポイントを学ぶ

● 完全四肢麻痺と ADL，必要な自助具との関係を学ぶ

1 脊髄損傷とは [1] [2]

● 脊髄損傷は外傷性と非外傷性がある．

● 外傷性の疫学では，①年齢分布は若年者と高齢者の2峰性で男性が圧倒的に多い．②頸髄損傷：胸腰髄損傷の比は3：1，③原因として交通事故，転倒・転落の順に多い．④1990〜1992年は，人口100万人あたり年間40.2人の脊髄損傷の発生であった．近年では若年者が減少し，高齢者が増大傾向にある．

● 高齢者の場合，原因として起立歩行時の転倒による軽微な外傷が多く，骨傷のない頸髄損傷で不全四肢麻痺が多いのが特徴である．

2 脊髄損傷の病態

● 受傷直後は損傷高位以下ですべての反射が消失し，脊髄ショックとなり，弛緩性麻痺や尿閉となる．数日から数週間で徐々に反射が回復し，弛緩性から痙性麻痺になる．

● 脊髄が損傷すると損傷高位以下の運動麻痺，感覚障害，膀胱直腸障害，自律神経障害，性機能障害などが出現し，さまざまな合併症や随伴症が発生する．

1）排尿障害

● 受傷直後の脊髄ショック期は，膀胱は弛緩し尿閉となる．

● ショック期から離脱後，仙髄排尿中枢より上位の損傷では反射性に排尿筋が収縮する自動型膀胱（核上型膀胱），下位の損傷では排尿反射が消失する自律型膀胱（核・核下型膀胱）になる（第 II 章-8参照）．

● 自動型膀胱ではトリガーポイント（圧迫などの刺激により排尿を誘発する部位，下腹部や大腿内側など）を利用した排尿を行う場合がある．

214 リハビリテーション医学

- 膀胱機能，身体機能などを総合的に判断して自己導尿，尿道バルーン，膀胱瘻など排尿方法を選択する．

2）排便障害

- 排便障害により麻痺性イレウスや便失禁をきたすため，規則正しい排便コントロールが重要である．
- **仙髄排便中枢**より上位の損傷では大脳を介する機能が消失し，脊髄を介する部分的反射のみで行い，意識しての排便が困難となる．仙髄排便中枢の部位が損傷した場合，内外肛門括約筋の緊張が低下し，便失禁をきたす．
- **排便方法**は決められた時間に排便ができるように内服，座薬，摘便などでコントロールしていく．排便反射を利用した腹部マッサージを行うこともある．

3）褥瘡

- 仙骨，尾骨，坐骨，大転子部などの骨隆起部に好発する．
- 体位変換，クッション，特殊マットなどで予防し，除圧動作を身につけていく．

4）自律神経過反射

- T5以上の脊髄損傷で，膀胱や直腸の拡張など麻痺域の刺激で血圧が上昇し，激しい頭痛，徐脈，非麻痺域の発赤，発汗，鼻閉，散瞳，鳥肌立ちなどが起きる．
- 原因の除去（導尿，便処置など）で急速に改善する．脳出血を合併する場合もあり，迅速な対応が必要である．
- 自律神経過反射の症状を尿意として利用する場合もある．

5）異所性骨化

- 異所性骨化とは，本来骨が存在しない部位に骨組織が形成される現象である．
- 麻痺域に合併する．股関節に最も多く，次いで膝，肘，肩関節など大関節に生じる．
- 局所の熱感，発赤，腫脹で発症し，初期にアルカリホスファターゼ，赤沈，CK値の高値を示す．X線像では遅れて出現する．
- 関節可動域（ROM）制限によりADLが阻害される場合は骨化の成熟を待って切除術を行う．
- 過度のROM練習が原因ともいわれ，ROM練習の際に留意する必要がある．

6）その他

- その他に痙縮，深部静脈血栓症，疼痛などさまざまな合併症，随伴症がある．

3 脊髄損傷の評価

◆国試頻出
キーワード

アメリカ脊髄
損傷学会
（ASIA）の神
経学的評価

1）アメリカ脊髄損傷学会（ASIA）の神経学的評価◆3)（図1）

1 運動スコア（Motor Score）

- C5〜T1，L2〜S1のkey muscle（表1）について，徒手筋力テスト（MMT）で0から5の6段階で評価する．

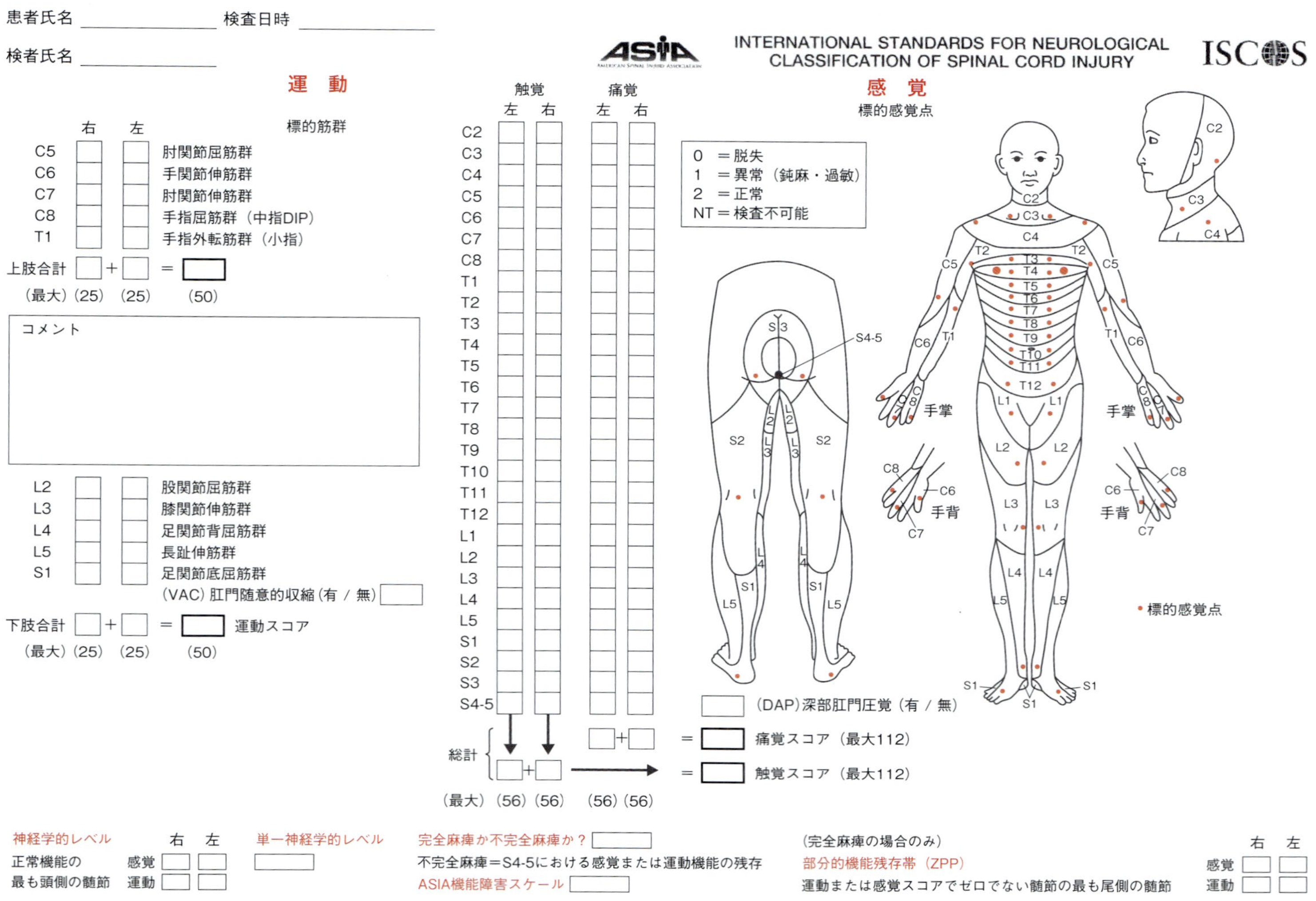

INTERNATIONAL STANDARDS FOR NEUROLOGICAL CLASSIFICATION OF SPINAL CORD INJURY

ASIA · ISCoS

患者氏名 ―――――
検者氏名 ―――――
検査日時 ―――――

運 動
標的筋群

上肢合計（最大）(25)(25)　右　左

C5	肘関節屈筋群
C6	手関節伸筋群
C7	肘関節伸筋群
C8	手指屈筋群（中指DIP）
T1	手指外転筋群（小指）

コメント

下肢合計（最大）(25)(25)

L2	股関節屈筋群
L3	膝関節伸筋群
L4	足関節背屈筋群
L5	長母趾伸筋群
S1	足関節底屈筋群

（VAC）肛門随意的収縮（有／無）

＋ ＝ （50）
運動スコア

感 覚
標的感覚点

触覚　右　左　　痛覚　右　左

C2 C3 C4 C5 C6 C7 C8 T1 T2 T3 T4 T5 T6 T7 T8 T9 T10 T11 T12 L1 L2 L3 L4 L5 S1 S2 S3 S4-5

総計（最大）(56)(56)(56)(56)
＋ ＝
痛覚スコア（最大112）
触覚スコア（最大112）

（DAP）深部肛門圧覚（有／無）

0 = 脱失
1 = 異常（鈍麻・過敏）
2 = 正常
NT = 検査不可能

標的感覚点

手掌　手背　C2 C3 C4 C5 C6 C7 C8 T1 T2 ... L1 L2 L3 L4 L5 S1 S2 S3 S4-5

神経学的レベル
正常機能の最も頭側の髄節
　　　感覚　運動　右　左

単一神経学的レベル
不完全麻痺における感覚または運動機能の残存

ASIA機能障害スケール

完全麻痺か不完全麻痺か？
完全麻痺＝S4-5における感覚または運動機能の残存なし

部分的機能残存帯（ZPP）
（完全麻痺の場合のみ）
運動または感覚スコアでゼロでない髄節の最も尾側の髄節
　　　　感覚　運動　右　左

図1　脊髄損傷の神経学的分類の国際基準
文献4より引用.

表1 key muscle

髄節	key muscle	髄節	key muscle
C5	肘関節屈筋群	L2	股関節屈筋群
C6	手関節伸筋群	L3	膝関節伸筋群
C7	肘関節伸筋群	L4	足関節背屈筋群
C8	手指屈筋群	L5	長趾伸筋群
T1	手指外転筋群	S1	足関節底屈筋群

表2 sensory point

感覚髄節	sensory point	感覚髄節	sensory point
C3	鎖骨上窩	T10	臍部
C4	肩峰	T12	鼡径靱帯
C5	前肘窩外側	L2	大腿骨前内側面
C6	母指球	L3	大腿骨内顆
C7	中指球	L4	内果
C8	小指球	L5	第3中足基節関節背側
T1	前肘窩内側	S1	踵外側
T2	腋窩頂点	S2	膝窩
T4	乳頭部	S3	坐骨結節部
T6	胸骨剣状突起	S4/5	皮膚粘膜移行部

❷ 感覚スコア（Sensory Score）

● C2からS4/5髄節が支配する28カ所のsensory point（表2）について触覚（light touch）と痛覚（pin prick）をそれぞれ検査する.

● 正常2点, 鈍麻または過敏1点, 脱失0点で評価する.

❸ 神経学的損傷レベル（Neurological Level of Injury：NLI）

● 神経学的損傷レベルは脊髄損傷でどのレベルまで正常かを示す. 神経学的損傷レベルの同定手順は正常の運動（MMTで3以上である最下位髄節, ただし, その直上の髄節のMMTが5であること）と知覚が残存している最下位の髄節名で表現する.

❹ ASIA Impairment Scale（AIS）（表3）

● ASIA Impairment Scaleの完全麻痺はS4〜5領域の肛門粘膜移行部の運動・感覚の完全喪失としている. また, 麻痺域のkey muscleの半数以上が3未満でC, 半数以上でDとする.

2) Frankelの分類[1]

● Frankelの分類の完全麻痺は神経学的損傷レベルより下位の運動・知覚の完全喪失としている（表4）. また, 運動機能が残存し, 実用的な移動能力がなければC, あればDとする.

表3　ASIA Impairment Scale

A	(complete)	S4〜5領域の運動・知覚機能の完全喪失
B	(incomplete)	神経学的損傷レベルより下位の感覚機能は残存して，S4〜5の感覚（S4〜5領域の触覚か痛覚，あるいは深部肛門内圧）が存在し，運動機能は左右どちらの側にも損傷の神経学的レベルより下位に3レベルを超えては残存しない
C	(incomplete)	神経学的損傷レベルより下位に運動機能が残存し，麻痺域のkey muscleの半数以上が筋力3未満
D	(incomplete)	神経学的損傷レベルより下位に運動機能が残存し，麻痺域のkey muscleの半数以上が筋力3以上
E	(normal)	運動・知覚機能ともに正常

表4　Frankelの分類

A	(complete)	神経学的損傷レベルより下位の運動・知覚の完全喪失
B	(sensory)	神経学的損傷レベルより下位の運動の完全麻痺，知覚はある程度残存
C	(motor useless)	神経学的損傷レベルより下位の運動機能はわずかに残存しているが，実用性なし
D	(motor useful)	神経学的損傷レベルより下位の実用的な運動機能が残存
E	(recovery)	運動・知覚麻痺・膀胱直腸障害などの神経学的症状を認めないもの，深部反射は亢進してもよい

3）Zancolliの上肢機能分類

● Zancolliの上肢機能分類は上肢に整形外科的機能再建術を行うための指標として作製され，完全麻痺の麻痺高位を表現する方法として用いられている（表5）.

表5　Zancolliの上肢機能分類

群	可能な動作	最下位機能髄節	残存運動機能	亜群			分類
I	肘屈曲	C5	上腕二頭筋	A	腕橈骨筋（−）		C5A
			上腕筋	B	腕橈骨筋（＋）		C5B
II	手関節伸展	C6	長・短橈側手根伸筋	A	手関節伸展可能		C6A
				B	強い手関節伸展	1. 円回内筋（−），橈側手根屈筋（−），上腕三頭筋（−）	C6B1
						2. 円回内筋（＋），橈側手根屈筋（−），上腕三頭筋（−）	C6B2
						3. 3筋（＋）	C6B3
III	指の外来筋	C7	総指伸筋 小指伸筋 尺側手根伸筋	A	尺側指完全伸展と橈側骨と母指の麻痺		C7A
				B	全指の完全伸展と弱い母指伸展		C7B
IV	指の外来筋による屈曲と母指伸筋	C8	深指屈筋 固有示指伸筋 長母指伸筋 尺側手指屈筋	A	尺側指の完全屈曲と橈側指と母指の屈曲不全母指伸展可能		C8A
				B	全手指の完全屈曲	1. 浅指屈筋（−）	C8B1
					内在筋麻痺	2. 浅指屈筋（＋）	C8B2

218　リハビリテーション医学

◆国試頻出
キーワード

臨床症状分類

4）臨床症状分類◆

● 不全麻痺の場合，脊髄の横断面での損傷部位から反映される臨床症状から分類される（表6）.

表6　臨床症状分類

	症状	損傷部位
中心性脊髄症候群 (central cord syndrome)	・脊髄の中心部の損傷 ・頸髄不全損傷によくみられる ・下肢よりも上肢に麻痺が著しい	
ブラウン・セカール症候群 (Brown Sequard syndrome)	・脊髄半側の損傷 ・同側の運動麻痺と深部感覚障害 ・反対側の温痛覚障害を伴う	
前脊髄症候群 (anterior cord syndrome)	・脊髄前方3分の2の障害 ・前脊椎動脈の還流する部分の障害 ・神経学的損傷レベル以下の温痛覚障害と 　運動麻痺 ・深部感覚が比較的保たれている	
後脊髄症候群 (posterior cord syndrome)	・脊髄の後索の障害 ・神経学的損傷レベル以下の深部感覚障害 ・比較的筋力や温痛覚が保たれている	

4 脊髄損傷の運動療法

1）急性期

● 患部の固定を確保するとともに，合併症予防に全力を注ぐ.

● 呼吸機能に対する肺理学療法，拘縮予防や深部静脈血栓症予防のためのROM練習を行う.

● 起立性低血圧克服のためのベッドでのギャッジアップ，ティルトテーブルを用いた立位練習，車椅子乗車練習を行う.

2）回復期

● 基本動作練習で動作を獲得するとともに基本動作からADL動作へとつなげていく.

● 完全麻痺の場合，髄節が1つ異なるだけで獲得可能なADLが大きく異なる.

● 不全麻痺の場合は麻痺の状態に合わせて立位，歩行練習をとり入れていく.

● 排尿・排便コントロール，褥瘡予防といった自己管理を身につけていく.

5 胸腰髄損傷

● 機能上，上肢は保たれている．上位胸髄レベルでは体幹保持姿勢困難であり，自律神経過反射や起立性低血圧を合併しやすい.

- **脊髄円錐症候群**（Conus medullaris syndrome）：脊髄遠位端は脊髄円錐とよばれ，腰髄のL1/2レベルに相当する．脊髄円錐部の純粋な損傷では，自律型膀胱となり排尿反射を消失し，肛門括約筋は弛緩性となり便失禁をきたす．下肢麻痺は認めず，S2以下のサドル型知覚障害を認める．馬尾損傷を合併した場合には下肢麻痺を生じる．
- **馬尾症候群**（Cauda equina syndrome）：馬尾の損傷で腰仙部神経根が障害される．弛緩性の膀胱直腸障害と下肢麻痺を呈する．
- 胸腰髄損傷は対麻痺となり，完全麻痺の場合，上肢は通常問題ないためADLは自立する．車椅子の応用動作としてキャスター上げや床からの移乗動作などを身につける必要がある．
- **2**で前述した合併症や随伴症は念頭に置く必要がある．

リハビリテーション治療のポイント

1）理学療法のポイント

1 早期離床へ

- 患部の固定が確保できたら，廃用予防のため早期よりベッド上**ギャッジアップ**や**車椅子乗車**を検討する（図2**1**，**2**）．
- C6以上高位の完全四肢麻痺者では肩下制・肘伸展する筋が麻痺するため，肩挙上位，肘屈曲位の拘縮をつくりやすい．関節可動域（ROM）練習やポジショニング，**座位**により肩下制や肘伸展位を保持し，拘縮予防に努める．
- 車椅子やクッションの種類を選択し，**移乗介助法**や**車椅子駆動法**を検討する（図2**2**，**3**）．
- 車椅子上で褥瘡予防や崩れた姿勢を修正する必要があり，**車椅子上姿勢変換**の練習も行っていく（図2**4**）．

2 動作練習

- 標準型車椅子乗車，駆動（図2**3**）→ベッド上起居動作（図2**5**，**7**）→移乗（図2**6**，**8**，**9**）→車椅子応用操作（図2**10**）や立位歩行（図2**11**，**12**）などへ動作練習を進める．
- 完全麻痺では長座位動作が中心になり，体幹の屈曲，回旋，体前屈の柔軟性を確保し，動きやすい身体機能を獲得する．
- ベッド上ADLの獲得に向けて，**座位バランス**や**ベッド上起居動作練習**をする（図2**5**）．
- 肘伸筋の麻痺があるC6より高位（の残存レベル）の四肢麻痺者では，柵を利用した起き上がりや肘をロックしての上肢支持など，残存機能に応じた代償動作を検討する．
- 動作獲得には膝伸展位での股関節屈曲や体幹屈曲，肩伸展などのROMが過度に必要な場合が多く，動作練習のなかで積極的に指導する（図2**5**）．
- 車椅子やベッドへの移乗獲得に向けて，**プッシュアップ動作**（図2**5**，**7**）や**移乗練習**（図2**6**，**8**）を行う．
- 移乗動作には，車椅子を移動場所に90度の角度で設置し前方へ移乗する**前方移乗**（直角移乗）（図2**6**）と30度の角度に設置する**側方移乗**（図2**8**）があり，C6より高位（の残存レベル）の四肢麻痺者では前方移乗（直角移乗）が適応となる．
- トイレや床，自動車などへの**応用的移乗**（図2**9**）は，側方移乗の獲得が必要である．必要

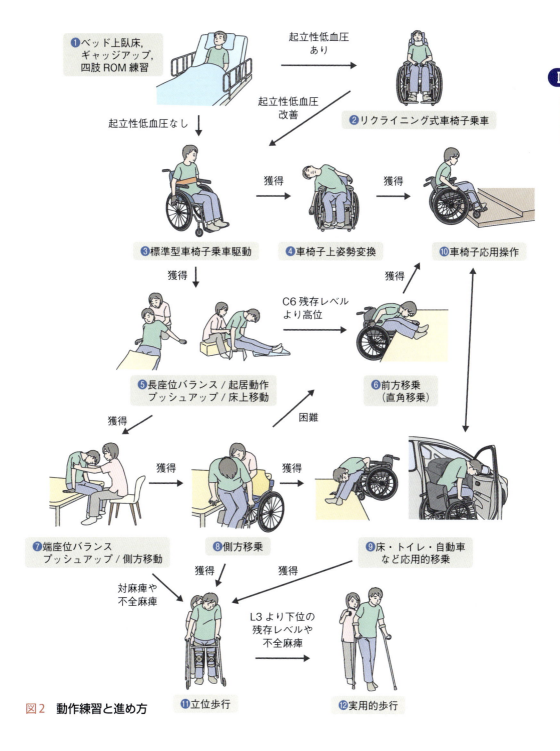

図2 動作練習と進め方

により移乗台などの利用も検討する．

- さまざまな下肢装具や歩行補助器具を利用して**立位歩行練習**を行う（図2⓫）．不全麻痺では獲得の可能性が高いが，膝伸筋が残存するL3より下位（の残存レベル）の対麻痺でも長下肢装具を不要とし，クラッチや短下肢装具などを利用した**実用的な歩行**が獲得できる（図2⓬）．
- 主たる移動方法が車椅子の場合，段差や坂道など障壁となる道を乗り越えるために前車輪を

浮かせて後車輪のみで走行するキャスター上げ（ウイリー）動作練習を行う（図2⓾）.
- C5より高位（の残存レベル）の完全四肢麻痺者では，動作やADLにおいて介助を要することが多い．

❸ 在宅生活に向けた準備
- 車椅子やクッション，補装具などを準備する．
- 介護者に介助指導を行う．
- 車椅子生活が主体になることが多く，家屋改修が必要になる．家屋環境を把握し，玄関の出入りやトイレ，浴室などの改修を指導する．
- 必要に応じて公共交通機関を利用して，市街地への外出練習を行う．

2）作業療法のポイント

❶ 頸髄損傷による完全四肢麻痺患者へのADL支援の流れ[5]
- 受傷直後は，頸椎の整復と安静固定を目的にベッド上で過ごした後，徐々にベッドをギャッジアップし，リクライニング車椅子へと乗車し，起立性低血圧を克服していく．座位での上肢操作によるADL自立を目標に，パソコンやスマートフォン操作（図3A），食事，整容など机上動作練習から実施し，車椅子駆動練習（図2❸）につなげる．
- 車椅子上では，除圧動作（図2❹）やバックレストから背中を起こす練習の後で，車椅子上での上衣更衣や足上げ動作（図3B）と段階づける．
- 臥位では，寝返り動作（図3C）や起き上がりといった起居動作から，ズボンの着脱（図3D）につなげていく．
- 長座位で上肢の支持性が向上するとベッド上の移動が可能となり，車椅子への移乗動作（図2❻，❽）へ進める．
- 車椅子からベッドや便器，シャワー台，自動車（図2❾）といったさまざまな環境での移乗へ展開しながらトイレや入浴，自動車などの応用動作練習へと進めていく．

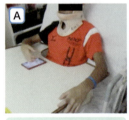
パソコンやスマートフォン操作

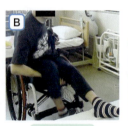
足上げ動作

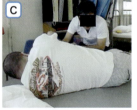
寝返り動作

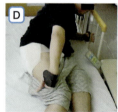
ズボンの着脱

図3 完全四肢麻痺患者のADL自立支援の流れ

❷ 頸髄損傷による完全四肢麻痺患者への機能レベルごとのADLとの関係性[1) 6)〜9)]
- 頸髄損傷による完全四肢麻痺患者のADL指導・練習は，機能レベルの運動能力から獲得可能な生活能力の上限を予測して，計画的に実施していく必要がある．
- 完全四肢麻痺患者の頸髄損傷部位とADLを表7に，ADL動作に必要な自助具を図4にまとめた（第Ⅰ章-9，第Ⅲ章-6参照）．

表7 完全四肢麻痺と機能予後

レベル		ADL
C4	移動	電動車椅子○ 呼気スイッチ，チンコントロール使用（図4A）
	食事	全介助
	パソコン	マウススティック使用（図4B），環境制御装置
C5	移動	電動車椅子○：ジョイスティック使用（図4C） 手動車椅子△：車椅子手袋とゴム付きハンドリム使用（図4D）
	食事・整容	ポケット付き手関節固定装具使用で○（図4E） C5A：PSB（portable spring balancer）で△（図4F）
C6	移動	手動車椅子○：車椅子手袋＋ハンドリム使用
	移乗	前方移乗（直角移乗）（図2⑥）：C6B1から○ 側方移乗（図2⑧）：C6B2から○
	食事・整容	手部固定装具使用で○（図4G） C6B2，B3：両手使用や指間に歯ブラシを挟むなどで○（図4H）
	更衣	自助具など使用で○
	排泄	自己導尿：男性でC6から○ 排便：C6B2から座薬挿入機（図4I） 高床式など環境整えて○
	入浴	C6B1：シャワー浴○ C6B2～：浴槽出入り○（自助具，環境設定必要）
	運転	C6B1：手動・旋回装置使用で○（図4J） 移乗，車載の検討必要
C7	移動	手動車椅子○．スロープ，段差など応用走行○
	移乗	側方移乗○，床からの車椅子移乗○（図2⑨）
	食事・整容	手部固定装具（万能カフ）○，太柄での把持○ 指間にスプーンを挟むなど装具なし○
	更衣	○
	排泄	○：洋式便器にて座薬挿入機使用
	入浴	○：浴槽出入りも可能
	運転	○：手動・旋回装置使用
C8	ADL全般	○

○：可能，△：可能性あり．

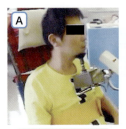 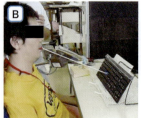 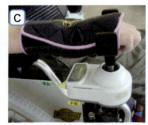 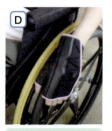

A チンコントロール　B マウススティック　C ジョイスティックによる電動車椅子操作　D 車椅子手袋とゴム付きハンドリムでの手動車椅子駆動

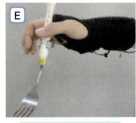 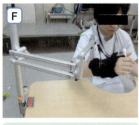 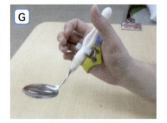

E ポケット付き手関節固定装具　F PSB (portable spring balancer)　G 手部固定装具

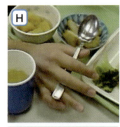 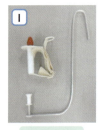 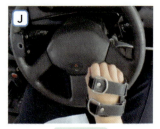

H 指間にスプーンなどを挟んでの食事　I 座薬挿入機　J 旋回装置

図4　完全四肢麻痺のADL動作と必要な自助具など

■ 引用文献

1)「脊髄損傷マニュアル リハビリテーション・マネージメント 第2版」(神奈川リハビリテーション病院脊髄損傷マニュアル編集委員会/著),医学書院,1996
2)「今日のリハビリテーション指針」(伊藤利之,他/編,上月正博,他/編集協力),医学書院,2013
3) American Spinal Injury Association (http://asia-spinalinjury.org)
4) American Spinal Injury Association：International Standards for Neurological Classification of Spinal Cord Injury. revised 2011：Atlanta, GA, Reprinted 2011
5) 松本琢磨：頸髄損傷の急性期と回復期のADL支援.作業療法ジャーナル,37：531-537,2003
6)「作業療法学全書 改訂第3版 第4巻 作業治療学1 身体障害」(菅原洋子/編,日本作業療法士協会/監),協同医書出版社,2008
7)「作業療法学全書 改訂第3版 第11巻 作業療法技術学3 日常生活活動」(酒井ひとみ/編,日本作業療法士協会/監),協同医書出版社,2009
8)「ADLとその周辺 評価・指導・介護の実際 第2版」(伊藤利之,鎌倉矩子/編),医学書院,2008
9)「新版 日常生活活動(ADL)-評価と支援の実際-」(伊藤利之,江藤文夫/編,中村春基,宮永敬市/編集協力),医歯薬出版,2010

コラム　　　　column

⑤ 車椅子の介助方法

車椅子の概略は第Ⅰ章-8を参照．

1）上り坂での介助方法

上り坂は前向きに上る．車椅子が後方や左右に振られやすくなるため，介助者は車椅子が安定するよう左右均等な力で押すことが必要である．また，急な上り坂の場合は，坂道を左右にジグザグに走行させることで，介助者の負担が軽減する．

2）下り坂での介助方法

下り坂は後ろ向きに下る．下り坂は勢いが付き，スピードが出やすいため制動ブレーキを左右均等にかけ，スピードを調整しながら下る．

3）段差を上る

段差を上る際は，ティッピングレバーを踏みながら前向きに上る．ティッピングレバー以上の段差を上るには，図のように，2人介助で後方から上る．介助者は，グリップを下方に倒し前輪（キャスター）を浮かせながら上後方へ引く．その際に前方に転倒しないように前の介助者がフレームをもち介助する．

4）段差を下る

段差を下る際は，後ろ向きで下る．極端に高い段差を下る際は，介助者が2人以上必要になる．

5）砂利道など不整地での介助

前輪を上げ，バランスをとりながら走行操作すると，砂利道や少量の雪道，芝生，砂場などの走行が可能となる．

■ 参考文献

・「基礎から学ぶ介護シリーズ これであなたも車いす介助のプロに！ シーティングの基本を理解して自立につなげる介護をつくる」（木之瀬 隆/編著），pp124-127，中央法規出版，2008

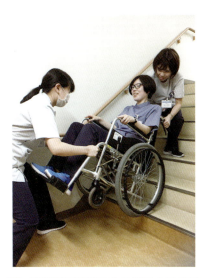

図　車椅子で段差を上る際の介助方法

第**III**章　疾患各論

4 腕神経叢にかかわる疾患

学習のポイント

- 腕神経叢からはじまる神経とその支配筋と運動について学ぶ
- 腕神経叢引き抜き損傷の症状，治療，リハビリテーション治療を学ぶ
- 胸郭出口の解剖学的構造を学ぶ
- 胸郭出口症候群の症状，治療，リハビリテーション治療を学ぶ

1 腕神経叢にかかわる疾患

- **腕神経叢は第5頸椎から第1胸椎神経根前枝の神経線維**が「叢（くさむら）」のように複雑に交差して形成されている（図1）.
- 腕神経叢の障害は，**腕神経叢損傷**のように直接的外力を受けて神経が伸ばされて生じる場合と，**胸郭出口症候群**のように筋・骨格，血管，神経の解剖学的構造に外力が加わり症状が出現する場合がある（図2）.
- その症状は損傷された神経支配領域の運動障害と知覚障害である.
- 脊椎レベルの分類の他，損傷を受けたのが神経節の前か後かで**節前神経（根部）損傷**と**節後神経（末梢）損傷**に分けられ，節前神経（根部）の引き抜き損傷は予後不良である.

2 腕神経叢と胸郭出口の解剖学的特徴

- 腕神経叢と胸郭出口の解剖学的構造を図1，2に示す.

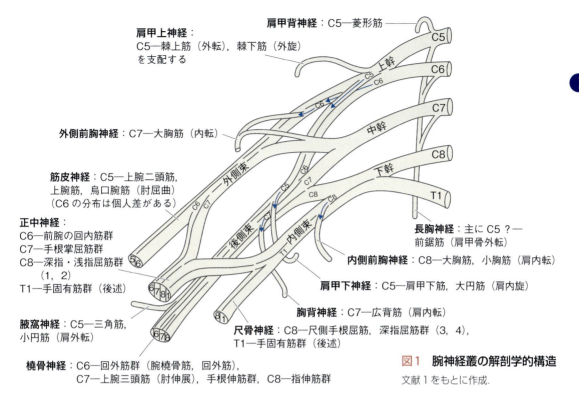

図1 腕神経叢の解剖学的構造
文献1をもとに作成.

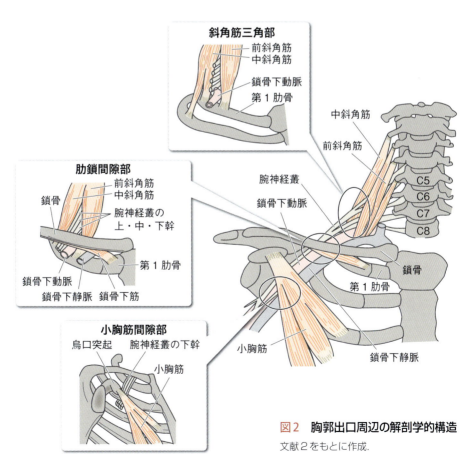

図2 胸郭出口周辺の解剖学的構造
文献2をもとに作成.

3 腕神経叢引き抜き損傷

**◆国試頻出
キーワード**

腕神経叢引き
抜き損傷

● 交通事故などで腕神経叢に大きく引き伸ばすような力が加わり，損傷することで生じる．

1）損傷レベルで起こりうる症状

● 損傷レベルと範囲により，上位型，下位型，全型に分類される．
● 成人では外傷による全型が最も多く，新生児の出生時に起こる分娩麻痺はErb麻痺といわれる上位型がほとんどである．
● 損傷レベルと出現しうる症状を表1，節前・節後神経損傷の症状の違いを表2に示す．

表1　損傷レベルと主な症状

	損傷レベル	主な症状
上位型（Erb麻痺）	C5〜C7	肩の挙上，肘の屈曲が不可能，肩の回旋，前腕の回外力が低下，上腕近位外側と前腕外側に感覚障害
全型	C5〜T1	上肢全体が完全麻痺
下位型（Klumpke麻痺）（全型の上位回復を含む）	C8〜T1	前腕にある手首・手指の屈筋や手の中の筋（骨間筋，小指球筋）の麻痺により，手指の運動が障害，前腕や手の尺側に感覚障害

表2　節前・節後神経損傷の比較

節前神経損傷*	節後神経損傷
・予後不良である ・高速度の衝突による損傷 ・意識不明の期間がある ・複数の骨折や頭部外傷を伴う ・血管損傷 ・ホルネル徴候陽性 　（眼瞼下垂，眼裂狭小，瞳孔縮小） ・感覚活動電位陽性 ・麻痺側上肢の痛み	・低速度の衝突による損傷 ・意識が常にある ・付随する他部位の損傷がない ・ホルネル徴候陰性 ・チネル徴候陽性 ・感覚活動電位陰性 ・痛みがない

＊いわゆる「引き抜き損傷」

2）腕神経叢引き抜き損傷の治療とリハビリテーション治療

● 腕神経叢の損傷レベルや程度（引き抜き，断裂など），受傷からの期間によって治療は異なる．
● 上肢機能全廃に近い全型のほとんどは引き抜き損傷で，予後不良となり自然回復は見込めない．副神経や肋間神経などの神経移行や筋肉移植が行われる．

228　リハビリテーション医学

リハビリテーション治療のポイント

● リハビリテーション治療の評価は，筋力検査，関節可動域（ROM）検査，知覚検査，疼痛検査（VAS, NRS），ADL検査などが行われる．

● 術前後にかかわらず，拘縮予防のROM練習はあらゆる病期で必須である．自他動問わず，関節運動の抵抗要因の発生を極力抑えることは重要である．

4 胸郭出口症候群◆

◆国試頻出キーワード
胸郭出口症候群

1）胸郭出口症候群の発症と解剖学的構造

● 胸郭出口症候群（Thoracic Outret Syndrome：TOS）は腕神経叢や鎖骨下動脈，鎖骨下静脈の圧迫や牽引を原因とする，さまざまな症候群の総称である．

● TOS発症に関する解剖学的特徴に関しては，腕神経叢と鎖骨下動脈が斜角筋三角部を通過した後，鎖骨下静脈とともに肋鎖間隙部を通り，小胸筋間隙部の烏口突起と小胸筋の下を通り上肢に向かっている（図2）．

◆国試頻出キーワード
斜角筋症候群，肋鎖症候群，過外転症候群（小胸筋症候群）

● ストレス（圧迫や牽引）を受ける部位で，**斜角筋症候群**◆，**肋鎖症候群**◆，**過外転症候群（小胸筋症候群）**◆に分類される．

2）症状

● 肩こり，上肢のしびれや疼痛，だるさや脱力がみられ，手指の巧緻性障害や姿勢障害を呈することもある．

3）検査と治療

● 単純X線撮影，MRIなどに加え，正確な徒手検査も重要である．表3に代表的な徒手検査を示す．

● 非ステロイド性抗炎症薬（NSAIDs）などの消炎鎮痛剤やブロック注射，体操・運動療法や物理療法，生活指導などのリハビリテーション治療が行われる．

● ときに先天的形態異常のTOSでは手術療法の適応となることもある．

表3 胸郭出口症候群（TOS）の代表的徒手検査

検査名	検査方法	解釈
モ ー レ イ Morley テスト	鎖骨上窩を圧迫することで起こる疼痛や放散痛を診る	3＋：指先までの放散痛 2＋：肩，肘，前腕部，背部への放散痛 ＋：局所の痛み ー：陰性 陽性の場合は斜角筋症候群の疑い
ア ド ソ ン Adson テスト	頸部を患側に回旋し，深呼吸で息を止め，橈骨動脈の拍動変化を診る	拍動の減弱・消失：陽性 変化なし：陰性 陽性の場合は斜角筋群の関与
エ デ ン Eden テスト	座位で上肢を後下方に牽引し，橈骨動脈の拍動変化を診る	拍動の減弱・消失：陽性 変化なし：陰性 陽性の場合は肋鎖間症候群の疑い
ラ イ ト Wright テスト	肩関節外転外旋位で橈骨動脈の拍動変化を診る	拍動の減弱・消失：陽性 変化なし：陰性 陽性の場合は過外転症候群の疑い
ル ー ス Roos テスト	Wrightテストの肢位で手指の屈伸を3分間繰り返す	過外転症候群の重症度を判定する

文献3をもとに作成.

リハビリテーション治療のポイント

- 胸郭出口症候群（TOS）の運動療法の目的は，小胸筋や肩甲挙筋の柔軟性の向上や僧帽筋中部線維をはじめとする肩甲帯周囲の劣位筋の強化により，肩甲帯の位置異常を改善して，腕神経叢などのストレスを軽減することである．セルフエクササイズを図3に示す．
- 生活指導では，上肢下垂位で症状が強くなる牽引型では，重い荷物をもたないことを指導する．
- 腕神経叢は，神経の牽引刺激で症状が悪化するが，ストレスがかからない安静肢位（短縮し

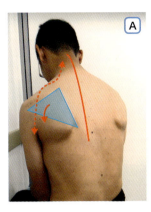
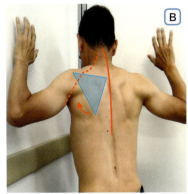

図3 胸郭出口症候群(TOS)に対するセルフエクササイズ

A) 牽引型TOSの姿勢．僧帽筋中部下部の筋出力の低下により，肩甲骨外転・下制・下方回旋位となり腕神経叢の伸張ストレスを受けやすくなる．
B) セルフエクササイズ．壁の直角面に向かい，肩関節外転外旋位で前胸部を開く意識で，肩甲骨の内転・挙上・上方回旋を行い，肩甲骨の位置異常の改善を図ることで腕神経叢の伸張ストレスを緩める．

た状態）を続けていると神経の滑走性が失われる．回復症状に合わせ，神経の滑走性の改善を目的としたストレッチなどをとり入れることも必要である．

- 最終的には**「腕神経叢にストレスがかからない」肩甲帯を含めた上肢帯の位置の獲得や姿勢・動作の獲得**をめざす．

引用文献

1) IV 腕神経叢・胸郭出口・肩甲帯 19．上肢に単麻痺を呈する肩幅が広く，大きな逆子出生児の症例．「理学療法のクリティカルパス 上巻 上肢・脊椎症例から学ぶグローバルスタンダード」(Saidoff DC, McDonough AL/著, 赤坂清和，藤縄 理/監訳)，エルゼビア・ジャパン，p177, 図19-6, 2004

2) IV 腕神経叢・胸郭出口・肩甲帯 18．近位損傷による尺側三指領域の疼痛，自発性異常感覚，感覚異常を伴う症例．「理学療法のクリティカルパス 上巻 上肢・脊椎症例から学ぶグローバルスタンダード」(Saidoff DC, McDonough AL/著, 赤坂清和，藤縄 理/監訳)，エルゼビア・ジャパン，p164, 図18-1, 2004

3) 「関節機能解剖学に基づく 整形外科運動療法ナビゲーション 上肢」(整形外科リハビリテーション学会/編)，メジカルビュー社，p27, 2008

第Ⅲ章 疾患各論

5 神経・筋疾患

学習のポイント

- 代表的な神経・筋疾患の病態，症状，診断，治療を学ぶ
- それぞれの疾患について，リハビリテーション治療のポイントを学ぶ

1 神経・筋疾患とは

- 神経・筋疾患とは，中枢神経系（大脳，小脳，脳幹，脊髄），末梢神経系，筋肉のいずれかが直接的に（原発病巣として）障害される疾患を指す．
- 原因不明のもの（パーキンソン病，筋萎縮性側索硬化症，脊髄小脳変性症，多系統萎縮症など），免疫機序によるもの（多発性硬化症，重症筋無力症，ギラン・バレー症候群，多発性筋炎など），遺伝によるもの（筋ジストロフィー，一部のパーキンソン病，一部の筋萎縮性側索硬化症など）に分けられる．
- 有効な治療法がない疾患も多く含まれており，それらは指定難病とされている．

2 パーキンソン病（Parkinson's disease：PD）

- 中脳黒質のドパミンニューロンの脱落と，それに続く二次的な線条体の機能障害を呈する原因不明の神経変性疾患である．特徴的な病理所見として，病変部位にLewy小体が出現する．50〜70歳代に発症する孤発性のものが大半だが，約5％は遺伝性である．
- 振戦，固縮，無動，姿勢反射障害が4大症状である（図1）．姿勢反射障害として，寝返りが早期にできなくなる．錐体路障害はみられない．
- 前傾前屈姿勢，小刻み歩行，すくみ足，嚥下障害，声量低下，Myerson徴候も特徴的である．
  - ▶ **小刻み歩行**：前かがみで腕をほとんど振らず，すり足のごとく小さい歩幅で歩く．転倒の危険性が高くなる．
  - ▶ **Myerson徴候**：眉間を指で叩くと両眼が瞬目する（眉間反射）．繰り返して叩き続けると健常者では瞬目が起きなくなるが，PD患者では瞬目が持続する．

◆国試頻出
キーワード
Hoehn and
Yahrの重症
度分類

- 非運動症状として，**認知障害，幻覚，抑うつ，睡眠障害，便秘，起立性低血圧**がある．
- 重症度を評価するスケールとして，**Hoehn and Yahrの重症度分類**◆（H-Y分類）（表1）が

232 リハビリテーション医学

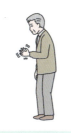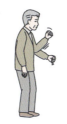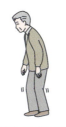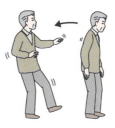

振戦	固縮	無動	姿勢反射障害
片側手指のふるえではじまることが多い.	他動的に上下肢を動かしたときに,明らかな抵抗がある.	動作が緩慢になる.無表情になる.	バランスが保てず,すぐによろけてしまう.

図1　パーキンソン病の4大症状

表1　Hoehn and Yahr の重症度分類

ステージ	内容
I	症状は片側性.機能障害はないか,あっても軽度.
II	両側性の障害があるが,姿勢反射の障害はない.日常生活,職業には多少の障害はあるが行いうる.
III	姿勢反射障害がみられる.活動はある程度制限されるが,職業によっては仕事が可能である.機能障害は軽ないしは中等度だが,1人での生活が可能である.
IV	重篤な機能障害を呈し,自力のみによる生活は困難となるが,まだ支えられずに立つこと,歩くことはどうにか可能である.
V	立つことも不可能で,介助なしではベッドまたは車椅子につきっきりの生活を強いられる.

表2　MDS-UPDRS

Part	評価内容	項目数/最大点数	備考
I	非運動症状(認知障害,抑うつ気分,便秘など)	13項目/52点	質問して評価する.過去1週間の状態を答える.
II	ADL(会話,摂食動作,着替え,寝返りなど)	13項目/52点	質問して評価する.過去1週間の状態を答える.
III	運動症状(固縮,立ち上がり,歩行,姿勢,動作緩慢,振戦など)	33項目/132点(左右それぞれで評価する項目が含まれる)	診察して評価する.L-ドパ内服の状態,on/offの状態などを記載する.
IV	運動合併症(ジスキネジア,症状変動など)	6項目/24点	質問して評価する.過去1週間の状態を答える.

1項目あたり0〜4点の5段階で評価する(0:正常,4:高度障害).点数が大きいほど重症であり,最大で合計260点.

ある.運動症状のみならず非運動症状も評価できるMDS-UPDRS(Movement Disorder Society Unified Parkinson's Disease Rating Scale)(表2)も使用される.
- SPECTのドパミントランスポーターイメージングでは,被殻に集積低下が認められる.
- L-ドパ製剤(ドパミン前駆物質)やドパミン受容体刺激薬(ドパミンアゴニスト)などの投与を行う.

▶以上の薬剤を数年投与し続けると，1日のうちでも効果がある時間（wearing-on現象）とない時間（wearing-off現象）が出現してくる．

▶**wearing-off現象**は，薬剤の効果持続時間が短縮してきたことを意味し，この場合，他の薬剤を考慮する．

▶内服量が多すぎると，**ジスキネジア***があらわれやすくなる．

*意識せずに手や足．口の一部が不随意に動いてしまう症状である．

● 薬物コントロールが困難となった場合には，視床下核刺激術や淡蒼球刺激術などの脳深部刺激を考慮する．

3 多発性硬化症（multiple sclerosis：MS）

● 中枢神経の脱髄性炎症性疾患であり，髄鞘であるミエリンが自己免疫性機序で障害されて発症する．20〜30歳代の女性に多い．

● MSの一亜型と考えられる視神経脊髄炎では，視神経炎と横断性脊髄炎がみられるが，発症には抗アクアポリン4抗体が関与する．

● MSはその経過からいくつかのタイプに分類されるが，最も多いものは再発・寛解型である．症状は病変部位により，**片麻痺，対麻痺，単麻痺，感覚障害，複視，眼振，失調，排尿障害，視力低下**などが出現する．

◆国試頻出
キーワード
有痛性強直性
痙攣

● 痛みを伴って手足が急に突っ張るように痙攣する**有痛性強直性痙攣**◆が特徴的である．体温上昇によって神経症状が増悪することがある（Uhthoff現象）．

● 脱髄病巣は，MRIのT2強調像で高信号域として描出される．

● 薬物療法のポイントを，**表3**に示す．

表3 多発性硬化症・視神経脊髄炎の治療

目的		内容
急性期治療	多発性硬化症	ステロイドパルス療法（ステロイド大量点滴静注療法）
	視神経脊髄炎	ステロイドパルス療法
		血漿交換
再発予防	多発性硬化症	インターフェロンβなど
	視神経脊髄炎	ステロイド＋免疫抑制剤

4 重症筋無力症（myasthenia gravis：MG）

◆国試頻出
キーワード
抗アセチルコ
リン受容体抗
体

● 神経筋接合部で，アセチルコリン受容体が**抗アセチルコリン受容体抗体**◆（陽性率は約80％）などの自己抗体によって破壊される自己免疫疾患である．中高年の女性に多く，胸腺腫や胸腺過形成など，胸腺の異常を合併する頻度が高い．

234　リハビリテーション医学

- **全身の筋力低下**（近位筋に優位）と**易疲労性**が主症状であるが，**眼瞼下垂**や**複視**などの眼症状もみられる（図2）．嚥下障害や呼吸筋麻痺から呼吸不全を呈する場合もある．症状に日内変動があり，午後から夕方にかけて症状は増悪する．
- 感染などを契機に，症状が急激に増悪して呼吸障害を呈することがある＊．
  ＊これを，クリーゼと称する．
- 治療として，血液浄化療法やガンマグロブリン大量投与療法が行われる．胸腺腫を合併している場合には，胸腺摘除術を考慮する．

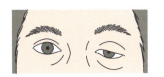
眼瞼下垂

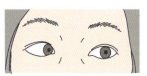
複視
（両眼の共同運動が障害される）

図2 重症筋無力症の眼症状

5 ギラン・バレー症候群（Guillain-Barre syndrome：GBS）

- 末梢神経に多発する，自己免疫性機序を介した急性炎症性脱髄性疾患である．約2/3の症例では，*Campylobacter jejuni* などの先行感染が認められるが，これらに対して産生される抗GM1抗体などの抗ガングリオシド抗体が組織障害を誘起する．
- まずは**左右対称性の弛緩性麻痺**が下肢に出現し，数日間から数週間をかけて上行，最終的には**四肢麻痺**を呈する．障害部位の腱反射は低下，もしくは消失する．
- 約10％の患者では呼吸筋麻痺（拘束性換気障害）を呈し，人工呼吸器管理を必要とすることもある．
- 手足のしびれ感が麻痺の出現に前駆することはあるが，総じて感覚障害は目立たない．
- 運動失調症状，顔面神経麻痺や球麻痺などの脳神経麻痺，自律神経障害（起立性低血圧，不整脈など）を呈する場合もある．
- 脳脊髄液検査では，発症後1週間を経過したころからタンパク細胞解離（細胞数は正常であるが，タンパク濃度が上昇する）がみられる．神経筋電図検査では，H波およびF波の消失・潜時延長，伝導ブロックなど神経原性変化がみられる（第Ⅰ章-14参照）．
- 治療としては，血液浄化療法（単純血漿交換療法）や免疫グロブリン大量静注療法を早期から行う．ステロイド投与は望ましくない．GBSの再発は稀である．

6 筋萎縮性側索硬化症（amyotrophic lateral sclerosis：ALS）

- 上位運動ニューロンと下位運動ニューロン（脊髄前角細胞）の両者が散発性かつ進行性に変性脱落する神経変性疾患である．中年以降に発症し，患者の大半は原因不明の孤発例である．

- 片側上肢の**筋力低下**および**筋萎縮**（図3）が初発症状となることが多く，その後に腱反射亢進，病的反射出現などの上位運動ニューロン徴候を伴いながら，筋力低下と筋萎縮が全身に広がる．舌の**線維束攣縮**◆（図4）も特徴的である．経過中から**呼吸筋障害**による呼吸不全（拘束性換気障害）もみられ，最終的には**四肢麻痺**となる．球麻痺としての**構音障害**や**嚥下障害**もみられる．ただし，褥瘡は発生しにくい．
- 針筋電図では脱神経所見がみられ，神経伝導検査では複合筋活動電位の振幅低下，F波出現率の低下が認められる（第Ⅰ章-14参照）．
- 現状では栄養管理，呼吸管理などの対症療法が治療の中心である．
- ALS患者の治療方針決定に際しては，事前指示として患者本人の意思（リビングウィル）を重んじることが重要である．本邦では，人工呼吸器を装着するALS患者は全体の約3割である．

◆国試頻出キーワード
線維束攣縮

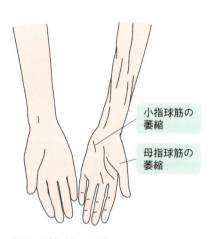

図3　手指筋の萎縮
背側骨間筋の萎縮も出現する．

小指球筋の萎縮
母指球筋の萎縮

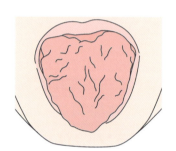

図4　舌の線維束攣縮
舌がぴくぴくとひきつるように収縮して動く．

7 脊髄小脳変性症（spinocerebellar degeneration：SCD）

- 原因不明の神経変性疾患であり，小脳のみが障害される病型と小脳以外に病変が広がる病型がある．
- 約2/3は孤発性，約1/3は遺伝性（多くは常染色体優性遺伝）であり，遺伝性のSCDは遺伝子診断により30以上の病型に分類される．
- **小脳性運動失調**が主症状で，**歩行障害**で発症することが多い．さらには**四肢の運動失調**，**構音障害**などを呈する．
- ICARS（International Cooperative Ataxia Rating Scale）や，SARA（Scale for the Assessment and Rating of Ataxia）が評価スケールとして用いられる．
- 病型によっては，パーキンソニズム，末梢神経障害，自律神経障害，後索障害などもみられる．
- 頭部MRIでは，小脳や脳幹に萎縮がみられる．
- 小脳症状に対しては，甲状腺刺激ホルモン放出ホルモン（TRH）誘導体が投与される．

8 多発性筋炎(polymyositis：PM)/皮膚筋炎(dermatomyositis：DM)

- 自己免疫性機序によって中年女性に好発する炎症性の筋疾患であり，PMに皮膚病変が伴うとDMと診断される．悪性腫瘍の合併率が高い．
- 数週から数カ月の経過で**左右対称性の筋力低下**（四肢近位筋や体幹筋に目立つ）が緩徐に進行する．嚥下障害，呼吸障害，心筋障害などを呈することもある．
- DMでは，特徴的な皮膚病変としてヘリオトロープ疹，Gottron丘疹が認められる．
  - ▶**ヘリオトロープ疹**：上眼瞼にみられる腫れぼったい感じの紅斑．
  - ▶**Gottron丘疹**：手指関節背側のやや盛り上がった紅斑．
- 検査所見上は，CK（クレアチンキナーゼ）などの筋逸脱酵素の上昇がみられ，抗Jo-1抗体が検出される．針筋電図では筋原性変化がみられる．
- 治療の第一選択はステロイド投与である．合併する悪性腫瘍を治療することで筋炎症状が改善することもある．

9 筋ジストロフィー（muscular dystrophy：MD）

- 筋線維の変性・壊死を主病変とする遺伝性疾患である．最も多いのはDuchenne型MDである．これはX連鎖劣性遺伝形式をとり，ジストロフィン遺伝子の変異からジストロフィンタンパク質の欠損がみられる．
- **Duchenne型MD**では，一度歩行を獲得するものの，3〜5歳ごろに下肢近位筋の障害から**歩行障害（動揺性歩行）**を呈する．その後，特徴的な**登はん性起立**（Gowers徴候，図5）がみられ，10歳ごろには**歩行不能**となり，次いで**呼吸不全**（拘束性換気障害），**心不全**が出現する．Duchenne型MD患者の1/3は知的障害を呈し，側弯も高頻度にみられる．
- 重症度分類としては，厚生省（現厚生労働省）による8段階のもの（**筋ジストロフィー機能障害度の厚生省分類**◆）が知られる（表4）．

◆**国試頻出キーワード**
筋ジストロフィー機能障害度の厚生省分類

- 持続する血清CKの著明高値がみられ，筋生検ではジストロフィンの欠損が示される．遺伝子診断では，ジストロフィン遺伝子の異常が認められる．
- 主たる対処は，呼吸不全に対する人工呼吸器管理と心不全治療である．近年では，呼吸管理の発達から呼吸不全による死が激減し，平均寿命は30歳以上となっている．現状では突然死を含む心不全が最多の死因である．

◆**国試頻出キーワード**
福山型筋ジストロフィー

- **福山型筋ジストロフィー**◆は，生後〜乳児早期に筋力低下で発症するMDである．全例で精神発達遅滞，半数例で痙攣を伴い，白内障などの眼症状を合併する頻度も高い．
- **筋強直性ジストロフィー**では，筋強直現象を伴って，四肢遠位筋に優位な筋力低下がみられる．心筋障害，白内障，耐糖能異常や，前頭部脱毛を伴う西洋斧様顔貌もみられる．

237

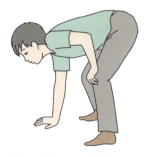

図5 Gowers徴候
臥位から立位をとるときに，手を膝の上について，その支えで努力しながら身体を起こす．下肢近位筋の筋力低下が原因である．

表4 筋ジストロフィー機能障害度の厚生省分類

ステージ	内容
Ⅰ	階段昇降可能 ①手の介助なし ②手の膝押さえ
Ⅱ	階段昇降可能 ①片手手すり ②片手手すり＋手の膝押さえ ③両手手すり
Ⅲ	椅子から起立可能
Ⅳ	歩行可能 ①独歩で5m以上 ②1人では歩けないが物につかまれば歩ける（5m以上） 　1）歩行器　2）手すり　3）手びき
Ⅴ	起立歩行は不可能であるが，四つ這いは可能
Ⅵ	四つ這いも不可能であるが，いざり這行は可能
Ⅶ	いざり這行も不可能であるが，座位の保持は可能
Ⅷ	座位の保持も不能であり，常時臥床状態

10 多系統萎縮症（multiple system atrophy：MSA）

- 小脳，橋核，オリーブ核，線条体，黒質，脳幹や脊髄の自律神経核など，広範囲に神経系が障害される．
- 初期症状が小脳性運動失調の場合はオリーブ橋小脳萎縮症，パーキンソニズムの場合は線条体黒質変性症，起立性低血圧などの自律神経症状の場合はShy-Drager症候群と分類される．
- いずれの型においても，経過とともに小脳症状，パーキンソニズム，自律神経症状が重複する．
- 対症療法が治療の中心となる．

リハビリテーション治療のポイント

1）パーキンソン病（PD）

1 理学療法のポイント

- 廃用症候群など二次的変化を予防することで，QOLを維持できる．Hoehn and Yahrの重症度分類（H-Y分類）（表1）にもとづいて，リハビリテーション治療内容を変化させる．
- H-Y分類ステージⅠ～Ⅱでは活動的な生活を推奨し，リラクセーションや有酸素運動を行う．
- H-Y分類ステージⅢ～Ⅳでは，転倒予防のための歩行練習，バランス練習を行う．方向転換，スラローム，横歩きなどの応用歩行練習も行う．手すりの設置，段差の解消など環境整備も行う．

- H-Y分類ステージVでは，関節可動域（ROM）練習，呼吸リハビリテーションを行い，褥瘡や関節拘縮を予防する．
- 歩行練習では，すくみ足対策として外的な視覚・聴覚的な合図を応用する．床にテープを貼り横線を引く，L字杖を使用する，メトロノームのリズム音を聞かせるなどする（図6）．
- wearing-on/off現象がみられる場合，リハビリテーション治療はwearing-on状態で行う．

2 作業療法のポイント

- 上肢の運動障害に対しては，積み木や貼り絵を用いた手指巧緻動作練習や，大きいマス目を用いた書字練習を行う．
- 前屈円背姿勢がみられる場合（H-Y分類ステージⅢ〜Ⅳ）は，肩甲帯と体幹を大きく動かすように，棒体操による頸部体幹伸展運動や座位でのサンディングを行う．
- 比較的みられやすい遂行機能障害，視空間認知障害について評価を行う．うつの出現頻度が高いことにも注意し，心理的サポートも行う．

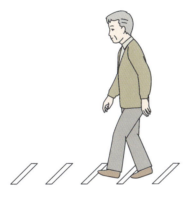

図6　視覚的な合図を用いたリハビリテーション治療
床に横線を引く（横線を越えるように歩く）．

2）多発性硬化症（MS）

1 理学療法のポイント

- 急性増悪期は，過度な負荷は避けて，体位変換，良肢位保持，ROM練習などに留める．炎症反応の改善に伴って，運動負荷を徐々に増していく．
- **温熱療法は禁忌**であり，部屋の室温が高くならないように配慮する．熱いお風呂への入浴，炎天下の運動も避けるように指導する．
- 四肢を他動的に激しく動かすことで，有痛性強直性痙攣が誘発されることがあるので注意する．
- 痙性麻痺が顕著な場合，尖足に対する短下肢装具の処方，低周波電気刺激，ボツリヌス毒素治療，髄腔内バクロフェン投与＊を試みる．

＊薬剤注入ポンプを体内に植込み，髄腔に留置されたカテーテルから筋弛緩作用をもつバクロフェンを持続的に投与する．下肢麻痺への有効性が高い．

2 作業療法のポイント

- 疲労によって症状が悪化することがあるので，日々のスケジュールを効率的にし，適切に休息をとり体力維持を心掛けるように指導する．

3）重症筋無力症（MG）

❶ 理学療法のポイント

- 易疲労性に注意して，リラクセーションや負荷の小さい運動を行う．リハビリテーション治療中に適宜休息をとるのもよい．
- 午後に筋症状が強くなる傾向があるため，最も活力がある午前中に練習を行う．
- クリーゼを予防するために，精神的ストレスや感冒などの**感染症に注意**するよう指導する．クリーゼの際には，肺換気能を維持もしくは改善させる呼吸リハビリテーション，排痰練習を行う（**第Ⅲ章-8参照**）．

❷ 作業療法のポイント

- 手指の筋症状は軽度なことが多いため，手指による軽作業は積極的に行ってよい．

4）ギラン・バレー症候群（GBS）

❶ 理学療法のポイント

- 急性期は，体位変換，良肢位保持，ROM練習に留め，筋力増強運動は避ける．
- 回復期以後は，**低負荷の自動運動練習を多数回反復**して行う．オーバーユース（過用）にならないように注意する．漸増抵抗運動は避ける．
- 呼吸障害をきたした患者に対しては，体位排痰や胸郭ストレッチなどの呼吸リハビリテーションを行う（**第Ⅲ章-8参照**）．人工呼吸器管理となった患者に対しては，肺活量の改善を確認しながらリハビリテーション治療を進める．
- 下垂足が残存した場合には，軽量の短下肢装具を作製する．

❷ 作業療法のポイント

- 遠位優位の筋力低下を認めるため，早期から**手指の拘縮予防**を行う．**装具やスプリント**も使用する．
- 太い柄のスプーンなど自助具を積極的に使用する（**第Ⅰ章-9参照**）．

5）筋萎縮性側索硬化症（ALS）

❶ 理学療法のポイント

- 病期によってリハビリテーション治療の内容は異なるが，経過を通じて残存機能の維持，二次的合併症の予防を心掛ける．
- 運動負荷の強度は，過用症候群と廃用症候群の両者に配慮して決定するが，**原則的に低負荷・高回数運動**とする．漸増抵抗運動は勧められない．
- 下腿の痙性による尖足，足関節の背屈制限による鶏歩，頸部体幹筋の筋力低下などによって歩行障害がみられる．その場合は，**歩行補助具，プラスチック短下肢装具**を使用する．
- 胸郭ストレッチなどの呼吸リハビリテーションは早期から開始する．拘束性換気障害がみられた場合には，**呼吸筋ストレッチ，胸郭可動域練習，排痰練習**などの呼吸リハビリテーションを行う（**第Ⅲ章-8参照**）．MAC（Mechanically assisted coughing）を用いた咳嗽介助や，蘇生バッグを用いた呼吸リハビリテーションも試みる．
- 球麻痺が進行して経口摂取が困難となれば，呼吸不全が進行する前に胃ろう造設を検討する．

240　リハビリテーション医学

- 呼吸不全は，鼻マスクによる**NPPV**（Non-invasive Positive Pressure Ventilation）か，気管切開部に人工呼吸器を装着する**TPPV**（Tracheotomy Positive Pressure Ventilation）で対処する（図7）．
- **家人への吸引器使用の指導**も重要である．吸引カテーテルの先端は気管分岐部より上に置き，吸引圧は20 kPa（150 mmHg）以下として短時間（20秒間以内）の吸引を繰り返す．咳を誘発しながら，吸引するとよい．

2 作業療法のポイント

- 手指の運動障害に対して，**スプリントや対立装具**の使用を試みる．
- **スプリングバランサー**で上肢挙上を補助して，食事動作，洗顔動作を行わせる（図8）．
- 発声・発語が困難になってきたら，**コミュニケーション支援**を開始する．コミュニケーションボード（文字版），トーキングエイド，パソコンキーボードを用いる方法がある（図9）．末期まで保たれる眼瞼の動きを利用することもある．

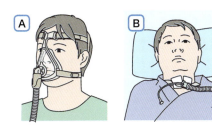

図7 気管切開による人工呼吸器管理

A）NPPV：音声によるコミュニケーションが温存され，感染の危険性も少ない．経口摂取も可能である．
B）TPPV：発声機能は失われるが，換気効率は良好で，排痰も容易である．

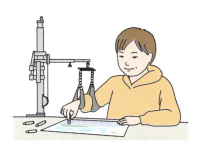

図8 スプリングバランサーを用いた上肢の練習

スプリングの張力を利用することで腕の重さをやわらげ，わずかな力であっても上肢動作を行えるようにする．上肢を用いるADL練習で応用される．

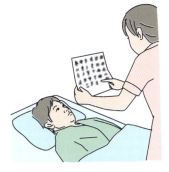

図9 コミュニケーション支援

文字版を用いたコミュニケーション．看護師が指差す文字が正しいか否かを，眼瞼や眼球の動きで表す．

6）脊髄小脳変性症（SCD）

❶ 理学療法のポイント

- 早期から転倒に対して，十分な配慮・指導をする．
- 失調に対しては，**バランス練習，四肢遠位部への重錘負荷**（図10），Frenkel（フレンケル）**体操**などを行う．
- 筋力維持を目的とした，**下肢筋力増強運動**（下肢スクワットなど）も重要である．
- 歩行器を用いる場合，軽量なものは避け，上肢支持面を前腕部で支持できるような高さに調節する．

❷ 作業療法のポイント

- 洗面や炊事など立位作業を行う際には，転倒しないよう，もたれながら動作を行うように指導する．
- 移動能力に応じて住環境の整備を行う（家具の配置や手すりの設置を検討する）（第Ⅰ章-9参照）．

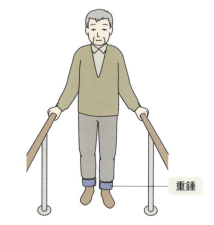

図10　重錘負荷運動
下肢末端部に500～1,000gの重錘を装着してから，運動を行わせる．運動コントロール能力が促通される．

7）多発性筋炎（PM）/皮膚筋炎（DM）

❶ 理学療法のポイント

- CK値が高値を示す急性期は，過度な運動負荷を与えることなく，四肢のROM練習程度に留める．
- 炎症反応が改善したら，CK値を定期的にチェックしながら，**能動的な筋力増強運動，立位歩行練習**などを低負荷から進める．翌日まで続く筋疲労やCK値の再上昇があれば，運動の強度を減じる．
- ステロイドの長期投与による易感染性，骨粗しょう症の発生に注意する．ステロイド投与中に新たに筋力低下が生じた場合，筋炎の再燃かステロイドミオパチーを疑う．

❷ 作業療法のポイント

- 中年女性に多いため，家事動作などIADLに関する評価と指導が重要である．
- 近位筋が優位に障害されるため，肩より低い位置に日用品を置くと，ADLおよびIADLの遂行が容易となる．

8）筋ジストロフィー（MD）

❶ 理学療法のポイント

- 病期に応じて，リハビリテーション治療の内容を変化させる．
  - ▶ **歩行が可能な時期（ステージⅠ～Ⅳ）**には，過負荷に注意して可能な限り通常の生活をさせながら，下腿三頭筋，ハムストリングス，腸脛靱帯の短縮を予防するためにストレッチを行う．下肢の変形予防には，起立台を用いた立位練習，短下肢装具の装着などを試みる．

▶歩行が不安定となり手動車椅子が必要な時期（ステージⅤ～Ⅵ）には，長下肢装具を用いた歩行練習，起立用装具を用いた立位練習を行う．呼吸リハビリテーションも開始するとよい．トランスファーボードによる移乗練習，四つ這いの練習も行う．

● **脊柱変形**に対しては，早期から体幹筋の筋力強化運動，腹式呼吸練習，立位保持練習を行う．車椅子の身体への適合にも留意する．

● **肺活量が2,000 mL以下**になればエア・スタッキング（強制的に空気を送り込み，しばらくためた後に吐き出す練習）を開始，咳の最大流量が270 L/分になれば徒手的咳介助および器械的咳介助を導入する．

● **慢性肺胞低換気**（炭酸ガス分圧が45 mmHg以上，または酸素飽和度が90％以下）を認めるようになれば，まずは夜間のみNPPVを装着，必要に応じて昼間にも装着する（図7A）．排痰が困難となれば，気管切開を行って人工呼吸器管理を続ける．

② 作業療法のポイント

● 手指機能は末期まで維持されることが多いが，上肢近位筋の筋力は早期に低下するため，セルフケアの指導が必要となる．例えば，食事に際しては，食器の工夫や自助具の使用を試みる（第Ⅰ章-9参照）．

● ジョイスティックを使用するなど，電動車椅子の操作方法を工夫する（第Ⅲ章-6参照）．

● ステージⅥ以後は，座位を保持するために，座面の工夫や座位保持具の作製をする．

9) 多系統萎縮症（MSA）

① 理学療法のポイント

● 失調に対する理学療法はSCDに対する理学療法，パーキンソニズムに対する理学療法はPDに対する理学療法に準じる．

● **起立性低血圧**に対して，起立台を用いた立位保持練習を行う．弾性ストッキングや弾性包帯も使用する．

② 作業療法のポイント

● 起立性低血圧に対応するため，廊下へ座椅子を設置するなど，**すぐに座ることができる環境**を整備する．

● 起立性低血圧，運動失調，パーキンソニズムが合併すると転倒リスクが高くなるため，頭部保護帽を使用することもある．

◾ **参考文献**

・「神経疾患最新の治療2015-2017」（小林祥泰，他／編），南江堂，2015

・「最新リハビリテーション医学 第3版」（江藤文夫，里宇明元／監，安保雅博，他／編），医歯薬出版，2016

・「パーキンソン病診療Q&A 110」（水野美邦／編），中外医学社，2009

第Ⅲ章 疾患各論

6 骨・関節疾患

学習のポイント

● 代表的な上肢／下肢の骨・関節疾患について，原因・症状・診断・治療を学ぶ
● 関節リウマチについて，原因・症状・診断・治療および作業療法のポイントを学ぶ
● 脊椎疾患およびその他の骨・関節疾患について，原因・症状・診断・治療を学ぶ

1 骨・関節疾患とは

● **骨・関節疾患**はリハビリテーション治療の対象者の約3分の1を占めており，小児から高齢者まで幅広い年齢層が対象となる．

● 近年，骨粗鬆症を背景に大腿骨頸部骨折や脊椎圧迫骨折など**高齢者の脆弱性骨折が増加**しており，患者の健康寿命やQOLを改善していくことが求められている．また，**人口の高齢化に伴い下肢変形性関節症に対する人工関節の手術件数が増加**している．理学療法だけでなく作業療法も早期から行われるべきであり，生活指導にも重点が置かれなければならない．

● 小児の発育性股関節形成不全は減少傾向にあるが，歩行開始後に脱臼が発見される例が散見され注意が喚起されている．小児疾患の頻度は低いが，変形と機能障害を最小限にとどめるような治療の知識と技術が必要である．

2 主な上肢の骨・関節疾患

1）鎖骨骨折 [1]

1 原因・病態：転倒時の介達外力（離れた部分に作用する外力）によることが多い．鎖骨を三等分した中央1/3の骨折が多く（成人では80％）（図1A），外側1/3の骨折は不安定で偽関節を生じやすい．

2 症状・診断：鎖骨部の変形（鎖骨近位は上方，遠位は下方へ転位）・疼痛・異常可動性を認め，稀に腕神経叢損傷（第Ⅲ章-4参照），血管損傷を伴う．

3 治療：保存療法が原則で鎖骨バンドを6週間程度使用する．転位が強く皮膚障害が危惧される場合や神経損傷があるもの，外側の不安定型の骨折では手術（プレートによる固定など）が行われる（図1B）．

244 リハビリテーション医学

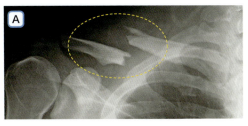 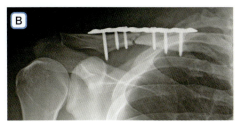

図1　鎖骨骨折（X線像）
A）中央1/3の骨折（◯）．B）プレートによる固定．

2）上腕骨近位部骨折[1]

1 原因・病態：高齢者の転倒による介達外力によることが多い．高齢女性に多く，骨粗鬆症を背景としている．

2 症状・診断：肩の疼痛，関節可動域（ROM）制限を認める．脱臼と合併することもあり，正確な診断には2～3方向のX線撮影やCTが必要である（図2A，B）．

3 治療：骨片の数が少なく転位が小さい場合，三角巾固定を行い，早期に運動療法（振り子運動，他動ROM練習）を開始する．早期離床を図るため，髄内釘やプレートによる固定術が行われることが多い（図2C）．粉砕が強い場合には人工骨頭置換術が行われる．

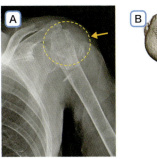 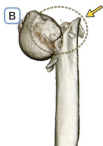 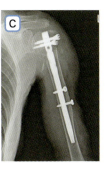

図2　上腕骨近位部骨折
A）X線像．骨折部位（⇒）．B）3D-CT．骨折部位（⇒）．C）髄内釘固定術．

4 作業療法のポイント
- 適切な評価を行いADLや生活関連動作の維持・改善に努める（表1）．
- 骨折の転位や合併症に配慮しながら実施する（表2）．

表1 作業療法実施前の確認事項と評価項目

確認事項	評価
骨折部位，種類	痛み
骨折の治療方法	浮腫，皮膚の色調
固定方法や固定肢位	感覚（神経障害合併の有無）
固定期間	関節可動域（ROM）
骨癒合の程度	筋力
合併症	上肢・手指機能
禁忌事項	ADL

手術療法後もしくは保存療法に伴う固定期間中であれば，骨折部に負担のかからない範囲で評価を行う．

表2 骨折部位と合併症

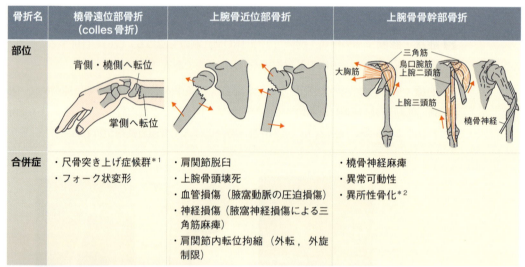

*1 尺骨突き上げ症候群：尺骨の長さが橈骨の長さに比べて長いために，手関節を尺屈したり回外・回内した際に手関節尺側に痛みが生じる症状．*2 異所性骨化：筋・靱帯の断裂，挫滅などによって，筋肉や腱（関節周囲の筋・筋膜，腱，靱帯，関節包）に骨ができること．文献2より引用．

3）橈骨遠位部骨折[1]

1 原因・病態：若年者では交通外傷やスポーツ中の事故，高齢者では転倒による介達外力により生じる．尺骨遠位部の骨折を伴うことが多い（図3A）．

2 症状・診断：受傷肢位や変形によりColles骨折（遠位骨片が背側転位），Smith骨折（遠位骨片が掌側に転位）などに分類される．関節内骨折を伴う場合には，CTでの評価が必要である．

3 治療：粉砕が軽度で神経麻痺のない場合，徒手整復，外固定を行う．骨折の転位が整復できない場合，整復位を保持できない場合は手術（経皮的ピンニング，創外固定，プレート固定）が行われる（図3B）．

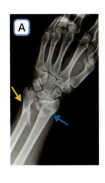
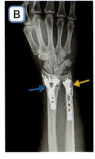

図3 橈骨遠位部骨折（X線像）
A）橈骨遠位部骨折（→），合併している尺骨遠位部骨折（→）．B）プレート固定．

4 作業療法のポイント
- 適切な評価を行いADLや生活関連動作の維持・改善に努める（表1）．
- 骨折の転位や合併症に配慮しながら実施する（表2）．

4）肩関節周囲炎[1]

1 原因・病態
明らかな原因なく中・高年に好発し，肩関節の疼痛と拘縮をきたす疾患である．同義語として凍結肩，癒着性関節包炎，五十肩がある．

2 症状・診断
疼痛のためROMが制限される．安静時痛，夜間痛が出現し，徐々に拘縮が進行する．1年程度の経過で改善する．

3 治療
保存療法が主体で，疼痛が強い期間には三角巾を用いた安静，消炎鎮痛剤の外用・内服，ヒアルロン酸の関節注射が行われる．疼痛が改善すればROM練習を積極的に行う．難治例には，関節腔拡張術や関節鏡視下関節包切離術が行われる．

4 理学療法のポイント
- 症状改善に時間を要するため，治療に先立ち医師と協働して，「**長期の経過をたどること**」，「**大多数は自然に回復すること**」を説明し，患者の不安をとり除く．
- 急性期においては，他動運動を中心に行う．痛みが生じないよう配慮する．
- 急性期を過ぎるとROMの拡大をめざし自動介助運動を中心に行う．
- 補助手段として温熱療法やレーザー療法を用いる．

5）腱板断裂[1]

1 原因・病態
加齢に伴う腱板の変性を背景に，肩峰との衝突，外傷などによって発症する．若年者ではスポーツでの繰り返す外力によって生じる．棘上筋腱が最も損傷を受けやすい．

2 症状・診断
動作時痛，安静時痛，夜間痛，インピンジメント徴候（肩峰と断裂した腱板断端の衝突による疼痛），有痛弧がみられる．超音波やMRIで腱板断裂を診断する（図4）．

3 治療
保存療法では消炎鎮痛剤の外用・内服，ヒアルロン酸・ステロイド剤の関節注射，理学療法（ROM練習，腱板機能練習）を行う．保存療法を3～6カ月継続し，改善しない場合には手術（関節鏡視下腱板修復術）が行われる．

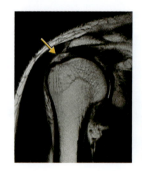

図4 腱板断裂（MRI）
MRIでは棘上筋腱の断裂が明らかになる（→）．

4 理学療法のポイント

- 保存療法では急性炎症の沈静化を確認してから運動強度を増加させる．炎症の遷延を予防する．
- 急性期を脱した後，腱板機能強化，肩甲骨周囲筋のトレーニングを行う．
- 術後療法では，断裂サイズに合わせたプログラムを採用する（大断裂では再断裂率が高く，緩徐に進める）．
- 術後早期の患肢使用は再断裂のリスクを高めるため回避する．
- 利き手交換，患側に負担をかけないADL動作指導を行う．

3 主な下肢の骨・関節疾患

1) 骨盤骨折[1]

1 **原因・病態**：多発外傷（身体の2カ所以上の部位に大きな外傷を負うこと）の20％に骨盤骨折を伴い，出血性ショックをきたすことが少なくない．骨盤輪の骨折と寛骨臼部の骨折に大別される．

2 **症状・診断**：骨盤輪の1カ所の骨折では安定しているが，複数箇所の骨折では骨盤輪が不安定となる．3方向のX線撮影やCTが有用であり，血管損傷の診断・治療に血管造影が必要である．

3 **治療**：出血性ショックには大量輸血，動脈損傷があれば経カテーテル動脈塞栓術，骨盤輪の安定化のため，創外固定，手術（プレート固定）が行われる．転位の大きい寛骨臼部の骨折には整復・固定術（プレート固定）が行われる．

2) 大腿骨頸部骨折・大腿骨転子部骨折[1]

1 **原因・病態**：高齢者の転倒による受傷が多く，大腿骨頸部骨折では骨折線が関節包内に（図5A），大腿骨転子部骨折では骨折線が関節包外に存在する．内因性の危険因子として骨粗鬆症，下肢筋力低下，バランス障害などがある．

2 **症状・診断**：股関節部の疼痛のため歩行困難となり，患肢は短縮し屈曲・外旋位をとる．大腿骨頸部骨折のX線画像による分類にGarden分類◆がある（図6）．

◆国試頻出キーワード
Garden分類

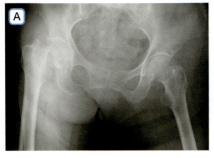 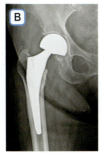 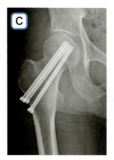 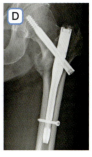

図5　大腿骨頸部骨折・大腿骨転子部骨折
A）大腿骨頸部骨折（Garden分類Stage Ⅳ）．B）人工骨頭置換術．C）マルチプルスクリュー固定．D）髄内釘固定（ガンマーネイル）．

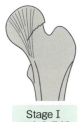 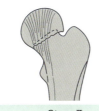 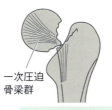 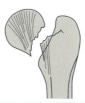

一次圧迫骨梁群

Stage Ⅰ 不完全骨折　　Stage Ⅱ 完全骨折，転位はごくわずか　　Stage Ⅲ 完全骨折，転位あり　　Stage Ⅳ 完全骨折，転位が大きい

図6　Garden分類
文献1より引用．

3 治療：大腿骨頸部骨折では転位が大きい場合，人工骨頭置換術が行われ，転位のない場合にはマルチプルスクリュー固定が行われる（図5B，C）．大腿骨転子部骨折では，骨接合術（髄内釘，sliding hip screw）が行われる（図5D）．早期離床，廃用予防が重要である．

4 理学療法のポイント
- 術式に応じた離床，荷重時期を遵守する．
- 比較的早期に歩行練習を開始するため，疼痛対策が重要である．必要に応じて鎮痛薬処方などを医師に提案する．
- 転倒の原因や家屋環境の確認を行い，再発防止に努める．

3）変形性股関節症[1]

1 原因・病態：関節軟骨の変性によって生じる非炎症性疾患である．わが国では寛骨臼形成不全（女性に多い）など形態異常に続発するものが多い．

◆国試頻出キーワード
Trendelenburg跛行

2 症状・診断：股関節痛は初期では初動時，長距離歩行後にみられるが，病期進行に伴い安静時，夜間にも出現する．ROM制限（特に外転制限），跛行（**Trendelenburg跛行**◆）を伴う．X線では関節裂隙狭小化，骨棘，骨囊腫，骨硬化が特徴的である（図7A）．

3 治療：保存療法では体重管理，筋力トレーニング（特に外転筋），杖の使用，消炎鎮痛剤外用・内服が行われる．若年者で片側罹患の場合は骨切り術（骨盤，大腿骨），高齢者では人工

股関節全置換術が行われる（図7B）．

4 理学療法のポイント

- 術後早期の離床時には痛みが出現することが多いため，動作方法の指導を行う．
- 人工股関節全置換術の手術進入法に応じた脱臼肢位の指導が重要である．後方進入法では後方脱臼が多く，前方・側方進入法では前方脱臼が多くなる．
- 患者が高齢の場合，脱臼肢位や生活指導は家族にも実施する．

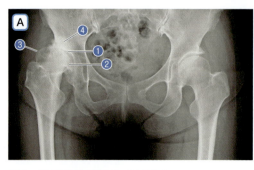
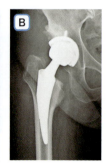

図7 変形性股関節症（X線像）
A）❶関節裂隙狭小化（消失），❷骨棘，❸骨囊腫，❹骨硬化を認める．B）人工股関節全置換術．

4）変形性膝関節症[1]

1 原因・病態
関節軟骨の変性を生じる非炎症性疾患であり，高齢女性に多い．ロコモティブ・シンドロームの原因となる代表疾患である．

2 症状・診断
初動時痛，関節水腫がみられ，病期が進行するとROM制限，夜間痛が出現し，内反変形を生じることが多い．立位でのX線撮影（前後面像）が有用である（図8A）．

3 治療
保存療法として，体重管理，杖の使用，筋力トレーニング（特に大腿四頭筋），消炎鎮痛剤外用・内服，ヒアルロン酸の関節注射を行う．内側大腿脛骨関節に病変が限局していれば高位脛骨骨切り術が行われ，病期が進行していれば人工膝関節全置換術が行われる（図8B，C）．

4 理学療法のポイント

- 超音波やTENSなどの物理療法により疼痛が改善する．

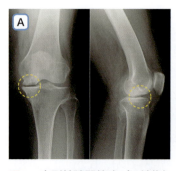
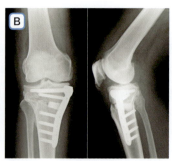
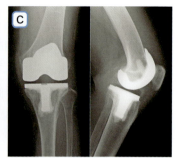

図8 変形性膝関節症（X線像）
A）正面，側面．B）高位脛骨骨切り術．C）人工膝関節全置換術．

- 人工膝関節全置換術の術前から身体機能の向上を目的とした理学療法を行うと，術後の膝関節機能とQOLが改善する．
- 深部静脈血栓症の予防が重要であり，術前・術後のD-dimerのモニタリング，早期の離床が推奨される．

5）前十字靱帯損傷[1]

1 原因・病態：ジャンプして片脚で着地した際や，走っていて急に向きを変えた際に生じることが多い（膝軽度屈曲位，外反位）．

2 症状・診断：疼痛，関節腫脹（血腫）を生じ，陳旧例では膝くずれを繰り返し，放置すれば内側半月板損傷や変形性関節症の原因となる．膝安定性を評価する手技に，前方引き出しテスト，Lachman（ラックマン）テスト，Pivot-shift（ピボットシフト）テストがある．MRIは前十字靱帯損傷や合併損傷の評価に有用である（図9A）（巻末付録1参照）．

3 治療：若年者でスポーツの継続を希望する場合は再建術が行われる（図9B）．わが国では自家ハムストリングス腱を用いた関節鏡視下再建術が多く，スポーツ復帰は9カ月以降となる．

4 理学療法のポイント
- 術前から膝伸展可動域，伸展筋力を向上させることが重要である．
- 再建方法によって術後のリハビリテーション治療プログラムは異なる．
- 術後早期は膝の固有感覚が低下しているため，機能回復トレーニングとしてとり入れる．
- 受傷肢位の分析を行い，再発予防のためのトレーニングを行う．

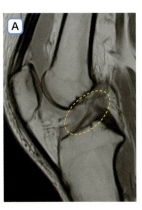 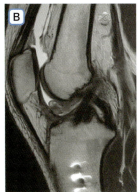

図9　前十字靱帯損傷（MRI）
A）前十字靱帯が描出されない（◌）．B）靱帯再建術後．

6）半月板損傷[1]

1 原因・病態：内側，外側半月板とも中節～後節にかけての損傷が多く，円板状半月では特に損傷を受けやすい．若年者ではスポーツによる前十字靱帯損傷に合併することが多い．

2 症状・診断：運動時痛が出現し，バケツ柄状断裂では膝の伸展が不能となる．膝のひっかか

り感やクリック（関節のコリッという音），関節水腫を生じる．疼痛誘発テストには，McMurray（マクマレー）テスト，Apley（アプリー）テストがある．

❸ 治療：消炎鎮痛剤使用などの保存療法で改善しない場合には，若年者では関節鏡視下に半月板縫合術が行われ，高齢者では部分切除となることが多い．

7）足関節靱帯損傷[1]

❶ 原因・病態：足関節の内反を強制され，外側靱帯損傷（前距腓靱帯，踵腓靱帯）をきたすことが多い．

❷ 症状・診断：ストレスX線撮影（前方引き出し，内反ストレス）が有用で，左右差に注目する．

❸ 治療：初期にはRICE*療法（固定，冷却，圧迫，挙上）を行う（**第Ⅲ章-11参照**）．固定法にはテーピング，装具，ギプスがある．不安定性が強い場合には靱帯修復術や再建術が行われる．
　＊R：Rest，I：Ice，C：Compression，E：Elevation．

❹ 理学療法のポイント
- 内反と過度な底屈以外の運動は，疼痛が生じない範囲であればすみやかに開始する．
- 各運動方向での筋力増強トレーニングを実施する．
- 荷重歩行時には損傷の重症度によりサポーターなどの使用を検討する．
- 急性期は痛みを伴いやすく逃避性跛行を呈するため荷重量をコントロールし，良好な歩容の獲得に努める．

4　関節リウマチ[1]

❶ 原因・病態：20〜50代の女性に好発する多発性関節炎を主症状とする自己免疫疾患である．滑膜の異常増殖によって，関節の破壊や腱の断裂を生じる．

❷ 症状・診断：関節症候として朝のこわばり，腫脹，疼痛が出現し，手指には尺側偏位，母指のZ字変形，ボタン穴変形，**スワンネック（白鳥のくび）変形**◆，オペラグラス手，足趾には外反母趾，開帳足，槌指，扁平三角状変形，足底には胼胝を生じる（**図10**）．血液検査ではリウマトイド因子，抗環状シトルリン・ポリペプチド抗体（抗CCP抗体）が重要である．

◆国試頻出キーワード
スワンネック（白鳥のくび）変形

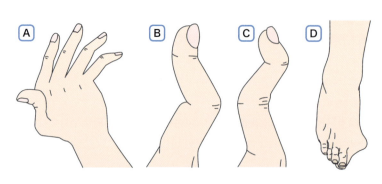

図10　関節リウマチ
A）手指の変形（示指〜小指のMP関節は亜脱臼し尺側偏位，母指のZ字変形）．B）示指のボタン穴変形．C）示指のスワンネック変形．D）足部の変形（外反母趾）．文献3より引用．

3 治療：治療の4本柱は基礎療法（関節保護，体重管理），薬物療法（メトトレキサートなどの疾患修飾性抗リウマチ薬，生物学的製剤など），リハビリテーション治療〔理学療法，作業療法，**自助具◆**を含む装具療法（**第Ⅰ章-8参照**）〕，手術療法（滑膜切除術，人工関節，脊椎固定術，腱移行術など）である．

◆**国試頻出キーワード**
自助具

4 作業療法のポイント

①自助具（表3）（第Ⅰ章-9参照）

● 患者の変形・障害に合わせた自助具を作製する．

表3 自助具

名称		適応	解説
リーチャー		・ROM制限によりボディタッチおよび空間リーチに制限のある場合 ・手指の機能障害	・孫の手と同様に，届かないところを補う．活躍度は高い． ・マジックハンドよりも棒の先に金具のついたものの方が使いやすいことが多い．
はさみ		・握力の弱い場合 ・手指の伸展障害を有する場合	・手指の力が弱くても握りやすい構造になっている． ・MP関節に屈曲拘縮を有している症例には使いにくいことがある．
台つき爪切り		・手指機能障害を有する場合	・台がついているので，爪切りを安定させて使うことができる． ・指で挟まなくても，押さえるだけで切ることができる．
太柄フォーク，曲がりスプーン		・握力が弱い場合 ・上肢ROM制限により口にスプーンやフォークが届きにくい場合	・柄が太いので弱い力でももてる． ・先が曲がっていて，口に届きやすい．
長柄ヘアーブラシ		・頭部にリーチ困難な場合	
ソックスエイド		・下肢ROM制限により，靴下が履けない場合 ・手指の機能障害のため，靴下がもてない場合	
ペットボトルオープナー，フルトップオープナー		・手指の機能障害を有する場合 ・手指の関節保護	・フルトップにも使える．
ループタオル		・手指の機能障害を有する場合 ・肩ROM制限を有する場合	・手指をループに引っ掛けてもつ． ・タオルを握らなくてよいのでもちやすい． ・背中も洗いやすい．
包丁		・上肢に筋力低下を有する場合 ・手関節保護	・力の弱い者でも押し切りしやすい形になっている． ・柄が直角に曲がっているものは手関節の負担を軽減する．

文献4より引用．

●関節保護のために早期から積極的に利用する.

②**生活指導**（表4）

●粗大動作でできる方法やエネルギー消費が少ない方法を指導する.

●変形や拘縮を防止するため，なるべく両手動作を採用する.

●患者本人だけでなく家族にも実施する.

表4　生活指導

動作項目		注意点
立ち上がり		手指を屈曲位にして，MP関節を座面に押し付けるのは最もよくない．前腕で体重を支持する方がよい.
水道栓の開け閉め		レバー式水栓がよい．力が弱くても開け閉めが容易である.
荷物をもつ		袋やかばんを指に引っ掛けてもつのではなく，前腕でもつ．カートを使うのもよい.
マグカップのもち方		片手の指だけではなく，底を手掌で支えると重さが分散するうえ，尺側偏移の予防にもなる.
鍋のもち方		取っ手をつまんでもつのではなく，鍋つかみをして手掌で鍋を支えるようにしてもつとよい.
フライパンのもち方		片手ではなく，両手でもつ.

文献4より引用.

254　リハビリテーション医学

5 脊椎疾患

1）頸椎症[1]

1. **原因・病態**：加齢による椎間板の変性により椎間板高が減少し，椎体辺縁や椎間関節の骨棘形成によって脊柱管や椎間孔の狭窄が生じる．好発部位はC5～6，C6～7である．その結果，神経根症や脊髄症，両者の合併した症状を引き起こす（図11，表5）．

2. **症状・診断**：頸部の疼痛，可動域制限が生じ，神経根症の症状（上肢のしびれ，感覚障害，脱力，放散痛），脊髄症の症状（手指の巧緻運動障害，myelopathy hand，下肢腱反射亢進，痙性歩行），膀胱直腸障害がみられる．X線，CT，MRIが有用である．

3. **治療**：保存療法（安静，消炎鎮痛剤内服，頸椎牽引）に抵抗する場合，手術（前方除圧・固定術，後方除圧術）が行われる．

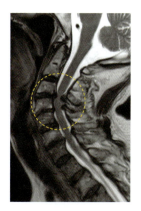

図11 頸椎症性脊髄症（MRI）

この症例はC3～4，C4～5で脊柱管の狭窄が著明である．

表5 頸髄神経根の支配

支配神経根	C5	C6	C7
主な責任椎間高位	C4～5間	C5～6間	C6～7間
筋	三角筋 上腕二頭筋	上腕二頭筋 手根伸筋	上腕三頭筋 手根屈筋 指伸筋
深部腱反射	三角筋腱反射 上腕二頭筋腱反射	上腕二頭筋腱反射 腕橈骨筋腱反射	上腕三頭筋腱反射
感覚領域	上腕外側腋窩神経	前腕内側腋窩神経	中指

文献1より引用．

2）頸椎椎間板ヘルニア[1]

1. **原因・病態**：変性した椎間板組織が脊柱管内に脱出する．30～50代の男性に多い．

2. **症状・診断**：頸部～上肢のしびれ，感覚障害，脱力，手指の巧緻運動障害が出現する．痙性麻痺による歩行障害や膀胱直腸障害が生じる場合もある．神経根症による疼痛誘発テストにSpurling（スパーリング）テスト，Jackson（ジャクソン）テストがある．画像診断ではMRIが有用である（図12）．

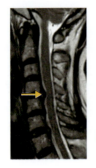

図12 頸椎椎間板ヘルニア（MRI）
この症例はC4〜5のヘルニアを認める（⇒）.

3 治療：保存療法として頸椎装具療法，薬物療法（消炎鎮痛剤），硬膜外ブロック，神経根ブロックが行われ，改善しない場合には手術（主として前方除圧固定術）が行われる．

3）腰痛症[5]

1 原因・病態：原因がはっきりしない腰痛では慢性の筋疲労や姿勢異常などが影響する．内臓疾患，股関節疾患との鑑別が重要であり，背景にある心理・社会的因子が原因となることもある．

2 症状・診断：急性腰痛発作は"ぎっくり腰"ともよばれ，数日で軽快する．感染，腫瘍，骨粗鬆症，骨折などの原因となる疾患（レッドフラッグ）がないことを確認する．

3 治療：安静，薬物療法（消炎鎮痛剤），温熱療法，装具療法（コルセット），日常生活指導，運動療法（腰痛体操）を行う．

4 理学療法のポイント
- 腰痛は心理社会的な要因の関与が強いことが明らかとなっており，レッドフラッグである症状が除外できる場合は不必要な安静をとらないように指導する．心理社会的腰痛には患者教育が有用である．
- "ぎっくり腰"についても安静は最小限に留め，早期に元通りの生活に戻ることが推奨される．

4）腰椎椎間板ヘルニア[1]

1 原因・病態：脱出した椎間板組織が神経根を圧迫して腰痛，下肢痛を生じる．L4〜5，ついでL5〜S1に好発する（図13）．

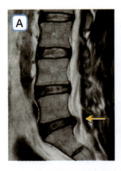 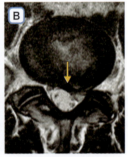

図13 腰椎椎間板ヘルニア（MRI）
A）この症例は矢状断でL5〜S1のヘルニアを認める（⇒）．B）この症例は水平断でL5〜S1のヘルニアを認める（⇒）．

◆国試頻出キーワード
SLRテスト

2 症状・診断：神経根緊張徴候（SLRテスト◆，大腿神経伸展テストなど）が特徴的で，感覚障害の領域，筋力低下のある筋から障害高位を診断する（表6）．画像診断はMRIが有用である．

3 治療：保存療法として消炎鎮痛剤，硬膜外ブロック，神経根ブロック，コルセットなどを使用する．馬尾障害がある場合（膀胱直腸障害など），麻痺が進行する場合，疼痛が強い場合には手術（後方椎間板切除術，顕微鏡下髄核摘出術，内視鏡下摘出術，脊椎固定術など）が行われる．

表6 腰髄神経根の支配

支配神経根	L4	L5	S1
主な責任椎間高位	L3～4	L4～5	L5～S1
深部腱反射	膝蓋腱反射	―	アキレス腱反射
感覚領域			
支配筋	大腿四頭筋	前脛骨筋 長母趾伸筋 長趾伸筋	下腿三頭筋 長母趾屈筋 長趾屈筋

文献1より引用．

5）腰部脊柱管狭窄症[1]

1 原因・病態：脊柱管が椎間板組織や靱帯などによって狭くなり，馬尾や神経根が圧迫され神経症状を呈したもの．

◆国試頻出キーワード
神経性間欠跛行

2 症状・診断：神経性間欠跛行◆が特徴的で，歩行時の腰・下肢痛は，しゃがみこんだり，体幹を前屈することで消失する．馬尾性間欠跛行では殿部，会陰部，下肢の異常感覚が特徴的で，膀胱直腸障害を伴うこともある．診断にはCT，MRIの評価が有用である（図14）．

3 治療：保存療法として循環改善を目的としたプロスタグランジン製剤，硬膜外ブロック，コルセット（腰椎の伸展を制限）などが使用される．手術は後方除圧術が基本となる．

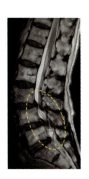

図14 腰部脊柱管狭窄症（MRI）

この症例は矢状断で下位腰椎の脊柱管狭窄（◌）を認める．

6）側弯症[1]

1 原因・病態：脊椎のねじれや椎体の変形を伴う構築性側弯症と，これらを伴わない機能性側弯症に分類され，前者のうち特発性側弯症が全体の 70〜80％を占める．

2 症状・診断：診断時のチェックポイントとして，立位での肩の高さ，肩甲骨の位置，ウエストライン，および前屈したときの肋骨隆起の有無に注意する（図15A）．全脊椎のX線像で評価を行う（図15B）．

3 治療：装具療法（アンダーアーム装具など）を骨成長が終了するまで行う（第Ⅰ章-8参照）．手術では脊椎インストゥルメンテーションによる矯正・固定が行われる（図15C）．

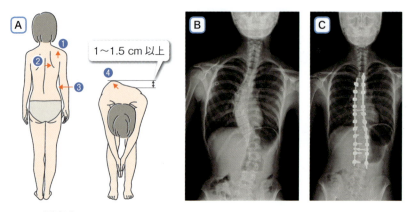

図15　側弯症
A）健診のチェックポイント．❶肩の高さの左右差がないか，❷左右どちらかの肩甲骨が浮き出ていないか（prominent scapula），❸ウエストラインの左右非対称性がないか，❹屈曲させたとき背部に肋骨隆起がないか（1〜1.5 cm以上の左右差）．文献1より引用．B）術前X線像．C）インストゥルメンテーション術後．

6　その他の骨・関節疾患

1）発育性股関節形成不全[1]

1 原因・病態：出生前後の股関節脱臼・亜脱臼や寛骨臼形成不全も含まれる．女児に多く，骨盤位分娩，出生後は股・膝伸展位保持が関与している．

◆国試頻出キーワード
開排制限

2 症状・診断：3（4）カ月健診で，**開排制限**◆，大腿皮膚溝の非対称，Allis徴候（膝立の状態で脱臼側の膝の位置が低くなる）の有無をみる（図16）．歩行開始の遅延，跛行がみられる．X線，超音波検査が有用である．

3 治療：保存療法に装具療法（リーメンビューゲル）（図17），牽引療法（頭上方向牽引）があり，奏功しない場合には手術が行われる．

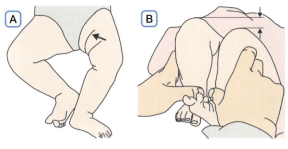

図16 股関節脱臼のチェックポイント
A) 大腿皮膚溝の非対称（深い皺）（→）. B) Allis徴候（左股関節脱臼）.

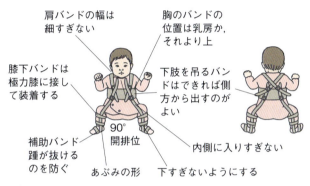

図17 リーメンビューゲル装具◆
文献3より引用.

◆国試頻出キーワード
リーメンビューゲル装具

2) ペルテス（Perthes）病[1]

❶ 病因・病態：小児の大腿骨近位骨端部の阻血性壊死である．壊死部は修復されるが，変形や成長障害などを生じやすい（図18）．6～7歳の男児に多い．

❷ 症状・診断：股関節痛，関連痛としての大腿〜膝痛や跛行を認める．MRIが早期診断に有用である．

❸ 治療：保存療法として股関節外転位での免荷装具（図19）が用いられる．手術では骨盤骨切り術，大腿骨内反骨切り術が行われる．

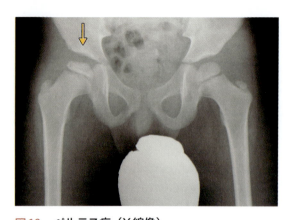

図18 ペルテス病（X線像）
右の大腿骨頭骨端核の扁平化（➡）を認める．

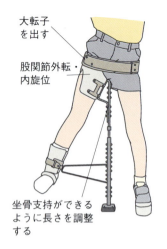

図19 股関節装具
股関節外転位での免荷を行う（RGO装具）．文献3より引用．

3）大腿骨頭すべり症[1]

1 病因・病態：骨端線（成長軟骨）で大腿骨頭の骨端が軟骨骨折を生じ，後下方へすべった状態（図20A）．肥満傾向にある思春期の男児に多く，約20％は両側性に生じる．

2 症状・診断：股関節痛，ROM制限，跛行がみられる．X線，CTが有用で左右差に注目する．

3 治療：中空ネジ（スクリュー）による内固定術が行われ（図20B），転位の大きいものでは二期的に骨切り術が行われる．

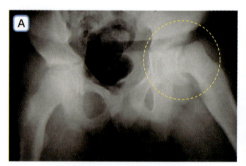
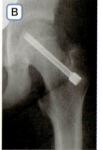

図20 大腿骨頭すべり症（X線像）
A）左大腿骨頭の骨端が頸部に対して後下方にすべる（○）．B）スクリュー固定．

4）小児に多い上腕骨顆上骨折[1]

1 病因・病態：転落・転倒時に肘伸展位で手をついて受傷することが多く5〜10歳に好発する．

2 症状・診断：疼痛，腫脹が強く自動運動が不能となる．転位が強いと肘頭が後方へ突出する（図21A）．X線像で評価する．合併症としてVolkmann拘縮◆（阻血による前腕屈筋の壊死，瘢

◆国試頻出キーワード
Volkmann拘縮

痕化，手指拘縮）に注意する．

❸ 治療：保存療法では徒手整復とギプスまたは副子固定，牽引療法が行われる．骨折部の不安定性がある場合には経皮的ピンニング（鋼線固定）が行われる（図21B）．

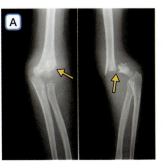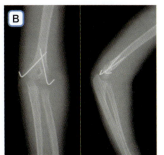

図21 上腕骨顆上骨折（X線像）
A）正面，側面．B）経皮的ピンニング．

5）複合性局所疼痛症候群（Complex Regional Pain Syndrome：CRPS）[2]

❶ 病因・病態：外傷や神経損傷後に局所の慢性疼痛を生じるもので，痛覚過敏（カウザルギー），アロディニア（Allodynia，軽微な刺激に対して強い痛みを感じる）が特徴である．

❷ 症状・診断：CRPS type I は自律神経症状（浮腫・腫脹，皮膚温変化・色調変化，発汗異常）と疼痛があるが，明らかな神経障害がない．CRPS type II は末梢神経損傷にアロディニアやカウザルギーを伴うものである．肩手症候群，Sudeck骨萎縮◆などはCRPS type I に分類される．

◆国試頻出
キーワード
Sudeck骨萎縮

❸ 治療：温熱療法，水治療，自動運動が主体の運動療法などが行われる．必要に応じて麻酔科，精神科にも相談し，多職種による集学的なアプローチが必要である．

❹ 理学療法のポイント
- 運動療法に認知行動療法を併用し，運動への恐怖に対峙する能力を獲得させる．
- 視覚と体性感覚情報の不一致を生じることがあり，身体感覚の評価が必要である．

引用文献

1）「標準整形外科学 第12版」（松野丈夫，中村利孝/総編集，馬場久敏，他/編），医学書院，2014
2）「PT/OT国家試験必修ポイント 障害別OT治療学 2017」（医歯薬出版/編），医歯薬出版，2016
3）「PT・OTビジュアルテキスト 義肢・装具学」（高田治実/監，豊田 輝，石垣栄司/編），羊土社，2016
4）「新体系看護学 リハビリテーション看護」（落合芙美子/編），メヂカルフレンド社，2003
5）「リハビリテーション医学テキスト 改訂第4版」（三上真弘/監，出江紳一，加賀谷 斉/編），南江堂，2016

第 **Ⅲ** 章　疾患各論

7 循環器疾患

学習のポイント

- 虚血性心疾患（狭心症，心筋梗塞）の病因，病態，症状，検査方法，診断，治療について学ぶ
- 心不全や不整脈などの合併症について学ぶ
- 循環器疾患のリハビリテーション治療のポイントについて学ぶ

1 循環器疾患とは

- 心臓は常に収縮と拡張を繰り返し，全身に血液を送るポンプの働きをしている（**第Ⅱ章-2**参照）．
- 心臓は心筋とよばれる筋肉からなり，冠動脈により栄養されている．
- **循環器疾患のうち，最も頻度が高いのが虚血性心疾患**である．
- 冠動脈が一時的に狭窄，閉塞，痙攣することで虚血状態となり心筋が壊死する疾患を総称して虚血性心疾患という．本項では，虚血性心疾患を中心に解説する．

2 冠動脈

- 心臓を栄養している冠動脈には1本の右冠動脈と2本の左冠動脈がある．
  - ▶ **右冠動脈**は左室の下壁，後壁に灌流している．また，右冠状動脈の灌流域に洞結節動脈，房室結節動脈があり虚血により房室ブロックを引き起こすことがある（**第Ⅰ章-14**参照）．

◆国試頻出
キーワード
左前下行枝

  - ▶ **左冠動脈**は大動脈基部から分岐し**左前下行枝**◆と左回旋枝に分かれる．左前下行枝は心室中隔，左室前壁，心尖部，左回旋枝は左室側壁，後下壁に灌流している．

262　リハビリテーション医学

3 狭心症

◆国試頻出キーワード
狭心症

1) 病因, 病態

- 動脈硬化, 硬化性粥腫 (プラーク) により徐々に冠動脈の内腔が狭くなり, 運動時に心筋酸素供給が減少することで心筋が**一過性に虚血状態**になり心電図異常, 心機能異常, 一時的な胸部症状が生じる.
- 不安定型狭心症, 安定型狭心症, 無症候性狭心症, 冠攣縮性狭心症に分けられる.

2) 不安定型狭心症

- 未治療の不安定型狭心症の場合, 基本的には運動療法は適応でない.
- 米国心臓病学会 (American Heart Association：AHA) による分類として新規発症労作性狭心症, 増悪型労作性狭心症, 新規発症安静狭心症がある.
- 胸部症状が急に発症したもの, 症状が徐々に増悪しているものに関しては注意が必要.

3) 検査方法

◆国試頻出キーワード
ST低下,
心肺運動負荷試験

1 心電図

- 心筋が虚血になることでST部分に変化が生じる. 労作性狭心症では**ST低下**◆, 冠攣縮性狭心症ではST上昇することがある (**第Ⅰ章-14**参照).

2 心肺運動負荷試験◆

- 心電図電極を装着した状態でのマスター運動負荷試験, トレッドミル負荷, 心筋負荷SPECTなどにより心臓へ負荷を与え虚血所見がないかを診断する (**第Ⅱ章-2**参照).

3 心臓超音波検査

- 安静時の壁運動をみることができ, 心筋の虚血所見を検査することが可能である.

4 冠動脈造影検査

- 心電図, 心肺運動負荷試験, 心臓超音波検査, 冠動脈CTにより狭心症が疑われた場合, 心臓カテーテルを用いて直接冠動脈の狭窄度を評価する.

4 心筋梗塞◆

◆国試頻出キーワード
心筋梗塞

1) 病因, 病態

- 高血圧, 糖尿病, 脂質異常症, 喫煙などによって動脈硬化が進行して, 冠動脈硬化性粥腫 (プラーク) が伸展し破綻することで冠動脈の内腔が閉塞する. その後, **心筋の一部が虚血状態に陥り壊死する**.
- 稀に心房細動や弁膜症による人工弁置換術後に血栓ができ, 冠動脈に入り込み血流を遮断することで心筋梗塞を生じることもある.

2）心筋梗塞の分類

- **急性心筋梗塞**（Acute Myocardial Infaction：AMI）：24時間以内
- **亜急性心筋梗塞**（Recent Myocardial Infaction：RMI）：24時間〜1カ月
- **陳旧性心筋梗塞**（Old Myocardial Infaction：OMI）：1カ月以降

3）急性心筋梗塞の病態，評価

- 心筋梗塞の重症度評価として Killip 分類がある（**表1**）.

表1　Killip分類

	病態
Class 1	・心不全兆候なし
Class 2	・軽度から中等度心不全 ・両肺野の50％未満で湿性ラ音聴取，Ⅲ音聴取，静脈圧上昇
Class 3	・重症心不全 ・両側肺野の50％以上で湿性ラ音聴取，肺水腫あり
Class 4	・心原性ショック ・血圧低下SBP＜90 mmHg，乏尿（≦20 mL/h），皮膚湿潤

SBP：収縮期血圧（Systolic Blood Pressure）

4）心筋梗塞の診断基準

■ 自覚症状

- 典型的な症状としては30分以上の胸痛の持続，ニトログリセリンの効果がみられないこと.

■ 心電図検査と血液検査

- 12誘導心電図にて，STの上昇，高く尖ったT波，増高したR波が出現することがある.
- Ⅰ，Ⅱ，Ⅲ，aV_R，aV_L，aV_F，$V_1 \sim V_6$にて評価し梗塞部位の予測判定が可能（**第Ⅰ章-14参照**）.
- 心筋梗塞発症後から血液検査で異常値が経時的に変化する（**表2**）.
  - ▶心筋の障害と心筋壊死によって心筋から逸脱酵素が血液中に放出される. 主な心筋逸脱酵素はクレアチニンキナーゼ（CK）とその分画のCK–MB，トロポニン（cTnI，cTnT），ミオグロビン（Mb）である.
  - ▶発症後の時間経過によって以上の血液データは変化し，はじめに上昇するのは白血球（WBC），その後Mb，心臓型脂肪酸結合タンパク質→cTnI，cTnT→CK，CK–MB→アスパラギン酸アミノトランスフェラーゼ〔AST（GOT）〕，乳酸脱水素酵素（LDH）の順である.

■ 心臓超音波

- 左室駆出率，壁運動障害をみることで心機能の評価が可能.

表2　心筋梗塞発症後からの血液データの異常値を示す経時的変化

マーカー	直後〜2時間　3時間　4時間　5時間　6時間　12時間以降	検査のみかた
白血球（WBC）		炎症反応が生じて増大する．
ミオグロビン（Mb）		心筋の壊死によって増大．骨格筋の壊死でも増大する．
H-FABP（心臓型脂肪酸結合タンパク質）		心筋細胞質に存在する小分子タンパク質で，心筋が傷害を受けるとすぐさま流出して増大する．
心筋トロポニン（cTnl，cTnT）		心筋細胞に特徴的に存在する収縮タンパク質で増大する．
CK または CK-MB		循環器系の疾患で急増する．心筋に多くみられる CK-MB は，CK 値よりも鋭敏に反応する．
AST（GOT）・LDH		AST は肝臓以外にも心筋や骨格筋にも存在し，高値となる．LDH も高値となる．

AST：アスパラギン酸アミノトランスフェラーゼ．LDH：乳酸脱水素酵素．

5）心筋梗塞後の合併症

■1 心原性ショック

- 冠動脈閉塞により急激な心筋虚血，梗塞が生じる．そのため，壁運動障害が生じることでポンプ機能が低下し，心機能低下することでショック状態に陥ることがある．
- 血圧低下，尿量低下，肺うっ血所見（皮膚湿潤）がみられた場合は注意する（Killip分類 Class 4）．

■2 不整脈

- 心筋梗塞になると**房室ブロック**，**心室頻拍**，**心室細動**を引き起こすことがある．
- 致死的不整脈が運動時に生じる場合もあるため，心電図をモニターしながら運動処方し，生じた場合はすみやかに運動を中止する．

■3 心破裂

- 最も重篤な合併症である．基本的には外科的治療とし破裂部の閉鎖が必要となるが急な自由壁破裂の場合は，救命困難な場合もある．

■4 心不全

- 広範囲な梗塞から心筋虚血により機能不全が生じる（後述）．
- 急激な機能低下により左室への負荷が増大し左心不全から心原性肺水腫が生じる．

5 虚血性心疾患の治療方法

1）薬物治療

- 硝酸薬：血管拡張薬であり，**狭心症ではニトログリセリンが効果的である**．心筋梗塞では，ニトログリセリンによる症状改善がみられない．

2）経皮的冠動脈形成術（Percutaneous Coronary Intervention：PCI）

- 種類としてバルーン血管形成術，ステント留置術，および2つを組合わせるなどの治療方法がある．

3）冠動脈バイパス術（Coronary Artery Bypass Grafting：CABG）

- 動脈硬化が重度でありPCIでは再還流が難しく，多枝病変の場合に多く施行される．
- 他の血管（橈骨動脈，胃大網動脈，内胸動脈，大伏在静脈）を使用し，バイパスグラフトし血流の保持を図る．

6 心不全◆

◆**国試頻出キーワード**
心不全

1）病因，病態

- 心不全は，心筋梗塞などで心臓ポンプ機能が低下したり，心臓以外の原因で心機能が不十分になることで全身の臓器に十分な血液を供給できなくなる病態．
- 心臓ポンプ機能には「**血液を送り出す**」「**血液を受けとる**」という2つの役割があり，心臓から大動脈を経て全身に血液を送り出す機能が低下することを左心不全，血液を静脈から「受けとる」機能が低下することで全身にうっ滞してしまう状態を右心不全という（表3）．
- 弁膜症などの弁の機能不全でも生じる．

表3　左心不全・右心不全の症状

左心不全	呼吸困難，息切れ，起座呼吸，咳，喀痰，喘鳴，水泡音，易疲労性，全身倦怠感，肺うっ血所見
右心不全	右季肋部痛，頸静脈怒張，浮腫，体重増加，腹満感，易疲労性，肝腫大，胸水貯留

2）診断

- 身体活動から心不全の重症度を評価する（表4）（第Ⅱ章-2参照）．

◆国試頻出
キーワード
NYHAの
心機能分類

表4　NYHAの心機能分類

Class1	心疾患は有するが日常生活に支障はなく，制限もない．
Class2	心疾患を有し日常動作で疲労，息切れ，動悸を生じ身体活動に軽度の制限がある．安静時無症状．
Class3	心疾患を有し，軽度の動作で疲労，息切れ，動悸が生じ身体活動に高度の制限がある．安静時無症状．
Class4	心疾患を有し，軽度の動作，安静時にも疲労，息切れ，動悸などの症状が生じる．

NYHA : New York Heart Association.

3）治療

- 急性心不全もしくは，慢性心不全で治療方針は異なる．
- 急性心不全や，慢性心不全の急性増悪の場合には安静を保ち酸素吸入を行い，病態をしっかり評価した後に，利尿剤，硝酸薬，ときには強心薬を使用する．
- 慢性心不全では強心薬を使用することはほとんどなく，逆に過度な刺激から守る薬を使用する．
- どちらも病態であるため心不全に至った原因疾患を精査，加療していく．

7　注意すべき不整脈

- 不整脈は頻脈性不整脈，徐脈性不整脈に分類される．不整脈によっては死に至ることがあり，運動中に出現した場合は注意が必要である．

1）頻脈性不整脈

- 心室期外収縮（PVC），心室頻拍（VT），心室細動（VF）が出現するリスクがある．

❶ 心室期外収縮（PVC）（図1）

- 心房の電気信号と乖離し，異所性興奮波が心室で早期に発現し心電図上で幅広いQRS波が出現する．
- 分類としてはLown分類があり4b以上の場合は，運動療法は見合わせる（表5）．

❷ 心室頻拍（VT）（図2）

- 心室性期外収縮が3連発以上連発して発生したもの．なおかつ心拍数が100～200回/分と頻脈になる．
- 30秒以上連続し緊急性が高いものを持続性VT，30秒以内に自然消失するものを非持続性VTという．

❸ 心室細動（VF）（図3）

- 致死性不整脈である．心拍出が0となり循環が停止した状態のため，直ちに処置が必要となる．心室内で異所性の電気刺激が頻発している状態を示す．

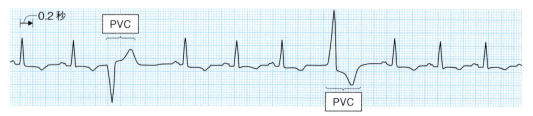

図1 心室期外収縮（PVC）

表5 Lown分類

grade	性質
0	期外性収縮なし
1	散発性（30/時間未満）
2	多発性（30/時間以上）
3	多源性
4a	2連発
4b	3連発
5	R on T（T波の頂点付近で心室期外収縮が起こる）

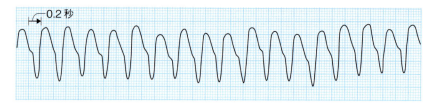

図2 心室頻拍（VT）

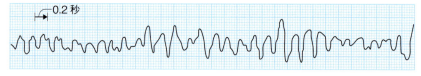

図3 心室細動（VF）

2）徐脈性不整脈

■1 1度房室ブロック（図4）
- PQ時間に0.2秒以上の延長がみられる．

■2 2度房室ブロック
- ウェンケバッハ型：PQ時間が徐々に延長し，QRS波が脱落する．自覚症状がなければ経過観察（図5）．
- モビッツⅡ型：PQ時間は一定のまま，突然QRS波が脱落する．高度，3度房室ブロックに

移行するリスクがあるため対応が必要．ペースメーカー植え込みの適応（図6）．

3 3度房室ブロック（完全房室ブロック）（図7）

- P-P間隔，R-R間隔は均等なものの心房リズム，心室リズムがバラバラに出現している．
- 徐脈が持続すると心不全状態になるため，明らかな原因がない場合はペースメーカー適応となる（図7）．

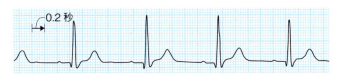

図4　1度房室ブロック

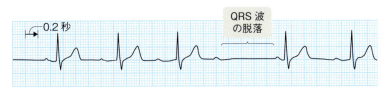

図5　2度房室ブロック：ウェンケバッハ型

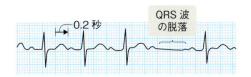

図6　2度房室ブロック：モビッツⅡ型

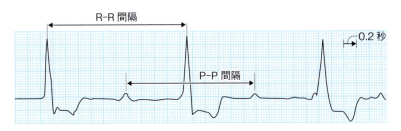

図7　3度房室ブロック（完全房室ブロック）

リハビリテーション治療のポイント

1）運動療法の効果

- 循環器疾患における運動療法は有酸素運動とレジスタンストレーニングの大きく2つに分けられる（第Ⅰ章-5参照）．

- 有酸素運動はtype I 線維である遅筋，レジスタンストレーニングはtype II 線維である速筋に効果的である．
- 有酸素運動では安静時心拍数の減少，心拍出量の増加，血管粘弾性の向上による動脈硬化の改善，レジスタンストレーニングでは体脂肪の減少の効果が得られる．

2) 運動処方の進め方

- 運動処方を行うにあたり，まずは病態の把握が必要である．情報収集した後，運動療法が適応なのか，そうでないのかを評価し負荷量の選定をしていく（図8）．

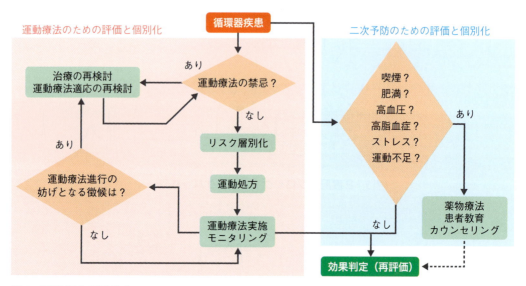

図8 運動処方の進め方
文献1より引用．

3) 運動処方のための指標

❶ Karvonen法（カルボーネン）

- 運動療法時の目標心拍数を設定する方法．
- 目標心拍数＝（予測最大心拍数－安静時心拍数）×（運動強度）＋安静時心拍数
- 予測最大心拍数＝220－年齢
- 循環器疾患患者における運動強度は0.4〜0.6が適している．

❷ 二重積（double product）

- 収縮期血圧×心拍数
- 12,000以下でコントロールすることが望ましい．

❸ Borg scale（第I章-5参照）

- Borg scale 11（楽）〜13（ややきつい）の運動強度で運動を行うことが望ましい．
- Borg13が嫌気性代謝閾値（AT）に相当するといわれている．

4 心肺運動負荷試験 (cardiopulmonary exercise test：CPX)

- 呼気ガス分析を用いた運動負荷試験である.
- 運動処方を行う際算出された AT を指標とする.

5 運動処方の構成

- 運動の種類, 強度, 頻度, 時間について評価し, 運動処方を構成する（表6）.

表6 ACSM (American College of Sports Medicine) の運動指針

種類	有酸素運動, レジスタンストレーニング
強度	中等度. Peak$\dot{V}O_2$：40〜60％, AT レベル：Borg11〜13
頻度	週に3〜5日
時間	断続的に5〜10分, 計30〜60分まで徐々に増加していく

4）生活指導

- 喫煙, 飲酒, 栄養に関する指導が必要である.
- 禁煙は, 心血管に生じる異常を7〜45％減少するといわれている. また再梗塞, 突然死, 総死亡率を低下させる効果もあるため禁煙指導は必須である.
- 栄養指導では管理栄養士と連携し, 糖質：タンパク質：脂質＝60：15〜20：20〜25と指導する. また, 高血圧の症例では塩分は6 g/日が目標であり, 高血圧予防を必要とする症例では男性9 g/日, 女性では7.5 g/日を目標と指導する.

■ 引用文献

1)「理学療法診療ガイドライン 第1版 (2011)」(http://www.japanpt.or.jp/upload/jspt/obj/files/guideline/00_ver_all.pdf), 日本理学療法士協会

■ 参考文献

- ・「心血管疾患におけるリハビリテーションに関するガイドライン (2012年改訂版)」(http://www.j-circ.or.jp/guideline/pdf/JCS2012_nohara_h.pdf), 日本循環器学会
- ・「ST上昇型急性心筋梗塞の診療に関するガイドライン (2013年改訂版)」(http://www.j-circ.or.jp/guideline/pdf/JCS2013_kimura_h.pdf), 日本循環器学会
- ・「急性心不全治療ガイドライン (2011年改訂版)」(http://www.j-circ.or.jp/guideline/pdf/JCS2011_izumi_h.pdf), 日本循環器学会

- ・「心疾患における運動療法に関するガイドライン」(http://www.j-circ.or.jp/guideline/pdf/JCS2002_saitoh_h.pdf), 日本循環器学会
- ・「心臓リハビリテーション 知っておくべきTips」(伊東春樹/監, ジャパンハートクラブ/編), 中山書店, 2008
- ・「病気がみえる vol.2 循環器 第3版」(医療情報科学研究所/編), メディックメディア, 2010
- ・「循環器臨床サピア4 心臓リハビリテーション 実践マニュアル 評価・処方・患者指導 改訂第2版」(長山雅俊/責任編集), 中山書店, 2015
- ・「運動処方の指針 運動負荷試験と運動プログラム 原書第8版」(日本体力医学会体力科学編集委員会/監訳), 南江堂, 2011

第III章 疾患各論

8 呼吸器疾患

学習のポイント

- 呼吸器の構造と機能を学ぶ
- 呼吸不全の分類，病態，特徴について学ぶ
- 呼吸リハビリテーションのポイント，目的，評価，運動療法，ADL練習などについて学ぶ

1 呼吸器の構造と機能

- 呼吸器は空気の通り道である気道（上・下気道）とガス交換の場である肺で構成されている（図1）.

- 肺は，右肺〔上葉（3区域），中葉（2区域），下葉（5区域）〕と左肺〔上葉（4区域），下葉（4区域）〕に分かれる（図2）．肺胞は，実質〔肺胞腔・肺胞上皮細胞〔I型：主としてガス交換を行う，II型：サーファクタント（界面活性物質）を分泌〕〕と間質（肺胞中隔）に分かれる．肺胞におけるガス交換は拡散によって行われる．二酸化炭素の拡散能は高く，酸素の約20倍である.

- 呼吸の役割は酸素を取り込み，二酸化炭素を排出することである（図3）．呼吸器を通じて酸素を取り込み，ガス交換を行うことを外呼吸という．細胞内で酸素を取り込み，二酸化炭素を産生することを内呼吸という.

- 胸郭は胸椎，肋骨，胸骨と底部の横隔膜で構成される．胸腔（胸郭内の空間）は常に陰圧に保たれており，横隔膜・胸郭運動に伴う内圧の増減により肺の拡張・収縮が行われる（図4）．胸郭の拡張は胸椎を支柱とした肋骨の挙上，下制により行われる．上部胸郭は前上方に動き（ポンプハンドル運動），下部胸郭は外上方に動く（バケツハンドル運動）（図5）.

- 呼吸にかかわる筋群を図6に示す．特に，横隔膜は自然状態ではドーム状で，収縮により下降し吸気を行う.

- 吸気時に伸展されるあらゆる組織に蓄えられた弾性収縮力が受動的に肺を縮小させ，呼気が行われる.

- 呼吸器の機能的，器質的障害により，呼吸障害をはじめとするさまざまな呼吸器疾患を生じる.

272 リハビリテーション医学

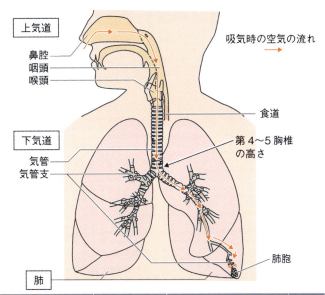

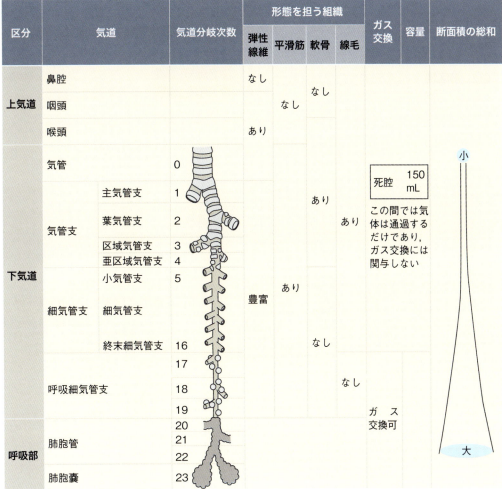

図1 上気道・下気道と気管支の分岐
文献1より引用.

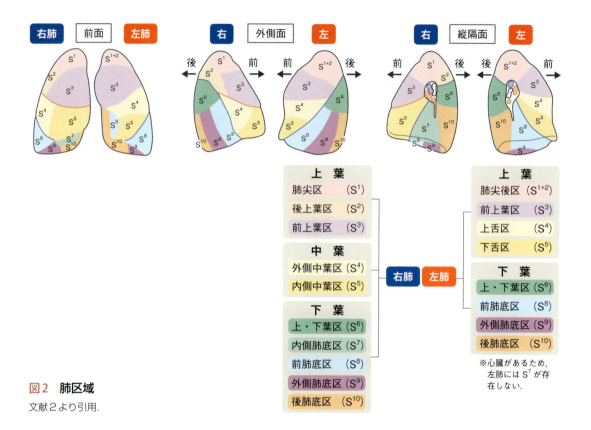

図2 肺区域
文献2より引用.

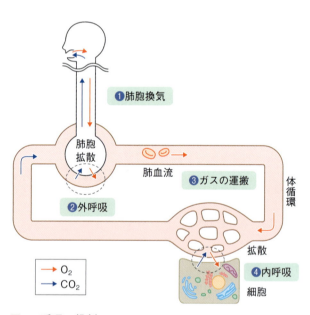

図3 呼吸の役割

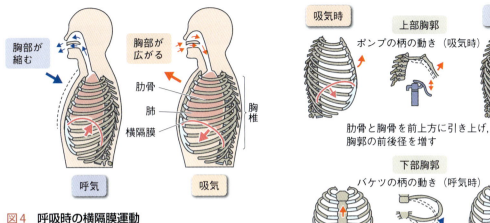

図4 呼吸時の横隔膜運動

図5 呼吸時の胸郭運動

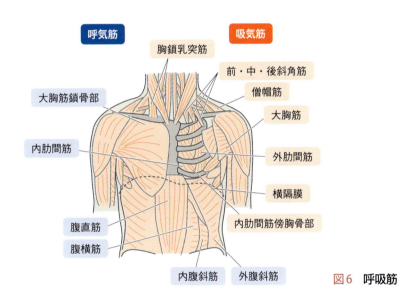

図6 呼吸筋

2 呼吸不全

- 呼吸機能が低下し，**酸素の取り込みや二酸化炭素の排出が障害され，血中の酸素濃度が低下している状態を呼吸不全**という．呼吸不全は血中の二酸化炭素濃度によりⅠ型とⅡ型に分類される（表1）（第Ⅱ章-2参照）．

◆国試頻出
キーワード
呼吸筋

- 呼吸不全の原因として，神経・**呼吸筋**◆の障害，胸郭・胸腔・胸膜の変化，上気道の障害，下気道および肺実質の障害が考えられる．また呼吸中枢の障害でも呼吸不全は生じる．
- 比較的短期間で急速に起こった場合を急性呼吸不全とよぶ．

◆国試頻出キーワード
呼吸不全の定義・分類

表1　呼吸不全の定義・分類

		酸素の取り込み	二酸化炭素の排出
正常		PaO_2 80〜100 Torr 正常に取り込まれている	$PaCO_2$ 35〜40 Torr 正常に排出されている
呼吸不全	Ⅰ型呼吸不全の疾患例： 間質性肺炎，肺水腫， 無気肺　　　　　　　など	$PaO_2 ≦ 60$ Torr 酸素不足	$PaCO_2 ≦ 45$ Torr 二酸化炭素排出は正常
	Ⅱ型呼吸不全の疾患例： COPD（慢性閉塞性肺疾患），気管支喘息の重症発作時，肥満低換気症候群　　　　　　　　　　など	$PaO_2 ≦ 60$ Torr 酸素不足	$PaCO_2 > 45$ Torr 二酸化炭素の蓄積

- 呼吸不全が1カ月以上続く状態を慢性呼吸不全とよぶ．
- 呼吸不全をきたす疾患は**閉塞性肺疾患**と**拘束性肺疾患**に大別される．

1）閉塞性肺疾患

- 炎症性変化や過剰な分泌物，呼気時の胸腔内圧の上昇などによって**末梢気道の閉塞**を特徴とする病像を呈する疾患の総称．主に慢性閉塞性肺疾患（COPD），気管支喘息など．
- **慢性閉塞性肺疾患（COPD）**：①肺気腫，②慢性気管支炎がある．両疾患には密接な関連があり，肺気腫は慢性気管支炎を引き起こし，慢性気管支炎も肺気腫を引き起こす．両者には共通して気道抵抗の増加，一秒量・一秒率などの低下がみられ，閉塞性換気障害（図7）を惹起した状態である．最大の原因は喫煙である．
  - ①肺気腫：肺胞壁が破壊され，終末細気管支より末梢の気腔の拡張をきたした状態である．拡張状態が続き末梢気道が虚脱し閉塞するため，息が吐ききれない状態となる．
  - ②慢性気管支炎：痰を伴う咳が1年に3カ月以上続き，かつ2年以上にわたる状態である．中枢から末梢気道の狭小化（気道壁の肥厚，分泌物の貯留）が起こる．
- **気管支喘息**：慢性の気道炎症により気道過敏性が上昇し，気道が閉塞する状態である．

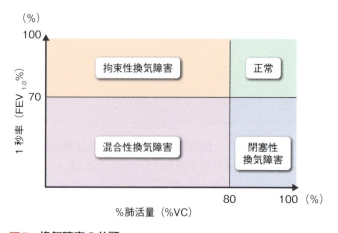

図7　換気障害の分類

2）拘束性肺疾患

- **肺の容積減少**を特徴とする病態を呈する疾患の総称．主に肺線維症（間質性肺炎），肺結核後遺症などがある．
- 肺・胸郭が広がりにくく，肺活量の低下がみられ拘束性換気障害（図7）を惹起した状態である．
- ①肺の間質の障害によるもの，②胸郭の拡張障害によるもの，③呼吸筋力低下によるものに大別される．
  ①肺の間質の障害：肺線維症（間質性肺炎），器質化肺炎，肺結核（石灰化）など．
  ②胸郭の拡張障害：肺実質の減少（肺切除後など），肺結核後遺症，肺がんなど．
  ③呼吸筋力低下：神経筋疾患（筋萎縮性側索硬化症，重症筋無力症など）．
  - **肺線維症（間質性肺炎）**：マクロファージの活性化などにより，肺の間質に炎症が起こり，肺間質の線維化による拡張障害を生じる．
  - **器質化肺炎**：微生物の感染により肺胞に炎症が起こる状態．一般的に肺炎といわれる．
  - **肺結核**：結核菌による呼吸器感染症，全結核症の80％を占める．初感染後，比較的早期に発症する初感染結核症（一次結核）と，初感染後長時間経ってから発症する既感染発症（二次結核）がある．多くは既感染発症であり，そのほとんどが成人である．

呼吸リハビリテーションのポイント

1）定義

- 呼吸リハビリテーションとは，呼吸器の病気によって生じた障害をもつ患者に対して，可能な限り機能を回復，あるいは維持させ，これにより，患者自身が自立できるように継続的に支援していくための医療である[3]（図8）．

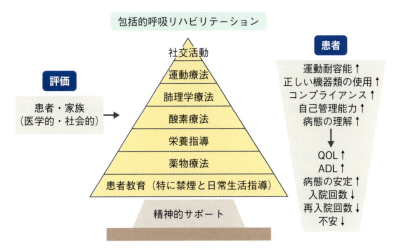

図8　呼吸リハビリテーションの基本構築
文献4をもとに作成．

2）包括的呼吸リハビリテーション

- 呼吸リハビリテーションは原則としてチーム医療であり，専門の医療スタッフ，あるいは必要に応じ患者を支援する家族やボランティアも参加して行われるものである[5]．

3）目的[6]

- 疾患により生じた症状の軽減，呼吸困難感の軽減，運動耐容能の改善，QOLの向上，ADLの向上，障害によって生じた心理的障害の軽減，救急受診，緊急入院の減少，生命予後の改善と増悪の予防．
- 呼吸器疾患患者は，呼吸困難のため活動性が低下し心身機能・体力が低下し，さらに呼吸困難が増悪する悪循環が問題となる（図9）．この悪循環を断ち切るためにリハビリテーション治療は重要である．

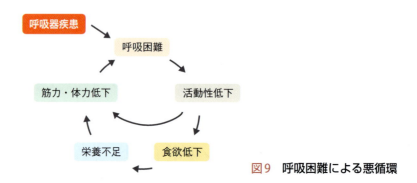

図9　呼吸困難による悪循環

4）COPDにおける呼吸リハビリテーションの有効性

- 呼吸リハビリテーションは，運動耐容能が改善され，呼吸困難と疲労が減少するなどさまざまな有益性が報告されている（表2）．

表2　COPDにおける呼吸リハビリテーションの効果

- 運動能力の改善（エビデンスA）
- 呼吸困難感の軽減（エビデンスA）
- 健康関連QOLの向上（エビデンスA）
- 入院回数と入院日数の減少（エビデンスA）
- 上肢の筋力と持久力トレーニングによる上肢機能の改善（エビデンスB）
- 効果はトレーニング終了後も継続（エビデンスB）
- 生存率の改善（エビデンスB）
- 呼吸筋トレーニングは特に全身運動トレーニングと併用すると効果的（エビデンスC）
- 増悪による入院後の回復を促進（エビデンスB）
- 長時間作用型気管支拡張薬の効果を向上（エビデンスB）

エビデンスレベルとは，研究方法にもとづいてA～Dの4段階に分類したエビデンス（科学的根拠）の信頼度のこと．A：高い（多量データの無作為比較試験），B：中（少量データの無作為比較試験），C：低い（非無作為比較試験，観察研究），D：非常に低い（臨床経験や知識にもとづく専門家の意見）．文献7をもとに作成．

5）評価

● リハビリテーション治療開始時の評価を表3に示す.

☐1 呼吸困難感

● 直接的評価法と間接的評価法がある.

▶ **直接的評価法**：Borg scale（第Ⅰ章-5参照），視覚的アナログスケール（Visual Analog scale：VAS）など.

▶ **間接的評価法**：MRC息切れスケール（Medical Research Council dyspnea scale），F-H-J（Fletcher-Hugh-Jones）分類など（表4, 5）.

表3　評価項目

必須の評価	・フィジカルアセスメント ・スパイロメトリー ・胸部単純X線写真 ・心電図 ・呼吸困難感（安静時，労作時） ・経皮的動脈血酸素飽和度（SpO_2） ・フィールド歩行試験 　（6分間歩行試験，シャトル・ウォーキングテスト） ・握力
行うことが望ましい評価	・ADL ・上肢筋力・下肢筋力 ・健康関連QOL（一般的，疾患特異的） ・ADLにおけるSpO_2モニタリング ・栄養評価（BMIなど）
可能であれば行う評価	・心肺運動負荷試験 ・呼吸筋力 ・動脈血ガス分析 ・心理社会的評価 ・身体活動量 ・心臓超音波検査

文献5をもとに作成.

表4　MRC息切れスケール

Grade 0	息切れを感じない
Grade 1	強い労作で息切れを感じる
Grade 2	平地を急ぎ足で移動する，または緩やかな坂を歩いて登るときに息切れを感じる
Grade 3	平地歩行で同年齢の人より歩くのは遅い，また自分のペースで歩いていても息継ぎのために休む
Grade 4	約100ヤード（91.4 m）歩行した後に息継ぎのため休む，または数分間平地歩行した後に息継ぎのために休む
Grade 5	息切れがひどくて外出ができない，または衣服の着脱でも息切れがする

MRC息切れスケール：Medical Research Council dyspnea scale

表5　F-H-J（Fletcher-Hugh-Jones）分類

Ⅰ度	同年齢の健康者と同様の労作ができ，歩行，階段の昇降も健康者なみにできる
Ⅱ度	同年齢の健康者と同様に歩行できるが，坂・階段の昇降は健康者なみにはできない
Ⅲ度	平地でさえ健康者なみには歩けないが，自分のペースでなら1.6 km以上歩ける
Ⅳ度	休みながらでなければ50 m以上歩けない
Ⅴ度	会話，着物の着脱にも息切れがする．息切れのため外出できない

2 フィールド歩行試験

①6分間歩行試験（6 minutes walk test：6 MWT）

- フィールド歩行試験の一種．自己のペースで6分間に歩くことができる最大距離（途中で休息してもよい）を測定する．その距離により運動耐容能を評価する．歩行前後には，Borg scaleを用いて呼吸困難感や下肢疲労感を評価する．
- 6 MWTから得られる6分間歩行距離（6 MWD）は健康関連QOLや罹患率，死亡率と関係することが示されている[5]．

②シャトル・ウォーキングテスト（shuttle walking test：SWT）

- 10 mのコースの両端から50 cmのところに置かれたコーンの間（9 mの間隔）を信号音に合わせて往復し歩く（図10）．
  - ▶漸増負荷シャトル・ウォーキングテスト（Incremental shuttle walking test：ISWT）：1分ごとに速度を増加させ，どれだけ長く歩けるか．
  - ▶一定負荷シャトル・ウォーキングテスト（Endurance shuttle walking test：ESWT）：一定速度でどれだけ長く歩けるか．

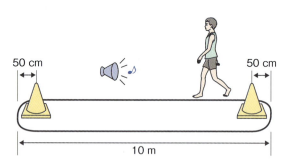

図10　シャトル・ウォーキングテスト

3 四肢筋力

- 主観的評価と客観的評価がある．
  - ▶**主観的評価**：代表的なものとして徒手筋力検査（Manual Muscle Test：MMT）がある（第Ⅱ章-1参照）．
  - ▶**客観的評価**：器具・機器を用い，筋力を数値化して表すものである．メジャーを用いた周径測定，握力計，ハンドヘルドダイナモメータなどを用いる．

＊筋力測定の際，息こらえしないよう口すぼめ呼吸（後述）などを指導する．

4 栄養状態

- 近年，COPD は肺だけに限定した疾患ではなく，肺に生じた炎症が全身におよぶ，いわゆる全身性炎症性疾患であるといわれている．このことが栄養障害にも大きくかかわっていると考えられている．
- 日本呼吸器学会ガイドラインでの栄養評価項目を表6に示す．

表6 推奨される栄養評価項目

必須の評価項目	体重（%IBW, BMI），食習慣，食事摂取時の臨床症状の有無
行うことが望ましい評価項目	食事調査（栄養摂取量の解析）， 安静時エネルギー消費量（Resting Energy Expenditure：REE）， %上腕囲（%AC），%上腕三頭筋部皮下脂肪厚（%TSF）， %上腕筋囲（%AMC：AMC＝AC－π×TSF），血清アルブミン
可能であれば行う項目	体成分分析（LBM, FMなど），RTP測定，血漿アミノ酸分析（BCAA/AAA），握力，呼吸筋力，免疫能

IBW：80≦%IBW＜90は軽度低下，70≦%IBW＜80は中等度低下，%IBW＜70は高度低下．
BMI：＜18.5は低体重，18.5～24.9は標準体重，25.0～29.9は体重過多．
LBM：除脂肪体重．FM：脂肪量．RTP：rapid turnover protein.

5 呼吸機能評価

- 呼吸機能評価は第Ⅱ章-2参照．

6 運動療法の中止基準

- 呼吸リハビリテーションにおける運動療法の中止基準を表7に示す．

表7 運動療法の中止基準

呼吸困難	0～10段階の修正 Borg scale 7以上
その他の自覚症状	胸痛，動悸，疲労，めまい，ふらつき，チアノーゼなど
心拍数	年齢別最大心拍数の85%に達したとき（肺性心を伴うCOPDでは65～70%），不変ないし減少したとき
呼吸数	毎分30回以上
血圧	高度に収縮期血圧が下降したり，拡張期血圧が上昇したとき
SpO$_2$	90%未満になったとき

文献5をもとに作成．

理学療法のポイント

1）運動療法の進め方

- 運動療法は呼吸リハビリテーションの中核となる．継続して定期的に行われる必要がある．
- 運動療法の開始時には，効率のよい運動トレーニングをめざしたコンディションづくりのために，呼吸パターンの修正や柔軟性のトレーニングを行うことが望ましい．
- 患者の状態に合わせ，早期離床に向けた援助として，起居や移乗動作の練習も組込む．
- 重症度が高いほど，コンディションの改善，維持に対するプログラムの割合が増える．排痰支援，呼吸練習，ベッド上での四肢の運動（自動・他動を含む）などを中心に行う．
- 重症度が軽くなるほど，ADLトレーニングや，運動療法（全身の持久力や筋力の維持・向上）の占める割合が増える．
- 軽症の場合は，運動療法の時間的割合，負荷を高めて行う．
- 運動療法の導入プログラムが終了し維持に移行する段階では，全身持久力トレーニング，筋力トレーニングが主体となり，運動の習慣がライフスタイルに組込まれていることが望ましい．

2）コンディショニング

1 リラクセーション

- 呼吸不全の患者は呼吸に過度な努力を行っており，呼吸補助筋の筋緊張も亢進している場合が多い．
- 安楽な体位（図11）をとり，緊張の高い筋にストレッチやマッサージ，呼吸介助手技などを行い，精神的・身体的な緊張を緩和する．

2 呼吸筋のストレッチとマッサージ

- 過緊張している筋（図6）を徒手的にマッサージする．
- ストレッチは自動，他動，自己他動などにて行う．
- マッサージもストレッチも疼痛のない範囲で愛護的に行う．

3 呼吸練習

- 口すぼめ呼吸（図12）：呼気時は胸腔内圧が高まり，気管支を閉塞しやすく，呼気が困難となる．呼気時に口をすぼめ，気道内圧を高めることで，気管支を拡張し，呼気が楽になる．

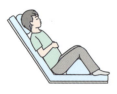

図11　呼吸の安楽姿勢

鼻から吸気　　唇を軽く閉じてゆっくり呼気　　頬は膨らまさない

図12　口すぼめ呼吸

- **横隔膜呼吸（腹式呼吸）**（図13）：吸気の約70％は横隔膜の活動による．横隔膜が十分に働かない状態では，呼吸困難感が強く，呼吸補助筋の活動も過剰となる．横隔膜呼吸により一回換気量の増加と呼吸数の減少が図られる．
  - ▶ 背臥位をとり，胸部と腹部を触れる．下肢屈曲位の方が横隔膜が動きやすい．口すぼめ呼吸で行う．
  - ▶ 吸気時に腹部に触れた手がもち上がるように意識する．呼気は吸気の2倍の時間をかけゆっくりと行う．呼気時には腹部が沈み込むことを意識する．胸部の手はあまり動かないことを確認する．
  - ▶ 背臥位で習得したら座位で行い，これが習得できたら次には立位，次は歩行しながら，というように身体活動度をより高める方向に指導していく．

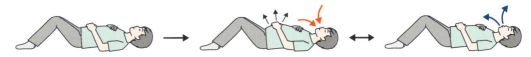

図13　横隔膜呼吸

4 関節可動域練習（ROM exercise）

- **胸郭可動域改善運動**：胸郭の可動性を改善し，呼吸運動に伴う負荷を軽減させる目的で行う．
  - ▶ 徒手胸郭捻転運動，シルベスター法，肋間筋ストレッチ，呼吸筋ストレッチ体操などがある．

5 排痰

- 排痰法は体位排痰法を基本にさまざまな手技を単独あるいは併用して実施する．

①体位排痰法

- 痰などの気道分泌物が貯留する肺区域に合わせた**排痰体位**◆をとり，重力を利用して中枢気道へ分泌物を誘導・排出することを目的とする（表8）．

◆国試頻出キーワード　排痰体位

②用手的排痰法（呼吸介助手技）

- 呼気相に合わせて徒手的に，胸郭運動に一致した方向に介助することで換気および分泌物排出を促す．目的とする肺葉に合わせ，体位・介助部位を考慮する．
- リラクセーションを目的として呼吸介助手技を行うことも多い．

③ハフィング（強制呼出手技）

- 痰を出しやすくする呼吸法．気道内分泌物の移動を目的として，声門を開いたまま強制的に呼出を行う．

④パニックコントロール

- 呼吸困難感が強くなってしまった場合に慌てないよう，呼吸困難感を軽減する姿勢を体得しておく（図11は一例）．

◆国試頻出キーワード　吸引

⑤吸引◆

- 理学療法士が体位排痰法を実施する際，作業療法士が食事練習を実施する際，言語聴覚士が嚥下練習などを実施する際など，喀痰の吸引が必要となる場合がある．
- 喀痰などの吸引については，それぞれの練習・動作を安全かつ適切に実施するうえで必要となる行為である．

表8 排痰体位

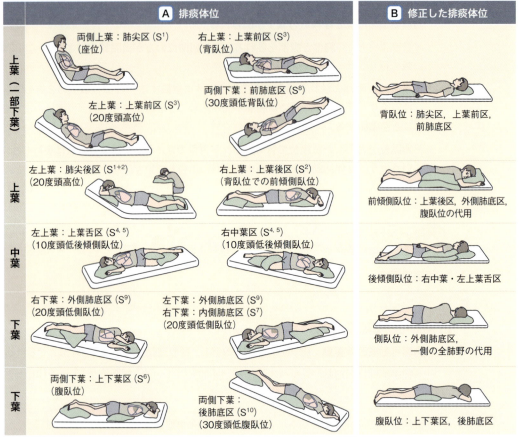

A) 基本的な排痰体位． B) 頭を低くできない患者のための排痰体位．文献1より引用．

- 喀痰の吸引の目的は，①**気道の開放性を維持・改善**することにより呼吸仕事量や**呼吸困難感を軽減**すること，②**肺胞でのガス交換能を維持・改善**すること，とされる．
- 吸引の適応は，①患者が自分自身で効果的に気道内分泌物の喀出ができない場合，②気管切開，気管挿管などの人工気道を用いている場合に使用する．
- 喀痰吸引時の注意点とポイントを表9に示す．

表9 喀痰吸引時の注意点とポイント

感染防止	カテーテルは単回使用とする．吸引操作は清潔操作で行い，両手に手袋を着用し吸引前後に手指消毒を行う．
吸引カテーテルのサイズ	カテーテルの外径を気管チューブ内径1/2以下とする．
適正な吸引圧	推奨されている圧は150〜200 mmHgで，閉塞された状態で圧を確認する．過度の吸引圧は，肺胞虚脱や粘膜損傷を起こす．
吸引時間	挿入開始から終了までの時間は20秒以内とし，吸引圧をかけている時間は10秒以内とする．10秒を超える吸引は低酸素血症を起こし，SpO_2の回復にも時間を要する．
カテーテル挿入の深さ	カテーテル先端が気管分岐部にあたらない程度まで挿入する．鼻腔吸引で約20 cm，気管内吸引で約25 cm，気管切開で約15 cmの深さとし，それ以上だと粘膜損傷の危険がある．
カテーテルを回して吸引すべきか	多孔式であれば喀痰をからめて圧をあげて引き込む．回す場合はこよりをよじるように回す．

文献1をもとに作成．

3）運動療法

❶ 全身持久力トレーニング

- 心肺機能を改善させ，運動耐用能を改善するために行われる．患者に合わせて低〜高負荷で行われ，運動時間は長いトレーニングである．
- 平地歩行，階段昇降，自転車エルゴメーター，トレッドミルなどがある．性別，年齢を問わず，最も親しみやすく，場所を選ばずにできて継続も期待できるのは歩行である．
- 運動療法のなかでは下肢による全身持久力トレーニングが最も強く推奨されている．

> **筋力トレーニング**
> 上肢の筋力トレーニング（ダンベルや鉄アレイ使用）を下肢トレーニングに加えると効果が増大する．呼吸筋トレーニングで吸気筋力を高めることができるが，同時に呼気筋力も改善する．呼吸筋単独のトレーニング効果のQOLの改善効果は比較的小さく，下肢トレーニングなどとの併用を考慮すべきである．

❷ 呼吸筋筋力トレーニング

- 呼吸をする際に呼吸筋に負荷をかけ，努力呼吸をさせて筋力強化を図る．吸気抵抗負荷法，過換気法などがある．
  - ▶**吸気抵抗負荷法**：腹部に重錘を負荷し吸気に抵抗をかけたり，スレショルド，ピーフレックスなどの器具を用いる方法がある．
  - ▶**過換気法**：深吸気を長く持続させ，肺容量を拡張させる方法．インセンティブ・スパイロメトリーを用いる．インセンティブ・スパイロメトリーには容量型（ボリュームタイプ）と流量型（フロータイプ）がある．

❸ 歩行練習

- 歩き出す前に吸気．呼気に合わせ「1, 2, 3, 4」と4歩進み，吸気に合わせ「5, 6」と2歩進み，これを繰り返して歩く（図14）．

❹ 階段昇降練習

- 手すりなどに手を添えて，はじめに吸気をし，呼気に合わせて上る．

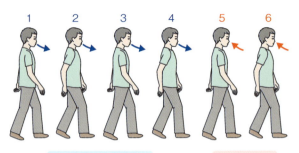

図14 歩行練習

- 呼気に合わせ「1，2，3，4」と4段上る．吸気で「1，2」と休む．
  *階段を下りるときは平地歩行と同様に，吸気で2段下る．

作業療法のポイント

- 呼吸困難を伴うさまざまな活動に対して，効率的な動作獲得への指導や環境調整などを通じて呼吸困難を軽減し，生活再構築を図る．

◆国試頻出キーワード
ADL練習

- **ADL練習**◆：各動作と呼吸を同調させて行う．動作中の息ごらえを予防する．呼気に合わせて動作を行う．
- 呼吸困難を起こしやすい動作．
  ▶上肢を挙上して行う動作（洗髪，物干し）．
  ▶上肢の反復動作（掃除，洗体）．
  ▶腹部を圧迫する動作（靴や靴下を履く，爪切り）．
  ▶息を止める動作（排便）．

1）洗顔

- 息を止めないように，呼気に合わせて顔を洗う（図15）．
- カニューレを外すことが困難な場合は，タオルなどで清拭する．
- 口と鼻をふさがないように，部分的に顔を拭く．

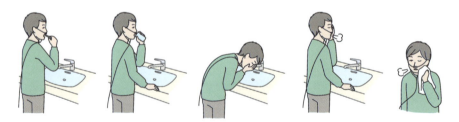

図15 歯磨きと洗顔

2）下衣の着脱

- 座位で行う．呼気に合わせてゆっくり行う．
- 腹部の圧迫を避けるため，前かがみにならず脚をもち上げて行う．
- 膝まで履いたら，立ち上がって下衣を上げる．

3）上衣の着脱

- 座位で行う．呼気に合わせてゆっくり行う．
- カニューレを外さなくてすむよう，前開きのものを選ぶことが望ましい．
- かぶりものの場合は首回りが広いもの，伸縮性があるものを選ぶ（図16）．
- 上肢を高く上げないよう，気を付ける．

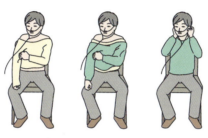

図16　上衣の着脱

4）トイレ動作

- 息を止めないように行う．
- 鼻から吸気を行い，ゆっくりと呼気に合わせ腹圧をかける．

引用文献

1）「PT・OTビジュアルテキスト 内部障害理学療法学」（松尾善美/編），羊土社，2016
2）「病気がみえる vol.4 呼吸器 第2版」（医療情報科学研究所/編），メディックメディア，2013
3）日本呼吸管理学会，日本呼吸器学会：呼吸リハビリテーションに関するステートメント．日本呼吸器学会誌，40：536-544，2002
4）「COPD（慢性閉塞性肺疾患）診断と治療のためのガイドライン 第2版」（日本呼吸器学会COPDガイドライン第2版作成委員会/編），メディカルレビュー社，2004
5）「呼吸リハビリテーションマニュアル－運動療法－ 第2版」（日本呼吸ケア・リハビリテーション学会 呼吸リハビリテーション委員会ワーキンググループ，他/編），照林社，2012
6）「包括的呼吸リハビリテーション チーム医療のためのマニュアル」（木田厚瑞/編著），メディカルレビュー社，1998
7）「GOLD日本語版 慢性閉塞性肺疾患の診断，治療，予防に関するグローバルストラテジー 日本語版（2011年改訂版）」(http://goldcopd.org/wp-content/uploads/2016/04/GOLDReport2011_Japanese.pdf)，GOLD日本委員会

第**Ⅲ**章 疾患各論

9 腎疾患

学習のポイント

- 腎機能について概要を学ぶ
- 保存期慢性腎臓病（CKD）の特徴，評価，リハビリテーション治療を学ぶ
- 末期腎不全（ESKD）による透析治療患者の特徴，評価，リハビリテーション治療を学ぶ

1 腎疾患とは

◆国試頻出
キーワード

慢性腎臓病
（CKD）

- **腎疾患**は従来，病変部位別，病理診断別，臨床診断別，機能診断別に分類されていたが，それとは別に慢性的に持続する病態すべてをとらえる疾患概念として，**慢性腎臓病**（Chronic Kidney Disease：**CKD**）◆が提唱された.
- 腎疾患は，腎臓に限局した病変が認められる**一次性（原発性，特発性）**と腎臓以外の原因に伴って腎障害が生じる**二次性（続発性）**に大別される.

2 腎臓の機能

1）排泄臓器としての機能（細胞外液の恒常性を維持）

- 代謝産物や異物の排泄をする.
- 水・電解質のバランスを保つ.
- 体液量・浸透圧の調整をする.
- 酸・塩基平衡の調整をする.

2）内分泌臓器としての機能

- 血圧調節因子（レニン），造血性因子（エリスロポエチン）を分泌する.
- カルシウム，リン代謝（ビタミンDの活性化）の調節を行う.

288 リハビリテーション医学

3 腎機能評価

1）糸球体濾過量

- 血清クレアチニン値による年齢や性別で概算した**推算糸球体濾過量**（estimated Glomerular Filtration Rate：**eGFR**）が用いられることが多い．健康な人で1日あたり約140〜170 Lの原尿を濾過している（図1）．
- その他にイヌリンクリアランス，内因性クレアチニンクリアランス（Ccr），血清シスタチンC濃度などを用いた方法もある．

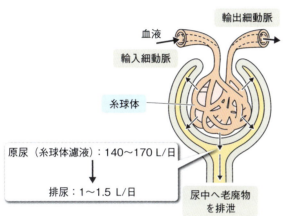

図1　糸球体で濾過される原尿

2）尿タンパク

- 早朝尿や随時尿での尿試験紙法から陽性の結果が2〜3度認められると24時間蓄積尿で正確な1日タンパク排泄量を評価する．
- 尿タンパクとはタンパク排泄量が0.15 g/日以上を呈した状態をいう．

4 保存期慢性腎臓病（CKD）

- 慢性腎臓病（CKD）は，腎障害が慢性的に持続する病態である．特に糸球体濾過量の低下や尿タンパクの存在が問題となる．
- CKDの定義は，「尿異常，画像診断・血液・病理で腎障害の存在が明らか，特に尿タンパクが存在する」，「推算糸球体濾過量（eGFR）が60 mL/min/1.73 m^{2}未満」のいずれか，または両方が3カ月以上続く状態である．
- CKDの重症度は原因（Cause：C），腎機能（GFR：G），タンパク尿（アルブミン尿：A）による**CGA分類**で評価されている（表1）．
- 透析治療に至る前を保存期CKDと称する．
- **末期腎不全**（End Stage Kidney Disease：**ESKD**）に至ると透析治療が導入される．

表1 CKD重症度分類（CGA分類）

原疾患		タンパク尿区分		A1	A2	A3
糖尿病		尿アルブミン定量（mg/日） 尿アルブミン/Cr比（mg/gCr）		正常	微量アルブミン尿	顕性アルブミン尿
				30未満	30～299	300以上
高血圧 腎炎 多発性囊胞腎 移植腎 不明 その他		尿タンパク定量（g/日） 尿タンパク/Cr比（g/gCr）		正常	軽度タンパク尿	高度タンパク尿
				0.15未満	0.15～0.49	0.50以上
GFR区分 （mL/分/ 1.73 m²）	G1	正常または 高値	≧90			
	G2	正常または 軽度低下	60～89			
	G3a	軽度～ 中等度低下	45～59			
	G3b	中等度～ 高度低下	30～44			
	G4	高度低下	15～29			
	G5	末期腎不全 （ESKD）	＜15			

重症度は原疾患・GFR区分・タンパク尿区分を合わせたステージにより評価する．CKDの重症度は，死亡，末期腎不全（ESKD），心血管死亡発症のリスクを，緑 ■ のステージを基準に，黄 ■ ，オレンジ ■ ，赤 ■ の順にリスクは上昇する．文献1より引用．

1）原因による分類

- 慢性糸球体腎炎，腎硬化症，多発性囊胞腎などの**非糖尿病性腎症**と糖尿病由来の**糖尿病性腎症**に分けられる．

2）特徴

- 保存期CKD患者は，ESKDに至る前に脳血管障害（脳卒中）や心筋梗塞などの心血管病変を発症するリスクが高く，死亡に至る割合も高い．
- 骨格筋減少が起きやすく，サルコペニア[※1]やフレイル[※2]を呈する．
- ESKDでは，尿毒症[※3]症状を呈する（表2）．
- 重篤な高カリウム血症では心室細動（VF）など致死性不整脈を呈することがある（**第Ⅲ章-7**参照）．
- エリスロポエチン産生低下により腎性貧血を呈する．

290　リハビリテーション医学

表2　尿毒症の主な症状

中枢神経症状	頭痛，意識障害	末梢神経症状	知覚障害
心血管症状	心不全，高血圧，不整脈	皮膚症状	皮下出血
呼吸器症状	肺水腫，胸水貯留	全身症状	倦怠感，易疲労
消化器症状	吐き気，嘔吐		

※1　サルコペニア
65歳以上の高齢者において，筋力低下や骨格筋減少を呈した状態をサルコペニアと称する．サルコペニアはADLやQOL低下，転倒や死亡のリスクと関連している．

※2　フレイル
虚弱状態にある高齢者をフレイルとよび，体重減少，筋力低下，活動性低下，倦怠感，動作緩慢の5つのうち，3つ以上該当する状態を示す．

※3　尿毒症
尿に排泄されるべき老廃物が血液中に貯留して全身に影響がおよんだ状態．

3）治療（表3）

● 薬物療法（血圧，血糖，脂質，貧血管理）や食事療法，生活習慣の改善が主である．

▶ 薬物療法では，降圧剤による血圧コントロールが治療の基本である．

▶ 食事療法では，低タンパク食で体内に貯留する窒素を軽減させることや，減塩により血圧をコントロールすることを目的とする．

表3　保存期CKD治療

症状	薬物療法	食事療法
高血圧	降圧薬	塩分制限
腎性貧血	エリスロポエチン製剤	
高カリウム血症	カリウム吸着剤	カリウム摂取制限（生野菜，果物，芋，豆，海藻など）
低カルシウム血症	沈降炭酸カルシウム，活性型ビタミンD製剤	
高リン血症	リン吸着剤	リン摂取制限（乳製品，レバー，丸干しの小魚など）

4）リハビリテーション治療の評価

● CGA分類でCKDの重症度を確認する．

● 心疾患，脳卒中，糖尿病などの合併症の有無を確認する．

● 日中の血圧を確認し，運動前・中・後に測定する．

● 血液・生化学検査にて腎機能や合併症を確認する（表4，5）．

● 虚血性心疾患のスクリーニング検査として12誘導心電図（**第I章-14**参照），左室駆出率を

表4 腎機能障害に対する血液・生化学データ

腎機能障害	異常を呈する項目
ホルモン異常（貧血）	ヘモグロビン（Hb）
電解質排泄障害・酸塩基平衡障害	pH，血清カリウム（K）
尿タンパク	血清アルブミン（Alb）
CKD-MBD	血清カルシウム（Ca），血清リン（P），血清副甲状腺ホルモン濃度（PTH）
糖代謝異常	HbA1c

表5 血液透析の合併症

合併症	症状
不均衡症候群	頭痛，嘔気，血圧上昇
透析アミロイドーシス	疼痛，しびれ
皮膚瘙痒（そうよう）症	かゆみ
腎性貧血	眩暈，呼吸困難感
血圧異常	低血圧

確認する.

- 貧血や尿毒症症状を呈する場合，リハビリテーション治療前後のBorg scale（ボルグ）での問診や酸素飽和度を確認する.

- 視診（浮腫），触診（圧痕性浮腫），聴診（呼吸音や心音）のフィジカルアセスメントにて，尿毒症症状を確認する.

- 握力やHand held Dynamometerで膝伸展筋力を評価し，各年代別の標準値と比較する.

- 運動負荷試験（CPX），6分間歩行試験にて運動耐容能を評価する（第Ⅱ章-2，第Ⅲ章-8参照）.

- SF-36を用い，QOLを評価する（コラム①参照）.

- MNA（Mini Nutritional Assessment）を用い，栄養状態を簡易的に問診する.

5 末期腎不全（ESKD）患者の透析治療

1）透析治療導入患者の原疾患

- 透析治療を導入した患者の原疾患の割合は，**糖尿病性腎症（44％）**，**慢性糸球体腎炎（17％）**，**腎硬化症（14％）**，**多発性嚢胞腎（3％）** である[2].

2）特徴

- 高齢での透析治療導入患者が増加傾向である.

- 糖尿病や高血圧などさまざまな生活習慣病を併存している割合が高い.

◆国試頻出キーワード

血液透析

- **血液透析**◆治療では，さまざまな合併症を呈する（表5）.

- 骨・ミネラル代謝異常[※4]（CKD-Mineral and Bone Disorder：CKD-MBD）を認め，骨折リスクが高まる.

- 保存期の慢性腎臓病（CKD）と同様にサルコペニアやフレイルを呈する.

- 尿毒症性低栄養，運動耐容能の低下，易疲労性，活動量減少，QOL低下などを認める.

- 透析合併症や**重複障害**＊が発症すると高頻度に廃用症候群を呈する.
  ＊重複障害とは腎以外の内部障害や骨関節疾患，脳血管疾患を併存した状態.

- 透析治療導入患者は，身体障害者手帳（じん機能障害等級1級）を取得できる.

> **※4 骨・ミネラル代謝異常**
> 腎臓からのリン排泄機能低下による高リン血症，活性型ビタミンD_3産生低下による低カルシウム血症などにより副甲状腺ホルモン（PTH）の分泌が増加する．そのPTHが骨に作用することで骨からカルシウムが流出し，血中に維持される量が増える．これにより骨折，関節痛，動脈硬化などを引き起こす．

3）治療

◆国試頻出キーワード
腹膜透析

- 透析治療は，**血液透析**と**腹膜透析**に分けられる．
- **血液透析**：血液をポンプで体外に循環させ，**ダイアライザー**という装置で余分な水分や老廃物を除去する治療である（図2）．
  - ▶ 血液透析の治療を継続する場合，動脈と静脈を吻合した血管を作製するためシャント術を行う．利き手と反対側の前腕内シャントが一般的に適用される．
- **腹膜透析**：腹腔内に透析液を注入し，腹膜（腹壁の内側や腸の周囲を包んでいる膜）を通して老廃物を除去する治療である．
  - ▶ 腹膜透析の種類は，透析液の交換を毎回自分で行う「連続携行式腹膜透析（CAPD）」と夜間就寝中に治療を行う「夜間腹膜透析（NPD）」がある．
  - ▶ 腹膜透析は，身体面，精神・心理面，社会生活面など一定の条件が必要であるため，だれでもできる治療ではない．
- 透析を必要とする患者は，水分制限，カリウム制限，リン制限，ナトリウム制限などの食事制限が必要となる．

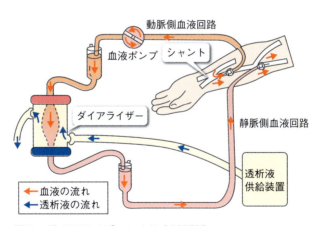

図2 ダイアライザーによる血液透析
文献3より引用．

4）リハビリテーション治療の評価

- 透析の方法やシャント部位，透析時間を確認する．
- 糖尿病，心疾患，脳卒中，切断，網膜症，下肢動脈塞栓症，透析合併症の有無を確認する．
- 日中の血圧を確認し，運動前・中・後に測定する．シャントのある上肢での測定は禁忌である．
- 血液・生化学検査にて，残腎機能や合併症の有無を確認する．

- 透析患者も保存期CKD患者同様に，循環機能，貧血状態，代謝機能，栄養状態について情報収集する．
- 握力，膝伸展筋力を測定し，各年代別標準値と比較する．
- SPPB（Short Physical Performance Battery），TUG（Timed Up & Go Test），6分間歩行試験などを用い，年代別基準やカットオフ値と比較して運動能力を評価する．
- 疾患特異性のあるKidney Disease Quality of LifeやKidney Disease Questionnaireを用い，QOLを評価する．
- ADLは動作の可否だけではなく，困難感も問診するとADL動作状況を把握しやすい．
- 透析治療により時間的制限が認められるため，国際標準化身体活動質問票（IPAQ）や身体活動計を用い，活動量を把握する．

リハビリテーション治療のポイント

1）保存期慢性腎臓病（CKD）

- 保存期CKD患者のリハビリテーション治療の臨床指針を図3に示す．
- 運動は，腎機能を増悪させるとの見解から否定的に捉える傾向であったが，運動耐容能やQOLの向上，糖・脂質代謝の改善，心血管疾患の予防，腎機能低下の抑制が報告され，**運動を過度に制限すべきでない**[4]．
- **5 METs前後での中等度の運動強度では腎機能は悪化せず**，運動の頻度は定期的に実施することが推奨されている[4]．
- **運動療法**を実施することで死亡率が低下するだけではなく，透析治療への移行を抑制する報告もあるが明確な基準はまだない．
- 高齢保存期慢性腎臓病（CKD）患者の重複障害に対しては，重複障害に対するリハビリテーション治療だけではなく，腎機能の増悪を防ぐ目的として有酸素運動やレジスタンストレーニングを取り入れる工夫が必要である．
- 透析に至る前の末期腎不全患者（ESKD）では，貧血や尿毒症症状を呈するため，ADL障害に対するリハビリテーション治療が望ましい．
- サルコペニアの予防には，レジスタンストレーニングや有酸素運動が有効である．

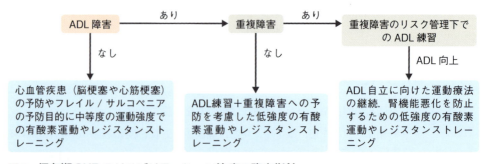

図3　保存期CKDのリハビリテーション治療の臨床指針

- 急性心筋梗塞患者でCKDを併存している患者では，心筋梗塞に準じた心臓リハビリテーション治療を実施することで腎機能，運動耐容能が改善する報告もある[5]．
- アメリカスポーツ医学会の運動処方を表6に示す[6]．

表6 アメリカスポーツ医学会運動処方

頻度	有酸素運動3〜5日/週，レジスタンストレーニング2〜3日/週
強度	中等度強度の有酸素運動（RPE11〜13）およびレジスタンストレーニング1RMの60〜75%
時間	有酸素運動20〜60分/日，レジスタンストレーニング10〜15回反復1セット
種類	有酸素運動：ウォーキングやサイクリング レジスタンストレーニング：マシン，フリーウエイト

2) 透析症例

- 透析患者のリハビリテーション治療の臨床指針を図4に示す．
- **血液透析中の運動療法についての安全性，運動機能向上やQOL向上の有効性が示されている**[7][8]．
- 血液透析中は，低血圧反応を避けるため透析前半に運動療法を実施することが推奨される[7][8]．
- 血液透析患者の運動機能は同年代の健常成人に比べ顕著に低下しており，重複障害を呈すると容易にADL障害を引き起こす．運動種類は，レジスタンストレーニングと有酸素運動の併用が有効であり，運動強度は中等度を目標に低強度から開始する．
- 入院中の患者の場合，非透析日の血圧は安定しており，非透析日の運動療法が推奨される．
- 透析患者においても容易にサルコペニアを呈すため，有酸素運動やレジスタンストレーニングは，骨格筋の減少を予防するために有効である．
- 高齢透析患者では身体活動量が低下しており，身体活動量を高めるための行動変容に対するアプローチが重要である．
- リハビリテーション治療の効果を高めるために低栄養を是正する必要がある．医師，看護師，管理栄養士などと連携することが鍵となる．

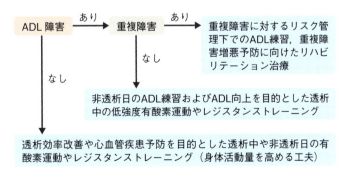

図4 透析患者のリハビリテーション治療の臨床指針

■ 引用文献

1）「エビデンスに基づくCKD診療ガイドライン2013」（日本腎臓学会/編），東京医学社，2013（https://cdn.jsn.or.jp/guideline/pdf/CKD_evidence2013/all.pdf）

2）(2) 導入患者の原疾患と性別．「わが国の慢性透析療法の現況」（http://docs.jsdt.or.jp/overview/pdf2017/p016.pdf），一般社団法人日本透析医学会統計調査委員会，2017

3）「腎不全 治療選択とその実際 2017年版」（日本腎臓学会，他/編），2017（https://cdn.jsn.or.jp/jsn_new/iryou/kaiin/free/primers/pdf/2017jinfuzen.pdf）

4）「エビデンスに基づくCKD診療ガイドライン2009」（日本腎臓学会/編），pp31–32，東京医学社，2009（https://cdn.jsn.or.jp/guideline/pdf/CKD03.pdf）

5）Takaya Y, et al：Impact of cardiac rehabilitation on renal function in patients with and without chronic kidney disease after acute myocardial infarction. Circ J, 78：377–384, 2014

6）「運動処方の指針 運動負荷試験と運動プログラム 原書第8版」（日本体力医学会体力科学編集委員会/監訳），pp275–278, 南江堂, 2011

7）上月正博：腎臓リハビリテーション 現況と将来展望．リハビリテーション医学, 43：105–109, 2006

8）「運動処方の指針 運動負荷試験と運動プログラム 原書第8版」（日本体力医学会体力科学編集委員会/監訳），p278, 南江堂, 2011

第Ⅲ章 疾患各論

10 小児疾患

Ⅲ-10

小児疾患

学習のポイント

● 発達の定義，在胎週数，出生体重による分類について学ぶ
● 脳性麻痺，二分脊椎，発達障害，重症心身障害児について，定義や分類・評価などを学ぶ
● 小児疾患における理学療法・作業療法のポイントを学ぶ

1 小児疾患とは

● 小児の成長・発達は著しく，時とともに環境に順応し，積極的に適応していく力をもつ．成人や高齢者と異なり，小児では発育・発達がどの程度見込めるか，その潜在能力が将来を左右する．

● 小児疾患のリハビリテーション治療では，**定型的な発達曲線を念頭に，その子の成長に合わせて定期的な観察を繰り返し，その都度，当面のゴールに向けてリハビリテーション治療計画を見直す必要がある．**

● 小児疾患においては，**リハビリテーション治療の対象は運動発達の障害，精神発達の障害，感覚障害と多岐にわたり，重複障害も多い**ことから，小児疾患に携わるセラピストは，総合的かつ系統的な学習が必要である．

2 発達

● **発達**とは，成長とともに学習により一定の規則にしたがって機能を獲得する過程をいい，**精神発達と運動発達**がこれに属する．

● 成長と発達は小児の特性であり，この2つはしばしば一緒に使われるが，成長（growth）は身長，頭囲，胸囲などの増大，すなわち目で見える寸法の変化や，体重の増加のように量的に計測できる変化としてとらえられるのに対し，発達（development）は生理的，機能的成熟を意味し，数量的に表すことはむしろ困難である．

● 発達の過程で中枢神経の髄鞘化が起こり，下位から上位の神経発達に伴って原始反射[※1]，姿勢反射[※2]が出現する（表1）．また，運動，知能においても徐々に成熟されていく発達過程が存在する（表2）．

◆国試頻出
キーワード

デンバー発達
判定法
（DENVER
Ⅱ）

● 一般的な発達検査として新版K式発達検査や**デンバー発達判定法（DENVER Ⅱ）**◆などがある（表3）．

297

表1 発達レベルと反射・反応

反射のレベル	反射・反応の特徴	代表的な反射・反応
脊髄レベル	脊髄内に中枢をもつ反射であり，生後3カ月ごろには消失（統合）する．	把握反射，探索反射（rooting reflex），吸啜反射（sucking reflex），手掌把握反射（grasp reflex）など
脊髄-橋レベル	生後6カ月ごろまでに上位中枢の発達により消失（統合）する．	緊張性頸反射〔非対称性緊張性頸反射（ATNR），対称性緊張性頸反射（STNR）〕，モロー反射など，延髄～中脳：緊張性迷路反射（TLR）
中脳レベル	生後6カ月ごろに出現し，一生存在する平衡反応．	立ち直り反応（頸の立ち直り，体幹の立ち直り，迷路性立ち直り，視性立ち直り）
大脳皮質レベル	生後8カ月ごろに出現し，一生存在する平衡反応．	パラシュート（保護伸展）反応，傾斜反応，ステッピング反応

表2 健診月齢と検査項目

	4カ月	7カ月	10カ月
粗大運動	頸の座り	お座り	つかまり立ち
知能・他	追視テスト	物をつかむ，音に対する反応	ニギニギ，バイバイ，他
反射・他	原始反射（モロー反射，ATNR，他）の消失傾向	立ち直り反応，布かけテスト	パラシュート反応

表3 小児に用いられる発達に関する検査

①一般発達検査	新版K式発達検査，デンバー発達判定法（DENVER II），日本版Miller幼児発達スクリーニング検査（J-MAP）
②知能発達検査	田中ビネー知能検査，Kohs立方体検査，WISC-IV（Wechsler Intelligence Scale for Children-IV），K-ABC（Kaufman Assessment Battery for Children）
③運動発達検査	運動年齢発達検査～上肢・下肢（MAT），GM-FCS（Gross Motor Function Classification System）
④感覚処理	日本感覚統合インベントリー（JSI-R），日本版感覚プロファイル
⑤日常生活動作能力	子どものための能力低下評価法（PEDI），子どものための機能的自立度評価法（WeeFIM），GMFM（Gross Motor Function Measure）
⑥視知覚認知機能	Frostig視知覚発達検査，Bender-Gestalt検査
⑦運動感覚能力	南カリフォルニア感覚統合検査（SCSIT），日本版感覚統合検査（JPAN），感覚処理・行為機能検査
⑧社会性など	田中ビネー知能検査，新版K式発達検査，新S-M社会生活能力検査

◆国試頻出キーワード
原始反射

> ※1 原始反射◆
> 新生児固有の中枢神経系によって引き起こされる反射のことを原始反射とよび，成長とともに消失する．通常，原始反射は2～4カ月ごろより消失しはじめ，6カ月ごろになると大半の原始反射は抑制され，ほとんどみられなくなるので，その残存は，そのまま運動発達が異常であるかどうかの判断基準になる．
>
> ※2 姿勢反射
> 一般に中脳以下の運動は自動運動で，大脳皮質の運動が随意運動とよばれる．前者は身体の位置が空間において変化した際に自然にその姿勢をとることから，姿勢反射とよばれる．

3 在胎週数・出生時体重による分類

1）在胎週数

- 正期産児（term infant）：在胎37週以上41週までに出生．
- 早産児（preterm infant）：在胎22週以上37週未満で出生．
  - ▶ 早産児の発達予後に影響を与える因子として，未熟性，人工呼吸管理日数，脳室内出血・脳室周囲白質軟化症などの脳原性疾患，慢性肺疾患，低栄養状態，退院時頭囲・体重などがあげられる．

2）出生時体重

- 低出生体重児の予後調査によると，そうでない児に比べて将来発達障害と診断される率が高いので，注意を要する．
  - ▶ 超低出生体重児（extremely low birth weight infant：ELBW）：1,000 g未満
  - ▶ 極低出生体重児（very low birth weight infant：VLBW）：1,500 g未満
  - ▶ 低出生体重児（low birth weight infant）：2,500 g未満

4 脳性麻痺

1）定義

- 「受胎から新生児（出生後4週間未満）の間に生じた，**脳の非進行性病変に基づく，永続的な，しかし変化しうる運動および姿勢の異常**である．その症状は2歳までに発現する．進行性疾患や一過性運動障害，また将来正常化するであろうと思われる運動発達遅延は除外する」〔1968年の厚生省（現厚生労働省）脳性麻痺研究班〕．

2）発症率

- 早産児の救命率の向上によって脳性麻痺の発症率は増加し，病態も複雑化している．
- 発症率は，1,000出生中2.5人程度と推定されている．超早産児の割合が増加するにつれ学習障害や広汎性発達障害，聴覚・視覚障害を伴う確率も増加している．超早産児では脳性麻痺以外の発達に影響する因子が多岐にわたる．

3）発症要因

- 周産期の原因として，正期産，早期産ともに「仮死」が大きな要因である．
  - ＊脳性麻痺の危険因子として，出生前では早産（37週未満），低出生体重児（2,500 g未満），子宮内感染，多胎，胎盤機能不全が，周産期では新生児仮死，帝王切開，高・低血糖，脳室周囲白質軟化症，脳室内出血，脳出血などが，出生後では感染，痙攣，高ビリルビン血症などがあげられる．
- 痙性四肢麻痺でも，背景の病理が皮質下白質軟化症と脳室周囲白質軟化症とでは，緊張の分布や知的障害の程度，コミュニケーションレベルが異なる．

4）分類

- 痙直型，アテトーゼ型，失調型，固縮型，低緊張型，混合型などに分類される．痙直型が最も多く，これはさらに両麻痺，片麻痺，四肢麻痺などに分類されている（表4，第Ⅱ章-1参照）．

表4 脳性麻痺の分類

		痙直型	アテトーゼ型	失調型	固縮型
主な責任病巣		大脳皮質・皮質下	線条体・淡蒼球・視床の変性	小脳	線条体・淡蒼球・視床の変性
筋緊張		亢進	亢進または低下	低下	亢進
不随意運動		なし	あり	なし	なし
腱反射		亢進	亢進または低下	不定	正常
病的反射		あり	なし	なし	なし
症状	両麻痺	立位・歩行で屈曲姿勢（crouching posture）を呈しやすい．上肢の巧緻性は保たれる．	①アテトーゼ（不随意運動）は緊張時に起こりやすい．②関節拘縮は一般に起こらない．③言語障害が著明．④知的能力は正常に保たれることが多い．⑤アテトーゼは生後2〜3年で出現．⑥成人後に頸髄症をチェック．	①失調型の診断は歩行が行われる時期までできない．②発生頻度は少ない．③姿勢バランス不良．④言語障害・視覚障害を伴うことがある．	①この型はまれ．②固縮．③関節可動域の制限あり．④歯車様，鉛管様抵抗あり．
	四肢麻痺	定頸がなく，座位不能，股関節が内転，内旋，屈曲位になりやすい．側弯，呼吸障害を合併．			

混合型＝痙直型＋アテトーゼ型

5）脳性麻痺のための評価法

GMFCS，GMFM

1 GMFCS◆ (Gross Motor Function Classification System), GMFCS-Expand and Revised

- GMFCSは，粗大運動能力にもとづいて重症度を評価するためのシステムである．
- 6歳以降の年齢で最終的に到達するレベルを，Ⅰ：制限なしに歩く，Ⅱ：制限を伴って歩く，Ⅲ：手にもつ移動器具を使用して歩く，Ⅳ：制限を伴って自力移動（電動の移動手段を使用してもよい），Ⅴ：手動車椅子で移送される，の5段階に分類する．

2 GMFM◆ (Gross Motor Function Measure)

- 生活の基盤となるような運動発達の変化をとらえるための評価尺度である．
- A：臥位と寝返り，B：座位，C：四つ這いと膝立ち，D：立位，E：歩行・走行とジャンプの5領域，88項目について採点する．66項目のショートバージョンのGMFM-66も使用される．

6）理学療法

❶ 評価

- 関節可動域（ROM），筋力，ADL，呼吸機能，感覚など一般的な理学療法評価項目の他，視聴覚機能，筋緊張の質と分布，姿勢反射や原始反射の有無，動作分析などの機能評価を行う．脳性麻痺では，股関節の屈曲・内転・内旋，膝関節の伸展，内反尖足がみられやすい．
- てんかんの有無，コミュニケーションや理解力，発達特性，合併症について情報収集する．
- 動作の評価の際には代償動作，連合反応，姿勢反応の有無をみる．

❷ 運動療法

- 麻痺の程度や範囲，年齢，理解力などさまざまな要因によって障害像が異なるため，運動療法の内容も多様で個別性が高い．
- 評価からあげられた個々の問題点に対して運動療法を選択する（表5）．
- 運動学と神経生理学にもとづいた適切な運動学習課題を設定し課題遂行能力を改善させる．
- 長期的な視点から多くの活動の機会に参加できるよう，姿勢のバリエーションを保つ．

表5　脳性麻痺の運動療法

治療内容	効果	推奨レベル[*3]
神経発達学的治療（NDT[*1]）	動作時のROMを改善させる	C1
漸増的抵抗筋力トレーニング	痙性を増加させることなく筋力を増加できる	B
姿勢バランストレーニング	バランス能力の向上，筋緊張の減少をもたらす	B
歩行トレーニング	歩行スピードや歩行距離，GMFM[*2]スコアを改善させる	B
持続的ストレッチ	ROMを改善させ痙性を減少させる	A

[*1] NDT：Neurodevelopmental Treatment．[*2] GMFM：Gross Motor Function Measure．[*3] エビデンスレベル．A：行うよう強く勧められる，B：行うよう勧められる，C1：行うことを考慮してもよいが，十分な科学的根拠がない，C2：科学的根拠がないので勧められない，D：行わないよう勧められる．文献1をもとに作成．

❸ 装具療法と補装具

- 下肢の痙縮の状態に合わせ靴型装具や短下肢装具，長下肢装具あるいは外転装具を作製する．
- 子どもの身体能力や理解力に応じて独歩，杖・歩行器による歩行獲得をめざす（図1）．また自走式車椅子，電動車椅子など作製することで，できるだけ子ども自身による移動能力を伸ばし社会参加の機会を与える．
- 体幹の抗重力保持が難しい子どもは訓練椅子や座位保持椅子を作製することで上肢の活動を向上させる．また脊柱側弯は成長期に急激に進行するため，QOLを考慮して体幹装具を作製する．

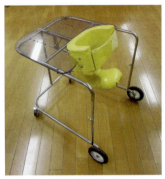
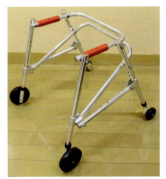

子ども用座付き歩行器
(Spontaneous Reaction Control Walker：SRC ウォーカー)

姿勢制御型歩行器
(Posture Control Walker：PCW)

図1　歩行器

5 二分脊椎

1) 定義

- **神経管の閉鎖不全**が原因．腰仙部に髄膜瘤を合併しやすい（図2）．椎弓や棘突起の形成異常を伴う．
- バルプロ酸ナトリウムの服用，ビタミンAの過剰投与，放射線照射，葉酸欠乏，ウイルス感染などが発症に影響すると考えられている．

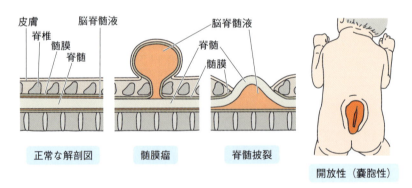

図2　二分脊椎

2) 分類

- **開放性二分脊椎**：顕在性二分脊椎（spina bifida aperta）や嚢胞性二分脊椎（spina bifida cystica）ともよぶ．
- **閉鎖性二分脊椎**：潜在性二分脊椎（spina bifida occulta）ともよぶ．

3) 二分脊椎の損傷レベルと拘縮，歩行能力

● 二分脊椎の脊椎上の発症部位と関節拘縮と歩行能力をまとめたSharrard分類を表6に示す．

表6　Sharrard分類◆

損傷レベル	発生頻度	股関節	膝関節	足関節，足指	歩行能力
胸髄	―	動きなし	動きなし	動きなし	
L1	3%	屈曲外旋位	動きなし	動きなし	車椅子と杖の併用
L2	2.5%	中等度の屈曲内転	中等度の屈曲	動きなし	
L3	5%	屈曲内転外旋	屈曲少々	自動運動なし，内反または外反	長下肢装具と杖，非実用
L4	15%	屈曲拘縮内転外旋	反張	踵足内反	短下肢装具と杖，実用
L5	12%	やや屈曲外転少々	屈曲	中等度の踵足	短下肢装具，実用
S1	7.5%	やや屈曲	変形なし	凹足外反，槌指	
S2	12%	正常	正常	小足筋麻痺，かぎ爪趾	装具不要，実用
S3	―		なし		

◆国試頻出キーワード
Sharrard分類

4) 理学療法

◼ 評価

● 損傷高位とその程度に応じた麻痺により，運動・感覚障害，膀胱直腸障害を生じる．また，四肢の変形・拘縮や脱臼などを伴う他，水頭症やキアリ奇形などさまざまな合併症を有することが多い．理学療法の基本的運動機能評価の他，これらの合併症に関する評価や視聴覚機能，知的発達，社会性なども評価する．

● 乳幼児の場合，運動障害や感覚障害の正確な評価は難しいため，損傷高位からの予測を立てながら子どもの自発運動や動作，刺激に対する反応などを観察し判定する．

◼ 運動療法

● 乳幼児期は，発達に沿った基本動作の獲得とともに自身のボディイメージ形成をめざす．下肢長管骨の骨折例も多いため，体の安全な取り扱いについて教育し生活環境を整える．身の回り動作や移動手段を獲得させ，就学に備える．

● 学童期以降は脊柱の側弯・後弯変形あるいは足部の変形など，二次障害が目立ってくるため，可能な限り可動域を維持し体重管理や褥瘡予防などの自己管理についても指導する．

◼ 装具療法と補装具

● 損傷高位によって麻痺の範囲が異なるため，機能と発達段階に応じた補装具を作製する．

● 高位損傷群は自立歩行の獲得が難しく車椅子移動となるが，立位姿勢は骨密度維持や内臓刺激など身体への好影響があるため，装具や起立台を用いて継続的に行う．

6 発達障害

1) 定義

- 「自閉症，アスペルガー症候群，その他の広汎性発達障害，学習障害，注意欠陥多動性障害，その他これに類する脳機能の障害であって，その症状が通常低年齢において発現するものとして政令で定めるもの」（2005年に施行された発達障害者支援法）（図3）
- 発達障害者支援法の成立によって，精神遅滞（知的障害）を有しない者への公的支援も可能となった．

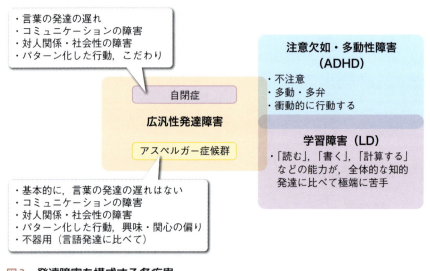

図3　発達障害を構成する各疾患
文献2より改変して転載．

2) 知的障害

- 「国際疾病分類 第10版」（International Classification of Disease-10：ICD-10）では，「発達期に明らかになる全体的な知的水準に寄与する能力（例えば認知，言語，運動，社会的能力）の障害によって特徴づけられ，知能水準の遅れと，それによる通常の社会環境での日常的な要求に適応する能力が乏しい状態」と説明されている．

3) 広汎性発達障害（pervasive developmental disorder：PDD）

◆国試頻出キーワード
広汎性発達障害（PDD）

- 広汎性発達障害は，ICD-10において分類コードF84のなかで定義されている．対人的な相互反応の障害（視線が合わない，友達関係がつくれないなど），コミュニケーションの障害（言葉が遅れていたり，一問一答になってしまったりして会話にならない，オウム返しをするなど），想像力の障害とそれにもとづく行動の障害（興味をもっているものが限られているなど），などの症状を認める．
- いずれも典型的にあてはまるものを自閉性障害（自閉症），言葉の問題が明らかでないものをアスペルガー症候群という．

- 「DSM–5 精神疾患の診断・統計マニュアル」(Diagnosis and Statistical Manual of Mental Disorders–5：DSM–5)[3]（米国精神医学会）において，広汎性発達障害は自閉症スペクトラム障害（autistic spectrum disorder：ASD）に変更され，診断基準も大きく変わった．

4）注意欠如・多動性障害 (attention deficit/hyperactivity disorder：ADHD)◆

◆国試頻出
キーワード

注意欠如・多
動性障害
（ADHD）

- 診断は，ほかの障害の経過中の症状では説明できない並外れた不注意，多動性，衝動性の有無と程度から判断する．
- 具体的には，うろちょろと落ち着かず，ひとときもじっとしていない，人の話を最後まで聞かない，うわのそらで何かと忘れ物が多い，約束や決まりごとを守れない，待つことが苦手で説明半分で手をつけ失敗する，せっかちですぐにいらいらする，おしゃべりが止まらない，などである．

5）学習障害 (learning disorder：LD)

- 学習障害は，元来教育現場で用いられていた概念であるため，医学的概念であるPDDやADHDとは異なる軸で考えられていたものである．
- 1999年の文部省（現文部科学省）は，学習障害とは，「基本的には全般的な知的発達に遅れはないが，聞く，話す，読む，書く，計算する又は推論する能力のうち特定のものの習得と使用に著しい困難を示す様々な状態を指すものである．学習障害は，その原因として，中枢神経系に何らかの機能障害があると推定されるが，視覚障害，聴覚障害，知的障害，情緒障害などの障害や，環境的要因が直接の原因となるものではない」と定義している．

7 重症心身障害児

- 重症心身障害児とは重度の知的障害（精神薄弱）および重度の肢体不自由が重複している児童をいい，大島の分類の1～4に該当する（表7）．また，人工呼吸器など濃厚な医療を必要とする超重症児も増加している．

表7　大島の分類（重症心身障害の判定方法）

					(IQ)
21	22	23	24	25	80
					70
20	13	14	15	16	
					50
19	12	7	8	9	
					35
18	11	6	3	4	
					20
17	10	5	2	1	
					0
走れる	歩ける	歩行障害	すわれる	寝たきり	

紺の四角で囲まれた部分に該当する児童を重症心身障害と判定する．

1）評価

- 摂食嚥下，呼吸・循環，体温調節，排泄や睡眠などの生理機能に異常をきたしているため，それぞれが日常生活にいかに影響しているか，またそれらへの対応を病歴や聴取などの情報をもとに評価する．
- 年長児の場合，多くの身体部位に拘縮や変形，脱臼を生じていることが多いため，骨折を含めた病歴やX線写真を参考に全体像と個々の部位の機能評価を行う．
- 重症心身障害児にみられる主な合併症・二次障害，変形を表8，9にまとめた．

表8　重症心身障害児にみられる主な合併症・二次障害

	合併症・二次障害
神経疾患	てんかん，筋緊張亢進など
精神疾患	常同行動，自傷行為など
呼吸器疾患	喘鳴，無呼吸，呼吸困難など
骨・関節・筋疾患	骨折，側弯，変形・拘縮など
皮膚疾患	皮膚化膿症，褥瘡，接触性皮膚炎など
消化器疾患	嘔吐・吐血，イレウス，便秘など
泌尿器疾患	尿路結石，水腎症など

文献4より引用.

表9　重症心身障害児にみられる主な変形

	特有な姿勢
上肢	W–肢位（両肩外転・外旋，両肘屈曲），ATNR肢位（顔面側上肢伸展・後頭側上肢屈曲）
体幹	扁平胸郭（横径の長い扁平な胸郭），側弯（C字・S字側弯）
下肢	カエル様肢位（両股関節屈曲・外転・外旋，両膝屈曲）風に吹かれた股関節変形（どちらか片側へ足が倒れる）はさみ状肢位（両股関節屈曲・内転・内旋，両膝屈曲）

文献4より引用.

2）治療のポイント

- 1日の生活を通した姿勢管理を行う．姿勢管理には，休息のためのポジショニングや活動のためのポジショニング，姿勢保持具を用いた抗重力姿勢を組込む．
- 言語によるコミュニケーションが難しい場合，子どもの発するサインに注目し活用する．サインは首振りなどの体動や緊張の変化など明らかなものから，まばたきや心拍の変化など軽微なものもあり注意深く観察し判断する．
- 呼吸機能は生命維持に直結するため，評価にもとづいて呼吸リハビリテーションを積極的にとり入れる．

理学療法のポイント

- 小児の理学療法の対象になる小児疾患の多くは先天性疾患であり，子どもの**将来を見据えた長期的なプラン**のもと，多職種でかかわっていく．

- 子どもの年齢や発達段階に応じた課題を用い，わかりやすい指示と成功体験をもたせるなどの子どものモチベーションを高めるような工夫が必要である．

- 乳児期は呼吸・循環などの生理機能や身体構造そのものが未熟であることに配慮し，**愛護的な取り扱い**とリハビリテーション治療中の**バイタルサインや顔色，呼吸状態などの観察**を心がける．

- 小児期に発生する疾患や治療経過により運動発達の遅れが生じ，マイルストーンから逸脱する例も多いが，発達は運動・認知・社会性それぞれが相互に影響しあって形成されるため，運動機能だけに捉われず発達全般への評価とアプローチを行うことが大切である．

- 両親，特に母親と子どもとの関係性を見極め，家族背景に配慮したうえで目標設定や家族指導を行う．

作業療法のポイント

- 小児の作業療法は，急性期にはじまり，場合によっては生涯を通したかかわりとなることもある．成人とは異なり，**子どもの発達，成長の視点をもって指導していく**ことが大切である．

- 小児の作業療法の場は，急性期病院，回復期病院，療育センター，障害者施設，特別支援学校，放課後デイサービス，訪問リハビリテーション医療などがあるが，地域によって受けられる資源が異なり，充足しているとはいえない．そのため，1人の子どもの支援をとりまくさまざまな専門家が共同し連携していくことが不可欠である．

- 小児の作業療法は，子どもが心身ともに主体的に動けるようなアプローチを心がける．子どもにとって，最も主体的な活動は遊びである．その遊びを治療に用いるには，作業療法士が的確な目標をもちながらも，子どもの世界に入り，そのステージでセラピーを行っていくことが大切である．

1）機能的作業療法

- 理学療法と重なる部分も多いが，作業療法は課題ができた後の応用的な側面にも注目することが大切である．例えば，座位を整えることの先に，何か子どものわくわくする遊びを準備し達成させるなど，イメージを膨らませて工夫していくことが大切である．

- 脳性麻痺などの肢体不自由児では，姿勢が筋緊張や生理機能に影響を与えるため，姿勢への配慮が重要である．遊びや学習の内容に応じて，立位台や座位保持装置を用いることもある（図4）．

- 手の先天奇形に対しては，手術療法が行われることもある．子どもによっては，術後に術側の手を使わなくなってしまうこともしばしば起こりうる．その場合には，好ましい手の肢位やパフォーマンスを促せる玩具や遊びの指導を実施する．術前評価からリハビリテーション治療し，術者とコミュニケーションをとりながらの指導を心がける．

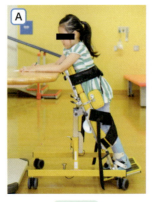 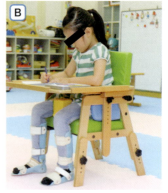

| A 立位台 | B 座位保持椅子 |

図4　立位台・座位保持椅子

2）認知機能障害に対する作業療法

◆国試頻出
キーワード

感覚統合療法

- 発達障害の作業療法では，感覚処理障害を対象にすることがある．感覚処理とは「触覚・前庭覚・固有受容核・視覚・聴覚・嗅覚・味覚といった感覚システムから入ってくる感覚情報をうまく扱うこと」を指し，そのアプローチを広くは**感覚統合療法**◆とよぶ（図5）．
- 感覚処理障害に対する評価には，日本版Miller幼児発達スクリーニング検査や，日本版感覚統合検査（JPAN）などが用いられる．また，感覚や運動の観察にもとづいた感覚発達チェックリスト改訂版（JSI-R）や日本版感覚プロファイルによる分析も，感覚統合療法のヒントとなる．
- 自閉症児に対するアプローチのポイントである「構造化」は，周囲で何が起こっているのか，自分が何をするべきなのかをわかりやすく提示することである．
- TEACCH（Treatment and Education of Autistic and related Communication-handicapped Children）は，アメリカで誕生した自閉症に対する治療教育法で，特性を矯正するのではなく，そのままの特性をもちながら，無理なく社会で暮らせるように支援していこうというものである．実践のポイントは視覚的な情報の活用である．
- 高次脳機能障害は，脳炎，脳症，脳腫瘍や脳挫傷などの後遺症として存在することがある．

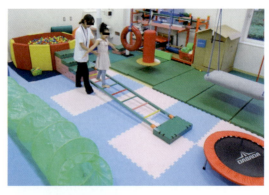

図5　感覚統合療法の一例

小児の特徴としては，発達を伴うことから，環境や成長に伴って多彩な症状を示すことにある．さらには，乳幼児期発症の場合，そのまま誰にも気づかれずに成長し，より困難な課題を求められる小学校中学年ごろにつまずきを覚える，もしくは周囲が困り感をもつことも少なくない．

- 作業療法では子どもの特徴を評価し把握すると同時に，とりまく環境にも注目する．アプローチは作業療法室だけでは完結せず，家庭，学校との連携が不可欠である．

3) ADLの指導

- 食事，更衣，排泄，整容，入浴などで，できるADLと難しいADLを，家族の精神状態や環境，生活リズムなどを考慮したうえで，方法の選択や変更を提案し，段階づけをしながら，繰り返し練習して習慣づけていく．

◆国試頻出
キーワード

WeeFIM,
PEDI

- 子どものADLの評価はWeeFIM◆（FIM for Children）は2〜5歳，PEDI◆（Pediatric Evaluation of Disability Inventory）は1〜3歳の機能レベルの子どもに適している．また，ABPS-C（Ability for Basic Physical Activity Scale for Children）は，子どもの活動度に注目した評価であり，多職種で共通言語としても有用である．

- 福祉用具や自助具の選定も作業療法士の重要な仕事の1つである（**第Ⅰ章-9，第Ⅲ章-6**参照）．既製品が使えない，もしくは入手に時間を要する場合には，作製することが多い．

Ⅲ-10

小
児
疾
患

■ 引用文献

1）「脳性麻痺リハビリテーションガイドライン」（日本リハビリテーション医学会/監，日本リハビリテーション医学会診療ガイドライン委員会，脳性麻痺リハビリテーションガイドライン策定委員会/編），医学書院，2009

2）「発達障害の理解のために」（http://www.mhlw.go.jp/seisaku/17.html），厚生労働省

3）「DSM-5 精神疾患の診断・統計マニュアル」（米国精神医学会/原著，日本精神神経学会/日本語版用語監修，高橋三郎，大野 裕/監訳，染矢俊幸，他/訳），医学書院，2015

4）「重症心身障害療育マニュアル 第2版」（江草安彦/監，岡田喜篤，他/編），医歯薬出版，2005

■ 参考文献

- 「小児リハビリテーションポケットマニュアル」（栗原まな/監，本田真美，他/編），pp226-241，診断と治療社，2011

- 「発達障害の治療法がよくわかる本」（宮尾益知/監），講談社，2010

- 「こどものリハビリテーション医学 第3版 発達支援と療育」（伊藤利之/監，小池純子，他/編），医学書院，2017

309

第 **Ⅲ** 章 疾患各論

11 スポーツ疾患

学習のポイント

● スポーツ疾患の受傷機転や発生機序について学ぶ
● スポーツ疾患の特徴（合併症や検査法，競技種目など）について学ぶ
● スポーツ疾患の応急処置，治療法（手術療法，保存療法）について学ぶ
● スポーツ疾患のリハビリテーション治療のポイントについて学ぶ

1 スポーツ疾患とは

● スポーツ疾患には，急激に大きな外力によって引き起こされる**外傷**（傷害）と繰り返される負荷によって引き起こされる**障害**がある．
● スポーツ疾患の生じる部位は大きく分けて，上肢，腰部，下肢の3つになる．
● 外傷が生じた場合は，いずれの部位でも RICE 処理を行う（後述）．
● リハビリテーション治療においては，安全かつ早期にスポーツ競技に復帰させることが重要となる．

2 上肢のスポーツ外傷

1）肩関節周囲の外傷

● 肩関節周囲の外傷には，骨傷を伴う**鎖骨骨折**や**投球骨折**などがある（第Ⅲ章-6参照）．また骨傷を伴わない，**肩鎖関節脱臼**や**肩関節脱臼**などがある（表1）．
● ラグビー，アメリカンフットボール，柔道などのコンタクトスポーツや，乗馬，自転車など高位からの転落による**直達外力**で受傷することが多い．

2）肘関節の外傷

● 肘関節の外傷は，転倒などで地面に手をついて受傷することが多い．
● 肘関節軽度屈曲位で地面に手をついた場合，**肘関節後方脱臼**を起こすことが多い．また**尺骨鈎状突起・橈骨頭骨折**などの骨折を合併することが多い．

310 リハビリテーション医学

表1　肩関節周囲と手指の代表的なスポーツ外傷

肩関節周囲	鎖骨骨折	タックルや転倒などの直達外力によって発生する．主に骨幹部骨折と遠位端骨折がある．
	投球骨折	上腕骨骨幹部に回旋の負荷が加わり損傷する．らせん骨折となり，転位が少なければ保存療法も選択されるが，髄内釘などの手術も行われる．
	肩鎖関節脱臼	柔道やラグビーなどで，転倒やタックルなどの直達外力で発生する．脱臼に伴い烏口鎖骨靱帯や肩鎖靱帯が損傷，断裂することがある．
	肩関節脱臼	コンタクトプレーや転倒で，肩関節水平伸展，回旋の強制やその姿位での内前方外力により発生することが多い．前方脱臼が多く，合併症として前下方の関節唇損傷や上腕骨骨頭の骨傷，腋窩神経損傷などが起こる．
手指	ボクサー骨折	中手骨頸部の骨折．拳を突くことで生じる．いずれの中手骨にも発症し，外力により遠位側の骨片は掌側に変位する．
	槌指	DIP関節が急激に屈曲強制されることにより（いわゆる突き指），手指伸筋腱の断裂や手指屈筋腱付着部からの剥離骨折が起こり，DIP関節の自動伸展不全となる．
	スキーヤー母指	母指MP関節尺側側副靱帯損傷である．スキー以外では，球技であるバレーボール，バスケットボールなどにもみられる．いずれも母指のMP関節が，橈側外転方向に強制され，尺側側副靱帯が損傷する．

- 地面に手をついた場合，また相手に手をとられた場合など，肘関節を外反強制されることにより**肘関節内側側副靱帯**が損傷される．
- 柔道，ラグビー，レスリングなどのコンタクトプレーを有する競技で多くみられる．

3）手指のスポーツ外傷

- 手指のスポーツ外傷についても表1にまとめた．

3 上肢のスポーツ障害

1）投球障害

- 投球障害とは，**投球動作を繰り返し行うことによって生じる肩および肘関節を構成する組織の損傷**の総称である（図1）．

1 野球肩

- 特に肩に起こる傷害を総称して野球肩といい，以下のような疾患が含まれる．**インピンジメント症候群，上部関節唇（SLAP）損傷，腱板損傷，上腕骨近位骨端線離開（リトルリーガーズショルダー）**．
- MRI像などでは，複数の障害を示すので原因部位を確定することが大切である．
- 治療は，保存療法で軽快する場合が多いが，保存療法を1〜6カ月継続しても症状の改善がみられない場合は，それぞれの病態に沿った手術療法を行うことがある．
- 多くの場合，**肩関節以外の部分の改善が必要**となり，**全身や投球フォームのチェックが大切**である．

❷ 野球肘（図2）

- 特に肘に起こる損傷を総称して野球肘という．
- 肘関節内側では，伸張ストレスにより**肘関節内側側副靱帯損傷**（成長期では付着部の軟骨障害，成人では断裂）を生じる．
- 肘関節外側では，圧迫ストレスにより**上腕骨小頭の離断性骨軟骨炎**，**前腕屈筋腱群の損傷**を生じる．

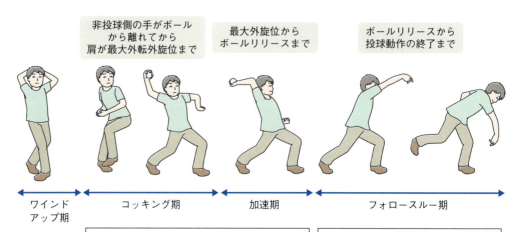

図1 投球相（上段）と障害（下段）

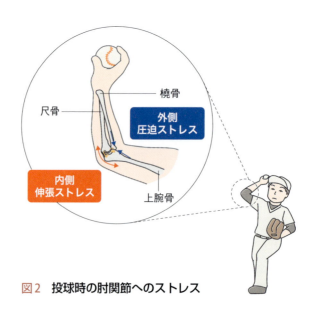

図2 投球時の肘関節へのストレス

- 肘関節後面では，ボールリリース後の減速およびフォロースルーにより**肘頭部でのインピンジメントおよび骨棘（肘頭，鉤状突起）**などが生じる．
- 診断は画像診断が重要であり，特にMRIが有用である．
- 保存療法が功を奏することが多い．**肩甲骨周辺のストレッチや投球フォームの修正**などが行われる．
- 成人の肘関節内側側副靱帯断裂には，長掌筋腱を用いた再建術が行われる．この手術法を一般的にTommy John（トミー ジョン）手術という．

2）テニス肘

- 手関節伸筋群の付着部である**上腕骨外側上顆に起こる炎症**．
- テニスのバックストローク時に生じる手関節背屈筋付着部への繰り返されるストレスにより発生する．また道具であるラケット（重さ，長さ，グリップの太さ，ガットの張り具合など）も発生の要因となる．
- 手関節伸筋へストレスをかけることにより，再現痛を誘発することができる（図3）．
- 治療は，基本的に局部の休息であるが，物理療法，手関節・手指伸筋のストレッチなどを行う．また，手関節伸筋付着部にかかる負荷軽減のため前腕にバンドなどを巻く．

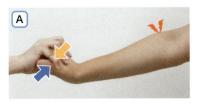
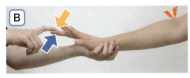
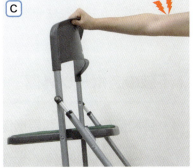

図3 テニス肘（外側上顆炎）疼痛誘発テスト
上腕骨外側上顆に付着する手関節背屈筋へ負荷をかけることにより，疼痛を誘発する．疼痛誘発部位（V），セラピストによる負荷（←），患者による抵抗（←）．A）トムセンテスト（Thomsen test）．B）中指伸展テスト．C）チェアテスト（Chair test）．

4 腰部のスポーツ障害

- 腰部の障害は，繰り返されるスポーツ動作などによる腰部への過負荷によって引き起こされる．
- 腰部の障害には，画像所見などが明確な**腰椎椎間板ヘルニア**◆，**腰椎分離症**◆や，明確な画像所見を認めない**腰椎椎間板性腰痛，椎間関節性腰痛，筋筋膜性腰痛**などがある．

◆国試頻出キーワード
腰椎椎間板ヘルニア，腰椎分離症

1）腰椎椎間板ヘルニア

- 腰椎椎間板ヘルニアは，髄核が線維輪から飛び出し，神経根を圧迫した状態である．

◆国試頻出
キーワード
神経支配領域
筋,
神経根症状

- 疼痛（神経走行に沿った放散痛），**しびれ**などを認め，圧迫された**神経支配領域筋**◆の運動障害，感覚障害，腱反射の減弱ないし消失を認める．
- **神経根症状**◆として，下肢伸展挙上テスト（Straight Leg Raising Test：SLR テスト），ラゼーグ徴候，大腿神経伸展テスト（Femoral Nerve Stretching Test：FNS テスト）陽性を示す（巻末付録**1**参照）．
- 治療は，膀胱直腸障害が認められなければ保存療法が選択されることが多い．症状が強い場合は，コルセットを装着し腰部の安静を保つ．
- スポーツ選手の場合，治療ゴールとして高い運動レベルとなるため最小限の侵襲に留めた手術療法が選択されることがある．

2）腰椎分離症

- 腰椎分離症は，**腰椎椎弓の関節突起間部が疲労骨折**を起こして分離し，骨癒合が得られず偽関節となった状態であり，発育期である 10〜17 歳に好発する．
- オーバーヘッド（頭上）で上肢を使用するバレーボール，野球，競泳，また繰り返し同じ動作を行う体操，陸上競技，下肢を大きく使うサッカーなどでみられる．
- **腰椎伸展時に再現痛**がみられ，初期および進行期の診断には，MRI が有用である．
- 発症初期には骨癒合が期待されるため早期発見，早期治療が重要となる．基本的に保存療法が選択され，スポーツ活動の中止，骨癒合を目的とした装具療法などが行われるが，患者，家族，コーチなどと相談のうえ治療法を慎重に決定することが重要である．

5 下肢のスポーツ外傷

1）膝関節の前十字靱帯損傷

- 前十字靱帯損傷は，スポーツにおいて多くみられる疾患であり，復帰までに長期間（6〜8 カ月以上）を要する外傷である．
- ラグビーやサッカーなどのコンタクトスポーツをはじめ，バレーボール，バスケットボール，スキーなどの競技で多くみられる．
- コンタクトプレーなどでの接触によって生じる接触型損傷と，急な方向転換，ジャンプの着地動作などで発症する非接触型損傷がある．
- 半月板損傷，内側側副靱帯損傷，軟骨損傷，腓骨骨折などを合併することがあり，特に**内側側副靱帯損傷，内側半月板損傷**を合併するものを**不幸の3徴候**（unhappy triad injury）という．
- 症状として，**発症時断裂音（ポップ音）**とともに**膝窩部外側の疼痛**を訴えることがある．数時間以内に関節の著しい腫脹，関節内血腫を認める．陳旧例では**膝くずれ**（giving way ギビング ウェー）を繰り返す．

◆国試頻出
キーワード
整形外科的テスト

- 診断は，画像診断が重要であり，特に MRI が有用であるが，**整形外科的テスト**◆などの理学的所見も考慮する必要がある．整形外科的テストとして，脛骨の前方変位をみる前方引き出しテスト，Lachman テスト，回旋不安定性をみる N–テストや Pivot–shift テストなどがある（図4）（巻末付録**1**参照）．

314　リハビリテーション医学

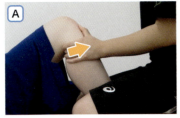
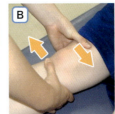
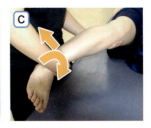

図4 前十字靱帯整形外科的テスト
前十字靱帯損傷の徒手テストでは,脛骨の前方変位および回旋不安定性を誘発する.ともに左右を確認することが大切である.**A**)前方引き出しテスト.膝90°屈曲位にて脛骨を前方に引き出す.陽性であれば,受傷側の脛骨が前方に変位する.**B**)ラックマンテスト.膝軽度屈曲位にて大腿骨,脛骨を把持し脛骨を前方に引き出す.陽性であれば,脛骨が前方に変位する.**C**)外側不安定テスト(N-テスト,Pivot shiftテスト).下腿の内旋,膝関節に外反ストレスをかけながら膝を屈伸する.陽性であれば,軽度屈曲位で外側に膝が「ガクッ」と外れるような感じが生じる.➡はセラピストによる力の方向.

- 多くは手術療法が選択され,**自家腱移植**が行われる.移植腱として半腱様筋腱と薄筋腱や骨付き膝蓋腱が用いられる.

2)足関節内反捻挫

- 足関節内反捻挫は,足関節底屈位での回外・内転の強制によって起こり,前距腓靱帯や踵腓靱帯が損傷される.
- 発生機序として前外側部接地での減速動作や振り向き動作,ジャンプの着地の際に人の足を踏む,バランスを崩すなどがあげられる.非接触型外傷である.
- 治療は基本的に保存療法が選択され,固定には,U字キャスト,簡易足関節装具,ギプス,シーネやテーピングなどで行われる.

6 下肢のスポーツ障害

- 小中高校生でスポーツをしている人に多くみられるOsgood-Schlatter病は,成長期に発症する**膝蓋腱付着部である脛骨粗面付近の炎症**である.
- 急激な成長による大腿四頭筋の過緊張と,キック動作やジャンプ動作を繰り返すことで,膝蓋腱の付着部である脛骨粗面に大きな負荷がかかり,炎症,部分剝離,微小骨折が生じると考えられる.
- サッカーやバスケットボール,バレーボールなどで多くみられる.
- 治療は保存療法が選択され,特に急性期ではスポーツの活動を中止させ,対症療法として物理療法や大腿四頭筋のストレッチなどを行う.

7 スポーツ外傷の応急処置

◆**国試頻出 キーワード**
RICE（ライス）処置

- スポーツ外傷における応急処置は，それぞれの処置の頭文字をとり **RICE 処置**◆とよばれる（表2）．外傷による組織の二次的障害*を最小限に留めることで，予後によい影響を与えることが知られる．

＊**二次的障害**：患部の出血などにより患部周囲の組織が障害されること．

表2　RICE処置

安静（Rest）	アイシング（Icing）
全身を安静にし，患部をテーピング，副子などで固定する．	氷嚢やアイスバッグなどを用いて患部を冷却する．
圧迫（Compression）	挙上（Elevation）
患部の内出血，浮腫を予防するため患部を包帯などで圧迫する．	患部を心臓より高くもち上げることにより，出血の拡大を予防する．

リハビリテーション治療のポイント

- スポーツ競技におけるリハビリテーション治療では，**安全かつ早期にスポーツ競技に復帰させる**ことが大切である．安全かつ早期に復帰させるには，患部の状態を考慮した段階的リハビリテーション治療を行うことが重要である．またそれぞれの競技特性や選手のポジションなどを把握し，選手と共同してリハビリテーション治療を進めることが重要である．
- 競技に復帰するためには，関節可動域や筋力強化はもちろんのこと，筋持久力，スピード，協調性，心肺機能，競技スキルなどの回復に，より早期から努める必要がある．
- スポーツに限らず整形外科領域でのリハビリテーション治療のポイントは**リスク管理**である．いかにリスクを管理しながら，早期の競技復帰をめざすかが大切であり，以下の点を考慮する．

316　リハビリテーション医学

1）傷害の治癒過程の把握

- 損傷部位の治癒過程を把握し，治癒過程に沿ったプログラムを選択する．
- 急性期には，炎症および二次損傷を軽減するためにRICE処置を優先して行う．
- また，骨折であれば仮骨形成の程度，靱帯の再建術であれば再建靱帯回復の程度などの把握が必要である．
  - ▶例）前十字靱帯の再建靱帯は，術後2〜3カ月でその強度が最も弱くなり，再断裂のリスクが高くなる．

2）損傷部位の役割の理解

受傷機転

- **受傷機転**◆や発生機序を理解し，損傷部位に負担をかけずかつ組織の役割を補うような別の組織の強化などを行う．
  - ▶例）前十字靱帯再建術後の初期には，大腿四頭筋が単独に働くことで脛骨を前方変位させ再建靱帯に負荷がかかる．再建靱帯への過負荷を考慮し，大腿四頭筋の拮抗筋であるハムストリングスを同時に収縮させるなどの筋力強化を工夫して行う．
  - ▶例）野球肘にて内側側副靱帯損傷がある場合，内側側副靱帯の機能（肘外反の制動）を補うと考えられる尺側手根屈筋の筋力強化などを行う．

3）損傷のメカニズムの理解

- 損傷のメカニズムを理解し，動作の改善や他関節との連動性，協調性を考慮してトレーニングを行う．

参考文献
- 「標準整形外科学 第13版」（中村利孝，松野丈夫/監，井樋栄二，他/編），医学書院，2017
- 「スポーツ外傷・障害の理学診断・理学療法ガイド 第2版」（臨床スポーツ医学編集委員会/編），文光堂，2015
- 「新スポーツトレーナーマニュアル」（武藤芳照，他/編），南江堂，2011

第III章 疾患各論

12 末梢神経障害（ニューロパチー）

学習のポイント

● 代表的な末梢神経障害の種類や原因，症状を学ぶ
● 末梢神経障害に対するリハビリテーション治療の基本的な考え方を学ぶ
● 末梢神経障害の作業療法と理学療法について学ぶ

1 末梢神経障害とは

● 末梢神経は，筋収縮に関与する**運動神経**，皮膚や軟部組織，関節などの知覚を制御する**感覚神経**（触圧覚，温痛覚，冷覚，関節位置覚，振動覚など），内蔵・血管などの自動的制御にかかわる**自律神経**の3種類に分かれる．

▶ **運動神経**が障害されると筋力の低下や萎縮がみられる．

▶ **感覚神経**が障害されると疼痛やしびれが出現し，温痛覚や冷覚の感覚鈍麻なども起こる．

▶ **自律神経**の障害では，立ち眩み，発汗異常，排尿障害，下痢，便秘などの障害が起こる．

◆国試頻出
キーワード

糖尿病性末梢
神経障害,
アルコール性
末梢神経障害

● わが国の末梢神経障害患者は約1,000万人とされ，**糖尿病性末梢神経障害**◆（糖尿病神経障害）が約430万人と最も多く，次いで**アルコール性末梢神経障害**◆が約220万人いるとされている[1]．

● 本項では，各末梢神経障害の原因と症状，そして末梢神経障害に対するリハビリテーション治療について述べる．

2 代表的な末梢神経障害

1）代謝性疾患による末梢神経障害（糖尿病性末梢神経障害）

● 糖尿病の半数が発症する．**代表的なものは感覚運動性の多発性ニューロパチーで**，両上下肢の遠位端（下肢からはじまり，次に上肢に出現する），特に指先または足底のしびれ，痛み，異常感覚を生じる．

● 多発性ニューロパチー進行とともに感覚の低下を認める．また，糖尿病では，小血管の動脈硬化が現れ，神経に栄養を送っている栄養血管に血液が行かなくなり（虚血），手足を走行

している神経が別々に侵され虚血性ニューロパチーを起こし，多発性単ニューロパチーと単ニューロパチーが発症する[2]．
- 進行すると感覚が脱失傾向となり，外傷などを起こしても気がつかず傷口から感染症を起こし，最悪の場合，切断に至ることがある．

2）栄養・アルコール性末梢神経障害

- 大量飲酒をする症例は，食事が十分にとれずビタミンB_1，B_6，B_{12}が不足しやすい．特にB_1は，アルコールを代謝する際に使用するため，全身的にビタミンB_1の欠乏症状が出現する．手足の末梢にしびれ感，痛み，脱力，筋萎縮をきたす．

3）薬剤性末梢神経障害

- 代表的なものに抗がん剤による末梢神経障害がある．障害の程度は薬剤の総投与量・期間に関与し，微小管機能障害による軸索変性と脱髄が生じる．
- 急性障害は寒冷刺激で増悪する四肢および口唇周囲の異常感覚であり，慢性期には深部感覚障害有意の多発性ニューロパチーである[2]．

4）遺伝性末梢神経障害

- シャルコー・マリー・トゥース病（逆シャンパンボトル型筋萎縮，上肢筋萎縮），遺伝性感覚性ニューロパチー，肥厚性間質性神経炎などがある[2]．

5）炎症性末梢神経障害

◆国試頻出キーワード
Bell 麻痺

- Bell 麻痺（特発性片側性末梢性顔面神経麻痺）（図1）およびギラン・バレー症候群（急激な四肢筋力低下，腱反射消失，運動麻痺，嚥下障害，髄液タンパク質増加，感冒様前駆症状）などがある[2]．

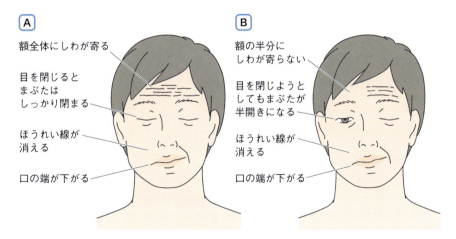

図1 中枢性顔面麻痺（A）と末梢性顔面麻痺（B）

6) 絞扼性ニューロパチー

- 生理的狭窄などで末梢神経の無酸素状態が2～5時間程度続くと軸索流の回復が遅れ，絞扼性ニューロパチーが起こる[3]．表1に絞扼性ニューロパチーの種類と対応する徒手検査を示す．

表1 絞扼性ニューロパチーと対応する徒手検査

絞扼性ニューロパチー	対応する徒手検査
手根管症候群	Tinel's徴候，Phalenテスト，Hand diagram
肘部管症候群	Tinel's徴候，Fromentテスト
足根管症候群	Tinel's徴候

◆国試頻出キーワード
胸郭出口症候群，手根管症候群

❶ 胸郭出口症候群◆

- 斜角筋から烏口腕突起の間で，腕神経叢を主とした神経や血管が圧迫されて起こる障害．
- 頸部または肩の疼痛，上肢の脱力感，しびれ，異常知覚，浮腫，冷感，レイノー現象，筋萎縮など多彩な症状を呈する．その原因部位によって，頸肋症候群，肋鎖症候群，斜角筋症候群，小胸筋症候群，第一肋骨症候群など原因部位もさまざまである[3]（第Ⅲ章-4参照）．

❷ 手根管症候群◆

- 手根管の中を通る正中神経が何らかの原因で圧迫されて生ずる（図2）．
- 環指橈側・中指・示指・母指にしびれが生じるのが特徴で，夜間や就眠時に症状が悪化する．

◆国試頻出キーワード
肘部管症候群，尺骨神経管（Guyon管）症候群

❸ 肘部管症候群◆

- 肘部管で尺骨神経が圧迫や引き伸ばしを受けて発症し，小指と環指尺側にしびれが生ずる（図3）．
- 麻痺の進行とともに手内在筋，小指と環指がまっすぐに伸びない鷲手変形が起こる．筋力が低下すると，指を開いたり閉じたりする運動ができなくなる．

❹ 尺骨神経管（Guyon管）症候群◆

- 尺骨神経管の中を通る尺骨神経がガングリオンや外傷などで圧迫されて起こる．小指と環指尺側の掌側のしびれがみられる．

❺ 足根管症候群

- 足根管の中を通る脛骨神経が何らかの原因で圧迫されて生ずる（図4）．
- 足底に痛みとしびれが生じるのが特徴．足関節を動かすと痛みが出現し，内果下縁に圧痛があり，足底，足尖に響く．灼熱感が生じることもあり，特に夜間や就眠時に症状が悪化する．
- 母趾外転筋の深層とヒラメ筋の深層の筋緊張が著しく高くなる，もしくは，屈筋支帯が下腿屈筋膜から連続しているため，下腿屈筋群の筋緊張亢進でも脛骨神経を圧迫し，絞扼性ニューロパチーが出現する．また，足根管を通過する筋の炎症や足部のアライメント異常でも圧迫され症状が出現する．

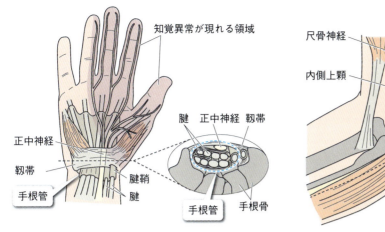

図2 手根管症候群

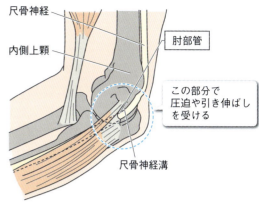

図3 肘部管症候群

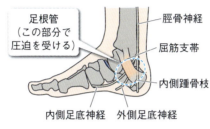

図4 足根管症候群

7) 外傷性ニューロパチー

1 橈骨神経麻痺を起こす神経障害

- 上腕部では，橈骨神経は上腕骨のすぐ後ろを通過するため外力を受けやすい．また，橈骨神経は，骨折などで挫滅，切断，牽引などの傷害を受けやすい．
- 前腕部では，Frohse（フロセ）のアーケードという回外筋入口部の狭いトンネル部に入る際に，その部位の移動性が少なく，容易に傷害を受けやすい．
- 上腕部で起こる高位麻痺では下垂手，前腕部で起こる低位麻痺では下垂指が起こる．

◆国試頻出
キーワード

腓骨神経麻痺

2 腓骨神経麻痺◆

- 腓骨神経は，総腓骨神経，浅腓骨神経，深腓骨神経の総称である．深腓骨神経は前脛骨筋，長趾伸筋，長母趾伸筋，第三腓骨筋，短趾伸筋，短母趾伸筋を支配し，第1・2趾間の付け根の皮膚における感覚を支配している．浅腓骨神経は長腓骨筋，短腓骨筋を支配し，深腓骨神経の固有領域と第5趾を除いた足背と下腿外側下部の皮膚の感覚を支配している．つまり，どのレベルで障害されるかが症状の違いとなる．
- 主な症状としては足背部の知覚障害と下垂足である．腓骨神経は皮膚の直下にあり，圧迫を受けやすい（図5）．腓骨神経麻痺の原因としては，長時間にわたって足を組む姿勢をとることや，草むしりのような膝を曲げた姿勢をとること，長期臥床などでも起こりやすい．
- 下垂足は，前脛骨筋，長趾伸筋，長母趾伸筋，長短腓骨筋の運動麻痺であり，足関節の背屈・外反，母趾・足趾の伸展が困難となるため，下垂足を引きずらないように股関節を多め

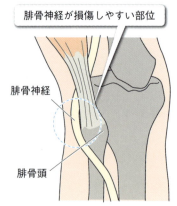

図5 腓骨神経麻痺

に屈曲させて下肢のクリアランスを高めることを目的とした鶏歩となる．

❸ 外傷性顔面麻痺，腕神経叢引き抜き損傷，外傷性頸部症候群など

①外傷性顔面麻痺
- 顔面神経の損傷は側頭骨錐体部・乳様突起部の骨折によって生じるものが圧倒的に多く，受傷直後に発生する早発性のものと，受傷後3～7日を経過して発生する遅発性のものがある．
- 顔面の表情をつくる，表情筋運動に対する症状としては，閉眼困難による兎眼，口輪筋の低下，唾液腺分泌異常による口渇，涙腺管分泌異常によるドライアイ，アブミ骨筋の障害により常に音が大きく聞こえる聴覚異常なども起こす（図1B）．

②腕神経叢引き抜き損傷
- 激しく転倒し肩と側頭部で着地した際，また，機械に腕を巻き込まれて腕が引き抜かれるような外力が働くと，腕神経叢が引き伸ばされて損傷する（第Ⅲ章-4参照）．鎖骨上窩の外傷や肩関節の脱臼などでも損傷する．
- 症状としては，損傷高位と範囲により，上位型，下位型，全型の3種類に分かれる．

③外傷性頸部症候群
- 受傷時に反射的に頸椎に対する損傷を避ける防御のための筋緊張亢進が生じ，衝撃の大きさによっては筋の部分断裂や靱帯の損傷が生じる．
- 長期間にわたって頸部痛，肩こり，頭痛，めまい，手のしびれなどの症状が出現する．

8）がん性（悪性潰瘍）ニューロパチー

- がんによる直接の神経圧迫以外の原因で生じる神経障害．
- 各種のがん（下肢しびれ），孤立性骨髄腫（皮膚異常，内分泌異常，γ-グロブリン異常を伴う）で生ずる．

9）Horner症候群
ホルネル

- 遺伝性，悪性腫瘍，頸部リンパ節の腫脹，脊髄空洞症，外傷などにより，第8頸髄～第2胸髄までの交感神経が圧迫もしくは損傷することで生ずる．
- 主な症状は，眼瞼下垂，縮瞳，眼球陥凹（眼球後退）で，3徴候とよばれている（図6A）．顔面の発汗低下と紅潮を特徴とする[4]．図6にHorner症候群とその他の眼瞼下垂と瞳孔異常を示す症例の特徴をまとめた．

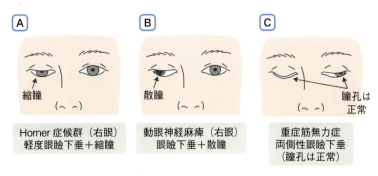

図6 眼瞼下垂と瞳孔異常
文献4をもとに作成.

リハビリテーション治療のポイント

- 末梢神経障害に対するリハビリテーション治療は，各病期にあわせた対処法が重要である．

1）麻痺期

- 関節拘縮と拮抗筋の筋短縮性拘縮，不良肢位の予防．
- 麻痺筋の過度な筋伸張の予防を目的とした装具の使用．麻痺筋の筋萎縮の予防や浮腫予防，麻痺筋の血流量増強を目的とした低周波や干渉波などを使用した電気刺激治療[3]．

2）回復期

- Tinel's 徴候にて末梢の固有受容器への到達や，筋電図上，再生したての未成熟な神経ユニットの出る時期に以下の方法を用いる[3]．
  - 徒手筋力テスト（MMT）0～1レベルの時期には，関節運動をするよりは，麻痺筋の随意収縮の増大を目的とした自主トレーニングを行わせ，干渉波刺激を用いた電気刺激治療による筋力維持増強をめざす[3]．
  - MMT 1～2レベルの時期には，自動介助運動として関節運動を伴う随意運動の練習を開始し，セラピストは正しい運動方向と最終域での運動保持を誘導する．また，筋電図バイオフィードバックを用いて，視覚と聴覚を利用した麻痺筋の随意収縮練習などを行う[3]（第Ⅰ章-6参照）．
  - MMT 3レベル以上の時期には，重力をとり除いた肢位から自動運動練習を開始し，筋力の増大とともに抗重力下練習，抵抗運動練習へとレベルアップしていく[3]．

3）物理療法

- 急性炎症期には疼痛対策と浮腫予防，そして急性炎症期の疼痛によって学習性不使用が起こり，廃用性の筋機能不全と拘縮を起こすため，それらへの対応が必要となる．物理療法の選択については，表2や第Ⅰ章-6を参照．

表2 末梢神経障害の物理療法選択モデル

急性炎症	疼痛	寒冷療法
		直線偏光赤外線
		低出力レーザー
		微弱電流療法
	浮腫	高電圧パルス電流
		超音波
		微弱電流療法

筋緊張亢進や拘縮を伴う疼痛	疼痛	電気刺激（TENSなど）
		各種温熱療法
		直線偏光赤外線
		水治療法
	筋機能不全	高電圧パルス療法
		神経筋電気刺激
		中周波刺激
	拘縮	ホットパック
		超音波
		超短波・極超短波
		水治療法

文献5をもとに作成.

4）末梢神経障害の作業療法

◆国試頻出キーワード
橈骨神経麻痺

1 橈骨神経麻痺◆の作業療法

- 前腕付近で損傷する低位麻痺と上腕付近で損傷する高位麻痺に分けられる．
  - 低位麻痺（後骨間神経麻痺）は肘関節付近での骨折や圧迫に伴って起こることが多く，母指の伸筋群，MP関節の伸筋群が運動麻痺を起こすが，長橈側手根伸筋だけは麻痺を免れ，手関節の伸展に伴って橈側に変位する．下垂指（drop finger）が観察される．
  - 高位麻痺は上腕部の骨折に伴って起こることが多く，母指と示指の指間部の知覚障害に加わって，手関節の伸筋群，母指の伸筋群，MP関節の伸筋群に運動麻痺が起こり，手掌面が掌側に垂れ下がった下垂手（drop hand）が観察される（図7A）．
- 手関節背屈は筋収縮が容易にモニタリングできるため運動回復の初期から積極的に取り組む．またバイオフィードバック練習もたいへん有用である．MP関節の伸展練習においてはMP関節伸展位でのPIP関節DIP関節屈曲を反復した後，机上に置かれた小銭などをつまみ起こすような練習が効果的である．

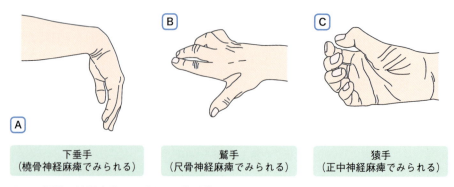

A 下垂手（橈骨神経麻痺でみられる）
B 鷲手（尺骨神経麻痺でみられる）
C 猿手（正中神経麻痺でみられる）

図7 各種の神経麻痺でみられる手の形

2 尺骨神経麻痺の作業療法

- 低位麻痺は尺骨神経管（ギヨン管）症候群など手関節付近での神経損傷で起こることが多く，環指の尺側半分と小指の知覚障害と小指球筋と骨間筋を中心とする運動麻痺が起こり，**強いかぎ爪手あるいは鷲手（crow hand）** が観察される（図7B）．

- 高位麻痺は肘部管症候群など肘関節付近での神経損傷で起こり，低位麻痺に加えて尺側前腕の知覚障害と運動麻痺が加わり臨床像としては同様に，**かぎ爪手あるいは鷲手**が観察される．

- トレーニングのポイントとして手指の内外転への指導が重要である．机の上に手掌を下にして手を置き，指が机からもち上がらないように注意しながらMP関節の内外転を反復する．また物品使用例として鍵などを側腹つまみで把持することも母指内転筋や骨間筋の活動を高めるのに有用である．

3 正中神経麻痺の作業療法

- 低位麻痺では**手根管症候群**に代表される手関節部の圧迫によって起こることが多い．母指内転筋を除く母指球筋が運動麻痺し萎縮するとともに母指掌側外転困難と，母指，示指，中指と環指の橈側半分の知覚障害が起こりピンチ動作の著しい障害が起こる．

- 高位麻痺では前腕付近および上腕付近で損傷された場合に，低位麻痺に加え前腕屈筋群の運動麻痺が加わり，母指が他指と同一平面上にくる**猿手（ape hand）** が観察される[6] [7]（図7C）．

- トレーニングとして母指球筋への指導が大切である．母指を対立位あるいは掌側外転位に維持することを練習する．物品使用例として，ペットボトルや円柱状の缶などを把持し母指を物体に沿って掌側外転や対立位にする母指球活動を促すのがよい．またドアノブなどを対立位で把持し回すことを反復するなども有用．

4 手の末梢神経損傷の装具（スプリント）療法[8]（第 I 章 -8 参照）

- **機能的肢位の保持・保存**
  - ▶ **コックアップスプリント**（Cock up splint）：主に橈骨神経高位麻痺に使用．
  - ▶ **短対立装具**（Short opponens splint）：主に正中神経麻痺に使用．
- **ルンブリカルカフ**（Lumbrical caff）：主に尺骨神経麻痺に使用．
- **機能的代償**
  - ▶ **トーマス型懸垂装具**（Thomas splint）：主に橈骨神経麻痺に使用．
  - ▶ **ナックルベンダー**（Knucle bender）：主に尺骨神経麻痺に使用．
- 装具（スプリント）は固定，拘縮予防目的だけでなく筋力増強や動作練習の補助として用いることもできる．

5）末梢神経障害の理学療法

1 糖尿病神経障害の理学療法

- 理学療法を行ううえで，末梢血管の虚血状態をみるために四肢末梢の皮膚の温度や脈拍が触れるかなどにも注意をし，外傷にも注意を払いながら，糖尿病の運動療法が必要となる．

2 足根管症候群の理学療法

- 理学療法では，足関節の底屈や外反でも圧迫されるため，なるべく背屈角度を高め，除圧のために内反させることを目的に内側ウェッジなども使用する．

3 腓骨神経麻痺の理学療法

- 理学療法では，下垂足によるクリアランス低下による転倒を予防するために，オルトップ短下肢装具（図8）やターボメドなどを使用する．麻痺筋に関しては，干渉波刺激装置や低周波刺激装置などを，筋力増強や筋再教育を目的に実施する．

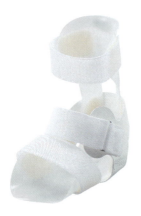

図8 オルトップ短下肢装具
腓骨神経麻痺による下垂足に対して，クリアランス時に足先を引っかけないようにする下肢装具．文献9より転載．

■ 引用文献

1) 神経疾患克服に向けた研究推進の提言2016（https://www.neurology-jp.org/images/teigen_2016.pdf），日本神経学会，2016
2) 福島和広，池田修一：末梢神経障害総論2．MB Medical Rehabilitation，204：11-16，2016
3) 「末梢神経の臨床 診断・治療・リハビリテーション」（山野慶樹/著），医歯薬出版，2007
4) 「ナースに必要な診断の知識と技術 第2版」（日野原重明，他/著），医学書院，1980
5) 川口浩太郎，坂口 顕：物理療法の理論と実際．整形・災害外科，52：623-631，2009
6) 「ハンター 新しい手の外科 手術からハンドセラピー，義肢まで」（Hunter JM，他/編，津山直一，田島達也/監訳），協同医書出版社，1994
7) 友利幸之介，他：末梢神経圧挫後の脱神経筋に対する経皮的電気刺激が筋萎縮と神経再生におよぼす影響．作業療法，25：230-238，2006
8) 「ハンドセラピィ6 手のスプリント療法」（日本ハンドセラピィ学会/編），メディカルプレス，1996
9) オルトップAFO（https://www.p-supply.co.jp/products/index.php?act=detail&pid=9），パシフィックサプライ社

■ 参考文献

・岩月克之：末梢神経障害総論1．MB Medical Rehabilitation，204：7-10，2016
・中田眞由美：末梢神経損傷後の知覚再教育．神経研究の進歩，47：633-639，2003
・「機能障害科学入門」（千住秀明/監，沖田 実，他/編），九州神陵文庫，2010

第Ⅲ章 疾患各論

13 切断

学習のポイント

- 切断の原因と合併症について学ぶ
- 切断患者の断端成熟までの断端評価と断端管理の基本を学ぶ
- 切断部位に応じたリハビリテーション治療の注意点を学ぶ
- 切断患者の義手・義足を用いたリハビリテーション治療について学ぶ

1 切断とは

- 四肢の一部が切り離された状態を指し，関節で切断された場合には**関節離断**という．
- 先天的に四肢に欠損がある場合は**先天性欠損**や**先天性切断**と表現される．

1）切断の原因

- 切断の原因は，外傷，悪性腫瘍，血行障害（糖尿病，ASO），糖尿病に伴う感染症，神経疾患（無痛覚症，重度末梢神経障害）など，多岐にわたる．先天性の場合もある．

◆国試頻出キーワード
下肢切断, 上肢切断

- **下肢切断**◆では，かつて交通事故など外傷や骨軟部悪性腫瘍が切断原因の半数近くを占めていたが，動脈硬化性閉塞症（ASO）や糖尿病による血行障害による切断が年々増加している[1]（図1）．**上肢切断**◆は外傷が原因の多くを占めている．

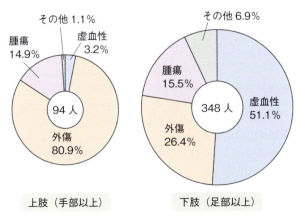

図1 新規切断の原因
文献1より引用．

2）切断の合併症（表1）

◆国試頻出
キーワード
幻肢

- 切断した下肢がいまだに存在するように感じる**幻肢**◆や，切断して存在しない四肢が痛む**幻肢痛**が出現しうる．6歳までの切断では幻肢や幻肢痛は認めない．
- 糖尿病性下肢切断では血行障害や末梢神経障害（ニューロパチー）に伴う多彩な合併症が出現しうる（**第Ⅲ章-12参照**）．

表1　切断の合併症・問題となる併存症

一般的なもの	断端痛（神経腫形成，骨断端による刺激など），幻肢痛，断端浮腫（切断手術後～断端成熟まで），関節拘縮（切断術後の不良肢位保持によるもの）
糖尿病性切断に多いもの（末梢循環障害と末梢神経障害に伴うもの）	切断創治癒遷延，断端の易創形成，易感染性（真菌など），再切断，心機能障害の併存，脳梗塞の併存（片麻痺の合併）
その他	断端周径の変動（透析前後，心不全や腎不全のコントロール不良），サルコペニアの併存（高齢者）

3）切断の位置

- 切断位置は患肢の血行状態や病態を十分に精査したうえで決定される．
- 「断端をなるべく長く残す方がよい」とする教科書もあるが，断端成熟後の義手・義足の装着・使用を考えると，必ずしも長い断端が機能的とはいえない症例も多い（大腿切断長断端で義足に膝継手やターンテーブルを組込むと義足装着時の大腿長が非切断側よりも長くなりすぎるなど）．
- 切断端の処理，特に筋と骨の処理〔筋断端同士の縫合：筋形成術（myoplasty），筋断端と骨断端の縫合：筋固定術（myodesis）など〕について確認する必要がある．
- 切断の位置と適応する義手・義足については**第Ⅰ章-8**を参照．

2　断端の評価と管理

◆国試頻出
キーワード
断端評価

1）断端評価◆

- 切断手術創の治癒および断端成熟を確認し，義足や義手を作製・使用するために必要な情報を得ることを目的として，以下の項目を評価する．
  - ▶断端長と周径（**表2**）
  - ▶関節可動域（ROM）（隣接する関節だけでなく，非切断側や体幹も含めて）
  - ▶筋力（断端成熟までは無理せず）
  - ▶断端皮膚の感覚障害
  - ▶断端成熟（断端軟部組織の柔軟性・可動性）
  - ▶疼痛（断端痛，幻肢痛）

表2 断端長と周径の計測位置

断端長	
上腕切断	腋窩（もしくは肩峰）〜断端末
前腕切断	上腕骨内側上顆〜断端末
大腿切断	坐骨結節（もしくは大転子）〜断端末
下腿切断	膝関節裂隙（もしくは膝蓋骨下端）〜断端末
周径	
上腕切断	腋窩から5cm刻み
前腕切断	上腕骨内側上顆から5cm刻み
大腿切断	坐骨結節から5cm刻み
下腿切断	膝関節裂隙（もしくは膝蓋骨下端）から5cm刻み

Ⅲ-13 切断

◆国試頻出
キーワード

断端管理,
拘縮予防

2）断端管理◆

- 断端管理の目的は義足装着に適した良好な断端を早期に獲得することで[1]，以下の項目を評価する．
  - ▶浮腫のコントロール，断端成熟（弾性包帯などによるドレッシング）
  - ▶**拘縮予防**◆（良肢位保持とROM練習）
  - ▶筋力強化（非切断肢，体幹，上肢も含めて）

リハビリテーション治療のポイント

1）切断部位と注意点

■ 上肢切断（第Ⅰ章-8参照）

①上腕切断

- 義手装着・使用に際して，肩甲上腕関節だけでなく胸郭肩甲関節の機能も重要である．
- 基本的に上腕切断では長い断端の方が義手の操作がしやすい．

②前腕切断

- 断端が長いほど前腕の回内・回外機能は良好である．
- 断端が長いほど断端を覆う軟部組織量は減少し，血行障害や創形成に対する注意が必要である．

■ 下肢切断（第Ⅰ章-8参照）

①大腿切断

- 短断端になるほど残存する内転筋群の筋量が減少し，股関節の屈曲・外転拘縮をきたし，股関節伸展や内転の制限が生じる．
- 臥床時に切断肢を挙上した状態を保持すると，股関節伸展制限を生じやすくなるので避ける必要がある．

329

②下腿切断
- 臥床時に切断肢を挙上した状態を持続すると，膝関節や股関節の伸展制限を生じ，義足装着・使用に際して大きな問題となる．

③その他の下肢切断
- サイム (Syme) 切断やボイド (Boyd) 切断などの足関節部切断は，断端荷重が可能で和式生活には適している面もあるが，歩行しやすい義足の作製が難しく，また義足装着時の外観が不良である．
- ショパール (Chopart) 切断やリスフラン (Lisfranc) 切断などの足部切断は，裸足での室内生活も可能であるが，切断後の筋のアンバランスのため内反・尖足変形が生じやすい．

2）理学療法のポイント

◆ 断端管理

- 断端管理のために，セラピストが断端のドレッシングを行う必要がある．表3に代表的なドレッシングの目的・利点・欠点を示す．

表3　ドレッシングの目的・利点・欠点

	ソフトドレッシング（soft dressing，弾性包帯）	リジッドドレッシング（rigid dressing，ギプスソケット）
目的	・血腫の形成予防，断端の固定，感染のリスクが高い場合に用いる	・血腫・浮腫の予防，断端の固定，静脈血の還流促進
利点	・装着が安易，低価格，傷へのアクセスが容易	・傷の治癒が良好 ・断端の浮腫発生の予防 ・断端萎縮が少ない ・断端痛の軽減 ・幻肢痛が少ない ・早期移動（義足装着練習）が可能
欠点	・弾性包帯を巻くのに技術が必要（図2） ・包帯の交換時の機械的ストレスが創治癒の障害になりうる ・断端の萎縮や浮腫が起こりやすく，早期に成熟断端を得にくい ・不良肢位をとりやすく，関節拘縮の誘因となる場合がある	・ギプスソケットの適合技術が必要 ・術後の断端変化への対応が困難（再三のギプスソケット交換が必要） ・外からの断端観察が困難でギプスソケット内における創周囲の温度や湿度コントロールが不可（細菌感染のリスクがあり，循環障害による切断には不向き）

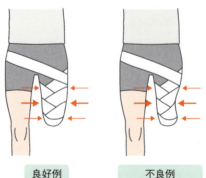

良好例　　不良例（とっくり締め）

図2　弾性包帯の巻き方
文献2をもとに作成．

2 拘縮予防（図3）

- 切断後，肢位に十分注意しないと，わずかな期間であっても拘縮が起こる可能性がある．
- いったん拘縮が発生した場合には完全な矯正が難しく，結果的に義足のアライメントに影響をおよぼす可能性がある．

3 切断後の理学療法

- 切断後に行う理学療法を表4に一覧する．

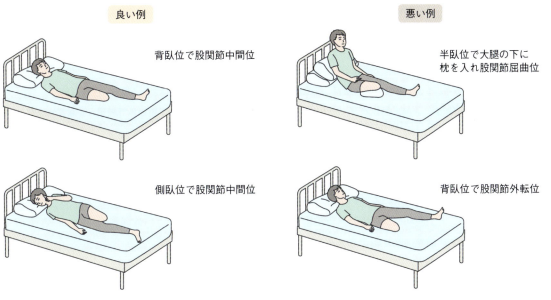

図3　良肢位の指導（大腿切断）

文献3をもとに作成．

3）作業療法のポイント

- 作業療法は主に上肢切断者に対して行われる．

1 評価のポイント

①断端評価
- 断端部皮膚の評価：手術瘢痕の位置，皮膚の過敏性，皮膚障害について評価する．
- 疼痛の有無：断端部を圧迫したり，軽く叩くことで疼痛の有無を検査する．
- 幻肢の有無と幻肢痛の有無．

②切断の部位と断端長測定（前述）
- 周径は断端の成熟を知るために重要な情報であると同時に，ソケットの適合を左右する．

③関節可動域（ROM）測定
- ROMの維持は義手を使用するうえで重要である．
- ROM制限は肩甲骨や前腕回内外に生じやすい．

表4 切断後の理学療法

断端練習	筋力増強運動	①下腿切断：膝関節屈曲筋群，膝関節伸展筋群，体幹筋（腹筋群，背筋群，骨盤挙上筋群） ②大腿切断：股関節伸展筋群，股関節外転筋群，体幹筋（腹筋群，背筋群，骨盤挙上筋群） ③上肢切断：肩甲帯周囲筋群，肩関節周囲筋群（前腕切断：肘伸展筋群）
	関節可動域 （ROM）練習 （伸張運動）	①下腿切断：膝屈筋群（ハムストリングス），腹臥位（数回／日） ②大腿切断：股関節屈曲筋，股関節外転筋，腹臥位（数回／日） ③上肢切断：肩甲骨周囲筋群，肩関節外転筋
	断端荷重練習	①術直後義肢装着法（ギプス包帯法）による早期荷重練習 ②断端部への直接荷重練習
	断端浮腫の予防	①弾性包帯法（1日に4，5回巻きかえる），②ギプス包帯法，③断端部を下垂位に放置しない
姿勢保持練習		①下肢切断：骨盤の下制，脊柱側弯→姿勢矯正，腹臥位（数回／日） ②上肢切断：脊柱側弯→姿勢矯正
健側練習		①健側起立練習，②連続健側片足跳び，③連続健側片足スクワット
義肢装着練習		①ソケット装着練習，②立位バランス練習，③平行棒内バランス練習，④歩行練習
義肢装着応用動作練習 （義肢装着して）		①ADL動作練習，②坂道昇降練習，③階段昇降練習，④不整地歩行練習，⑤障害物練習， ⑥応用歩行練習

文献4より引用.

④筋力

◆国試頻出
キーワード

能動義手

● **能動義手**◆を扱うための以下の筋力を測定する.

▶ 上肢切断：肩甲骨外転筋群，肩屈曲筋，肩甲骨下制筋，肩伸展筋.

▶ 前腕切断：肩甲骨外転筋群，肩屈曲筋.

⑤感覚

● ソケットの適合を把握するためにも表在感覚の評価を実施する.

● 断端部の異常感覚の有無も適合を考慮するうえで必要である.

❷ 義手作製前のリハビリテーション治療

①断端成熟の促進：断端の浮腫を予防・除去し，円錐型の成熟を促進させる.

②ROMの維持・改善：義手操作に必要な肩甲帯，肩・肘関節の可動性を確保する.

③筋力トレーニング：義手操作に必要な筋力を確保する.

④姿勢維持：上腕切断者は側弯症をきたすことがある.

⑤ADLの維持拡大：義手を使用しないADLを拡大する.

⑥利き手交換（利き手の切断の場合）：義手のない状態でのADL能力を向上させる.

⑦心理的支持：気持ちの落ち込みへの対応.

❸ 義手練習

①装着練習：切断端へのソケット装着と肩甲帯へのハーネス装着.

②操作練習

● 上腕義手：肩甲骨下制，肩関節伸展により肘のロック・アンロック操作.
肩甲骨外転，肩関節屈曲の動きで肘の屈曲伸展および手先具の開大（図4）.

● 前腕義手：手先具の開閉操作練習.
肩関節屈曲，肩甲骨外転や前方突出で手先具の開大（図5）.
把持物が遠くにある場合，肘関節伸展で手先具の開大.

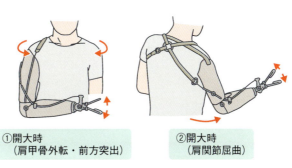

図4 上腕義手の基本操作（手先具開大）
文献5より引用．

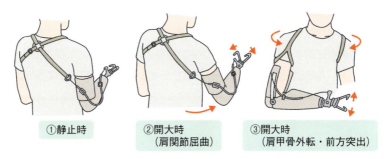

図5 前腕義手の基本操作（手先具開大）
文献5より引用．

③把持動作練習
- 硬いものから軟らかいものへ移行していくことが望ましい．
- 小さいものから大きいものへ移行していく．
- 立位，座位での操作やリーチ練習を通じて，どの姿勢が扱いやすいかを理解する．

④応用練習
- ADL練習：更衣（ファスナーや靴下など），食事動作での義手使用．
- IADL練習：家事動作全般や仕事内容に準じた動作練習．
- 耐久性練習：長時間の反復的な作業を実施する．
- 義手の役割の決定：義手使用の動機づけ．

■ **引用文献**

1）長島弘明，他：虚血性下肢切断―岡山県民の実態調査―．リハ医学，28：495-500，1991
2）「切断と義肢 第2版」（澤村誠志/著），p405，医歯薬出版，2016
3）「Q＆Aフローチャートによる下肢切断の理学療法 第3版」（細田多穂/編著），p68，医歯薬出版，2002
4）「PT/OT国家試験必修ポイント 基礎PT学2017」（医歯薬出版/編），医歯薬出版，2016
5）「作業療法学全書 改訂第3版 第9巻 作業療法技術学1 義肢装具学」（日本作業療法士協会/監，古川 宏/編），協同医書出版社，2009

■ **参考文献**

- 「義肢装具学 第4版」（川村次郎，他/編），p31，医学書院，2009

第Ⅲ章 疾患各論

14 がん

学習のポイント
- がんの特徴，病態，治療とその副作用について学ぶ
- がん患者に生じうる障害について学ぶ
- がん患者に対するリハビリテーション治療のポイントについて学ぶ
- エイズ（AIDS）患者に対するリハビリテーション治療について学ぶ

1 がんとは

◆国試頻出キーワード
がん

- 1981年以来，**がん**◆は本邦の死亡原因の第1位である．
- 2016年における部位別死亡率は，男性で，肺，胃，大腸，肝臓，膵臓，前立腺の順に多い．女性は，大腸，肺，膵臓，胃，乳房，肝臓，子宮の順である[1]（図1）．
- がん治療を行った生存者は2015年に約530万人を超えており，がんに関連して生じる障害に対して，身体機能の向上，ADLの改善を目的としたリハビリテーション治療の必要性は増している．

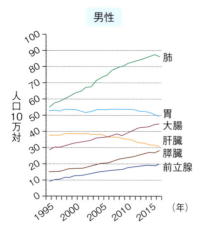
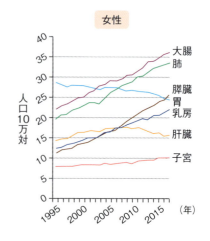

図1 部位別死亡率
文献1より引用．

1）がんの発症メカニズム，種類・進展様式

- がんは，遺伝子の構造や機能発現の異常により引き起こされる病気である．がん化を促進する遺伝子の活性化，もしくはがん化を抑制する抑制遺伝子の不活化によって引き起こされる．
- 遺伝子の異常を引き起こす発がん原因として，**喫煙，受動喫煙，飲酒，運動不足，野菜不足，果物不足，塩分摂取，感染（ピロリ菌，C型肝炎ウイルス，B型肝炎ウイルスなど）**があげられる[2]．
- がんの種類として，①肺がん，乳がん，胃がん，大腸がん，卵巣がんなどの「上皮細胞由来」のもの，②白血病，悪性リンパ腫，骨髄腫などの「造血器由来」のもの，③骨肉腫，軟骨肉腫，横紋筋肉腫，平滑筋肉腫などの「非上皮性細胞由来」のものがある．
- がんの進展様式は，①がんの発生場所で局所的に増大・浸潤する様式，②微小血管・リンパ管を介して，血行性・リンパ行性に全身へ遠隔転移する様式，③胸腔・腹腔内に浸潤・進展する様式（胸膜播種・腹膜播種）がある．
  - ▶ ②の血行性の場合，静脈還流に入り心臓を経由して，肺や骨に転移することが多い．
  - ▶ ③の場合，胸水や腹水が貯留し，手術困難なことが多い．
- 悪性腫瘍と良性腫瘍の違いを表1にまとめた．

表1　悪性腫瘍と良性腫瘍の違い

	悪性腫瘍	良性腫瘍
進展	浸潤性	膨張性
転移	しやすい	しない
分化度	低い	高い
異型度	強い	弱い
増殖能	速い	遅い

2）がん悪液質（カヘキシア）

- 生命予後に大きな影響をおよぼす因子として，**がん悪液質**（カヘキシア，cachexia）があげられる．
- がん細胞は多くのサイトカインを放出し，これらは**食欲不振，倦怠感**を引き起こす．加えて，この放出されたサイトカインが高カルシウム血症，低ナトリウム血症，高カリウム血症などを引き起こす．これにより**意識障害，心機能障害，腎機能障害**などが引き起こされる．
- これらの病態ががん悪液質であり，これらを理解したうえでリハビリテーション治療を実施する必要がある．

2　がんの治療

- がんの治療には，①手術療法，②化学療法，③放射線治療がある．
- これらの治療は，患者に高度侵襲を与えることがあり，がん自体による副作用のみならず，これらの治療による有害事象に対してもリハビリテーション治療は有効である．

1）手術療法

- 食道がん，肺がん，胃がん，大腸がんなどの固形がんが，その病期に応じて手術適応となる．
- 局所的に病変部を切りとるため侵襲度は高い．ただし近年では，内視鏡下での手術など侵襲度の低い手術も増加している．
- これらの患者に対しては，いわゆる周術期リハビリテーション治療にあたることが多い（後述）．

2）化学療法

- 抗がん剤，分子標的治療薬，免疫療法，内分泌療法などがある．これらの治療はさまざまな副作用を引き起こす．
  - ▶ **抗がん剤**では，**骨髄抑制，消化器症状，脱毛，腎機能障害，電解質異常，末梢神経障害**を引き起こす．
  - ▶ **アントラサイクリン系の薬剤**では，**心筋障害**を引き起こす恐れがあり、リハビリテーション治療の実施には注意を要する．
  - ▶ 前立腺がんに対して行われる**内分泌療法（ホルモン療法）**では，抗アンドロゲン作用により，**急激な筋力低下**を生じることがあり，身体機能の変化をよく観察する必要がある．

3）放射線治療

- 手術療法と同様に局所的な治療でありながら，非侵襲的で治療後の機能が温存されやすい．
- また手術療法や化学療法などと組合わせて行われることもある．一方で手術療法による根治は期待できない症例に対し，症状の緩和を目的に実施されることもある．
- 副作用は，急性反応として，**倦怠感，食欲不振，皮膚炎，粘膜炎**，晩期反応として，**線維化（間質性肺炎など）・拘縮，末梢神経障害**があげられる．

---

3 がん患者に対するリハビリテーション治療の対象となる障害の種類

- がん患者に対するリハビリテーション治療の対象となる障害は，がんそのものによる**直接的影響**による障害と，前述の治療過程により生じた**間接的影響**による障害がある．表2にこれらをまとめた．
  - ▶ 悪性腫瘍随伴症候群は，がんによって引き起こされる症候である．腫瘍細胞によるホルモンやサイトカイン，腫瘍に対する免疫応答を原因とする．
  - ▶ 失調症は，肺がん，乳がん，卵巣がんでみられる．
  - ▶ 近位筋の筋力低下は皮膚筋炎・ステロイド筋炎・カルチノイド筋炎でみられる．特に皮膚筋炎は悪性腫瘍で高率に合併する．
  - ▶ また小細胞肺がんでは，Lambert-Eaton症候群を生じる．
- 腫瘍別の障害の特徴は，表3に示す．

336　リハビリテーション医学

表2 リハビリテーション治療の対象となる障害の種類

直接的影響	間接的影響
・脳腫瘍（脳転移）による麻痺・失語症・高次脳機能障害 ・脊髄脊椎腫瘍による麻痺 ・骨転移による疼痛・骨折 ・腫瘍の浸潤による神経障害 ・悪性腫瘍随伴症候群 ・がん性末梢神経炎 ・疼痛	・化学療法・放射線療法による全身の筋力低下 ・造血幹細胞移植◆後の全身の筋力低下 ・頭頸部がん術後の嚥下・構音・発声障害 ・頭頸部リンパ節郭清後の肩甲骨周囲の運動障害 ・乳がん術後の肩関節拘縮・上肢リンパ浮腫 ・骨・軟部腫瘍術後の四肢切断 ・開胸術後の呼吸器合併症 ・婦人科がん術後の下肢リンパ浮腫

◆国試頻出
キーワード

造血幹細胞移植

表3 腫瘍別の障害の特徴

脳腫瘍	・中枢神経実質由来の多くが悪性腫瘍であり，グリオーマ（Glioma）が最も多い. ・転移性脳腫瘍では，肺がん，乳がんが多い. ・頭蓋内圧亢進症状や腫瘍の圧迫により麻痺・失語症などを呈する.
脊髄脊椎腫瘍	・腫瘍による圧迫や脊椎転移により症状が生じる. ・脊椎転移は，肺がん，乳がん，前立腺がんからが多い. ・四肢麻痺・対麻痺・疼痛が生じる.
頭頸部腫瘍	・舌がんや口腔がんでは，構音障害・嚥下障害を呈する. ・咽頭がんでは，鼻咽腔閉鎖不全・嚥下障害・喉頭挙上障害・輪状咽頭筋の弛緩不全を生じる. ・頸部郭清術では，胸鎖乳突筋や副神経が合併切除されることがある．これにより副神経麻痺が生じると僧帽筋麻痺により翼状肩甲を生じる.
乳がん	・胸壁や腋窩の切開部の疼痛や肩関節の可動域制限を呈する. ・リンパ節郭清を行った場合，リンパ浮腫を呈することがある.
造血器腫瘍	・悪液質・長期治療により全身の筋力低下を生じやすい. ・多発性骨髄腫では，腰背部の痛みを生じやすい. ・急性白血病では，易感染性・貧血・血小板減少による出血傾向が生じる.
骨軟部腫瘍	・原発性悪性骨腫瘍では，骨肉腫が最も多い. ・好発部位は大腿骨遠位骨幹，脛骨，上腕骨近位端である. ・腫瘍による局所痛・可動域制限・拘縮・運動時痛を生じる.

Ⅲ-14
がん

4 がん患者の身体機能の評価

● 一般的に，がん患者の身体機能の評価には，世界的にECOG（Eastern Cooperative Oncology Group）のPerformance Statusが使用されている（表4）.

表4 ECOGによるがん患者の身体機能評価の指標

Score	状態
0	全く問題なく活動できる．発病前と同じ日常生活が制限なく行える．
1	肉体的に激しい活動は制限されるが，歩行可能で，軽作業や座っての作業はできる．
2	歩行可能で自分の身の回りのことはすべて可能だが作業はできない．日中の50％以上はベッド外で過ごす．
3	身の回りのある程度のことはできるが，しばしば介助が必要で日中の50％以上はベッドで過ごす．
4	身の回りのこともできず，常に介助を要し，終日臥床を必要とする．

5 緩和ケアとリハビリテーション治療

- 緩和ケアにおけるリハビリテーション治療は余命にかかわらず，**日常生活における障害の軽減**である．
- 終末期のがん患者においても運動療法により運動機能の改善を図ることができる[3]．また終末期を在宅で迎える患者でも，杖や福祉用具を使用して残存機能で最大限のADLの拡大を図ることができる．
- 緩和ケアが必要な時期や終末期では，身体面のみならず，心理面・精神面のサポートも重要である．よって医師，看護師，栄養士，臨床心理士などと連携を図り患者の情報共有を行うことが重要である．

6 AIDS

AIDS

- エイズ〔後天性免疫不全症候群（Acquired immune deficiency syndrome：AIDS）〕になると，悪性リンパ腫や子宮頸がんなどのウイルス性の腫瘍にかかりやすくなる．そのため，ここでAIDSについて解説する．

1）リハビリテーション治療の実施における注意点

- 医療従事者におけるヒト免疫不全ウイルス（Human Immunodeficiency Virus：HIV）感染者の血液による感染リスクは，経皮的曝露では約0.3％，粘膜曝露では約0.09％である[4]．この感染リスクはB型肝炎ウイルスやC型肝炎ウイルスに比して低値である．しかしながら，患者がこれらの肝炎ウイルスとの重複感染をしている可能性があることを考慮して対応する．
- リハビリテーション治療を実施する前に，患者および家族への病名告知の有無について必ず確認する．また患者のプライバシーの保護も考慮する必要がある．

2）AIDSによる障害

- 細胞性免疫能の低下により日和見感染症を生じる．原虫・ウイルス・真菌・細菌感染により生じる症状はさまざまである．

- 脳リンパ腫・カポジ肉腫（皮膚・肺・消化管・脳）などの悪性腫瘍を生じる.

- **HIV腎症**を生じる. HIV感染者の慢性腎臓病の有病率は約87%である. 治療薬や治療の副作用による高血圧・糖尿病により腎機能低下を生じる. 腎機能障害が進行した場合には, 透析治療や腎移植を必要とする.

- HIV脳症では, 頭部MRIで大脳の萎縮と広範な白質変性を認め, **身体障害**として歩行障害・動作緩慢を, **認知機能障害**として, 失語, 注意障害, 失認, 失行を生じる. またJCウイルスに感染したことがある者はAIDSによる免疫能低下によって, JCウイルスが再活性化して進行性多巣性白質脳症を生じることがある. 大脳白質に多巣性脱髄巣を認め, 運動失調・精神症状・視力障害・麻痺を呈する.

リハビリテーション治療のポイント

1) 理学療法のポイント

■1 周術期のリハビリテーション治療

- 周術期においては, 術後に起こりうる合併症を想定し, **できるだけ早期からリハビリテーション治療を実施**することが大切である[3].

- 重篤な呼吸器合併症を予防するために, 術前から運動療法や呼吸リハビリテーションを積極的に実施することで身体機能・呼吸機能の向上を図るとともに,「**禁煙指導**」「**栄養管理**」「**口腔ケア**」などをあわせて行う.

- 術後は, 患者の状態に応じて早期から離床や呼吸リハビリテーションを開始する. ADLの改善, 早期退院・早期社会復帰を目標に運動療法を実施する.

■2 造血幹細胞移植後のリハビリテーション治療

- 造血幹細胞移植が行われた患者は, **身体活動量の低下に伴う身体機能・ADLの低下**とともに, **倦怠感の増大や精神機能の低下**なども生じ, それがQOLの低下につながる.

- 移植前には, 移植後の無菌室内でも行える簡易的な評価項目を選択し, 身体機能を把握する.

- 移植前後に筋力トレーニングやエルゴメーターなどを用いた一貫した運動療法を実施する. これは筋力や運動耐用能などの身体機能だけではなく, QOLや倦怠感, 精神状態の改善をもたらす.

■3 骨転移・脊椎転移に対するリハビリテーション治療

◆国試頻出
キーワード
骨転移

- **骨転移**◆によって, がん細胞が骨に着床して増殖すると, **正常な骨の構造を失って弱化し不安定となり, 痛みや病的骨折**などの合併症を生じる.

- 骨転移部の疼痛の悪化や骨折の発生を防ぐために, 転移骨の脆弱性や不安定性を評価し, リスクの高い部位には, 痛みや骨折のリスクを軽減するような動作指導, 補助具の使用, 環境設定を考慮する必要がある（表5）[5].

表5 骨折のリスクを軽減するような動作指導，補助具の使用，環境設定

動作指導	・大きく急な動きはできるだけ避け，細かくゆっくり動くようにする ・脊椎転移のある場合，寝返りやベッドから起き上がり時に，過度の体幹前屈や捻転を避ける ・無理にベッドから自力で起き上がることは避け，柵やギャッジアップを利用する ・長管骨や骨盤の骨転移の場合，転移側下肢の荷重を避けるような移乗動作の指導
補助具の使用	・疼痛・骨折下肢への荷重を軽減するための杖や歩行器 ・起居動作時における脊椎への負担軽減を目的としたコルセット ・長距離歩行時の負荷軽減のために，外出時の車椅子 ・体幹前屈時に痛みが出る場合のソックスエイド ・移乗時におけるトランスファーボード
環境設定	・歩行時の疼痛軽減のための手すり設置 ・立ち上がり時の疼痛軽減のための手すりや高い座面

文献5をもとに作成．

2）作業療法のポイント

1 リンパ浮腫

◆国試頻出キーワード
リンパ浮腫

- 国際リンパ学会により**リンパ浮腫**◆は「リンパ管系の輸送障害に組織間質内の細胞性タンパク処理能力不全が加わって，高タンパク性の組織間液が貯留した結果に起きる臓器や組織の腫脹」と定義される．
- リンパ浮腫は先天性・原因不明の原発性（一次性）と発症原因が明らかな続発性（二次性）とに分けられる．
- がん治療後の**続発性リンパ浮腫**は全リンパ浮腫患者の80％を占め，原因となる疾患では乳がん，婦人科がんが多い[6]．
- リンパ浮腫の臨床分類には表6が用いられる．評価には，四肢の周径や表皮の肥厚テスト，圧痕テストなどが用いられる．皮膚の変化を記録していくことも重要である．
- リンパ浮腫のリハビリテーション治療には，**複合的理学療法**（complex decongestive physical therapy：CDT）が標準治療である．複合的理学療法とは「スキンケア」「用手的リンパドレナージ」「圧迫療法」「運動療法」を複合的に行うことで患肢にうっ滞した過剰なリンパ液の排液を行う（図2）[7]．リンパ浮腫治療の禁忌を表7に示す．

表6 国際リンパ学会によるリンパ浮腫の臨床分類

0期	リンパ液輸送が障害されているが，浮腫が明らかではない潜在性または無症候性の病態．
Ⅰ期	比較的タンパク成分が多い組織間液が貯留しているが，まだ初期であり，四肢を上げることにより治まる．圧痕がみられることもある．
Ⅱ期	四肢の挙上だけではほとんどの組織の腫脹が改善しなくなり，圧痕がはっきりする．
Ⅱ期後期	組織の線維化がみられ，圧痕がみられなくなる．
Ⅲ期	圧痕がみられないリンパ液うっ滞性象皮病の他，アカントーシス（表皮肥厚），脂肪沈着などの皮膚変化がみられるようになる．

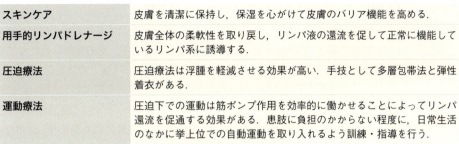

スキンケア	皮膚を清潔に保持し，保湿を心がけて皮膚のバリア機能を高める．
用手的リンパドレナージ	皮膚全体の柔軟性を取り戻し，リンパ液の還流を促して正常に機能しているリンパ系に誘導する．
圧迫療法	圧迫療法は浮腫を軽減させる効果が高い．手技として多層包帯法と弾性着衣がある．
運動療法	圧迫下での運動は筋ポンプ作用を効率的に働かせることによってリンパ還流を促通する効果がある．患肢に負担のかからない程度に，日常生活のなかに挙上位での自動運動を取り入れるよう訓練・指導を行う．

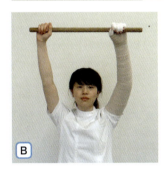
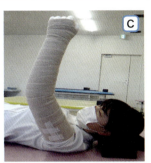

図2 複合的理学療法とその運動療法場面（上肢例）

A）複合的理学療法（基本となる4つの治療法）．B）圧迫下（弾性包帯や弾性着衣をつけた状態）での棒体操．C）圧迫下（弾性包帯や弾性着衣をつけた状態）で上肢を挙上し手指の開閉．

表7 リンパ浮腫治療の禁忌例

- 感染症による急性炎症（蜂窩織炎など）
- 心性浮腫（心不全など）
- 急性期の深部静脈血栓症（DVTなど）
- 動脈血行障害（閉塞性動脈硬化症）
- 悪性腫瘍による浮腫
- 強皮症

2 乳がんのリハビリテーション治療

- 乳がん手術で乳房付近の腋窩リンパ節郭清が行われた場合，腋窩の皮膚が切開されることで，軟部組織の損傷・瘢痕化，皮弁間張力，腋窩のつっぱり感，腋窩ウェブ症候群（Axillary web syndrome，腋窩・上腕部から前腕方向に索状物が触れ，同部のひきつれや痛みをきたす症状）などにより，肩関節の運動障害が生じる．
- 術後のリハビリテーション治療は，肩関節の可動域練習が基本である．術直後の創部が治癒する前に行うとドレーンの排液量が増え，創部離開などのリスクが生じるため，ドレーン抜去前は原則として自動可動域練習で肩関節屈曲90°，外転45°までとする[8]．ドレーンが抜去されたら積極的な肩関節の可動域練習を行う．

3 頸部リンパ節郭清術後のリハビリテーション治療

- 頸部リンパ節に隣接する副神経が切除されると**僧帽筋が麻痺し，肩甲帯の挙上・肩関節の外転障害，翼状肩甲を生じる（副神経麻痺♦）．**
- 頸部リンパ節郭清術後のリハビリテーション治療では，不動による肩関節拘縮を予防し，温熱療法などによる肩甲帯周囲や頸部の疼痛の緩和，僧帽筋周囲の筋力増強による代償的な運

◆国試頻出キーワード

副神経麻痺

動の獲得を図る.

4 緩和ケアにおけるリハビリテーション治療

- 緩和ケアにおけるリハビリテーション治療の目的は「**余命の長さにかかわらず，患者とその家族の要望（Demands）を十分に把握したうえで，その時期におけるできる限り可能な最高のADLを実現すること**」にある[9]．進行がんでは自分でできることが少なくなってくることで，自尊心や自己効力感の低下をきたしていく．そのため，ADLを維持することはQOLを保つことへとつながる．

- リハビリテーション治療の内容は，生命予後が月単位の時期と週・日単位の時期では，アプローチの内容や目的が異なる（**表8**）[10]．

- 進行がん患者は**疼痛，呼吸困難，がん関連倦怠感**など，複数の苦痛症状を同時にもつことが多い．Cicely Saunders（シシリー　ソンダース）は**トータルペイン**という概念を提唱し，身体的，精神的，社会的な苦痛が相互に影響しあう全人的苦痛として捉えることが重要であるとしている[11]．

表8　終末期がん患者に対するリハビリテーション治療の目的

余命月単位の時期	余命週・日単位の時期
ADL・基本動作・歩行の安全性の確立，能力向上	**疼痛緩和**
・残存能力や福祉機器の活用 ・動作のこつの習得	・物理療法 ・ポジショニング，リラクセーション ・補装具，杖
廃用症候群の予防・改善	**浮腫による症状緩和**
・関節拘縮や四肢筋力低下の維持・改善	・リンパドレナージ主体
浮腫の改善	**呼吸苦緩和**
・圧迫，ドレナージ，生活指導	・呼吸法，呼吸介助，リラクセーション
安全な栄養摂取の手段確立	**心理支持**
・摂食，嚥下面へのアプローチ（代償手段）	・アクティビティー，日常会話や訪室
在宅準備	
・自宅の環境評価とアドバイス，ホームプログラム習得	

文献10より引用.

引用文献

1）がん情報サービス 最新がん統計（http://ganjoho.jp/reg_stat/statistics/stat/summary.html），国立がん研究センターがん対策情報センター

2）Inoue M, et al：Body mass, tobacco smoking, alcohol drinking and risk of cancer of the small intestine--a pooled analysis of over 500,000 subjects in the Asia Cohort Consortium. Ann Oncol, 23：1362-1369, 2012

3）「がんのリハビリテーション治療ガイドライン」（日本リハビリテーション治療医学会，がんのリハビリテーション治療ガイドライン策定委員会/編），金原出版，2013

4）「抗HIV治療ガイドライン」（鯉渕智ржな/研究分担者）（http://www.haart-support.jp/pdf/guideline2018.pdf），HIV感染症及びその合併症の課題を克服する研究班，2018

5）「骨転移診療ガイドライン」（日本臨床腫瘍学会/編），南江堂，2015

6）「癌のリハビリテーション治療」（辻 哲也，他/編），p384，金原出版，2006

7）「上肢リンパ浮腫のリハビリテーション治療」（安保雅博，吉澤いづみ/編），三輪書店，2011

8）「見て知るリハビリテーション治療医学」（柳澤信夫/監，小松泰喜/編），pp146-147，丸善出版，2016

9）Santiago-Palma J & Payne R：Palliative care and rehabilitation. Cancer, 92（4 Suppl）：1049-1052, 2001

10）辻 哲也：緩和ケアにおけるリハビリテーション治療の概要．「がんのリハビリテーション治療実践セミナーテキスト」（http://www.lpc.or.jp/reha/modules/seminar_new/），pp97-106，一般財団法人ライフ・プランニング・センター，2014

11）Saunders C：Care of the dying--1. The problem of euthanasia. Nurs Times, 72：1003-1005, 1976

第Ⅲ章 疾患各論

15 高齢者

学習のポイント
- 高齢者の身体的特徴や機能低下について学ぶ
- 高齢者の身体障害や精神系疾患について学ぶ
- 高齢者に対するリハビリテーション治療のポイントを学ぶ

1 高齢者の特徴

- 高齢者にとって加齢に伴う**身体機能の低下**は重大な障害を招きやすい．
- 身体機能の低下は**易転倒性**を生じさせ，高齢者の3人に1人は1年間に1度以上の転倒を経験するとされている．
- 転倒に伴う入院加療や，転倒に対する恐怖感は身体活動量を低下させ，さらなる身体機能低下につながる悪循環に陥る（図1）．

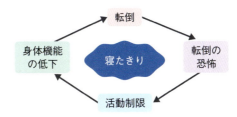

図1 転倒による悪循環

2 骨粗鬆症

- 骨密度の低下により骨折しやすくなるのが骨粗鬆症である．
- 骨粗鬆症では**大腿骨近位部骨折**や**脊椎圧迫骨折**，**上腕骨近位部骨折**，**橈骨遠位端骨折**（**高齢者の4大骨折**◆）を生じやすい（第Ⅲ章-6参照）．

◆国試頻出キーワード
高齢者の4大骨折

3 転倒

- 高齢者は転倒により大腿骨頸部骨折や腰椎圧迫骨折などの骨折を起こすことがある．また頭部の打撲により脳挫傷や急性硬膜下血腫，急性硬膜外血腫を起こすこともある．
- **転倒**の内因性リスク因子としては**下肢筋力低下**，**バランス障害**，**視力障害**，**認知障害**などがある．
- 外因性リスク因子としては**外力や薬剤の副作用**，環境因子としては**暗い照明**，**滑りやすい床**，**浴室の環境不足**が知られている．

◆国試頻出キーワード
転倒

4 フレイル

◆国試頻出キーワード
フレイル

- 厚生労働省研究班はフレイルを「加齢とともに心身の活力（運動機能や認知機能等）が低下し，複数の慢性疾患の併存などの影響もあり，生活機能が障害され，心身の脆弱性が出現した状態であるが，一方で適切な指導・支援により，生活機能の維持向上が可能な状態像」と定義している．
- これは機能障害に至る前段階，つまり要介護状態に至る前段階としてとらえることができる（図2）．
- Friedらの**フレイルの診断基準**は意図しない体重減少，疲れやすさ，身体活動量の低下，歩行速度の低下，握力の低下の5項目からなり，3項目以上該当するとフレイル，1または2項目だけの場合にはフレイルの前段階であるプレフレイルと判断する（表1）．

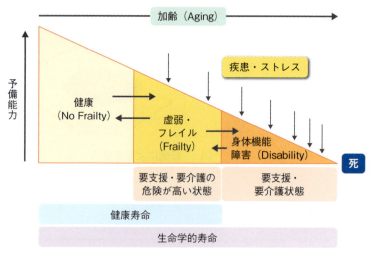

図2　フレイルと要介護状態との関係
文献3をもとに作成．

表1 Friedらのフレイルの診断基準

項目	指標
①体重減少（Weight Loss）	半年間で2～3kg以上の意図しない減少
②疲労感（Exhaustion）	（この2週間に）わけもなく疲れた感じがある
③活動量の低下（Low Activity）	散歩などの運動を週一回以上していない
④歩行速度の遅延（Slowness）	以前に比べて歩く速度が遅くなってきたと思う
⑤筋力低下（Weakness）	握力測定（男＜26kg，女＜18kg）

上記の5項目のうち，3項目当てはまればフレイル，1～2項目ならプレフレイル．文献4をもとに作成．

5 ロコモティブシンドローム（ロコモ）

- 運動器障害のために移動機能低下をきたした状態を**ロコモティブシンドローム**（略称：ロコモ，和文表記：運動器症候群）という．
- 表2のロコチェック7項目のうち1つでも該当するとロコモの可能性がある．
- さらに運動器の衰えが進行し，バランス能力および移動歩行能力の低下が生じ，閉じこもり，転倒リスクが高まった状態は**運動器不安定症**◆と診断される．

◆国試頻出キーワード
運動器不安定症

表2 7つのロコチェック

①片脚立ちで靴下がはけない
②家の中でつまずいたり滑ったりする
③階段を上がるのに手すりが必要である
④家のやや重い仕事*が困難である
⑤2kg程度**の買い物をしてもち帰るのが困難である
⑥15分くらい続けて歩くことができない
⑦横断歩道を青信号で渡りきれない

*掃除機の使用，布団の上げ下ろしなど．**1Lの牛乳パック2個程度．文献5をもとに作成．

6 サルコペニア

サルコペニア

- **サルコペニア**◆とは**筋肉量低下**と**筋力低下**または**身体機能低下**に代表される筋肉の減弱状態である．
- サルコペニアは加齢に伴う原発性と，低活動や低栄養，疾患によって生じる二次性に分類される．

7 介護予防

- 介護予防は65歳以上の高齢者が「**要介護状態になることを極力遅らせること**」または「**要介護状態になるのを未然に防ぐこと**」そして「**すでに介護が必要な場合は，状態が悪化しないよう努め，改善を図ること**」を目的とする．
- 介護予防対策が必要な高齢者をスクリーニングするツールとして厚生労働省が考案した基本チェックリスト[1]がある．

リハビリテーション治療のポイント

1）理学療法のポイント

- 高齢者にとって身体機能の低下は易転倒性を生じさせる．転倒を防ぐため，抗重力筋増強トレーニング，柔軟性向上トレーニング，バランス練習を行う．

1 抗重力筋増強トレーニング

- 筋力低下の原因として，筋線維数の減少，おのおのの筋線維の萎縮がある．加齢に伴うサルコペニアでは身体活動のなかで瞬発的な働きを担う速筋線維（タイプⅡ線維）の萎縮が優位にみられる．
- 姿勢保持に働く大腿四頭筋や下腿三頭筋などの抗重力筋（図3）のトレーニングが転倒予防に重要である．下肢の筋力増強トレーニングとしてはスクワットやヒールレイズがあげられる（図4）．トレーニング時の転倒や恐怖心を避けるため，椅子を用いて行うとよい．

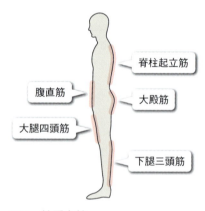

図3　抗重力筋

スクワット　　　　　　　　　　ヒールレイズ

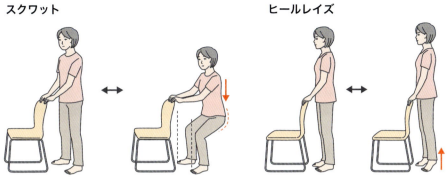

図4　下肢筋力増強トレーニング

2 柔軟性向上トレーニング

- 高齢者では柔軟性の低下を生じやすく，バランス能力や歩行能力の低下につながる．特に足関節の柔軟性の低下は転倒リスクとなる．
- 虚弱な高齢者の場合，動的ストレッチのような反動をつけた運動では筋線維を損傷してしまう恐れがあるため，各筋群を持続的にゆっくりと伸張するような静的ストレッチが好ましい．

3 バランス練習

- 高齢者の立位姿勢におけるアライメントは，胸腰椎の後弯，骨盤後傾位，股・膝関節屈曲位をとることが多い．このとき，支持基底面内における重心線は後方へ変位するため，高齢者は後方へバランスを崩しやすい．
- 静的バランス評価としては片脚立位保持テスト[※1]，動的バランス評価としてはTimed Up and Goテスト[※2]があげられる．
- 閉脚立位，タンデム立位，片脚立位といったように支持基底面を調節してバランス練習を行う．セラピストが外乱刺激を加えることで，より応用的なバランス練習が行える．

> ※1　片脚立位保持テスト
> 両手を腰にあて，5cm以上片脚を上げている時間を測定する．左右2回測定し，最もよい記録を測定する．閉眼片脚立位で5秒以下，開眼片脚立位で20秒以下は転倒リスクが高まる．
>
> ※2　Timed Up and Goテスト
> 肘掛け椅子から立ち上がり，快適で安全な速度で3m歩き，方向転換して椅子に戻り腰掛けるまでに要する時間を測定する．13.5秒以上で転倒リスクが高まる．30秒以上の場合はほとんどの活動に介助を要する．

2）作業療法のポイント

1 4つの喪失

- 高齢者は加齢とともに「心身の健康の喪失」「社会的つながりの喪失」「経済的自立の喪失」「役割・生きがいの喪失」という主に4つの喪失を経験する．
- ①**心身の健康の喪失**：加齢に伴う身体機能の低下，記憶・知能の低下，情動の低下などの心身の健康の喪失により，身体障害や精神神経系疾患を呈するリスクが高まる（表3）．身体障害

に加え，脳血管障害による高次脳機能障害や認知症，うつ病などの精神神経系疾患を合併すると，作業遂行能力，情動・意欲などの問題が深刻になる．

②**社会的つながりの喪失**：家族や知人との死別，定年や引退による仕事上の人間関係の変化など，社会的なつながりを失うほどに，人との交わりや生活範囲の縮小化が生じやすい．

③**経済的自立の喪失**：年金受給生活への移行に伴って収入基盤が大きく変化して収入の大きな減額につながることもあるため，独居の高齢者などは家族あるいは社会的な支援が必要になる場合もありうる．

④**役割・生きがいの喪失**：子どもの自立や社会的役職からの引退などで家庭や社会における役割や目的を失うこと，さらには前述した3つの喪失が複合的に影響して生きる価値を見失っていく．

表3 **高齢者の身体障害や精神系疾患の特徴**

	主な疾患	特徴
神経系	脳血管障害，変性疾患（パーキンソン病など）	・麻痺，筋緊張の異常，バランスの低下による歩行，ADLの障害． ・失語症や記憶，注意などの高次脳機能障害が加わることでより生活活動が困難に．
呼吸器系	肺炎，肺がん，慢性閉塞性肺疾患（COPD）など	・加齢による菌・ウイルスへの抵抗力の低下が発症リスクを高める． ・排痰や嚥下機能の低下により誤嚥性肺炎のリスクも高い． ・高齢になると症状の感受性が低く，自覚が乏しく重症化しやすい．
循環器系	高血圧，起立性低血圧，虚血性心疾患（狭心症・心筋梗塞）	・動脈硬化による血管収縮性の低下により高血圧になる一方で，血管の伸展刺激が弱くなり頸動脈洞などの圧受容器の感受性が低下し起立性低血圧も引き起こしやすい． ・心機能の低下は，労作時呼吸苦や浮腫も引き起こす．
筋/骨格系	骨粗鬆症，骨折，変形性関節症	・骨粗鬆症で骨の強度が低下すると転倒時の骨折リスクは高まる． ・特に椎体，大腿骨頸部，手関節などの骨折が多い． ・筋力低下，関節周囲組織の弾力性低下は変形性関節症の原因に．疼痛，関節可動域低下が生活動作を困難にする．
精神系	認知症，老年期うつ病，老年期人格障害	・認知症の周辺症状に，意欲低下，幻覚，徘徊・暴言暴行などがある． ・老年期うつ病では，感情面よりも疲労感や不眠，心気症状の訴えが多い． ・老年期人格障害は，適応障害を起因に性格の偏りが目立ってくる．

2 高齢者の作業療法の目的

● 喪失を受容することは容易ではないため，ときに否定的に，回避的に，依存的に適応しようとする．

● 作業療法の目的は，役割・生きがいへの気づきを助けることであり，ときには役割を提供し，喪失への適応を手助けするところにある．

①生活活動の動機づけ

● 人の行動は，**楽しみ，満足感，興味など内的な動機**，あるいは**賞賛や報酬など外的な動機**によって生まれるものである．喪失体験の多い高齢者のこの動機づけをいかに高め，行動・習慣化できるかが重要である．

● 喪失の多い高齢者の内的な動機づけはしばしば難しい．そこで興味チェックリスト[2]などの評価を通じて，その人の重要な物事や価値観に気づかせる方法が多く用いられる．

- 個人的な活動に留まらず，社会的な交流の場への参加を促すことで生活範囲の拡大，新しい人間関係の構築を助ける．さらに，自身の能力を発揮できる役割をその場に創出することで，「役に立てる自分」の再発見につながれば，高齢者は生きる楽しみをとり戻す．

②生活課題の解決

- 物が見えにくい，疲れやすい，細かな作業ができない，忘れっぽくなったなど加齢や障害による機能・能力の低下は十人十色である．さらに，独居で援助者がいない，階段を使う必要がある，移動に車やバスを使うなど環境的状況もさまざまである．

- 予備力や回復力が低下している高齢者にとって，機能・能力の改善には時間・労力を要する．改善は困難で，廃用症候群を予防して機能・能力維持を目標とする状況も少なくはない．

- 機能の改善が図れないケースの多い高齢者にとっては，環境面の整備，福祉用具や自助具の適用，支援者への情報提供・教育が重要になる（**第Ⅰ章-9**参照）．

引用文献

1）新開省二，他：『介護予防チェックリスト』の虚弱指標としての妥当性の検証．日本公衆衛生雑誌，60：262-274，2013
2）山田 孝，他：高齢者版興味チェックリストの作成．作業行動研究，6：25-35，2002
3）長寿医療研究センター病院レター第49号（http://www.ncgg.go.jp/hospital/iryokankei/documents/hospitalletter49.pdf），国立長寿医療研究センター，2014
4）Fried LP, et al：Frailty in older adults：evidence for a phenotype. J Gerontol A Biol Sci Med Sci, 56：M146-M156, 2001
5）日本整形外科学会ホームページ（http://www.joa.or.jp/jp/index.html）

参考文献

・「高齢者リハビリテーション実践マニュアル」（宮越浩一/編），メジカルビュー社，2014
・「高齢者理学療法学」（島田裕之/総編集，牧迫飛雄馬，山田 実/編），医歯薬出版，2017
・「高齢者理学療法学テキスト」（細田多穂/監，山田和政，他/編），南江堂，2017
・「高齢期領域の作業療法 第2版 プログラム立案のポイント」（山田 孝/監，小林法一，他/編），中央法規出版，2016

第 **Ⅲ** 章　**疾患各論**

16 熱傷

学習のポイント

● 熱傷の原因，病期，病態について学ぶ

● 熱傷の重症度の尺度，熱傷部位ごとの特徴を学ぶ

● リハビリテーション治療時の評価事項，同施行時におけるポイントについて学ぶ

1 熱傷とは

● 狭義には物理的な熱作用による皮膚の損傷．広義には化学薬品，電撃，放射線といった外的因子による皮膚の損傷．

● **狭義の熱傷の原因**：火災，爆発や日焼け，高温の気・液・固体への接触，カイロなどの低熱源も接触時間が長ければ熱傷の原因となりうる．自殺企図も少なくない．

● わが国における発生数は年間数万人で，そのうち入院患者数は6,000人以上と推定されている[1]．

● **重傷熱傷患者に対しても早期リハビリテーション治療の有効性が示されている**．呼吸循環動態が保たれ脊椎や関節の不安定性がない限り早期離床を制限する必要はない．

● しかし，早期リハビリテーション治療を阻害する熱傷特有の因子が存在すること，熱傷重症度によりリハビリテーション治療の施行内容が異なること，安全で効果的なリハビリテーション治療を進めていくうえで注意しなければならないポイントを理解しなければならない．

● 熱傷には早期リハビリテーション治療を阻害する特有の因子が存在する．

　▶ **初期阻害因子**：気道熱傷による呼吸不全，循環不全（低血液量性ショック，リフィリング期の心不全），疼痛，熱傷創部加療のための創部への荷重制限

◆国試頻出
キーワード

瘢痕拘縮

　▶ **中期阻害因子**：疼痛，**瘢痕拘縮◆**，精神的問題

● 熱傷に対するリハビリテーション治療のゴールは早期からの離床を促すとともに，瘢痕による関節拘縮を可能な限り予防し，早期に社会復帰させることである．

2 熱傷傷病期

- 病期は急性期，感染期，回復期と経る．
  - ▶ **急性期**：受傷初期から受傷およそ2～3日目までのことを指し，創部へのNa$^+$，水，タンパク質の移動，毛細血管透過性亢進による細胞外液の減少が生じた後，この透過性が回復し，リフィリングが生じるまでの過程である．
  - ▶ **感染期**：受傷後1週間程度の時期で，代謝亢進，心拍出量が増加する．
  - ▶ **回復期**：創部閉鎖から瘢痕成熟までの時期である．
- 病期ごとの生体反応，治療内容は**表1**に示す．

表1 熱傷傷病期

	急性期			感染期	回復期
病期	受傷初期	受傷～48時間	受傷から2～3日（利尿期）	受傷後1週間程度	創部閉鎖から瘢痕成熟まで
生体反応	創部へのNa$^+$，水，タンパク質移動，血液濃縮と血液量・細胞外液量↓	毛細血管透過性↑，血漿血管外漏出，低用量性ショック，代謝性アシドーシス	毛細血管透過性回復，循環血液量↑，浮腫消失（リフィリング）	代謝亢進，心拍出量↑	肥厚性瘢痕
治療	鎮静，循環・呼吸管理，良肢位保持，ROM練習，呼吸リハビリテーション	輸血・血漿成分投与，尿量確保，良肢位保持，呼吸リハビリテーション	輸液管理，心不全・肺水腫予防，呼吸管理，デブリードマンと植皮術，良肢位保持，ROM練習，呼吸リハビリテーション，筋力トレーニング，端座位・起立練習（部位に応じて）	デブリードマンと植皮術，栄養管理，感染対策（菌血症，敗血症，尿毒症），良肢位保持，呼吸リハビリテーション，ROM練習，筋力トレーニング，離床（端座位・起立練習）	手術・修正手術，栄養管理，良肢位保持，ROM練習，筋力トレーニング，起立・歩行練習

文献2をもとに作成．

3 重症度判断の尺度

- 原因，深度，熱傷面積，部位，年齢により予後が異なるため，それぞれに対して判断の尺度がある．

◆**国試頻出キーワード**
熱傷の深度分類

① **深度分類**：**熱傷の深度分類**◆を**表2**に示す．

② **熱傷面積**：

- ▶ **％TBSA（％ of total body surface area）**：Ⅱ，Ⅲ度の熱傷受傷範囲の全体表面積に占める割合．
- ▶ 急性期に入院した熱傷患者（来院時心肺停止症例を除く）の熱傷範囲が，％TBSAで50％のとき，死亡率は50％を超える[3]（**表3**）．
- ▶ 気道熱傷がある場合は死亡率が高く，％TBSAが大きいほどその傾向が強まる[3]．
- ▶ **9の法則（小児には5の法則）**：身体部位別に広範囲の熱傷面積を計算（**図1**）．

▶ **手掌法**：手掌面積が体表面積の1％に相当すると仮定して計算．
③**熱傷指数**（burn index：BI）：BI＝Ⅲ度熱傷面積＋1/2×Ⅱ度熱傷面積．BIと死亡率の関係を表4に示す．
④**予後熱傷指数**（prognostic burn index：PBI）：
PBI＝Ⅲ度熱傷面積＋1/2×Ⅱ度熱傷面積＋年齢．

表2 熱傷の深度分類

分類	障害組織	生体変化	所見	症状	経過・治癒機転
Ⅰ度（Ⅰ）	表皮限局	血管拡張，軽度浮腫	発赤	疼痛，掻痒	瘢痕形成（－），自然治癒
浅達性Ⅱ度（Ⅱs）	真皮（有棘・基底層）	血管透過性↑	水疱形成，水疱底赤色	強い痛み，灼熱感	瘢痕軽微，1～2週間治癒
深達性Ⅱ度（Ⅱd）	真皮（乳頭層・乳頭下層）	血漿血管外漏出，浮腫，水疱	水疱形成，水疱底白色	知覚鈍麻	瘢痕肥厚化，拘縮，3～4週間治癒（感染により遷延化），Ⅲ度への移行あり
Ⅲ度（Ⅲ）	皮下組織	血管破壊，血流途絶	壊死，白色	無痛性	デブリードマン・植皮術の対象，感染に対して脆弱

文献2をもとに作成．

表3 ％TBSAと死亡率の関係

％TBSA	死亡率（％）
＜10％	3.4
50～60％	60
70～80％	80
＞90％	99

文献3をもとに作成．

表4 BIと死亡率の関係

BI	死亡率（％）
＜10％	3.4
40～50％	62
70～80％	95
＞90％	100

文献3をもとに作成．

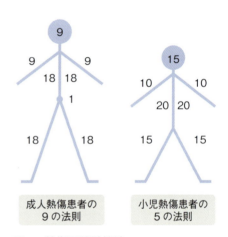

図1 熱傷面積計算法

エビデンスレベル自体は低いが歴史的背景からガイドラインで推奨されている熱傷面積の簡易算定法．成人では9の法則を，小児では5の法則を用いる．小児は成人に比べて頭部が大きく四肢が短いため，全体表面積に対する各部位の表面積の割合が成人とは異なる．

▶ **Artzの基準**[3]
熱傷の重症度と治療の種類を判断できる指標．
重傷熱傷：熱傷専門施設での入院治療を要する．Ⅱ度熱傷30％以上，Ⅲ度熱傷10％以上，Ⅲ度熱傷（顔面，手，足），気道熱傷疑い，軟部組織の損傷・骨折の合併，電撃痛，化学熱傷．
中等度熱傷：一般病院での入院治療を要する．Ⅱ度熱傷15～30％，Ⅲ度熱傷10％未満（顔面，手，足以外）．
軽症熱傷：外来で治療が可能．Ⅱ度熱傷15％未満，Ⅲ度熱傷2％未満．

4 熱傷の部位と特徴

①四肢および体幹の全周性熱傷：
- ▶ **コンパートメント症候群**※の危険性あり．四肢チアノーゼ，深部疼痛，進行性知覚鈍麻，脈拍触知困難，呼吸障害，腹圧上昇で減張切開を考慮．
- ▶ 全周にわたる植皮術は拘縮，姿勢異常，呼吸困難が生じうる．

②手背・手指：瘢痕拘縮になりやすい．末梢循環障害による壊死．切断のリスクが高い．

③頸部：頸部の瘢痕拘縮は口腔周囲の運動制限を生じやすく顔貌や姿勢にも影響する．

④腋窩，肘窩，膝窩：伸張性に富む部位で瘢痕により腱の滑走や運動が制限される．

⑤顔面：気道熱傷．眼瞼，眼球，鼻梁，口唇は瘢痕拘縮を生じ，機能・整容障害残存．

⑥殿部・足底：座位や立位時の重要な荷重部位であり，ときに離床を遅延させる．

◆国試頻出キーワード
コンパートメント症候群

> ※ **コンパートメント症候群**◆(compartment syndrome)
> 上下肢の筋，血管，神経は骨，筋膜，骨間膜に囲まれ，この区画をコンパートメントとよぶ．骨折や打撲，熱傷，強い圧迫などによる筋組織などの腫脹が原因で区画内圧が上昇し，その中にある筋，血管，神経が圧迫された状態．6徴候：疼痛，蒼白，運動麻痺，錯感覚，腫脹，脈拍消失．処置が遅れれば壊死や神経麻痺を起こす．筋膜切開が必要．

リハビリテーション治療の際に評価・把握しておくこと

1) 急性期

①意識：意識障害の有無，鎮静がかけられている場合は薬剤の種類，投与速度．

②呼吸・循環動態：気道熱傷による喉咽頭浮腫は気道閉塞を引き起こす．急性期の循環血液量減少によるショックに対して，大量輸液負荷，昇圧薬，利尿薬，胸部X線写真，動脈血ガス分析，気管支鏡所見，呼吸管理の状態（人工呼吸器の換気モード，FiO_2，流量）を評価．

③感染症対策：皮膚というバリアを失った熱傷患者では感染症が容易に生命を奪う．十分な手洗いと標準予防策が必要（第Ⅲ章-21参照）．体温，炎症マーカーをチェック．

④栄養管理：熱傷では創組織修復のため正常な組織も分解され異化作用が亢進する．そのため大量のタンパク質投与・摂取が必要（2～3 g/kg/day）．骨格筋減少は体重変動により観察していく．

⑤創部：創面や感染の状況を十分に把握し，リハビリテーション治療の適応および離床の可否を判断する．

⑥運動機能：
- ▶ 四肢周径：急性期では浮腫の評価，浮腫軽減後は骨格筋量の評価．
- ▶ 関節可動域（ROM）：一次的損傷，および植皮や瘢痕拘縮による二次的障害はROM制限因子となる．関節拘縮や変形の発生を予測する．創や残存潰瘍の痛み，瘢痕形成の進行により起床直後や動作開始時に十分な柔軟性が得られない．基礎的に存在する痛みか，運動や肢位，時間帯により増強するものかを評価する．

- 筋力：意識状態が低い受傷早期は四肢周径の計測や自発的な運動の観察を通して大まかに推測し，意識レベルが回復したらMMT（第Ⅱ章-1参照）や筋力計を用いた筋力評価を行う．抗重力筋の低下に注目する．
- ADL評価法：機能的自立度評価（FIM）（第Ⅰ章-1参照），熱傷に特化した評価方法としてBSHS-B（Burn Specific Health Scale-Brief）がある．

2）回復期・慢性期

- 進行性の瘢痕対策とそれによるROM制限対策が主な目標．
- 評価は，瘢痕拘縮および痛みにもとづき，ROM・ADL制限を中心に整理．
- 植皮部位は感覚のみならず発汗・皮膚血管拡張機能が障害されるため，物理療法を行う際にはその評価が必要．
- 全身運動する場合にはうつ熱に注意．

リハビリテーション治療のポイント（理学療法士・作業療法士共通）

- 疼痛や皮膚障害により関節可動域（ROM）制限は非常に起こりやすい．
- 植皮有無に関係なく，できる限り早期にリハビリテーション治療を開始するべきである．
- **良肢位保持**◆（図2, 3）：熱傷の部位や創部の状態の評価にもとづき，個別に受傷後ないし術後の伸張位（**抗拘縮肢位**）を決定して保持させる．循環障害に注意しながらシーネ，スプリント，装具，伸張性粘着テープを用いて行う．植皮の生着を確認後は継続的にサポーターなどで低圧持続圧迫を行う．
- ROM練習：植皮術後の植皮の完全生着を待つ必要はない．下肢の植皮術後の早期離床練習は早期退院を促し，植皮の治癒経過に早期離床練習と安静臥床との間に差がないことから，

◆国試頻出キーワード
良肢位保持

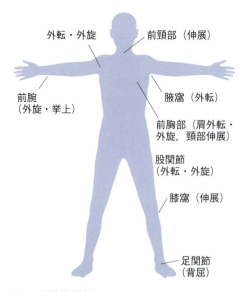

図2　良肢位保持

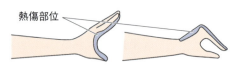

熱傷部位		手掌	手背
手関節		約30°伸展位	約20°伸展位
総指	MP関節	0°伸展位	約70°屈曲位
	PIP関節	0°伸展位	0°伸展位
	DIP関節	0°伸展位	0°伸展位
母指	CMC関節	外転・伸展位	対立位
	MP関節	0°伸展位	0°伸展位
	IP関節	0°伸展位	0°伸展位

図3　手掌・手背の熱傷に対する良肢位保持

重傷熱傷患者に対する早期リハビリテーション治療の安全性と有効性が示されている．筋力増強のためにROM維持改善が重要でADLの確保をめざす．採皮部やⅡdの部位は痛みが強いため接触を避ける．不動により関節包や靱帯の癒着が生じる．長期臥床による骨密度低下は骨折の危険性を高める．

● **筋力増強トレーニング**：筋力低下は直接の侵襲による損傷と異化亢進による．ベッド上からでも可能な限り早期から開始．初期ではADLで動員する筋を中心に全身の筋を鍛える．

● **離床**：初回包帯交換時にほぼ一致する時期に植皮の生着を判断する．生着にこだわらず，例えば殿部に受傷があったとしても，患者をベッド上でもち運び式起立台（Lボード）に移し，殿部に圧をかけることなく起立負荷をかけることが可能である．

● **うつ熱**：ヒトは全身体表面積の60％以上の皮膚に発汗・皮膚血管拡張障害を呈していると，熱放散機能低下のため，うつ熱を生じやすくなる．持久力トレーニングをする際は特に注意する．

● **呼吸リハビリテーション**：受傷後，可能な限り早期から呼吸介助，排痰，無気肺の解除を継続的に行う．体位管理によって換気血流比を上昇させることで酸素化が改善する．臥位からヘッドアップすることで横隔膜が下がり全肺気量や1回換気量が増加し，呼吸仕事率の減少，分泌物移動の促進をさせるため，呼吸機能改善や排痰を促し，感染予防となる．

● **精神的ケア**：熱傷患者の**心理的適応段階は生理期（受傷直後），心理期（2〜3日後），回復期（退院直前），社会期（退院後）**に分けられる．生理期には疼痛による心理的ストレスや大量輸液，電解質異常，感染などの病態的因子によるせん妄が多い．植皮術を行う時期の心理期には抑うつ，不安，退行がみられる．創部が治癒し疼痛も軽減する回復期には社会復帰に対する不安と抑うつの再燃，希死念慮もある．社会期には醜貌や機能障害から社会適応困難となり心的外傷後ストレス障害を抱えることもある．受傷前から精神障害を合併している場合も多く，特に，受傷機転が自傷行為による場合は，精神科医の適切な治療が要求される．

リハビリテーション治療のポイント（作業療法士の観点から）

● 前述のように，早期から積極的に自動・他動運動によるROM練習を行う．

● 瘢痕拘縮予防のために早期からスプリントによる良肢位保持を行い，手指・上肢機能低下を予防するために受傷早期から作業療法士が指導することが重要である．

● 上肢を受傷した場合，熱傷範囲や残存機能に合わせた良肢位を検討する．

● 患者には浮腫の防止のために臥位の状態でも上肢挙上をさせるように指示する．

● 慢性期には，患者の状態に応じてADLを支援する自助具，福祉器具の導入を行う．

引用文献

1）池田弘人：重傷熱傷．「救命救急・集中治療エキスパートブックR35」（三宅康史／編），pp216-222，日本医事新報社，2017

2）木村雅彦：熱傷患者の運動療法．「15レクチャーシリーズ 理学療法テキスト 運動療法学」（石川 朗／総編集，解良武士，玉木 彰／責任編集），pp127-138，中山書店，2014

3）樋口良平：熱傷の統計．「熱傷治療マニュアル 改訂2版」（田中 裕／編著），中外医学社，2013

第 Ⅲ 章　疾患各論

17 障害者スポーツ

学習のポイント

- 障害者スポーツ，パラリンピックの歴史を学ぶ
- 障害者におけるスポーツの有用性，医学的問題点，メディカルチェックを学ぶ
- 障害者スポーツの種目，クラス分け，アンチドーピングを学ぶ

1 障害者スポーツ，パラリンピックの歴史

- 障害者スポーツは，1944年にストーク・マンデビル病院のGuttman博士が，第二次世界大戦の負傷兵，主に脊髄損傷者に対するリハビリテーション治療の一環としてスポーツを取り入れたことにはじまり，1952年からは国際大会になった．
- 1960年に開催された国際ストーク・マンデビル競技会が，パラリンピックの発祥と位置づけられている．当初は脊髄損傷者を対象にした大会であったが，その後視覚障害，切断，脳性麻痺，知的障害などすべての障害者が参加する大会へと発展していった．
- パラリンピックという名称は日本で考案された．1964年には東京パラリンピックが開催され，1989年には国際パラリンピック委員会が組織された．2008年からはオリンピック・パラリンピック競技大会として正式に共同開催されるようになった．

2 障害者におけるスポーツの有用性

- 障害者は，日常生活において低活動になりやすく，生活習慣病（**第Ⅲ章-20**参照）や廃用症候群（**第Ⅰ章-13**参照）の危険性が高いため，健常者以上に積極的に運動を行うことが望まれる．
- 脊髄損傷者で車椅子マラソン元世界記録保持者のHeinz Frei選手は「健常者はスポーツをした方がいいが，障害者はスポーツをしなければならない」とも言っている．
- ただし障害者においては，運動時の体温，循環，呼吸などの生理学的応答が健常者と異なる点に留意する必要がある．
- 2011年に施行されたスポーツ基本法のなかには，「スポーツは，障害者が自主的かつ積極的にスポーツを行うことができるよう，障害の種類及び程度に応じ必要な配慮をしつつ推進されなければならない」と明記されている．

356　リハビリテーション医学

- 障害者にとってのスポーツは，単に社会参加や障害回復のためのリハビリテーション治療プログラムでなく，スポーツ本来のもつ余暇を楽しむものでもある．日常生活における身体活動を増進させ，健康維持にもなり，トレーニングや競技会を通じて対人関係やコミュニケーションを強化することにもつながる．

3　障害者における医学的問題点，メディカルチェック

- 障害者がスポーツをすることで疾病や外傷を伴うと，その人の生活に多大な支障をきたすことになる．それを予防するためには，障害者の医学的問題点を十分に把握し，医師や理学療法士，作業療法士が**メディカルチェック**◆を行うことが重要である．

◆キーワード
メディカル
チェック

1）脊髄損傷者における注意点

❶ うつ熱

- 麻痺領域での発汗機能が低下しているために，熱がこもって体温が上昇する．
- 健常者に比べて熱中症を起こしやすく，冷房の使用，冷水での霧吹きや，体表に近い動脈を冷却すること，水分補給が重要である．

❷ 褥瘡

- 同じ部位が長時間に圧迫され，阻血性の組織壊死によって褥瘡が発生する．
- 発生しやすい部位としては，坐骨部，仙骨部，大腿骨大転子部，足部などである．
- 発生の予防には定期的な除圧が重要であり，競技者に適した車椅子のシーティングやクッションを選択し，プッシュアップを励行する必要がある．
- 褥瘡は2〜3時間で形成されることがあり，放置しておくと皮膚より下の組織に感染が波及して骨髄炎になり，場合によっては死に至る．医師またはメディカルスタッフが視診と触診をして早期発見に努めるべきである．

❸ 自律神経障害

- 頸髄損傷では，交感神経への連絡が途絶えているため，激しい運動を行っても最高心拍数は100回/分前後と低くなっている．
- また，下肢や腹部内臓の血管収縮機能が障害されており，起立性低血圧を起こしやすい．失神することもあるが，その場合には直ちに下肢を挙上させ，頭部を低くすると改善する．予防策として腹帯を巻き，下肢に弾性ストッキングを着用することが有効である．

❹ 自律神経過反射

- 頸髄損傷では，上位中枢からの交感神経の抑制が効かなくなっており，損傷レベル以下の領域に，疼痛，膀胱充満，便秘などの不快刺激が起こると，その刺激が脊髄を上行して，各髄節の神経反射を誘発して血圧が上昇する．これを**自律神経過反射**とよんでいる．
- 自律神経過反射が原因で脳出血を起こす危険性があり，麻痺領域の皮膚に刺激がないか，定期的な導尿や排便コントロールがなされているかチェックする必要がある．
- 意図的に自律神経過反射を利用して血圧を上昇させ，好成績を上げようとする行為を**ブースティング**◆という．この行為は障害者スポーツでは禁止されている．

◆キーワード
ブースティング

5 残存機能のメディカルチェック

- 車椅子マラソン（図1）のような競技では，残された上肢機能を酷使し痛めてしまうと，日常生活に支障をきたすため，定期的に肩肘の障害が起こっていないかチェックする必要もある．

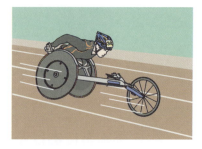

図1　車椅子マラソン

2）四肢の切断者における注意点

- 断端部の皮膚の状態やソケットの適合を評価したうえで，競技によって新たな傷をつくらないように注意する必要がある．定期的に断端部を触診したり，色調や熱感を確かめるよう競技者自らにも行うように指導する．
- 切断の原因についての把握は重要である．例えば，糖尿病性壊疽や閉塞性動脈硬化症などの血行障害による切断では，断端部の皮膚障害が起こりやすい．
- 一肢の切断者では，健側や腰部への負担が強くなり，二次的な関節痛や腰痛の原因になるので，日頃から左右の均衡を図るためのトレーニングが必要になる．
- 切断者では，発汗に必要な体表面積が狭くなっているため，発汗量が低下して体温が上昇しやすく熱中症には十分気を付けないといけない．

3）脳血管障害患者における注意点

- 脳血管障害の場合，現在の血管性病変の状態や，高血圧，心疾患，糖尿病などの併存疾患，内服の状況を把握しておくべきである．
- 早朝高血圧になることもあるため，特に早朝の運動は避けるように指導する．
- 糖尿病を合併する場合は，内服，インスリンのコントロールの状況を確認し，食前の運動は避け，低血糖にならないように努める．

4）脳性麻痺患者における注意点

- 運動障害以外に感覚障害，知的障害，高次脳機能障害，聴覚や視覚障害などが重複している場合があり，コミュニケーション手段も把握する必要がある．
- てんかん発作がある場合は，発作型や頻度，投薬内容を確認しておく．
- 装具の適合や足部の状態，足底の接地のしかたを観察し，けがや転倒が最小になるように動作の評価を行う．
- アテトーゼ型の場合，競技中に不随意運動が大きくなり，車椅子から転落する可能性もありえるので，ベルトでの固定も考慮する．

4 障害者スポーツの種目，クラス分け，アンチドーピング

1）種目

- 2020年開催の東京パラリンピック夏季大会では22競技が予定され（2018年6月現在），

2018年開催の平昌パラリンピック冬季大会では6競技が行われた．それぞれの競技には対象障害者が決められている（表1）．

- この他にも国内外の大会には，パラリンピックには採用されていない競技が数多く存在する．

表1　2020年東京パラリンピック競技一覧

競技	対象障害
アーチェリー	肢体不自由（上下肢障害）
パラ陸上競技	肢体不自由（上下肢障害），視覚障害，知的障害
バドミントン	現在未定
ボッチャ	肢体不自由（脳性麻痺）
カヌー	肢体不自由（上下肢障害）
自転車競技	肢体不自由（上下肢障害），視覚障害
馬術	肢体不自由（上下肢障害），視覚障害
5人制サッカー	視覚障害（全盲），ゴールキーパーのみ晴眼者
ゴールボール	視覚障害
柔道	視覚障害
パラパワーリフティング	肢体不自由（下肢障害）
ボート	肢体不自由（下肢障害），視覚障害
パラ射撃	肢体不自由（下肢障害）
シッティングバレーボール	肢体不自由（下肢障害）
パラ水泳	肢体不自由（上下肢障害），視覚障害，知的障害
卓球	肢体不自由（車椅子）（立位），知的障害
テコンドー	現在未定（2020年の東京パラリンピック大会で初めて正式競技）
トライアスロン	肢体不自由（車椅子）（立位），視覚障害
車椅子バスケットボール	肢体不自由（下肢障害）
車椅子フェンシング	肢体不自由（下肢障害）
ウィルチェアーラグビー	肢体不自由（上下肢障害）
車椅子テニス（図2）	肢体不自由（上下肢障害）

文献1をもとに作成．

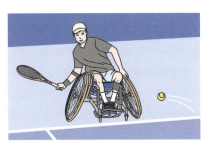

図2　車椅子テニス

2）クラス分け

◆キーワード
クラス分け

● 国際パラリンピック委員会は，スポーツにおける活動制限を考慮したうえで，競技者が公平に競技できるシステムとして，**クラス分け**[◆]の導入を義務づけている．

　▶ クラス分けシステムは，**第一に誰がパラリンピックスポーツに参加する資格を有するか，誰がパラリンピック競技者になりえるかを明確にすること**，**第二に機能障害の程度が軽いので有利ということではなく，最もスポーツパフォーマンスの優れた競技者やチームが勝利すること**を目的に，競技者を公平にグループ分けするために存在している．

　▶ クラス分けは通常，国際競技大会の競技期間前から競技期間中までに実施され，国際クラス分けを受ける場合，医学的診断書の提出が義務づけられる．医学的診断書は肢体不自由の場合，医師または理学療法士が作成し，診断名や既往歴，機能障害や活動制限の概要を記載する．

● 国際パラリンピック委員会は，パラリンピックに参加可能な機能障害タイプを10種定義している（表2）．

　▶ 痛み，聴覚障害，筋緊張低下，関節過可動性，反復性関節脱臼，内部障害などは参加資格に該当しない．パラリンピックの柔道やゴールボールは，視覚障害のみしか参加資格がなく，機能障害タイプによって競技者を限定していることに否定的な意見もある．

　▶ 機能障害タイプはそれぞれ最小限の基準が設定されており，最小限の基準は競技ごとによって異なる．例えば，陸上競技の切断の最小限の基準は，片上肢切断では手関節離断，片下肢切断ではショパール切断となっている．

● クラス分けの手順は，**身体機能評価**，**技術評価**，**競技観察**の3段階に分かれる．

表2　参加可能な機能障害タイプ

1	筋力低下	6	筋緊張亢進
2	他動関節可動域制限	7	運動失調
3	四肢欠損	8	アテトーゼ
4	脚長差	9	視覚障害
5	小人症	10	知的障害

3）アンチドーピング

◆キーワード
アンチドーピング，
治療使用特例
（TUE）

● 正々堂々とスポーツで勝負するために，「ドーピングをしない，させない」という**アンチドーピング**[◆]は，スポーツの世界での共通の約束事である．障害者は，健常者よりも疾患や合併症の治療のために薬剤を使用していることが多く，期せずしてドーピングに引っかかることがある．これは障害者スポーツ特有の問題点である．

● パラリンピックでは，**治療使用特例（TUE）**[◆]が定められている．治療において禁止物質が含まれる薬物を使用せざるを得ない場合にTUEを申請し，一定の条件にあてはまることが承認されれば大会中その禁止薬剤を使用していても違反とはならない．

● 排便コントロールのためのグリセリン浣腸は，経口および静注では血漿増加作用があり，パフォーマンスが上がるため禁止薬剤に指定されていたが，2018年1月1日からグリセロールが禁止薬剤から除外された．この変更によりグリセリン浣腸はTUE申請なしでも使用可能になった．

5 障害者スポーツの振興

● 健常者とは異なり，障害者がスポーツをはじめるために，場所や道具，競技者と出会うことは容易ではない．例えば車椅子マラソンをはじめたいと思っても，レース用車椅子，トレーニング施設や，競技者の仲間，指導者などを探さなければならない．障害をもつ前には経験したことのない競技でもある．その入り口に立つには，障害者スポーツに精通した理学療法士，作業療法士，医師が欠かせない存在であり，このような障害者スポーツの指導者の育成も重要である．

● 日本では，1965年に日本障がい者スポーツ協会が設立され，障害者スポーツの振興，選手や指導者の育成において中心的な役割を果たしてきた．関連団体として，都道府県・政令指定都市障がい者スポーツ協会や，障害者スポーツ競技団体，障害者スポーツセンターが，その活動を支えている．障害者スポーツの国民体育大会（国体）の位置づけとして，全国障害者スポーツ大会が毎年国体終了後に国体と同じ会場で開催されている．

● 大分国際車いすマラソン大会は，毎年国内外からエリートアスリートを含む多くの障害者が参加する．スポーツを通じて精神と肉体を鍛えあげ，最高のパフォーマンスを発揮する姿は感動を与えてくれるものであり，一見に値する．

● 2018年現在，2020年東京パラリンピック開催に向けて，障害者スポーツに対する国民の意識が高くなり，メディアではパラアスリートも脚光を浴びている．障害者スポーツの認知度が高まれば，競技者の裾野が広がっていき，競技力を向上させ，障害者スポーツが自ずと社会に浸透していくことになり，地域でもスポーツに参加できる環境が整うと考えられる．

引用文献

1）東京都オリンピック・パラリンピック準備局（https://www.2020games.metro.tokyo.jp）

参考文献

・中村太郎：パラリンピックの歴史と課題．Clinical Rehabilitation，26：544-549，2017
・指宿 立，他：パラリンピックスポーツにおけるクラス分けの動向．日本義肢装具学会誌，32：220-225，2016
・小池有美，他：アダプテッド・スポーツをしないことのリスクと参加する際の留意点．作業療法ジャーナル，42：920-924，2008
・河﨑 敬，他：パラリンピアンの医学的サポート．Clinical Rehabilitation，26：557-562，2017
・田島文博，他：さまざまな疾患や障がい者にとってのリハビリテーションとスポーツの効果．成人病と生活習慣病，46：685-691，2016
・遠藤華英：パラリンピックにおけるドーピングに関する一考察．日本財団パラリンピック研究会紀要，4：151-159，2016
・指宿 立：理学療法の新展開 障害者のスポーツに対する理学療法の新展開．理学療法学，39：539-541，2012

第Ⅲ章　疾患各論

18 認知症
—アルツハイマー型，Lewy小体型，前頭側頭型

学習のポイント

- アルツハイマー型認知症の症状の特徴，治療について学ぶ
- Lewy小体型認知症の症状の特徴，治療について学ぶ
- 前頭側頭型認知症の症状の特徴，治療について学ぶ
- 認知症に対するリハビリテーション治療のポイントについて学ぶ

1 認知症とは

◆国試頻出
キーワード
アルツハイ
マー型認知症

- アルツハイマー型認知症◆，Lewy（レビー）小体型認知症，前頭側頭型認知症に脳血管障害である**血管性認知症**を合わせて4大認知症とよぶ．
- アルツハイマー型認知症が最も多いが，近年Lewy小体型認知症・前頭側頭型認知症も疾患自体の解明が進むにつれ増加傾向にある．
- 認知症とは，意識障害のない状態で記憶障害をはじめとした認知機能障害により日常生活や対人関係に支障をきたした状態をいう．

2 アルツハイマー型認知症

1）臨床症状

- アルツハイマー型認知症（Alzheimer's disease：AD）は，**健忘**を主症状としてはじまる代表的な認知症疾患である．
- 前期には**近時記憶の障害**，中期には仕事や家事などの遂行機能障害，後期には着衣や入浴などの**ADLにも障害**をきたすようになる（第Ⅱ章-3参照）．

◆国試頻出
キーワード
物盗られ妄想

- 経過のなかで**物盗られ妄想**◆などのBPSD（Behavioral and Psychological Symptoms of Dementia）とよばれる行動と心理の異常徴候をきたすこともある．

2）診断

- アルツハイマー型認知症の診断基準を**表1**に示す．

362　リハビリテーション医学

表1 NINCDS-ADRDAによるアルツハイマー型認知症臨床診断基準（抜粋）

①Probable ADの臨床基準には次の項目が含まれる

- 臨床検査およびMini-Mental Test，Blessed Dementia Scaleあるいは類似の検査で認知症が認められ，神経心理学的検査で確認されること
- 2つまたはそれ以上の認知領域で欠損がある
- 記憶およびその他の認知機能の進行性の低下
- 意識障害がない
- 40〜90歳の間に発症（65歳以降が最も多い）
- 記憶および認知の進行性障害の原因となる系統疾患や他の脳疾患がない

②Probable ADの診断は次の各項によって支持される

- 特定の認知機能の進行性障害：言語の障害（失語），動作の障害（失行），認識の障害（失認）など
- 日常生活動作の障害および行動様式の変化
- 同様の障害の家族歴がある，特に神経病理学的に確認されている場合
- 臨床検査所見，髄液検査：通常の検査で正常
- 脳波検査：正常あるいは徐波活動の増加のような非特異的変化
- CT：連続検査で進行性の脳萎縮が証明される

文献1をもとに作成．NINCDS-ADRDA：National Institute of Neurological and Communicative Disorders and Stroke Alzheimer's disease and Related Disorders Association.

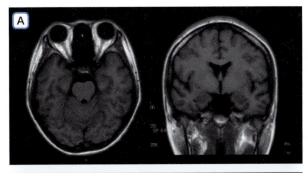
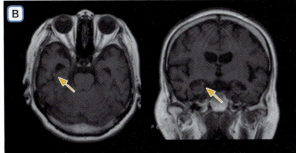

図 アルツハイマー型認知症の頭部MRI
A）健常高齢者の頭部MRI．B）アルツハイマー型認知症患者の頭部MRI．健常者と比較して患者の側頭葉内側は萎縮している（→）．

- 頭部画像では海馬を含む側頭葉内側の萎縮が特徴的である（図）．

3）治療

- 治療は薬物療法と心理・社会的生活のケアとに分けられる．

▶薬物療法としては**アセチルコリンエステラーゼ阻害薬**がまず使用される.

▶BPSDに対して少量の向精神薬が投与されることもある.

▶心理療法として**回想法**，リアリティ・オリエンテーション，**芸術療法**などが知られている.

▶社会的生活のケアでは十分な介護資源の導入だけでなく，**患者の誤りを指摘しない**などの**介護者教育**も重要である.

3 Lewy小体型認知症

1）臨床症状

◆国試頻出
キーワード

幻視

- Lewy小体型認知症（dementia with Lewy bodies：DLB）は，**認知機能の変動**，**パーキンソン症状**，**幻視◆**と多彩な症状を呈する認知症である.
- 振戦・固縮・動作緩慢・姿勢反射障害といったパーキンソン症状により転倒の危険性が高い.
- **初期にはしばしば人や小動物の幻視を認めるが，意識が清明な状況で出現する**ため，せん妄によるものと区別される.
- 幻視のみならず**替え玉妄想**や**抑うつ**などの精神症状を認めることも多い.

2）診断

- Lewy小体型認知症の診断基準を**表2**に示す.

表2　McKeithによるLewy小体型認知症臨床診断基準（抜粋）

①中心的特徴（DLBほぼ確実あるいは疑いの診断に必要）
正常な社会および職業活動を妨げる進行性の認知機能低下として定義される認知症. 顕著で持続的な記憶障害は病初期には必ずしも起こらない場合があるが，通常，進行すると明らかになる.
②中核的特徴（2つを満たせばDLBほぼ確実，1つではDLB疑い）
・注意や覚醒レベルの顕著な変動を伴う動揺性の認知機能 ・典型的には具体的で詳細な内容の，繰り返し出現する幻視 ・自然発生の（誘因のない）パーキンソン症状
③示唆的特徴（中核的特徴1つ以上に加え示唆的特徴1つ以上が存在する場合，DLBほぼ確実. 中核的特徴がないが示唆的特徴が1つ以上あればDLB疑いとする. 示唆的特徴のみではDLBほぼ確実とは診断できない）
・レム期睡眠行動異常症（REM sleep behavior disorder：RBD） ・顕著な抗精神病薬に対する感受性 ・SPECTあるいはPETイメージングによって示される大脳基底核におけるドパミントランスポーターの取り込み低下

DLB：Lewy小体型認知症. 文献2をもとに作成.

3）治療

- 薬物療法として認知機能障害に対して**アセチルコリンエステラーゼ阻害薬**が使用される.
- パーキンソン症状に対してL-ドパなどの抗パーキンソン病薬が使用される.

- 精神症状に対して少量の向精神薬が投与されることもあるが，向精神薬への過感受性を有するため注意が必要である．
- 治療法はいまだ確立していないが，認知機能障害のみならず運動症状や精神症状といった多彩な症状に対する包括的なケアが必要である．

4 前頭側頭型認知症

1）臨床症状

- 初老期にはじまり，進行性の前頭・側頭葉の萎縮に伴う症状を認める．
- **性格変化，反社会性，注意・抽象性・計画・判断などの能力低下が特徴的である．**
- 病初期より病識が欠如することが多く，多幸的になったり不機嫌になる症例もあれば無関心が目立つ症例も認めるなどさまざまである．
- 窃盗や盗食などの反社会的行動を認めることもあるが指摘されても反省がみられず，しばしば**時刻表的生活**◆に代表されるような常同的行動を認めることもある．

◆国試頻出
キーワード
時刻表的生活

2）診断

- 前頭側頭型認知症の診断基準を**表3**に示す．

表3 前頭側頭型認知症の臨床診断基準（抜粋）

①中核的特徴（すべてが必須項目）	
・潜行性の発症と緩徐な進行	・感情が早期から鈍化
・人間関係にかかわる社会的行動が早期から障害	・病識が早期から喪失
・自己行動の制御が早期から障害	

②支持的特徴（すべての患者に必須ではない）	
行動障害	
・自己の衛生や身繕いの低下	・過剰摂食と食事嗜好の変化
・精神的硬直と柔軟性の低下	・保続（同じ行動を繰り返す）と常同的行動
・易転導性（気が散りやすい）と 　維持困難（飽きっぽい）	・道具の強迫的使用
発語と言語	
・発語の変化 　自発語の減少，発語の省略 　言語促迫（多弁で止まらない） ・常同的発語	・反響言語（他者の言葉を繰り返す） ・保続 ・無言
身体徴候	
・原始反射 ・失禁	・無動，筋強剛，振戦 ・低く不安定な血圧

性格変化と社会的行動の異常が，初期および経過を通しての主要な特徴である．知覚，空間的能力，行為，記憶といった道具的機能は正常あるいは比較的よく保たれている．文献3をもとに作成．

3）治療

● 有効な薬物療法はない.

● 前頭側頭型認知症患者のケアは前述のような特徴的な行動異常により困難を伴うことが多い.

● 一方でアルツハイマー型認知症と異なり**本質的には記憶が保たれている**ことがリハビリテーション治療やケアを行ううえで重要である.

● 常同的行動などの特徴的な症状を利用し，日課や担当者を画一化することでリハビリテーション治療やケアの導入をスムーズにする試み（**ルーティン化療法**）も近年報告されている.

リハビリテーション治療のポイント

1）情報収集を入念に行う

● 認知症の場合には，通常のリハビリテーション治療を実施する際に必要と思われる項目に加え，より多くの情報を集めるようにする[4)〜6)].

● 本人の趣味嗜好，得意不得意に関する情報が集まれば，どういったところに反応するのか，どういった方向性であればプログラムを実施できるのかということについて，ヒントになる場合がある（表4）.

表4　初回面接にて把握すべき患者情報

生い立ちや生活に関する情報	両親や兄弟，年齢，結婚，住居など
患者情報	職歴や趣味，病歴，治療歴など
家族の構造・関係	配偶者や子供との関係，結婚生活など
患者自身の今後に関する見通しについての理解・認識	今後の経過について理解しているかなど
一般的な理学療法的情報	基本情報やADLなど

文献6をもとに作成.

2）患者の感情と認知に配慮する

● 認知機能が低下している患者であっても「叱られた」「馬鹿にされた」「脅された」などの悪い感情は残る．予定通りに練習が実施できないとしても，今後の患者との関係を考え，無理に実施せず患者の要望に合わせた練習を選択していく必要性がある.

● 馴染みのある童謡を歌ったり，きれいな景色の写真を見せたりと患者の好みに合わせたプログラムを立案していくことで，プログラムを実施したことは忘れても，よい感情を残すことができる.

● 自室・トイレの位置が理解できない場合には，入口に大きく張り紙を貼るなど，認知しやすい環境をつくってあげることも有効である.

● 動作を誘導する際に，食事・トイレ・入浴などのイラストボードを用いて誘導することで，患者の理解が得られやすくなることがある.

- 一度に多くの情報を与えてしまうと患者が混乱することがある．情報は単語レベルにて端的にゆっくりと伝える方が望ましい．
- リハビリテーション治療に対し拒否がみられた際には，時間を変えて再度リハビリテーション治療を促すことで参加可能になる場合がある．

引用文献

1）McKhann G, et al：Clinical diagnosis of Alzheimer's disease：report of the NINCDS–ADRDA Work Group under the auspices of Department of Health and Human Services Task Force on Alzheimer's Disease. Neurology, 34：939-944, 1984

2）McKeith IG, et al：Diagnosis and management of dementia with Lewy bodies：third report of the DLB Consortium. Neurology, 65：1863-1872, 2005

3）Neary D, et al：Frontotemporal lobar degeneration：a consensus on clinical diagnostic criteria. Neurology, 51：1546-1554, 1998

4）山中裕司，他：精神疾患のある患者の理学療法に際して理学療法士が収集する情報（第一報）．第2回精神・心理領域理学療法部門研究会抄録集, p11, 2017

5）宮下泰範，他：精神疾患患者を治療する際に必要となる情報収集〜熟練者と若手セラピストとの相違〜．第2回精神・心理領域理学療法部門研究会抄録集，p12, 2017

6）「精神医学・心理学的対応リハビリテーション」（先崎章/著），医歯薬出版，2011

参考文献

・長尾巴也，他：認知症治療病棟での転倒履歴の現状と今後の展望．南多摩医療と介護と地域をつなぐ会第11回フォーラム，2016

Ⅲ-18

認知症—アルツハイマー型，Ｌｅｗｙ小体型，前頭側頭型

第III章 疾患各論

19 精神疾患

学習のポイント

● 各精神疾患の特徴・症状・治療について学ぶ
● 精神疾患の患者と接するうえでの心構えを学ぶ
● 認知行動療法，心神喪失者等医療観察法について学ぶ

1 精神疾患とは

● 確立された定義はないが，**何らかの脳の働きの変化により心理的な問題が生じ，感情や行動などに著しい偏りがみられる状態**のことを指す．

● 伝統的な診断基準では，精神疾患を原因別に，脳器質的な病変などによって生じる**外因性精神疾患**（脳腫瘍，脳外傷，パーキンソン病，アルツハイマー病など），心理的な内面や環境によって生じる**心因性精神疾患**（解離性障害，強迫性障害，ストレス関連障害など），脳の機能異常にもとづくが明白な原因が同定されない**内因性精神疾患**（統合失調症，双極性障害など）に分ける．

● 精神疾患の診断のカテゴリーは「**ICD-10** 精神および行動の障害 —臨床記述と診断ガイドライン」，あるいは「**DSM-IV-TR** —精神疾患の診断・統計マニュアル」が主に使用されている．

2 うつ病

1）うつ病とは

◆**国試頻出キーワード**
うつ病，
抑うつ

● 気持ちが落ち込み（抑うつ気分），やる気が出ず（意欲低下），頭も働かない（思考抑制），これが「うつ（抑うつ状態）」である．**「うつ病◆」とは病的な抑うつ◆状態を呈する疾患**である．

● 何事にも関心がもてず喜びを感じられず，日々の生活を送ることさえ億劫になる．そんな自分に自責の念を抱き，不安・焦燥感が募る．不眠・食欲不振・さまざまな身体症状を生じることも多い．

● ときに，「罪を犯してしまった」という**罪業妄想**や「お金がなくなって生きていけない」という**貧困妄想**など，精神病水準の症状を呈するに至る．

368 リハビリテーション医学

2）診断基準

- うつ病の診断基準は国際疾病分類（International Statistical Classification of Diseases and Related Health Problems：ICD）などに定められているが，これは神経学的な明確な根拠をもとに規定されたものではない（図1）．
- 例えば冒頭の「抑うつ気分」「意欲低下」「思考抑制」という三大症状が存在することがうつ病の診断には求められるが，これらの症状がすべての患者において同一の機序で発症しているとは考えにくい．
- そもそも「うつ」は健常者においても起こるものであり，病気と健常の区別が難しい．

図1 国際疾病分類のうつ病の診断基準

3）原因

◆国試頻出キーワード
神経伝達物質

- 脳内における**ノルアドレナリン**や**セロトニン**などの**神経伝達物質**の作用が低下しているという**モノアミン仮説**が有力．
- リハビリテーション治療領域では，例えば脳血管障害（脳卒中）患者において，麻痺症状などの健康上の喪失体験から落ち込む「当たり前のうつ」なのか，脳神経細胞が破壊されることによるモノアミン活性の低下が引き起こす「器質性うつ病」なのか判別困難なことがしばしばある．

4）リハビリテーション治療

- 「どの程度頑張らせるべきか」を判断することが難しい．身体を少し動かすことにすら億劫さを感じる時期に無理をさせるべきではないが，抑うつ気分や不安が軽度なときには適度な活動がうつ病からの回復を促進することも多い．
- 心気的で消極的な患者に対しては医療者の方から積極的に促してリハビリテーション治療に参加させた方がよいこともあるし，回復や社会復帰への焦りが強く本人が頑張りすぎる場合には医療者の指導によってトレーニングを抑え目にコントロールした方がよいこともある．本人と相談しつつリハビリテーション治療プランを組み立てる必要がある．
- **重症うつ病の場合，最も重大な症状は希死念慮・自殺企図**である．うつ病極期（何も考えられない・身体を動かす元気もない時期）よりも回復期（自殺を企図して遂行する程度の思考力・活動性が戻ってきた時期）に自殺リスクがより高まることに注意が必要である．

- すべてのケースにおいて大切なことは，患者自身のもつ自己治癒力・適応力を最大限に引き出すことであり，治療のベースには健康的な生活リズムとその時々の状態に合わせた適度な活動量が求められるべきである．その点においてリハビリテーション治療の意義は大きい．
- 疾患としての「うつ病」だけでなく，高齢化・脳神経系疾患・身体疾患がもたらすADL低下という喪失体験による「当たり前のうつ」を，リハビリテーション治療を通して軽減することも可能である．

3 統合失調症

1）統合失調症とは

- かつては「精神分裂病」とよばれた疾患である．統合失調症とは何かを定義することは非常に難しいが，知覚・思考・感情・認知などの精神活動を一個体として合理的にまとめていく能力の低下とされる．
- 脳神経系における**ドパミン伝達の過剰・不足**が関与していることが比較的古くから判明しているが，詳細な神経学的発症機序はいまだ不明な部分も多い．

2）症状

◆国試頻出
キーワード

妄想，
陽性症状，
陰性症状

- 病的体験（例：「死ね」という幻聴，「自分は死ななければならない」という**妄想**◆）に左右され，自殺企図に至る患者も多い．統合失調症患者における自殺は，うつ病患者の自殺に比べ，より突発的で予測が難しい傾向がある．
- 大別して**陽性症状**◆・**陰性症状**◆・**認知機能障害**が存在する．
  - ▶ **陽性症状**とはドパミン伝達の過剰によって起こる「精神活動において本来ないはずのものが現れる，もしくはあるものが過度に亢進する」症状であり，**病的体験（幻覚・妄想）・精神運動興奮・音や光への過敏性**などがあげられる．
  - ▶ **陰性症状**とはドパミン伝達の不足によって起こる「精神活動において本来あるべきものが失われる，もしくは低下する」症状であり，**意欲や関心の低下**などがあげられる．
  - ▶ **認知機能障害**とは「筋道立てて物事を思考・判断する能力の低下」であり，これも明確な発症機序は不明だが，統合失調症の慢性化・急性増悪の繰り返しによって進行していく．

3）リハビリテーション治療

- 精神科作業療法が広く行われている（後述）．
- 一方で，統合失調症患者に対して身体領域のリハビリテーション治療が行われる機会はきわめて限定的である．これは，身体障害に対するリハビリテーション治療を行えるような一般病院では統合失調症患者の受け入れに難色を示す傾向があること，十分な身体障害に対するリハビリテーション治療体制を整えている精神科病院が少ないことが一因である．
- しかし，自殺企図による多発性外傷，高齢化に伴う骨折（特に大腿骨頸部・転子部）や脳卒中後遺症など，身体障害に対するリハビリテーション治療を必要とする統合失調症患者は多い．

4 アルコール依存症

1）アルコール依存症とは

- アルコールとは酒に含まれる成分のことであり，精神に作用する物質の一種である．人間はアルコールを摂取することで酩酊し快感を得られる．飲酒は，上手く利用できれば日々の憂さを晴らして生活を豊かなものにしてくれる．一方で，アルコールを摂りすぎると「依存症」という落とし穴が待っている．
- 「依存症」という言葉は広く使われているが，医療における「依存症」とは，以下の三大症状が成立したもののことをいう．
  - **精神的依存**：精神作用物質を摂取することに対する欲求が抑えられなくなる
  - **耐性**：繰り返し精神作用物質を摂取すると，同じ効果を得るために必要な量が増えていく
  - **身体的依存**：精神作用物質の摂取を中断した際に離脱症状を呈する

2）症状

- アルコール依存症になると，飲酒が不適切な状況においても飲酒を止められなくなり，社会生活に支障をきたす．
- 飲酒することが生活のなかで何よりも優先するようになり，断酒を勧める周囲の助言にも耳を貸さなくなる．人間関係は破綻し，仕事や友人を失っていく．ついには昼夜を問わず，数時間とおかず，連続的に飲酒し持続的な酩酊状態となっていく．ときに，精神運動興奮・爆発性などが強まる複雑酩酊や，幻覚・妄想・失見当識を伴う病的酩酊といった状態まで至る．
- アルコール依存症になると高確率で身体的な障害も生じるが，それでも飲酒をやめられず，最終的には**自分の健康や生命よりも飲酒を優先してしまう「死に至る病」**となる．
- アルコールによって最も障害される臓器は肝臓であり，肝機能障害から肝硬変を経て肝がんに至る．また，慢性膵炎から急性膵炎を起こし，致死的となることもある．ビタミンB_1不足によるウェルニッケ脳症や，長期的な栄養障害の結果としてコルサコフ症候群という精神神経症状を呈するに至る．

3）治療

◆国試頻出キーワード
離脱症状

- 本人が断酒を決意し，「飲まない」日々を積み重ねていく以外に方法はない．
- 連続飲酒状態から急激にアルコール摂取を止めると，**離脱症状**として高確率で振戦せん妄を起こすため，断酒の初期に入院治療という形で医療がサポートすることは多い．
- 入院治療中の断酒が成功したとしても，治療はそこで終わりではない．退院後に断酒を継続することこそが真の目標である．そのモチベーションを維持するために**断酒会**などの自助グループや，**アルコール依存症専門のデイケア**がある．
- 家族への教育や指導，ケアも重要である．これらは本人の治療と並行して行われ，アルコール依存症患者を家族にもつ人たちどうしの交流や情報交換の場として**家族会**もある．

4）リハビリテーション治療

- リハビリテーション治療が必要な身体疾患としては，**アルコール性末梢神経筋障害**による症

◆国試頻出
キーワード
ウェルニッケ
脳症

状（全身のしびれ・痛み・脱力・筋萎縮・自律神経症状），**ウェルニッケ脳症**◆（運動失調・
眼球運動障害・意識障害），**糖尿病神経障害，大腿骨頭無腐性壊死**などの骨関節疾患，廃用
性症候群など，さまざまなものがある．

- 依存症患者には，寂しさを紛らわすために飲酒に頼らざるをえないという人が少なくない．
そういう人たちにとって，身体障害に対するリハビリテーション治療はセラピストや他患者
とのコミュニケーションの機会になり，身体機能の向上という明確な目標をもってリハビリ
テーション治療に取り組むことが生活にメリハリをつけ，断酒を継続する一助となりうる．

5 パーソナリティ障害

1）パーソナリティ障害とは

- 「パーソナリティ（＝人格）」は，医療分野においては「性格」とほぼ同義で語られることが
多い．性格は生来の気質（遺伝的に受け継がれるもの）に環境因（経験）が加わって形成さ
れる．また，その人のもつ能力の影響も色濃く受ける．
- パーソナリティ障害を規定するのは，その人の属する社会における「標準」に過ぎない．診
断基準として，物事の捉え方・感情・人間関係におけるふるまいなどが「標準」から逸脱し
ていることがあげられるが，これに神経学的根拠はなく，社会的要請や医療者側の都合で診
断がつけられている側面がある．
- パーソナリティ障害はその症状や特徴により，**妄想性，反社会性，情緒不安定性，演技性，
回避性，依存性，強迫性**などに分類されている．総じて，人間関係において不具合が生じる
ことが多い．
- 医療現場において問題が生じやすいのは「ゼロか100か」の極端な思考に陥りがちな人たち
である．特に，自己も含めた人に対する評価においてそれが顕著で，自分の行動の結果や他
者の言動を「自分の思い通りかどうか」を基準に評価しがちである．医療者に対しても過度
に称賛してきたかと思えば徹底的にこきおろすような態度をとることもある．
- ときには暴力的になり人間関係を破壊し，しばしばリストカットや過量服薬など自分自身を
傷つける行動に至る．

2）リハビリテーション治療

- 衝動性や不安を軽減するような薬物療法はあるが，その効果は限定的である．
- 本質的な問題に対しては治療者が支持的・指導的に接しつつ，患者本人の人格的成長・情動
安定化に期待する．その際に，治療者側は本人の要望や不満などの操作的な言動に左右され
ないよう，本人の訴えを聞く窓口を主治医などに一本化したうえで，統一した方針のもと対
応していく必要がある．

6 神経性無食欲症

1）神経性無食欲症とは

- **思春期以降の若年女性に好発**する．女性と比較すると，男性の発症率は非常に低い．

372　リハビリテーション医学

- 痩せ願望，意図的な食事量の制限，結果としての極端な痩せ，**ボディイメージの障害**（どの程度が適正な体型・体重かという感覚が失われる），**肥満恐怖**（体重が増えることを極端に恐れる）を主症状とする．
- 女性であれば無月経もほぼ必発である．制限型（ひたすら食べることを拒否する）と，無茶食い/排出型（食べては吐くことを繰り返す）がある．
- 性的に成熟することへの不安が根底にあり，さまざまな葛藤や心的外傷が原因となりうるが，患者本人がそれを意識化して自覚することは困難である．

2）治療

- 患者に食事をさせるために「十分に痩せている」「もっと太った方が見た目もよい」などの説得は効果がないことがほとんどである．
- 医療現場においては，**生命の危機を強調して，最低限度の栄養補給を本人に受け容れさせる**ことが多い．
- 本人の身長に対する最低限の体重を設定し，それを下回った場合には外出の禁止や隔離・身体的拘束などによって活動量を制限するなど，ある程度強制的な治療が必要になることもある．

3）リハビリテーション治療

- **栄養状態不良や活動制限によって生じた廃用性症候群の予防や回復にかかわることが多い**．
- 過活動による痩せの進行や骨粗鬆症に伴う骨折に注意が必要である．
- パーソナリティ障害の合併や，部分的にパーソナリティ障害様の操作的な言動がみられることも多く，前項と同様の対応が求められる．

リハビリテーション治療のポイント

1）治療にあたっての心構え

- 前項まで複数の精神疾患の特徴をあげたが，それらの症状は「健常とされる人たち」の一般的な精神活動の延長にも存在しうるものである．
  - ▶誰もが思い悩み，不安を抱き，時には食事が喉を通らないほど落ち込むこともある．人と違う考え方，癖，趣味，能力をもっていたりする．
  - ▶そういう意味では健常者と精神障害者の間に明瞭な境界は存在しない．
- 健常者（だと自分で思っている人）は精神障害者を前にしたとき，つい「この人は精神的に異常な人だから」という差別的な見方をしがちである．しかし，精神障害者は「脳という臓器の不調」を抱えた「普通の人たち」である．
- 精神障害者への対応のしかたに決まりきった一定の正解があるわけではない．なぜならば，精神障害者も健常者と同様に個性があるからである．それぞれの患者の個性や置かれた状況に応じて，どう対応すればよいかを医療者が常に考え抜く必要があるのは当然のことである．
- 家族，友人・知人，職場の同僚・上司等々，他者と接する際に，普段は無自覚かもしれないが，相手に合わせてやり方を変えつつ，コミュニケーションをとっている．ちょっと変わった人，機嫌のよい人悪い人，敏感な人，鈍感な人，話の通りがよい人悪い人など，さまざま

な個性をもつ人たちがいるだろう．そういう人たちと接するように精神障害者と普通に接すればよい．

- 精神障害者のリハビリテーション治療に携わる際に苦慮することは多い．例えば患者の練習意欲がないと感じたとき，患者の抱える疾患・障害がどういうものかという一般論を知ったうえで，その人を十分に観察することが求められる．その際，その人の背景（生活歴・病歴・家族構成・好きな物・趣味など）まで探っていくと，より深くその人を理解できるようになる．
- 精神障害者のリハビリテーション治療にかかわるスタッフは「わがまま，やる気がない，暴力的など，言動に問題のある患者さんがいる．どこまでが本人の性格の問題で，どこからが病気の問題なのかわからない」という悩みをもつことが多い．
- それに対する1つの考え方として「性格と病気の境界線を引く意味はない．法律・社会通念・礼儀などに照らし合わせて『よいものはよい』『ダメなものはダメ』というだけのこと．障害をもっていようがいまいが，社会的に許されること・許されないことは変わらない」と伝えている．
  - ▶ 症状としての意欲低下に配慮は必要だが，それでもやはり最終的には本人の「やる気」の問題であり，医療者が替わってあげることはできないのである．
- リハビリテーション治療のオーダーを受け，患者の前に出て行くときに，責任感とともに孤独や不安を感じるかもしれない．成果を上げられず，自責の念にかられるかもしれない．しかし，心配する必要はない．医療とはチームによる共同作業である．自分の専門領域において最大限の努力をするとともに，迷ったときには医者や看護師，その他の多職種と相談・協力しながら診療にかかわっていけばよい．
- 基礎疾患が何であれ，**自殺企図歴がある患者における再企図の可能性は，企図歴のない患者に比して有意に高い**．治療にかかわる全職員が常に自殺の危険性を頭に入れ，できる限りのリスク管理を行う義務がある．
- アルコール依存症やパーソナリティ障害の患者においては，異性関係に危うさを抱えていることも多い．リハビリテーション治療においては身体接触を避けられないことがしばしばあり，また練習時間が数十分の長時間におよびやすいため，慎重な対応が求められる．
  - ▶ 患者が医療者に好意をもってしまう陽性転移や，セクシャルハラスメントやストーカーまがいの行為に遭わないよう注意が必要である．
  - ▶ また，逆に医療者側がハラスメントと勘違いされるような言動を避ける注意も必要である．

2）理学療法のポイント

- 精神疾患は決して珍しい疾患ではない．日本での患者数は，身体障害者の数に近く，ベッド数においても全病床数の20％を占めている．
- 理学療法実施に際して一番に留意すべきは，自身の精神疾患に対するスタンスである．コンプライアンス（処方に対する遵守の姿勢）が一見低い患者であっても，かかわり方などの工夫で理学療法は十分に実施でき，効果を出すことも可能である．

◼ 情報収集

- 情報収集に関しては**第Ⅲ章-18：リハビリテーション治療のポイント**参照．

2 起こりうるトラブル

- 精神科内で起こるトラブルの多くに転倒転落がある．精神科薬の影響によるふらつきや突進症状，症状そのもの，長期療養による廃用などが原因と思われるが，理学療法実施においても同様に考慮すべき点である．

3) 作業療法のポイント

1 精神障害に対する作業療法の評価と手段

- 精神障害領域では，国際生活機能分類（ICF）における個人因子や環境因子に対する評価の視点が重要であり，作業を選択する際の手がかりとなる（表1）．
- 治療手段として，趣味的・余暇的なものや，日常生活を営むうえでの実用的なもの，社会参加のための専門的なものまでさまざまな作業・作業活動が用いられており，これらから対象者の治療的ニーズにもとづいて適切な種目を選択する（表2）．

2 回復状態に応じた作業療法の目的

- 精神疾患・障害の種類を問わず共通の基本原則を表3に示す．

表1 精神障害作業療法の主な評価項目

対人交流技能	職業歴・学歴
コミュニケーション	生活時間
作業遂行能力	知的精神的能力
集団参加技能	認知機能
趣味・興味	家族構成・関係
生活管理	役割
現病歴・治療歴	身辺能力
生育歴・生活歴	

＊日本作業療法士協会が実施した調査（2005）より．文献1をもとに作成．

表2 治療手段としての作業・作業活動

創造的作業	手芸，絵画，陶芸など
レクリエーション活動	ゲーム，スポーツ，音楽など
職業的作業	パソコン，園芸など
リラクゼーション活動	アロマ，マッサージなど
フィットネス活動	散歩，エクササイズなど
生活技能練習	家事，外出，生活管理など

文献1をもとに作成．

表3 精神障害に対する作業療法の基本原則

状態		目的	主な内容
急性期	要安静期	救命，安静	原則として作業療法などの活動は行わない
	亜急性期	症状の軽減，二次的障害の防止	作業依存による自己内外の刺激の明確化・単純化，行為の具現化，衝撃の発散，身体との関係の回復
回復期	前期	現実への移行援助，心身機能の回復	他者と場を共有，楽しむ体験，基本的生活リズム・基礎体力・身辺処理能力の回復
	後期	自律と適応の援助	具体的な活動による生活技能習得，環境調整，社会資源利用の援助，就労準備など
維持（療養）期		再燃・再発の予防，生活機能の維持	生活の自己管理に向けた相談指導，就労援助，余暇利用，環境調整，適切な危機回避指導など
緩和期		生活（人生）の質の維持，看取りと癒し	小さな楽しみ，良質な休息，回復の機会

各期は時系列的なものではなく，状態を示す．文献2をもとに作成．

- 作業療法の目的は，基本原則にそって疾患自体の特徴と病気をもつ個人の特徴を考慮して判断される.

❸ 作業療法の形態（個人と集団）

- 対象者に対する援助の目的や回復レベルに応じて，**個人作業療法と集団作業療法が併用される**ことが精神科作業療法の特徴の1つである[2].
  - ▶ **個人作業療法**とは，個々の問題に焦点をあて個人を中心に行うもの[2]（表4）.
  - ▶ **集団作業療法**とは，個人力動と集団力動の相互作用や集団の効果など，人が集まることの特性を利用するもの[2]（表5）.

表4　個人作業療法の形態とその目的・効果

形態	目的	効果
1対1	作業療法の導入，個別面接，作業療法士との関係構築など	・場における他者の存在の影響性を回避できる ・個別性の高い治療を行うことができる
複数の患者が場・時間を共有しながら個別の課題を実施する	緊張が高い患者，自閉傾向者の導入，個別の課題実施など	・同じ程度の人数でも集団療法より緊張感が少ない ・いろいろなレベルの患者が作業活動に取り組む姿を自然に見聞きでき，活動性を賦活する

文献2，3をもとに作成.

表5　集団作業療法における集団の種類とその目的

集団の種類				作業療法における集団を用いる目的	
課題志向集団[*1]	生活技能	生活維持	身辺処理	食事，排泄，睡眠，整容，衛生，更衣，身辺の移動など	
			生活管理	金銭，時間，貴重な物品，服装，安全，健康の管理など	
		社会生活		移動機器，コミュニケーション機器，交通機関，公共機関や銀行など社会資源の利用など	
		作業遂行		基礎能力：理解，注意，集中，計画，問題解決，耐久性，作業習慣，技術，ワークパーソナリティ	
		対人関係	二者関係	関係のもち方，恒常性など	
			集団関係	集団参加のあり方，複数の対象との関係	
			基本交流	日常的なあいさつなど	
		コミュニケーション		聞き方，伝え方など	
		セルフコントロール		感情のコントロールなど	
	心身機能	感覚運動機能		感覚・知覚，筋力・耐久力などの運動機能	
		精神認知機能		情報処理，注意・記憶・集中・理解力，計画・問題解決などの知的能力	
集団志向集団[*2]	受容される体験，普遍的体験，集団帰属欲求の充足，自他に対する関心の回復，心理的支持など				
力動的集団[*3]	受容される体験，普遍的体験，カタルシス，解除反応，洞察，人間関係の成長，自己実現，行動変容，実存的現実受容など自己変容				

[*1] **課題志向集団**：作業や作業活動に伴う具体的な課題にそって学ぶ集団.
[*2] **集団志向集団**：作業を通して集い，人と交わり，憩うといった人とのかかわりを目的とした集団.
[*3] **力動的集団**：言語の補助もしくは言語の代わりに作業の非言語的コミュニケーション機能を用いる集団.
文献2をもとに作成.

認知行動療法

◆国試頻出キーワード
認知行動療法

1）認知行動療法の成り立ち

- Aaron T Beckらによる精神分析的心理療法では，抑うつ病患者などの主観的体験（認知）を解釈せず，そのまま扱うことの重要性を説いた．特に患者らの**認知（思考）の歪み**に焦点をあてて修正することで抑うつ患者の治療が可能であると考えた[4]．
- もう1つの流れは，社会的学習理論にもとづく**行動療法**で，Albert Banduraの一連の研究などが有名である[5]．
- こうした2つの学派とその周辺理論から有用な治療概念の統合化が継続的に繰り返されて，1980年代ごろに**認知行動療法**という概念がわが国に定着してきた．その後，着実に発展しながら精神（心理）療法としての根拠（エビデンス）を蓄積し，しだいに世界中で認められるようになってきた．

2）認知行動療法とは

- 何らかの原因がきっかけで抑うつ的な思考が生じることで気分が落ち込み，それが行動にまで影響をおよぼしてくるようになる．
  - 例えば，職場での人間関係が強いストレスだったり，仕事上の失敗などがあって「自分はダメな人間だ」という思考が生じてしまうと，仕事のやりがいや生きがいが減少し，やる気を失ってしまう．
  - その際にたまたま風邪などで仕事を休むことで抑うつ的な気分が強まり，最後には会社に出勤できなくなる，という抑うつ的な行動におよんでしまったりする．
  - その結果，周囲の信頼を失ったりして生活環境が悪化し，さらに抑うつ思考が強化されてしまう「**うつ病スパイラル**」へと入り込んでいく（図2）．
- 認知行動療法は，そうして歪んだり偏ったりした認知（人間の思考，受けとめ方）を修正することで問題対処能力をクライエント（患者）自身にもたせ，最終的には再発を防ぐことを目的とする精神（心理）療法である．
- クライエントの行動変容を促すためには，客観的に自分自身の現状を捉え，誤った方向性を自ら認識して修正し，自分に対する**自己効力感**を育む術を身につけさせる．

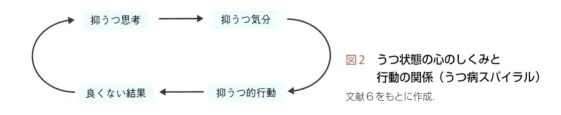

図2　うつ状態の心のしくみと行動の関係（うつ病スパイラル）
文献6をもとに作成．

3）認知行動療法による治療の流れ[4]

①クライエントとカウンセラーの合意：クライエントの認知（自動思考・スキーマ）→気分→行動の悪循環パターンを変えることで問題解決を図る（図3）．

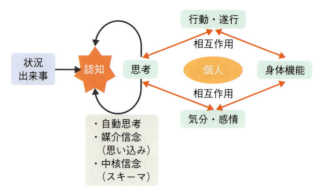

図3 認知行動療法の基本モデル

② クライエントの概念化（対象の全体像を把握）：クライエントの過去〜生育歴，考え方，趣味，身体機能の状態などを聴取．
③ 「認知的技法」と「行動的技法」を用いる．
④ 具体的にはセッションとよばれる構造化された治療方法を用いる．セッションが一通り済めば1クールの治療終了．
⑤ ある程度の期間をおいてセッションを評価し，必要に応じて治療を繰り返す．

- **自動思考**：ある特定の状況で個人が思い浮かべるさまざまなイメージや思考
- **媒介信念（思い込み）**：自動思考を正当化するための言い訳思考
- **中核信念（スキーマ）**：個人に特有の考え方のクセ（構え）
- **認知の歪み**：ネガティブな思考の悪循環からもたらされた偏った考え方や判断
- **認知的技法**：①認知（思考，考え方）の存在に気づかせる．②認知が自己の感情と行動に影響をおよぼすことを気づかせる．③エピソードをとりあげて認知と行動との関係を気づかせる．④自動的な思考パターンに気づかせる．⑤否定的で自動化された思考をモニターさせる．⑥歪んだ自動思考にあてはまる事実から現実性と妥当性を検討させる．⑦歪んだ認知を現実的な説明に置き換えることで解決できる方法を探索させる
- **行動的技法**：①行動活性化：楽しいこと，やりがいのあることを増やしていく．②活動スケジュール表の作成．③段階的（可能な）作業の割り当て．④問題解決技法：具体的問題の解決スキルを伸ばす．⑤アサーション（主張練習）：自分の気持ちや考えを相手に伝える．⑥イメージリハーサル，ロールプレイ，など
- **アジェンダ**：セッションで話し合う内容
- **ソクラテス式質問法**：セッションでは，ソクラテス式質問法を基本にカウンセリングを進めていく．ソクラテス式質問法とはクライエントに「思考する」という機会をできるだけ提供し，クライエント自身がもつ能力を引き出し，認知の修正を促す技法である[4) 7)]．

心神喪失者等医療観察法

1）心神喪失者等医療観察法

- 2003年に「心神喪失等の状態で重大な他害行為を行った者の医療及び観察等に関する法律（以下，心神喪失者等医療観察法）」が成立し，2005年に施行された．

- 「心神喪失」とは，"精神の障害により事物の理非善悪を弁識する能力なく，またこの弁識にしたがって行動する能力のない状態"と定義され，「心神耗弱」とは，"事物の理非善悪を弁識する能力なく，またこの弁識にしたがって行動する能力が著しく減退した状態"と定義されている[8]．
- 心神喪失または心神耗弱の状態，つまり精神障害のために重大な他害行為を行った者に対して，適切な医療を提供し，社会復帰を促進することを目的とした制度である．
- 図4は，心神喪失者等医療観察法におけるしくみを示したものである．図4にある「保護観察所」は，検察官の申し立てによる裁判所での審判段階における生活環境の調査，指定入院医療機関の入院段階における生活環境の調整，指定通院医療機関の通院段階における精神保健観察の実施などにより，処遇のはじまりから終わりまで一貫して関与する[10]．

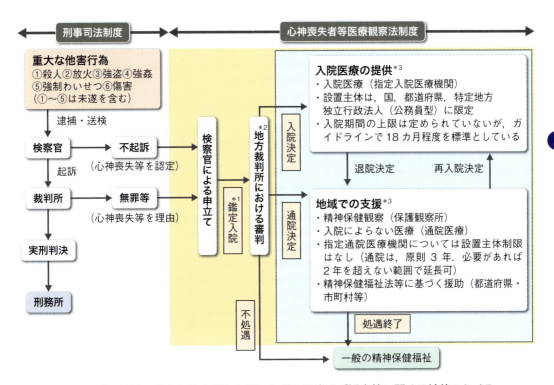

図4　心神喪失等の状態で重大な他害行為を行った者の医療及び観察等に関する法律のしくみ

「制度は，法務省・厚生労働省共管．平成15年7月成立・公布，平成17年7月15日施行．心神喪失等で重大な他害行為を行った者に対して，継続的かつ適切な医療並びにその確保のために必要な観察及び指導を行うことによって，病状の改善及び同様の行為の再発防止を図り，その社会復帰を促進するよう，対象者の処遇を決定する手続等を定めるもの」
*1 鑑定入院は，精神科病院で実施（期間は2カ月が原則・最長3カ月）．
*2 裁判官と精神保健審判員の合議制，精神保健参与員が必要な意見を述べる．
*3 医療観察法における入院医療及び通院医療は厚生労働大臣が行う（□の範囲）．
文献9をもとに作成．

2）多職種チーム医療

- 保護観察所において，医療観察制度にかかる業務に従事しているのは**社会復帰調整官**である．対象者の社会復帰促進のために，対象者の生活環境の調査と裁判所への報告，生活環境の調整を行う．

- 社会復帰調整官の資格要件は，精神保健福祉士その他精神障害者の保健および福祉に関する専門的知識を有する者として政令で定めるものでなければならない[11]．関係機関と緊密に連携しつつ，精神障害の特性やニーズを的確に把握し，継続的な医療が確保されるよう指導を行ううえで専門性を有する者とされている．

- 医療観察法における治療・支援は，作業療法士，精神保健福祉士，社会福祉士，保健師，看護師で一定の業務経験を有する者など精神障害者の保健および福祉に関する専門的知識を有する者が配置することとされている[10]．

■ 引用文献

1）「作業療法学全書 改訂第3版 第1巻 作業療法概論」（日本作業療法士協会/監，杉原素子/編），協同医書出版社，2016

2）「精神障害と作業療法 第3版 治る・治すから生きるへ」（山根 寛/著），三輪書店，2010

3）「作業療法学全書 改訂第3版 第5巻 作業治療学2 精神障害」（日本作業療法士協会/監，冨岡詔子，小林正義/編），協同医書出版社，2016

4）「認知療法・認知行動療法 治療者用マニュアルガイド」（大野 裕/著），星和書店，2010

5）Bandura A：Self-efficacy：toward a unifying theory of behavioral change. Psychol Rev, 84：191-215, 1977

6）「認知行動療法トレーニングブック」（大野 裕/訳，Wright JH, 他/著），医学書院，2007

7）「PT・OT・STのための認知行動療法ガイドブック リハビリテーションの効果を高める」（大嶋伸雄/著），中央法規出版，2015

8）「リハビリテーション医学大辞典」（上田 敏，大川弥生/編），医歯薬出版，1996

9）心神喪失者等医療観察法（http://www.mhlw.go.jp/stf/seisakunitsuite/bunya/hukushi_kaigo/shougaishahukushi/sinsin/gaiyo.html），厚生労働省

10）「新・社会福祉士養成講座20 更生保護制度 第3版」（社会福祉士養成講座編集委員会/編），中央法規出版，2014

11）「Q&A 心神喪失者等医療観察法 解説」（日本弁護士連合会，刑事法制委員会/編），三省堂，2005

第Ⅲ章 疾患各論

20 生活習慣病

学習のポイント

- 生活習慣病である糖尿病，高血圧，肥満，脂質異常症の分類や診断規準，症状・治療について学ぶ
- 生活習慣病に対するリハビリテーション治療のポイントについて学ぶ

1 生活習慣病とは

- 厚生労働省によると**生活習慣病**は，「**食習慣，運動習慣，休養，喫煙，飲酒等の生活習慣**が，その発症・進行に関与する疾患群」と定義されている．
- 具体的には，**糖尿病，高血圧，肥満，脂質異常症**などが生活習慣病に該当する．

2 糖尿病

1）糖尿病とは

- **インスリン作用不足による慢性の高血糖状態**を主徴とする代謝疾患群である[1]．

2）糖尿病の分類

- 糖尿病は成因にもとづいて，1型，2型，その他の特定の機序・疾患によるもの，妊娠糖尿病の4つの型に分類される[2]．
- 1型糖尿病と2型糖尿病の特徴について**表1**に示す．

3）糖尿病の診断

- 糖尿病は，早朝空腹時血糖値，75g経口ブドウ糖負荷試験（Oral glucose tolerance test：OGTT）2時間値，随時血糖値，**HbA1c**値のいずれかにより糖尿病型と判定し，**図1**のように診断する．

  ＊本項でのHbA1c値はNGSP値の単独表記とした（平成25年4月，日本糖尿病学会推奨）

◆国試頻出キーワード
HbA1c

Ⅲ-20
生活習慣病

381

表1　1型糖尿病と2型糖尿病の特徴

糖尿病の分類	1型糖尿病	2型糖尿病
発症機構	主に自己免疫を基礎とした膵β細胞破壊，HLAなどの遺伝子になんらかの誘因・環境因子が加わって起こる．	インスリン分泌の低下やインスリン抵抗性をきたす複数の遺伝因子に過食，運動不足などの環境因子が加わってインスリン作用不足を生じて発症する．
家族歴	家系内の糖尿病は2型より少ない．	家系内血縁者にしばしば糖尿病がある．
発症年齢	小児〜思春期に多い．中高年でも認められる．	40歳以上に多い．若年発症も増加している．
肥満度（体型）	肥満とは関係がない．	肥満または肥満の既往が多い．
発症のしかた	急激に発症し，病状悪化も速い．	ゆるやかに発症し，進行はゆっくり．
ケトアシドーシス	起こしやすい．	稀に起こす．
治療方法	インスリン治療．	食事・運動療法，場合によっては経口薬とインスリン治療．

文献2より引用．

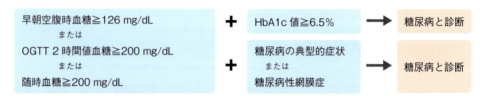

図1　糖尿病の臨床診断
OGTT：経口ブドウ糖負荷試験．

4）糖尿病の治療目標およびコントロール目標

- 血糖コントロールの指標ではHbA1c値を重視し，主要な判定はこれによって行う．

■1 HbA1c（hemoglobin A1c）

- ヘモグロビンにブドウ糖が結合したもの（ヘモグロビンA_0の安定型糖化産物）．
- 採血時から過去1〜2カ月間の平均血糖値を反映する指標．
- 基準値：4.6〜6.2％．

■2 血糖コントロールの目標

- 糖尿病の患者は症状に応じて血糖値を管理する必要がある．その目標値を図2に示す．

目標	血糖正常化をめざす際の目標	合併症予防のための目標	治療強化が困難な際の目標
HbA1c	6.0％未満	7.0％未満	8.0％未満

図2　血糖コントロール目標

5）糖尿病の症状と合併症

- 糖尿病発症初期は自覚症状に乏しく，進行すると多尿，口渇，多飲，体重減少，倦怠感などをきたす．

◆国試頻出
キーワード
糖尿病合併症

- 高血糖状態が持続し放置すると，あらゆる器官に**糖尿病合併症**◆がみられるようになる．
- 合併症は，高度のインスリン作用不足によって起こる**急性合併症**，長年の高血糖によって起こる**慢性合併症**，その他易感染性など多岐にわたり，患者のADLだけでなくQOLや生命予後を悪化させる．

1 急性合併症

- 高度のインスリン作用不足によって起こる急性代謝失調のことである．
- 急性合併症には糖尿病ケトアシドーシスとケトン体生産量が比較的少ない高血糖高浸透圧症候群がある．いずれも種々の程度の意識障害をきたし，重度の場合は昏睡に陥る．

①糖尿病ケトアシドーシス

- 極度のインスリン欠乏とインスリン拮抗ホルモンの増加により，高血糖（$\geqq 300$ mg/dL），高ケトン血症，ケトアシドーシス（pH7.3未満）をきたした状態．

②高血糖高浸透圧症候群（非ケトン性高浸透圧昏睡）

- 著しい高血糖（$\geqq 600$ mg/dL）と高度な脱水にもとづく高浸透圧血症により循環不全をきたした状態であるが著しいケトアシドーシスは認めない（pH7.3〜7.4）．

③感染症

- 神経障害，血流障害，免疫機能低下が原因となり，呼吸器感染症，尿路感染症，皮膚感染症，口腔内感染症を引き起こしやすくなる．
- 特に足の皮膚感染症は壊疽の原因になるため注意が必要である．

◆国試頻出
キーワード
低血糖症状

> **糖尿病患者におけるその他の急性症状**
>
> **低血糖症状**◆：糖尿病治療中にみられる頻度の高い緊急事態．薬物療法によりインスリンが過剰となる場合や，激しい運動を行った場合に低血糖症状を引き起こす可能性がある．ブドウ糖やそれに代わるもの（ジュースなど）を直ちに摂取する．運動後に低血糖症状を起こしやすい患者には，段階的に運動量を増やして様子をみながら，運動量の多いときは補食を摂る，運動前後のインスリン量を調整する，食後1時間ごろに運動を行うなどの工夫が必要である．
> **交感神経症状**：発汗，不安，顔面蒼白，頻脈，動悸，手のふるえなど．
> **中枢神経症状**：頭痛，眼のかすみ，空腹感，眠気（生あくび），集中力低下，視力低下，痙攣，昏睡など．

2 慢性合併症

- 慢性合併症は，主に持続的な高血糖状態および脂質異常を背景とした全身の血管・神経の変性が原因である．

◆国試頻出
キーワード
三大合併症

- 糖尿病に特異的な**微小血管症**（**網膜症**，**腎症**，**神経障害：三大合併症**◆）と，糖尿病に罹患することでリスクが高くなる**大血管症**（**冠動脈疾患**，**脳血管障害**，**末梢動脈疾患など**）に大別され，さらに**足病変**などもある．

①糖尿病網膜症

- 初期症状：網膜の血管壁細胞の変性などが原因で，出血・白斑・網膜浮腫などが生じる．

Ⅲ-20
生活習慣病

383

- 進行症状：黄斑症，網膜および硝子体内の新生血管，硝子体出血や網膜剥離による視力障害．
- 網膜症の病期：①正常，②単純網膜症，③増殖前網膜症，④増殖網膜症．

②糖尿病性腎症
- 腎糸球体血管に，糖尿病網膜症と類似の血管変化が起こる．
- 臨床的には糸球体濾過量（GFR）と尿中アルブミン排泄量あるいは尿タンパク排泄量によって評価される（表2）（第Ⅲ章-9参照）．
- 腎症進展の予防には，肥満是正，禁煙，厳格な血糖・血圧・脂質の管理を行う．
- 第3期から，タンパク質と食塩摂取量の制限を指導し，腎機能の低下に伴い，低タンパク食を考慮する．

◆国試頻出キーワード
糖尿病神経障害

③糖尿病神経障害◆
- 糖尿病神経障害は最も早期に出現する頻度が高い合併症である．糖尿病神経障害には多発性神経障害（広汎性左右対称神経障害）と単神経障害があり，臨床的に高頻度にみられるのは多発性神経障害である（表3）．

表2　糖尿病性腎症病期分類

病期	尿アルブミン値（mg/gCr）あるいは尿タンパク値（g/gCr）	GFR（eGFR）（mL/分/1.73 m²）
第1期（腎症前期）	正常アルブミン尿（30未満）	30以上
第2期（早期腎症期）	微量アルブミン尿（30〜299）	30以上
第3期（顕性腎症期）	顕性アルブミン尿（300以上）あるいは持続性タンパク尿（0.5以上）	30以上
第4期（腎不全期）	問わない	30未満
第5期（透析療法期）	透析療法中	

表3　糖尿病神経障害の分類と主な症状

分類		症状
多発性神経障害	感覚運動神経	しびれ，錯感覚，冷感，自発痛，アロディニア，感覚鈍麻
	自律神経障害	瞳孔機能異常，発汗異常，起立性低血圧，胃不全麻痺，便通異常（便秘，下痢），胆嚢無力症，膀胱障害，勃起障害，無自覚性低血糖など
	急性有痛性神経障害	（治療後神経障害など）
単神経障害	脳神経障害	外眼筋麻痺（動眼・滑車・外転神経麻痺），顔面神経麻痺など
	体幹・四肢の神経障害	手根管症候群，尺骨神経麻痺，腓骨神経麻痺，体幹部の単神経障害など
	糖尿病筋萎縮（腰仙部根神経叢神経障害）	典型例では片側から両側殿部・大腿部筋萎縮・筋力低下を呈し疼痛を伴う

文献3より引用.

6）糖尿病の治療

■ 食事療法

- 身体活動量に合わせた適正なエネルギー量で，栄養バランスの偏らない食事を規則正しく食べる．
- 1日のエネルギー摂取量の計算式：エネルギー摂取量＝標準体重＊×身体活動量＊
  - ＊標準体重（kg）＝身長（m）²×22
  - ＊標準体重1kgあたりの身体活動量の目安：デスクワーク25〜30 kcal，立ち仕事30〜35 kcal，力仕事35 kcal〜

■ 運動療法

- できれば毎日，少なくとも週3〜5回，中強度の有酸素運動を20〜60分行う．
- 週に2〜3回はレジスタンストレーニングを行うことが勧められる．
- ブドウ糖，脂肪酸の利用を促進し，インスリン抵抗性を改善する効果．

■ 経口血糖降下剤

- インスリン抵抗性を改善させる，インスリン分泌を促進する，糖吸収・排泄を調整する，という3つのカテゴリーに分けられる．

■ インスリン療法

- インスリン製剤を組合わせて，できるだけ健常者の血中インスリン分泌パターンに近づくように治療を行う．
- 作用持続時間により超速効型，速効型，混合型，中間型，持効型溶解，配合溶解に分けられる．
- ペン型注入器に装着して使用するカートリッジ製剤，製剤・注入器一体型のキット製剤，バイアル製剤がある．

---

3 高血圧 [4]

1）高血圧とは

- 本邦を含めた世界のガイドラインのいずれにおいても，140/90 mmHg以上を高血圧とすることは共通である．
- 通常，高血圧をきたしても**自覚的な症状はない**．しかし，**高血圧が長く続くと動脈硬化が進行し，心血管疾患（脳卒中や心疾患）の発症を引き起こす可能性が高くなる**．
- 日本高血圧学会のガイドラインでは，血圧の高さと危険因子の数により心血管病のリスク判定が層別化されている（表4）．

表4 診察室血圧にもとづいた心血管病リスク層別化

リスク層 （血圧以外の予後影響因子）	血圧分類		
	Ⅰ度高血圧 140〜159/90〜 99 mmHg	Ⅱ度高血圧 160〜179/100〜 109 mmHg	Ⅲ度高血圧 ≧180/≧110 mmHg
リスク第一層 （予後影響因子がない）	低リスク	中等リスク	高リスク
リスク第二層 （糖尿病以外の1〜2個の危険因子，3項目を満たすMetSのいずれかがある）	中等リスク	高リスク	高リスク
リスク第三層 （糖尿病，CKD，臓器障害/心血管病，4項目を満たすMetS，3個以上の危険因子のいずれかがある）	高リスク	高リスク	高リスク

CKD：慢性腎臓病．**危険因子**：糖尿病，喫煙，脂質異常症，肥満（特に内臓脂肪型肥満），慢性腎不全，高齢，若年発症の心血管病の家族歴など．**メタボリックシンドローム（MetS）**◆：肥満（特に内臓脂肪型肥満）を有することを前提とし，正常高値以上の血圧レベル，空腹時血糖110 mg/dL以上，あるいは脂質異常症の3つの構成因子の2〜3を有するもの．

◆**国試頻出キーワード**
メタボリックシンドローム（MetS）

2）高血圧の分類

❶ 本態性高血圧

- 原因は不明で，**遺伝因子と生活習慣などの環境因子が複雑に関与する**と考えられている．
- **本態性高血圧は高血圧全体の約9割を占める．**本態性高血圧の治療では環境因子である生活習慣の改善を行う．

❷ 二次性高血圧

- 特定の病気など原因が明らかなものであり，原因をとり除けば高血圧が治癒することもある．

3）高血圧の治療

- **生活習慣の修正**（第1段階：食事，体重，運動，節酒，禁煙など）と**降圧薬治療**（第2段階）により行われる．

❶ 食事療法

- 食塩摂取量を制限する．
- 野菜・果物を積極的に摂取する．
- コレステロールや飽和脂肪酸の摂取を控える．

❷ 運動療法

- できれば毎日30分以上，中強度の有酸素運動を行う．

❸ 体重

- 体格指数〔BMI：体重（kg）÷身長（m)^2〕で25 kg/m^{2}未満をめざす．

4 節酒，禁煙

- 飲酒は血圧上昇の原因となる．
- 紙巻きたばこ1本で血圧上昇が15分以上持続する．

5 薬物療法

- 降圧目標は通常140/90 mmHg未満とする．

4 肥満

1）肥満・肥満症とは

- 日本肥満学会では，肥満は「過栄養や運動不足などにより，脂肪が過剰に蓄積した状態」，肥満症は「肥満と判定されたもののうち肥満に起因ないし，関連する健康障害を合併するか，その合併が予測される場合で，医学的に減量を必要とする病態」と定義しており，疾患単位として扱われている．

2）肥満の判定と肥満症の診断基準[5]

1 肥満の判定

◆国試頻出
キーワード
BMI

- 体格指数〔BMI◆：体重（kg）÷身長（m)^2〕を用い，BMI ≧ 25 kg/m^2 を肥満と判定する．

2 肥満症の診断

- 肥満による合併症が存在する場合を肥満症と診断する．あるいは**腹囲が男性≧85 cm，女性≧90 cm**（確定診断は腹部CT内臓脂肪面積≧100 cm^2）を内臓脂肪型肥満と判定し，その場合は合併症の有無にかかわらず肥満症と診断する．

3 肥満の原因

- **単純性（原発性）肥満**：明らかな原疾患が不明．肥満の95％以上．
- **症候性（二次性）肥満**：視床下部・内分泌・遺伝性疾患，薬物によるものが含まれる．

3）肥満の治療

- 食事療法と運動療法を組合わせ，ゆっくりと無理なく減量する．

1 食事療法

- 過剰な栄養摂取の制限．

2 運動療法

- 歩行などの有酸素運動を基本とし，1回10～30分の運動を，週3～5回実施する．
- 筋肉の異化を防止し，インスリン抵抗性そのものを改善する．

5 脂質異常症（高脂血症）

- 血液中のLDLコレステロール（悪玉コレステロール）やトリグリセリド（中性脂肪）の濃度が高い，あるいはHDLコレステロール（善玉コレステロール）の濃度が低い状態を総称して脂質異常症という．
- 脂質異常が長期間続くと，**動脈硬化**にもとづくさまざまな合併症を引き起こす．

1）脂質異常症の診断基準

- 高LDLコレステロール血症：血中LDLコレステロール値が140 mg/dL以上．
- 高トリグリセリド血症：血中トリグリセリド値が150 mg/dL以上．
- 低HDLコレステロール血症：血中HDLコレステロール値が40 mg/dL未満．

2）脂質異常症の原因[6]

- 原因の多くは生活習慣によるものであり，日本人の脂質異常症患者は成人の20％以上におよぶとされる．以下に原因を示す．
  - ▶食習慣の乱れや運動不足などの生活習慣によるもの．
  - ▶遺伝的な異常によるもの（**原発性高脂血症**）．
  - ▶甲状腺機能低下症やネフローゼ症候群などの他の疾患に伴うもの（**続発性高脂血症**）．

3）脂質異常症の治療

- 適正体重の維持：BMIが25未満．
- 食塩摂取の制限：7 g/日未満．
- アルコール摂取の制限：25 g/日以下．
- コレステロールや飽和脂肪酸の摂取制限．
- 運動療法：有酸素運動を毎日30分以上．
- 禁煙．

リハビリテーション治療のポイント

- 生活習慣病に対するリハビリテーション治療は，患者の個別性に応じたプログラム（運動や患者教育など）の作成と実行，定期的な評価と評価にもとづいたプログラムの修正を行いながら継続的に指導を行っていく必要がある．
- また，食事療法や禁煙などの生活指導，薬物治療が必要なことがあるため，多職種との連携は必須である．

1）評価

- 生活習慣病では，病態や運動機能のみならず，患者の生活環境や認知面，心理面などへの幅広い要因に対する評価が必要である（表5）．

表5　生活習慣病に対する評価

要因	評価項目
認知機能	記憶，記銘，見当識
病態	診断名，合併症，治療内容，薬物療法，症状，体重，BMI，心機能，血圧，ABI，HDL コレステロール，LDL コレステロール，中性脂肪血糖値，HbA1c
生活習慣，環境	運動習慣，食事内容，喫煙，飲酒，服薬状況，家族構成，家族のサポート，通院手段，社会的・家庭内役割，職業，趣味
身体機能	運動耐容能，身体活動量（運動量），ADL，関節可動域，疼痛の有無，筋力，バランス機能
心理的要因	QOL，セルフエフィカシー，抑うつ，不安

ABI：Ankle Brachial Pressure Index（足関節上腕血圧比）．文献7より引用．

2）運動療法[1]

- 運動の習慣的な継続は，呼吸循環器系，内分泌代謝系，筋骨格系，脳神経系などの機能に種々の影響をおよぼす．ここでは糖尿病を中心に運動療法を実施するうえでのポイントについて説明する．

1 運動療法の効果

- エネルギー摂取量と消費量のバランスが改善され，**減量効果**がある．
- 加齢運動不足による**筋萎縮**や，**骨粗鬆症の予防**に有効である．
- 心肺機能を改善する．
- 運動能力が向上する．
- 爽快感，活動気分など日常生活のQOLを高める．
- 運動の急性効果として，**ブドウ糖，脂肪酸の利用が促進され血糖値が低下**する．
- 運動の慢性効果として，**インスリン抵抗性が改善**する．
- 高血圧や脂質異常症の改善に有効である．

2 運動療法の禁忌

- 糖尿病の代謝コントロールが極端に悪い場合（空腹時血糖値250 mg/dL以上，または尿ケトン体中等度以上陽性）．
- 増殖網膜症による新鮮な眼底出血がある場合．
- 腎不全の状態にある場合．
- 虚血性心疾患や心肺機能に障害のある場合．
- 骨・関節疾患がある場合．
- 急性感染症がある場合．
- 糖尿病壊疽がある場合．
- 高度の糖尿病自律神経障害がある場合．

3 運動の種類

①有酸素運動

- 酸素の供給に見合った強度の運動を継続して行うことにより，糖質・脂質がエネルギー源と

して利用されるため，両方の代謝改善が期待できる．

②レジスタンストレーニング

- 重り負荷や抵抗負荷に対して行う運動で，筋肉量を増加し，筋力を増強する効果を期待できる．

  ＊水中歩行は，有酸素運動とレジスタンストレーニングの両方の要素を含む運動であり，膝にかかる負担が少なく，肥満糖尿病患者に対して安全かつ有効である．

4 運動の強度

運動強度

- **運動強度**◆としては一般的に中強度が推奨される．
- 運動強度の設定には以下の基準を参考にする．
  ① 最大酸素摂取量（$\dot{V}O_2max$）の50％前後の運動．
  ② 運動時の心拍数を，50歳未満では1分間100〜120回以内，50歳以降は1分間100回以内に留める．
  ③ 自覚的運動強度は，「楽である〜ややきつい」程度とする．

  ＊臨床的にはKarvonen法による心拍数での強度設定やBorg scaleなどでの自覚的運動強度を指標として，運動強度を調節する（第Ⅰ章-5参照）．

5 運動の頻度

- 日常生活のなかに取り込み，できれば毎日，少なくとも週に3〜5回．

6 運動持続時間

- 1回15分，1日30〜60分程度が望ましい．

7 身体活動（運動＋生活動作）

- 身体活動によるエネルギー消費は，「運動」よりもそれ以外の「生活動作」によるものが大きい．そのため，運動ではなく，身体活動（運動＋生活動作）を全般的に増やすことが必要である（図3）．

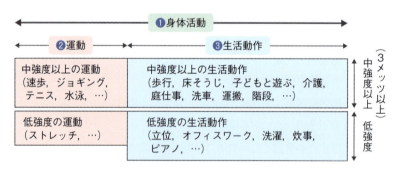

図3　身体活動・運動・生活動作
文献8をもとに作成．

3）患者教育

行動変容

- 患者教育の目的は，患者の行動を変化（**行動変容**◆）させ，生活習慣が適正化するように支援することである．
- 行動変容ステージを判断し，時期に応じた支援や心理的配慮が必要となる．

引用文献

1）「糖尿病治療ガイド2016-2017」(日本糖尿病学会/編著), 文光堂, 2016
2）「標準理学療法学 専門分野 内部障害理学療法学」(奈良勲/シリーズ監修, 吉尾雅春, 高橋哲也/編), 医学書院, 2013
3）「科学的根拠に基づく糖尿病診療ガイドライン2010」(日本糖尿病学会/編), 南江堂, 2010
4）「高血圧治療ガイドライン2014」(日本高血圧学会高血圧治療ガイドライン作成委員会/編), ライフサイエンス出版, 2014
5）「肥満症治療ガイドライン2006」(肥満症治療ガイドライン作成委員会), 日本肥満学会, 2006
6）「動脈硬化性疾患予防のための脂質異常症治療のエッセンス」(http://dl.med.or.jp/dl-med/jma/region/dyslipi/ess_dyslipi2014.pdf), 日本動脈硬化学会, 2014

7）「15レクチャーシリーズ理学療法テキスト 内部障害理学療法学 循環・代謝 第2版」(木村雅彦/責任編集, 石川朗/総編集), 中山書店, 2017
8）健康づくりのための運動指針2006〜生活習慣病予防のために〜〈エクササイズガイド2006〉(http://www.mhlw.go.jp/shingi/2006/07/dl/s0719-3c.pdf), 運動所要量・運動指針の策定検討会, 2006

参考文献

・「糖尿病療養指導ガイドブック2017 糖尿病療養指導士の学習目標と課題」(日本糖尿病療養指導士認定機構/編著), メディカルレビュー社, 2017

第 **III** 章　疾患各論

21　主な感染症

学習のポイント

- 代表的な感染症，感染症を引き起こす微生物の概略を学ぶ
- 主な感染経路と感染予防について学ぶ
- リハビリテーション治療における手指衛生や個人防護具について学ぶ

1　感染症とは

- われわれの回りには，細菌，ウイルス，真菌（カビや酵母）など，多くの微生物が存在する．そのなかで，**感染症を引き起こす微生物を病原体**という．
- 感染は，病原体が人の体内に侵入，定着し，さらに増殖することで成立する．

◆国試頻出
キーワード
顕性感染，
不顕性感染

- **感染により発熱などの症状が現れる場合を顕性感染◆，はっきりとした症状が現れない場合を不顕性感染◆**という．不顕性感染者が，気づかずに他者へ感染を拡げることがある．

2　感染経路と日和見感染症

◆国試頻出
キーワード
感染経路

1）感染経路◆

1 接触感染

- 病原体に汚染された食品や手指を介して，主に口から体内に侵入する．
- 病原体に触れた手が，器具や手すり，水道の蛇口に触れると，それを別の人がまた触れることで次々と感染が拡大する．

2 飛沫感染

- 咳やくしゃみによって飛んだしぶき（飛沫）に含まれる病原体を，別の人が鼻やのどから吸入することで感染が拡大する．

3 空気感染

- 飛沫に含まれていた水分が蒸発し，ホコリとともに浮遊した病原体を吸入することで伝播する．飛沫核感染ともいう．

392　リハビリテーション医学

2）日和見感染症

- 身体の抵抗力（免疫力）が低下すると，健康な人では病気を起こさないような弱毒微生物が原因で感染症を起こすことがある．このような感染症を**日和見感染症**とよぶ．

- 免疫力を低下させる原因は，糖尿病，腎不全，肝不全，悪性疾患（がんや白血病など），エイズなどの疾患に加え，免疫抑制剤，ステロイド剤，抗がん剤などの薬剤があげられる．

◆国試頻出
キーワード
MRSA感染症

- 代表的な日和見感染症としては，**MRSA感染症**◆，ニューモシスチス肺炎があげられる．

3 代表的な感染症

- 代表的な感染症について表にまとめた．以下ではそのなかから重要なものをピックアップして解説する．

表　代表的な感染症と原因となる病原性微生物

病原体の種類	感染症	主な感染部位	主な感染経路	微生物
ウイルス	インフルエンザ	咽頭	飛沫感染	インフルエンザウイルス
	感染性胃腸炎	腸管	接触感染	ノロウイルスなど
	肝炎	肝臓	―	肝炎ウイルス
	帯状疱疹	皮膚，神経	空気感染	水痘帯状疱疹ウイルス
	手足口病	口腔粘膜，手掌，足底	接触感染	コクサッキーウイルス
	麻疹	咽頭	空気感染	麻疹ウイルス
	風疹	咽頭	飛沫感染	風疹ウイルス
細菌	結核	肺	空気感染	結核菌
	黄色ブドウ球菌感染症	皮膚，腸管，肺	接触感染	黄色ブドウ球菌
	破傷風	神経（毒素による）	―	破傷風菌
	猩紅熱（しょうこうねつ）	咽頭，腎	飛沫感染	溶連菌
	レジオネラ症	肺	―	レジオネラ属菌
	ジフテリア	上気道	飛沫感染	ジフテリア菌
	抗菌薬関連腸炎（偽膜性腸炎）	腸管	接触感染	クロストリディオイデス・ディフィシル（2016年にクロストリジウム・ディフィシルから改称）
真菌	カンジダ症	皮膚，粘膜	―	カンジダ属菌（カビ）
	ニューモシスチス肺炎	肺	―	ニューモシスチス・イロベチイ
その他	疥癬	皮膚	接触感染	ヒゼンダニ（ダニ）
	トキソプラズマ症	脳（免疫不全時）	―	トキソプラズマ（原虫）

1）インフルエンザ

- インフルエンザの原因となる病原体は，**インフルエンザウイルス**である．

393

- ウイルスが体内に侵入してから発病するまで（潜伏期間）は，2日前後である．**潜伏期間も感染力がある．**
- インフルエンザ発症後，5日を経過し，かつ解熱後2日を経過するまでは感染力が高いとされる．この期間の理学療法や作業療法は，十分な感染拡大対策をして行う必要がある．
- インフルエンザワクチンの注射を受けても，**感染し発病することがある．**
- 流行防止には咳エチケットやマスク着用による飛沫感染対策が最重要であるが，接触感染，空気感染も起こす．
- なお，インフルエンザを引き起こさないインフルエンザ菌という細菌も存在する．この細菌は肺炎や膀胱炎の原因となることがある．

2）MRSA（メチシリン耐性黄色ブドウ球菌）感染症

- ほとんどの抗生物質が効かない（多剤耐性がある）黄色ブドウ球菌をMRSAとよぶ．
- 免疫力が低下している者がMRSAに感染すると，敗血症から多臓器不全を起こし，死に至ることがある．
- 健康な人には症状を引き起こさないが，鼻腔粘膜などに付着（保菌）し，感染源となることがある．
- 理学療法士や作業療法士を含む医療者が気づかないうちに感染源とならないよう，**患者ごとの手指消毒**など，十分な対策が必要である．

3）結核

- 結核は，**結核菌**によって引き起こされる．
- 空気感染し，肺結核となることが多いが，肺以外（腸，髄膜，腎など）にも感染することがある．
- 咳や微熱が2週間以上続く場合に，肺結核を疑う．
- 抗結核薬が発見されるまでは死の病であったが，新規発症者は年2万人弱（平成27年のデータ）まで減少した．
- 最近では多剤耐性の結核菌が問題となっている．
- 痰のなかに結核菌が含まれているなど，排菌がある結核患者に接するときは，**N95マスク**（図1）を着用する．

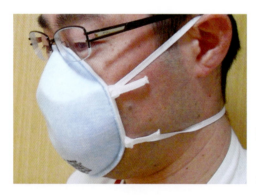

図1　N95マスク
N95マスクは，図2のサージカルマスクよりも顔にフィットして空気が漏れにくくなっているので，空気感染対策に有用である．

4）疥癬（かいせん）

- 疥癬は**ヒゼンダニ**というダニが皮膚に寄生して起こる皮膚の感染症である．
- 強いかゆみを伴う赤い皮疹が全身の皮膚に出現する．
- ヒトからヒトへ感染し，病院や施設でしばしば問題となる．
- 免疫力が低下している人が疥癬に感染すると，厚い垢（あか）が全身に拡がる．これを角化型疥癬とよび，感染力はとても強い．
- 感染者が使用した寝具などから感染が拡大するため，接触感染対策が重要である．

5）黄色ブドウ球菌による食中毒

- 黄色ブドウ球菌に汚染された食事を摂取後，数時間で嘔気，嘔吐，腹痛，下痢などの消化器症状が起こる．
- 手指などの傷，特に化膿している切り傷が，食品を汚染させる原因となることが多いため，食事に関連したリハビリテーション治療を行う場合は十分に注意する必要がある．

---

4 院内感染，感染予防

1）院内感染とは

- 病院などの医療機関は，薬剤耐性菌を含むさまざまな病原体が存在しやすい場所である．
- 病院外で感染を起こす**市中感染**に対して，病院内で新たに感染を起こした場合，**院内感染**とよぶ．

◆**国試頻出キーワード**◆
感染予防

2）感染予防◆

1 標準予防策

- 標準予防策とは，その患者に感染があるかどうかにかかわらず，血液，汗以外の体液，排泄物，損傷皮膚，粘膜には感染性があると考えて行う感染対策で，**すべての患者が対象**である．

2 接触感染対策

- 手洗いを丁寧に行うことに加えて，患者やその周囲に触れる際には手袋・ガウンを着用する．
- 聴診器やリハビリテーション治療の器具は，その患者専用とするか，使用後に十分な消毒をする．

3 飛沫感染対策

- 咳やくしゃみによる飛沫は1m程度飛散する．患者に近づくときは**サージカルマスク**（図2）を着用する．

4 空気感染対策

- N95マスク（図1）を着用する．
- 麻疹や水痘も空気感染するが，感染歴やワクチン接種により免疫を獲得していれば特別な防

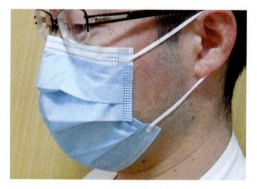

図2 サージカルマスク
サージカルマスクは,主に飛沫感染対策のために用いる.

護策を必要としない.
- ウイルスは低温乾燥環境で流行しやすい.冬季は病室を適度な温度・湿度に保つことが大切である.

リハビリテーション治療のポイント

1) 感染管理の基本

◆国試頻出
キーワード
標準予防策

- すべての患者が前述の**標準予防策**◆の対象で,普段から患者ごとに**手指消毒や手洗い**をすることが基本中の基本となる.
- 特定の感染や保菌がある患者に対しては,その感染症の伝播経路に応じた**経路別予防策**を加える.

2) 手指衛生

- **流水とせっけん**による手洗いと,**アルコール**を主成分とした製品(ジェル,ローション,泡状のもの)による手指消毒がある.目に見える汚れがない場合,アルコール製剤による手指消毒が望ましい.
- 流水で手洗いした後は,**使い捨てのペーパータオル**で手を拭く.
- **手指衛生を行うタイミング**
  - ①患者に触れる前
  - ②清潔・無菌的な処置の前
  - ③体液などに触れた場合
  - ④患者に触れた後
  - ⑤患者周囲の物品に触れた後
  - ⑥標準予防策に準じ手袋を外した後

3) 個人防護具

- **個人防護具**(personal protective equipment:PPE)は粘膜,気道,皮膚および衣服を病原体との接触から守るために用いる.
- 患者とどのように接触するか,または起こりうる伝播様式から適切なPPEを組合わせて用いる.

1 手袋

- 感染患者と直接接触する場合や，汚染の可能性がある環境表面（ベッド柵など）に触れる場合に使用する．

- **患者ごとに必ず手袋を交換し，再使用してはいけない．**

2 ガウン，エプロン

- 医療従事者の腕や体の露出している部位の保護，また衣類（ユニホーム）の汚染を防ぐために使用する．

- 血液や体液との接触が予想される場合に着用する．

3 顔面の防護（マスク，ゴーグル，フェイスシールド）

- マスクは，感染性物質との接触から顔面の皮膚や粘膜を保護するため，または咳やくしゃみなどによる感染性分泌物の飛び散りを防止するために装着する（**咳エチケット**）．

- ゴーグルは，口，鼻に加えて眼を保護するためにマスクと併用される．

- 顔面をより完全に防護するために，フェイスシールドを用いることもある．

4 個人防護具の着脱の手順

- PPEにおいて，病原体との接触から医療従事者の身を守るため，さらなる感染拡大を防ぐために，以下のように着脱の手順が定められている．

  - ▶着け方：「ガウン・エプロン」→「マスク」→「ゴーグル・フェイスシールド」→「手袋」

  - ▶外し方：「手袋」→「ゴーグル・フェイスシールド」→「ガウン・エプロン」→「マスク」

4）リハビリテーション治療室の環境整備

1 定期的な消毒（1日1回以上）

- 医療従事者が頻繁に触れる場所や，多数の患者がよく触れる場所は定期的に消毒（消毒薬含有のウエットクロスで清拭するなど）する．

- 平行棒，手すり，プラットホーム，作業台，自転車エルゴメーターなどが具体的な場所としてあげられる．

2 血液や体液が環境表面（床やプラットホームなど）に付着した場合

- 強力な消毒薬である次亜塩素酸ナトリウムによる消毒をする．

■ **参考文献**
・鈴木正志，森屋恭爾：院内感染対策の体制とその指針．臨床リハ，21：120-126，2012

第Ⅲ章 疾患各論

22 前庭機能障害

学習のポイント

● 前庭の解剖と機能を学ぶ
● 代表的な前庭疾患について学ぶ
● 前庭機能障害の評価について学ぶ
● 前庭機能障害のリハビリテーション治療について学ぶ

1 前庭の解剖と機能

1）前庭器

◆国試頻出
キーワード

半規管,
耳石器,
平衡感覚

● 前庭は内耳に位置し，**半規管**◆と**耳石器**◆で構成された**平衡感覚**◆に関する受容器である．
● 平衡感覚を受容する細胞は**有毛細胞**で，リンパの流れを受けて身体の動的加速度を感知する．

1 半規管

● 半規管は，前半規管・外側半規管・後半規管の3つからなり，それぞれが3方向に配置され，身体の回転加速度を感知する（図1）．

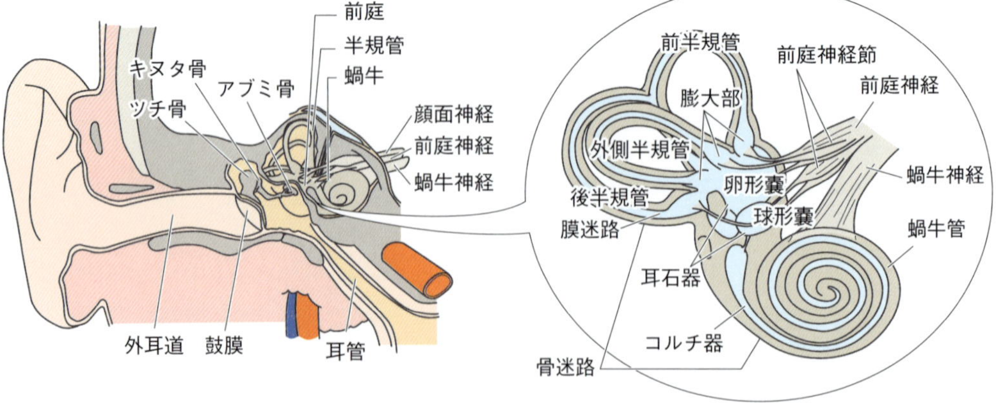

図1 内耳の構造
文献1をもとに作成．

398　リハビリテーション医学

- 半規管は側頭骨で形成された骨迷路と内部が膜で覆われた膜迷路で構成されている．
- 膨大部には有毛細胞があり，各半規管のリンパの流れを感知して回転加速度を認識する．

❷ 耳石器

- 耳石器には卵形嚢と球形嚢があり，半規管の回転加速度に対して直線加速度および重力の方向を検知する．
- 卵形嚢は水平面にあり，水平方向への直線加速度および重力方向（頭部の傾き）を認識する．
- 球形嚢は矢状面にあり，エレベーターで上下するなど垂直加速度を感知する．

❸ 有毛細胞◆

◆国試頻出
キーワード

有毛細胞

- 半規管膨大部の有毛細胞には感覚毛があり，頭部の動きに対して内リンパは逆方向に流れ感覚毛を刺激する．
  - ▶ クプラ*の比重は内リンパとほぼ同じでリンパ内で浮いているため，リンパの流れにより押され感覚毛を屈曲させる．
  - * **クプラ**：有毛細胞の感覚毛を覆うゼラチン様物質．
  - ▶ 感覚毛は，1本の動毛と50～100本の不動毛からなる束で，不動毛に対する機械的刺激を電気信号に変換し有毛細胞の膜電位変化が起こる．
- 耳石器の有毛細胞は，耳石からの刺激を受ける．

2）情報伝達経路

- 中枢による姿勢制御は，前庭からの電気信号が前庭神経核から視床，小脳核を経て大脳辺縁系へ上行し，下行路にフィードバックされ随意的に筋肉を動かして行われる．
- 随意運動や運動パターンの獲得は，体性感覚・視覚・前庭感覚などの情報が脳幹から小脳や大脳辺縁系へと上行し，再度脳幹へと下行し脊髄へ送られる．

❶ 大脳

- 前庭から前庭神経核に入力された情報は，対側の内側縦束を通り視床へ上行し，前庭動眼反射に関与するが，80％は脊髄に送り前庭頸反射にも関与する．
- 半規管からの回転加速度の情報は主に反対側の視床に伝達するが，耳石器からの直線加速度や傾き情報は同側の視床へ入力される．

❷ 小脳

- 小脳の機能回路は，前庭小脳，脊髄小脳，大脳小脳に分けられ，それぞれ姿勢平衡維持，運動中の筋の制御，随意運動のタイミング制御に関与する．
- 前庭小脳の片葉，小舌，虫部垂，小節が関与し，視覚からの情報とともに動揺視を制御する．

3）前庭機能

- 繰り返しになるが，前庭は視覚・体性感覚と合わせて平衡バランスの獲得に重要な感覚器である（図2）．
- 半規管，耳石器（卵形嚢・球形嚢），外眼筋，頸部固有受容器から得られた情報は，外転神経核で集約され姿勢反射が起こる．
- 他方では大脳基底核から上行し，大脳で統合された情報が下行して姿勢を制御する．
- 前庭は，頭部の動きと重力下での頭部の位置，さらに乗り物の動きによって発生する慣性力

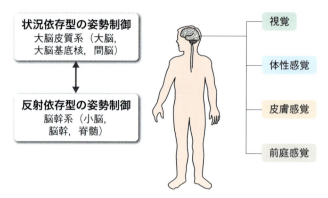

図2 姿勢制御のメカニズム
文献2をもとに作成.

を情報に変えて中枢神経系に供給する.
- 半規管は頭部の回転の動きを感じとる. 矢状面上と前額面上での回転は縦の半規管(前・後半規管)により感知し,水平面上では外側半規管が感知している.
- 歩行など前方への推進によって加わる水平の直線加速は卵形嚢で感じとる.
- 耳石器は常に重力の情報を感知し,頭部の傾きによって生じる直線加速の信号をつくり出す.
- 中枢神経系は重力に対する頭部のアライメントを決定するためにこれらの情報を手掛かりとする.
- すべての感覚器からの情報は,前庭神経核で統合し,姿勢反射(前庭脊髄反射,頸動眼反射,前庭頸反射)を誘発して平衡バランスを獲得する(表).

表 姿勢反射とその作用

反射名	作用
前庭脊髄反射	前庭で受けた情報を体幹・四肢の伸筋に伝え収縮させる.
頸動眼反射	上位頸椎の固有受容器と外眼筋が連動し,眼球運動を起こす.
前庭眼反射	歩行時など頭部の揺れを補正して対象物を認識できるように作用.
前庭頸反射	空間において前庭からの動きの情報,眼球からの情報を得て頭部を固定する働き.

2 代表的な前庭疾患

- **前庭疾患**は,一側あるいは両側の前庭機能が障害され,頭部の運動に対する前庭神経の反応性が低下する.

◆国試頻出キーワード
眼振

- 平衡障害や姿勢安定性の低下,異常な眼球の動き(眼振◆)を引き起こし,めまい感が誘発される.
- めまいの原因は,脳に由来する中枢性と前庭機能の障害による末梢性に分類される. その他に心因性や体性感覚の障害,血圧の変動などがある.
- 中枢性のめまいの多くは脳幹レベルでの脳血管障害で延髄梗塞や橋梗塞に頻発する.

- 末梢性めまいの発生機序は，半規管に何らかの理由ではがれた耳石のかけらが入り込み左右のリンパからの情報が不一致を起こすことによる．
- 回転性のめまいを起こすものには，良性発作性頭位めまい症がある．
- 浮遊性めまい（dizziness）は，前庭神経の伝導障害（前庭神経炎）や内耳のリンパ流動障害（メニエール病），退行性変化，頸部障害などによる末梢器官の機能低下などが原因である．

◆国試頻出
キーワード

良性発作性頭位めまい症

1）良性発作性頭位めまい症◆

- **回転性のめまいを訴える患者のうち20〜30％は本症**であり，めまい疾患のなかでは多い．
- 耳石が半規管に迷入し半規管内のリンパの流れに障害が発生することにより，左右の前庭情報に不一致を起こす．
- 50歳代から増加し高齢者に多く，なかでも女性の頻度が高い．
- 半規管のうち後半規管に占める割合が多く，寝たり起きたりや上を向く動作で誘発される．

2）メニエール病

- メニエール病は，繰り返し引き起こされる20分以上持続する回転性のめまい発作と難聴，耳鳴り，耳閉感を特徴とする内耳疾患であり，めまい疾患の10％程度を占める．
- メニエール病の発作は自然発生的に起こるが，高塩分食の摂取やストレスが誘因となると考えられている．

3）前庭神経炎

- 前庭神経炎は急性に発症する回転性めまいおよび動揺視，吐き気，嘔吐症状，姿勢不安定性を特徴とする末梢性の前庭機能障害である．障害側への歩行および姿勢の不安定性が認められる．
- 急性期では非障害側の方に向かう水平・回転性の自発眼振が出現するが，1点を注視することで**眼振**が抑制されることが特徴である（注視抑制）．

4）両側前庭機能障害

- 両側前庭機能障害は**高齢者における運動時めまいの原因**として最も多く，めまい疾患全体の約7％を占める．
- 運動時めまいに加えて，特に暗い場所や不整地での歩行・立位の不安定性，頭部運動時の視界のブレなどの症状を特徴とし，臥位や座位での症状は比較的少ない．

5）加齢

- 加齢とともに膨大部・卵形嚢・球形嚢の有毛細胞は減少する．50歳を境に減少率はさらに増大し，70歳以上では半規管の有毛細胞が40％，耳石器では25％程度の減少がみられ平衡機能に影響をもたらす[3]．

3 前庭機能障害を見据えためまい，ふらつきの評価

1）医療面接

- 医療面接では姿勢の変化時や環境条件などによるめまいの発生状況を確認する．
- めまいの発症時期，**回転性や浮動性**といっためまいの質，**持続時間や発生頻度**なども同時に聞きとる．

2）眼振の評価

- **眼振**は，前庭系（前庭器，前庭神経，前庭神経核）の働きの左右不均衡によって出現する．
- 頭位変換眼振は頭部を動かすことにより半規管に刺激を与え，その後の眼振を観察する．この観察はリハビリテーション治療を行ううえで重要である．
- 眼振の検査ではゴーグル式のフレンチェル眼鏡を用いて眼球の動きを確認する．

◆国試頻出キーワード
Dix-Hallpike テスト

❶ Dix-Hallpike テスト◆ 4)

- 頭部を45°回旋し，次に座位から懸垂頭位，さらに懸垂頭位から座位へと一側ずつすばやく頭位の変換を行う．回旋した側の後半規管と対側の前半規管が強く刺激されるため，眼振の有無によって回旋側の後半規管型および非回旋側の前半規管型の良性発作性頭位めまい症を判別することができる（図3）．

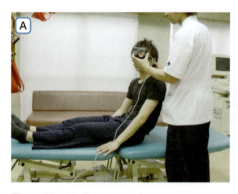
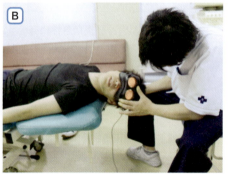

図3 Dix-Hallpike テスト
頭部片側に45°回旋した状態で，座位（A）→懸垂頭位（B）→座位（A）と姿勢を変え，頭位の変換を行う．

❷ Roll テスト 5)

- Roll テストは外側半規管型の良性発作性頭位めまい症を評価する検査法である．仰臥位にて頭部を20°屈曲（図4A）させ，次に頭部をすばやく一側ずつ回旋させる（図4B，C）．眼振がより強く出現した側の半規管の障害が疑われる．

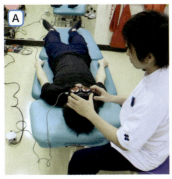 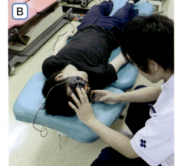 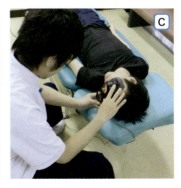

図4 Rollテスト

3）前庭眼反射の評価

- 健常であれば，頭部が動いた際に，視覚を確保するために眼球を頭部とは反対方向に動かす（**前庭眼反射**）．
- 前庭機能障害が存在する場合は，頭部運動時に眼球が適切に動かないため，頭部に対する眼球の動きが遅くなる．

4）姿勢安定性の評価

1 ロンベルグ検査

- 閉脚で立ち，腕を胸の前で組み，開眼および閉眼にて60秒間立位を保持する．
- 開眼時に比べ，閉眼時に動揺が著しい場合をロンベルグ徴候陽性とする．陽性の場合，脊髄後索路の障害を示している．

2 足踏み検査（Stepping Test）

- 閉眼にて両上肢を前方に挙上し100歩足踏みをする．
- 一側前庭機能障害もしくは前庭機能に左右差がある場合，全身の筋緊張に左右差が生じ，閉眼での足踏みにより患側への偏位や回転がみられる．

5）質問紙法

- 質問紙法として日常生活の障害度や心理面などを簡易的に評価できる．Dizziness Handicap Inventory（DHI）がよく使用される．
- DHIは，めまいによる日常生活の障害度や治療効果を把握するための問診票で，身体面（physical）7項目，感情面（emotional）9項目，機能面（functional）9項目の3つのカテゴリーから構成されている．

リハビリテーション治療のポイント

- めまい感の改善や姿勢の安定性，固視機能の改善を目的にリハビリテーション治療を行う．

◆国試頻出キーワード
頭位変換

- 前庭機能障害に対するリハビリテーション治療は，半規管に障害がある良性発作性頭位めまい症に対する**頭位変換**◆と前庭機能低下に対する運動療法に分けられる．

1）半規管の障害（良性発作性頭位めまい症）に対する頭位変換

- 半規管内に混入した耳石を排出することを目的とする．代表的なものに Epley 法（図5）とLempert 法（図6）がある．
エプリ
レンパート

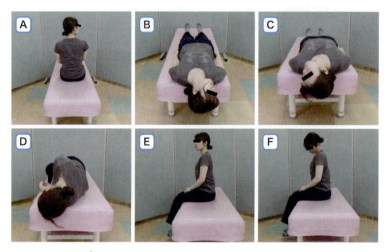

◆国試頻出キーワード
Epley 法

図5　Epley 法◆ 6)

A）右後半規管に対する Epley 法は，右側に頭部を45°回旋し，右後半規管を矢状面に水平位とする．B）身体を倒し，頭をベッドより下げる．C）頭を左に回旋する．D）頭を回旋したまま側臥位になる．E）端座位に移る．F）最後に頭部を下げる．一連の動作を，それぞれの肢位にてめまいが消失するまで，もしくは1〜2分間維持する．また，数回繰り返す場合もある．

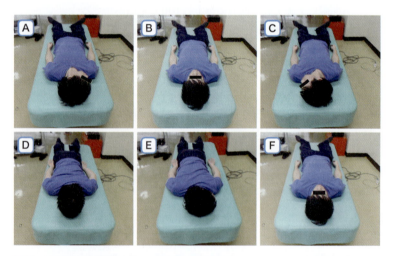

図6　Lempert 法 7)

右外側半規管の場合は，360°動くように患者の頭部を障害側から90°ずつゆっくりと転がしていく．A）患者は右耳が下になるように頭部を回旋した状態で仰臥位になる．B）天井の方を見る．C）左側を向く．D）腹臥位になる．E）腹臥位のまま左を向く．F）上向きになる．

- ▶両法とも，半規管に混入している耳石を半規管の形状に合わせた頭位変換により排出する．
- ▶頭位変換時は開眼で眼振を確認し，各肢位で眼振が収まるまで維持する（1分程度）．数回繰り返す場合もある．
- ▶頭位変換によりめまいを伴うので十分に説明する必要がある．

2）前庭機能低下に対するリハビリテーション治療

- 前庭機能低下に対するリハビリテーション治療には，Adaptation Exercise，Habituation Exercise，Substitution Exerciseがある．

■ Adaptation Exercise（適応）

- 動作時の前庭と眼球の反応（前庭動眼反射）の回復は，前庭機能の適応によるものである．
- 前庭の適応を引き起こす刺激は網膜上での像のずれである．
- Adaptation Exerciseでは，頭部や眼球を動かし網膜上の像のずれを引き起こすことにより中枢神経系で適応を起こさせる（図7）．

■ Habituation Exercise（慣れ）

- 前庭機能障害により頭部の動きの感覚と視覚の間にずれが生じ，過去の正常であった感覚と比較して不一致を起こすことでめまいが生じる．
- Habituation Exerciseは，現在の異常感覚を繰り返し生じさせる．異常感覚の繰り返し運動で現在の感覚を学習させて，めまいを減少させる．
- めまいが起こる動作を確認し，座位または立位で頭部を前後・左右に動かす運動（図8A），8の字歩行（図8B），物を拾いながらの歩行などを繰り返すことにより慣れを起こす．

■ Substitution Exercise（代償）

- 前庭機能障害における姿勢不安定性の回復の主なメカニズムは，視覚と体性感覚への依存度の変化と前庭機能の向上である．
- 前庭機能障害後に起こるめまいや姿勢不安定性を他の感覚で補う．
- 姿勢制御の代償では，安定した視覚の確保と足底などからの情報の効率的な使用，残存している前庭感覚の使用，効率的な姿勢制御の方法（姿勢戦略）の再獲得を目的とする．
- 姿勢安定性の獲得では，閉眼や柔らかいパッドなどを使用して視覚や体性感覚などの感覚入力を変化させ，使用可能な感覚が優位に働くように促す（図9）．
- 眼球運動の促通では，視覚機能（サッケード，追視）や予測機能などを使用し，頭部よりも先に眼球を動かすことを学習させる．

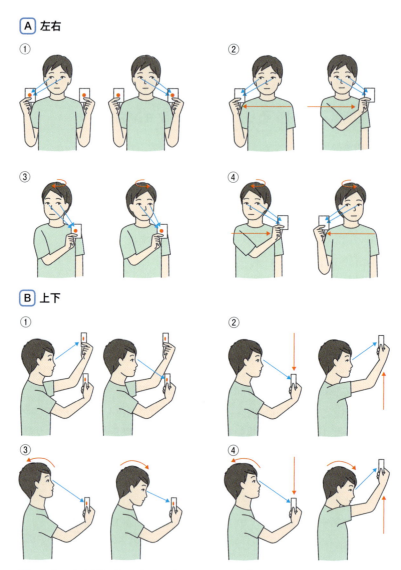

図7 カードを用いたAdaptation Exercise(Gaze Stability Exercise を例に)

文字が書かれたカード(名刺など)を準備する.はじめに,両手にカードを持ち前方に挙上し,頭を固定したまま眼球を動かして左右のカードを見る(A①).次に一方のカードを前方に挙上し,カードを左右に動かす.このとき,頭部は中間位に固定し眼球の動きでカードを追う(A②).さらに,一方のカードを挙上しカードを固定したまま,頭部を回旋する.このとき,眼球はカードを見たままの状態で頭部回旋を行う(A③).最後は一方のカードを挙上し,カードと頭部を逆方向に回旋する.そのとき眼球はカードを見た状態で維持する(A④).この運動を各30秒行い,上下についても同様の運動を行う(B).文献8をもとに作成.

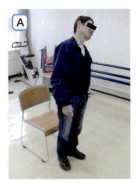
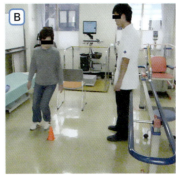

図8 Habituation Exercise

A）立位での体幹・頭部の側屈．座位または立位で閉眼しないように注意し，体幹の前屈・側屈運動を行う．めまいやふらつき症状が出現するため転倒に注意する．運動は繰り返し行い，徐々に早く動かすように指示する．B）椅子から立ち上がり，2つのコーンの周りを8の字を描くように歩く．下肢のもつれによる転倒に注意する．このとき，頭部・体幹・下肢の分離運動を促し，徐々にスピードを上げていく．

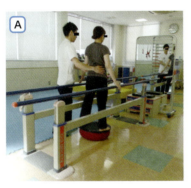
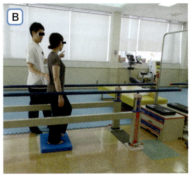

図9 Substitution Exercise

A）不安定板に立ち，鏡を見ながら身体を前後左右に動かし，次に鏡をなくし身体の動きをイメージして前後左右に動かす．さらに，目を閉じて身体を前後左右に動かす．この運動では，頭部の安定性を獲得する．B）バランスパッド上で壁や前方に貼ってあるカードを見て頭を回旋しながら足踏みをする．頸部回旋時に側屈が加わらないように上位頸部の回旋を確認する．

引用文献

1) 「めまいがわかる めまいと平衡障害に悩む患者さんのために」（坂田英治/著），p45，医学同人社，2011
2) 「前庭リハビリテーション めまい・平衡障害に対するアプローチ」（浅井友詞，中山明峰/編），p12，三輪書店，2015
3) Rauch SD, et al：Decreasing hair cell counts in aging humans. Ann N Y Acad Sci, 942：220-227, 2001
4) DIX MR & HALLPIKE CS：The pathology, symptomatology and diagnosis of certain common disorders of the vestibular system. Ann Otol Rhinol Laryngol, 61：987-1016, 1952
5) 「Vestibular Rehabilitation 3rd Edition」（Herdman SJ/ed），F.A. Davis Company, 2007
6) Epley JM：The canalith repositioning procedure：for treatment of benign paroxysmal positional vertigo. Otolaryngol Head Neck Surg, 107：399-404, 1992
7) Lempert T & Tiel-Wilck K：A positional maneuver for treatment of horizontal-canal benign positional vertigo. Laryngoscope, 106：476-478, 1996
8) 浅井友詞，他：前庭機能障害によるめまいと平衡異常に対する理学療法．理学療法，28：575，2011

第Ⅲ章 疾患各論

23 ポストポリオ症候群

学習のポイント

- ポストポリオ症候群の病態，症状，診断，治療を学ぶ
- ポストポリオ症候群に対するリハビリテーション治療のポイントを学ぶ

1 ポストポリオ症候群とは

◆国試頻出
キーワード
四肢麻痺

- **ポリオ（急性灰白髄炎）**は，ポリオウイルスの感染によって発症する急性ウイルス感染症である（**小児麻痺**の名でも知られる）．ポリオウイルス感染者の90％以上は無症状で経過し，神経症状を呈するものは感染者の1％以下である．発症する場合は典型的には，運動ニューロンが破壊され**急速に進行する弛緩性で左右非対称性の四肢麻痺◆**（特に下肢に多い）がみられる．

- 本邦では，1940年代の後半ごろから1960年初頭にかけてポリオ感染が大流行したが，1961年の経口ポリオワクチンの導入直後から患者数は激減した*.

  * 1981年以降，日本国内では，ワクチン由来麻痺の患者を除いてポリオ患者の発生は報告されていない．

- しかしながら，これらポリオ罹患者が中高年となった1980年代から，ポリオの既往がある患者に"遅発性"に易疲労性や新たな筋力低下などを呈することが注目されはじめ，これが**ポストポリオ症候群（Post-Polio Syndrome：PPS）**と称されるようになった．

◆国試頻出
キーワード
過用
(overuse)

- PPSはポリオの再発ではなく，ポリオの二次障害と解釈されている．ポリオに罹患することで少なからず運動ニューロンが死滅するが，それを代償するために，生き残った運動ニューロンが（それまでは死滅したニューロンが支配していた筋細胞を含めて）より多くの筋細胞を支配し，結果的に巨大な運動単位をつくる．この残存ニューロンには多くの負荷がかかるわけであるが，この負荷が**過用（overuse）◆**によって一定のレベル以上になったときにPPSが発症するものと推測されている．

- 発生率は報告により大きく異なるが，ポリオ罹患者の15～80％に発症するとされる．本邦の調査によると，PPSの有病率は人口10万人あたり18人である．

- PPSは男性に多く，勤勉な人や急激な体重増加をきたした人にみられやすい．

408 リハビリテーション医学

2 症状と診断

- 疲労感，筋肉痛，筋力低下がポストポリオ症候群（PPS）の主要3徴候である．
- よく知られたHalstead（ハルステッド）の診断基準によると，麻痺性ポリオに罹患した後に部分的もしくは完全な神経学的・機能的な回復を示した患者が，その後に少なくとも15年以上の症状安定期間を経た後に，①普通でない疲労，②筋肉痛もしくは関節痛，③新たな筋力低下，④機能低下，⑤寒冷に対する耐性の低下，⑥新たな筋萎縮のうち2つ以上の症状を呈した場合にPPSと診断される[1]．
- ポリオの罹患肢は，約1/2の患者で片側下肢であり，約1/4の患者で両側下肢であるが，これらPPSの症状はもともとの罹患肢に出現することが通常である．筋力低下は過度の筋使用に引き続いてみられることが多い（**過用性筋力低下**◆）．
- 症状として下肢の脚長差，反張膝，足関節背屈制限などもみられる．睡眠障害（不眠症，睡眠時無呼吸），呼吸障害（吸気性筋肉の障害による肺活量の減少），嚥下障害，発語障害がみられることもある．
- 筋電図検査（第Ⅰ章-14参照）では，前角細胞（脊髄前角の運動ニューロン）の障害を反映して，安静時の線維自発電位や陽性波の出現などの脱神経所見がみられる．F波出現率の低下，反復F波（潜時と波形が同じF波が繰り返して出現する），高振幅F波も観察される．骨格筋CTは，萎縮筋の分布を同定する際に有用であり，脂肪変性の有無・程度を判定することもできる．
- PPSの症状は，当初は緩徐に進行するが，数カ月から1年くらい経った時点でそれが停止する．症状の進行が止まった後の回復は比較的良好であり，最終的には多くの患者がPPS発症前の生活レベルにもどる．

◆国試頻出キーワード
過用性筋力低下

理学療法のポイント

- 過用を避けることが，PPSの発症予防およびその増悪予防において，最も重要である（図）．過用の徴候は，筋肉痛，筋こわばり感，筋疲労の出現である．
- PPS患者には頑張り気質の人が多い．したがって，この気質を改め，日常生活および社会生活のいずれにおいても無理をしないように教育する．患者の周囲関係者に事情を理解してい

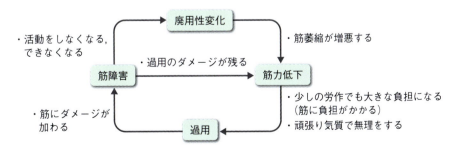

図 ポストポリオの症状増悪の循環

ただき，「頑張り過ぎないような環境（職場）」を設定するのもよい．

- しかしながら，**廃用性筋萎縮を避けるために，ある程度の運動は行った方がよい**．運動する際には，適切なペース配分を心掛けるように指導し，随時休憩をとるようにさせる．翌日に疲労感を残さない程度の運動に留める．原則的には，**低負荷高頻度**とするのがよい．

- 遠心性筋収縮は筋障害を生じやすいため，過度な階段昇降運動やトレッドミルでの走行運動は好ましくない．

- 自覚症状がなくても，定期的に血清CK値（筋細胞の破壊により血中濃度が上昇する）をチェックして過用の可能性を確認する．

- 筋力低下やそれによる歩行障害に対しては，車椅子，下肢装具，杖などの補装具を使用するのがよい．筋力低下が下腿に限局していれば短下肢装具の使用で対応するが，大腿部にもおよぶ場合には，軽量で耐久性もある**カーボン製長下肢装具**◆（やや高価である）を作製するのがよい．適切な装具作製によって歩容が改善されて，エネルギー効率も高まる（体力が温存される）．

◆国試頻出
キーワード

カーボン製長
下肢装具

- 筋肉量の減少から下肢の冷感がみられることがある．この場合は，衣類を工夫しての保温，局所の温熱療法を行う（急激に筋肉量そのものを増すことは難しいため）．

- 下肢の疼痛は，過用やストレスで増悪する．疼痛に対しては，非ステロイド系抗炎症薬，ホットパックや超音波などの温熱療法を行う．

- 床からの立ち上がりを減らすために，洋式生活を勧める．

- 体重増加は症状増悪につながるため，肥満を避けるように生活指導を行う．

作業療法のポイント

- エネルギーを温存できるようなライフスタイルを設定する．例えば，エレベーター，自動昇降の椅子，運搬用の転がしカート，肘かけなどを用いるようにする．

- 社会的に自立をめざしている患者が多いため，職務が過労につながらないようにアドバイスをする．

■ 引用文献

1）青柳陽一郎, 他：ポストポリオ症候群. Jpn J Rehabil Med, 52：625-633, 2015

■ 参考文献

・「今日のリハビリテーション指針」（伊藤利之, 他/編, 上月正博, 他/編集協力）, 医学書院, 2013

コラム column

⑥ 診療記録（SOAP）とジェノグラム

1）診療記録（SOAP）

　SOAPとは，論理的にわかりやすくまとめるための診療記録方法である（表）．患者自身の訴え（主観的情報：Subject），診察や検査から得られた患者を診る視点の情報（客観的情報：Object），治療者（理学療法士や作業療法士）が考えたこと（アセスメント：Assessment），そして治療プログラムもしくは治療プラン（計画：Plan）の頭文字をとってSOAPとしている．

2）ジェノグラム

　ジェノグラムとは，基本的に3世代以上の家族関係を図式化したものをいう（図）．性別や結婚，離別やキーパーソンの情報などを含めて記載する．□が男性で○が女性，二重線で囲まれるのが当事者である．△は性別不明（未聴取）を意味し，黒塗りや×を書いたものは他界していることを意味する．二重線で関係を断ち切っているのが離婚であり，同居者は囲まれている．

表　SOAPによる記載の具体例（痛みと荷重と歩行練習）

Subject	今朝，起きたとき，足首が痛かったけれどリハビリテーション治療を受けていいのか？
Object	他動運動，自動運動を行い痛みの出現するタイミングや角度，筋力との関係を捉える．立ち上がり，平行棒内歩行から行い荷重量との関係を探る．前後でNRSによる痛みの量の聴取を行い，感想も伺う．数回繰り返して再現性をみる．
Assessment	他動運動では痛みがなく自動運動で痛みがわずかにある．抵抗をかけると痛みをわずかに訴えるが，立ち上がり立位では痛みなく，歩行での痛みの訴えもなかった．
Plan	荷重をすること，そのうえで歩行をすることが問題ないと判断し，歩行練習を施行する．心理的配慮から平行棒内歩行から開始し，痛みがないか確認して進める．

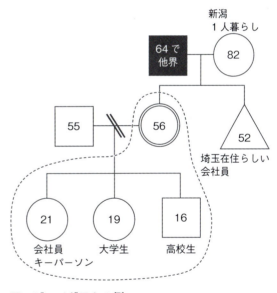

図　ジェノグラムの例

◆巻末資料

ここでは，臨床でよく使われる検査法のうち，「整形外科の検査法」および「高次脳機能障害の主要な検査法」が一覧できるように，表にまとめてご紹介します．

1 整形外科の検査法

■ 上肢のテスト

Phalen テスト	手関節を屈曲位に保持すると手根管内圧が高まり，正中神経支配領域にしびれが誘発される．手根管症候群で陽性となる．
Finkelstein テスト，Eichhoff テスト	母指を握りこんだ状態で手関節を尺屈すると，手関節伸筋支帯の第一区画に疼痛が出現する．de Quervain（ドゥケルバン）病（長母指外転筋腱，短母指伸筋腱の腱鞘炎）で陽性となる．
有痛弧徴候	肩関節外転90°付近（60～120°）で疼痛が誘発されるが，さらに外転すると消失する．肩峰下を腱板が通過する際のインピンジメント（衝突）で生じる疼痛であり，腱板断裂や肩峰下滑液包炎などで陽性となる．
Speed テスト	肘伸展，前腕回外位で抵抗に抗して上肢を挙上させると疼痛を誘発する．上腕二頭筋長頭腱炎（腱鞘炎）で陽性となる．
Yergason テスト	肘90°屈曲位で前腕を抵抗に抗して回外させると疼痛を誘発する．上腕二頭筋長頭腱炎（腱鞘炎）で陽性となる．

■ 下肢の疼痛誘発テスト

膝関節	
McMurray テスト	膝最大屈曲位で下腿に内旋または外旋ストレスを加えながら伸展させると，関節裂隙に疼痛が誘発され，クリック（コリッとする感じ）が触知される．半月板損傷で陽性となる．
Appley テスト	腹臥位，膝90°屈曲位にして下腿を牽引すると疼痛が誘発される（distraction test）．さらに下腿を下方に圧迫しながら回旋すると疼痛が誘発される（compression test）．半月板損傷で陽性となる．
Pivot-shift テスト（軸移動テスト）	膝軽度屈曲位から，膝外反・下腿内旋ストレスをかけながら徐々に膝を伸展していくと，脛骨が前方へ亜脱臼する．膝前十字靱帯損傷で陽性となる．
Lachman テスト	膝軽度屈曲位（約30°）で下腿を前方に引き出す手技．前十字靱帯断裂では脛骨が前方に移動する．
Anterior drawer テスト（前方引き出しテスト）	膝屈曲90°で下腿を前方に引き出す手技．前十字靱帯断裂では脛骨が前方に移動する．
Posterior drawer テスト（後方引き出しテスト）	膝屈曲90°で下腿を後方に押し込む手技．後十字靱帯断裂では脛骨が後方へ移動する．
股関節	
Patrick テスト	股関節屈曲，外転，外旋位で股関節部の疼痛が誘発される．股関節内に炎症があると陽性となる．
Thomas テスト	健側股関節を屈曲すると腰椎前弯がなくなり，患側の大腿がもち上がり，股関節屈曲拘縮が明らかになる．

Trendelenburg 徴候	患側で片脚起立した際に健側の骨盤が下がる現象．股関節外転筋力の低下を示す．
Duchenne 現象	Trendelenburg 徴候がある場合，患側で立脚する際に体幹を患側に傾けバランスをとる現象．
Ortolani テスト	股関節開排位で大転子部を後方から手指でもち上げるようにして大腿骨頭の整復感を触知し，さらに外転角度を減じて脱臼感を触知する手技．
Barlow テスト	股関節開排位で母指を小転子部，示指〜環指を大転子部において圧迫を加え，股関節の整復および脱臼感を触知する手技．
Allis 徴候	背臥位で両下腿をそろえて膝立をした場合，股関節脱臼側の膝の高さが低くなる現象．
アキレス腱	
Thompson テスト，Simmonds テスト	下腿三頭筋の筋腹を強く握る手技で，アキレス腱断裂があると足関節が底屈しない（陽性）．

■ 血管のテスト

上肢血管：Allen テスト	手指を硬く握らせ，橈骨動脈，尺骨動脈を圧迫した状態で手指を開かせ，一方の動脈の血流を再開させて血流障害の有無をみる手技．
下肢血管：Homans 徴候	膝伸展位で足関節を背屈した際に腓腹部に疼痛が誘発されれば深部静脈血栓症を疑う．

■ 脊柱・骨盤のテスト

頸椎	
Spurling テスト	頸部を後側方へ傾け軽く圧迫すると，神経根が椎間孔部で圧迫を受け疼痛が誘発される．頸椎椎間板ヘルニアや頸椎症性神経根症で疼痛を訴える．
Jackson テスト	頸部を後屈し軽く圧迫すると，神経根が椎間孔部で圧迫を受け疼痛が誘発される．頸椎椎間板ヘルニアや頸椎症性神経根症で疼痛を訴える．
腰椎	
Straight leg raising（SLR）テスト（下肢伸展挙上テスト），またはLasègue 徴候	膝伸展位で下肢を挙上していき，70°未満で坐骨神経の疼痛が誘発される場合，陽性と判定する（L4〜5 または L5〜S 腰椎椎間板ヘルニア）．
Bragard テスト	SLR テストで疼痛が出現した角度よりわずかに低い位置で足関節を背屈させる．疼痛が誘発されれば陽性となる（神経根緊張徴候）．
大腿神経伸展テスト	腹臥位で膝関節 90°屈曲位として股関節を伸展する．大腿前面に疼痛が誘発されれば陽性とする（上位腰椎椎間板ヘルニア）．
骨盤	
Gaenslen テスト	ベッド端から片側の下肢を外側に出しておき，股関節を過伸展させる．疼痛が誘発されれば陽性であり，仙腸関節の病変を示唆する．

■ 胸郭出口症候群のテスト

Wright テスト	肩関節 90°外転で肘関節 90°屈曲位をとると，橈骨動脈の拍動が減弱〜消失する．
Adson テスト	頸椎伸転位で患側に頭部を傾け深呼吸すると，橈骨動脈の拍動が減弱〜消失する．
Eden テスト	胸を張って両肩を後下方に牽引すると，橈骨動脈の拍動が減弱〜消失する．

| Roosテスト,
3分間挙上負荷テスト | 肩関節90°外転，肘関節90°屈曲位で両手指の開閉を3分間行うように指示する．しびれやだるさで継続することができない場合，陽性とする． |
| Morleyテスト | 鎖骨上窩を圧迫すると腕神経叢が刺激されて放散痛やしびれが誘発される． |

2 高次脳機能障害の主要な検査法

レーヴン色彩マトリックス検査	問題は36問，標準図案の欠如部に合致するものを6つの選択図案のなかから1つだけ被検者に選ばせる検査．言語を介さずに答えられる検査で，被検者に負担をかけることなく推理能力（知的能力）を測定できる．
コース立方体組合わせ検査	赤，白，青，黄の4色に塗り分けられた立方体のブロックで模様をつくる課題．難易度順に17個の問題を解く．正解時間によって得点が変わる．
Trail making test (TMT) A&B	Part Aは，不規則に配置された数字を，順序よくなるべく早く線でつないでいく課題．持続性注意，選択性注意，視覚探索および処理速度を評価している．Part Bは，Part Aの不規則な数字の間にひらがなが不規則に配置されており，数字とひらがなを交互に順序よく線でつないでいく．この課題はPart Aで要した認知機能に加えて，転換性注意，ワーキングメモリーを要する．
Paced auditory serial addition test (PASAT)	一桁の数字が1秒間隔または2秒間隔で読み上げられ，前後の数字の足し算を順次求める検査．
標準注意検査法 (CAT)	注意に対し7つの下位検査（Span，抹消・検出課題，Symbol Digit Modalities Test，記憶更新検査，PASAT，上中下検査，Continuous Performance Test）から成り立っている．
遂行機能障害症候群の行動評価（日本版 BADS）	日常生活でのさまざまな状況での問題解決能力を総合的に評価するために，カードや道具を用いた6種類の下位検査（規則変換カード検査，行為計画検査，鍵探し検査，時間判断検査，動物園地図検査，修正6要素）と1つの質問紙から構成されている．
Wisconsin Card Sorting Test (WCST)	抽象的行動とセットの転換に関する検査．赤，緑，黄，青の1～4個の三角形，星型，十字型，丸からなる図形のカードを提示し，色・形・数の3つの分類カテゴリーのいずれかにしたがって1枚ずつカードを示す．被検者はそれがどのカテゴリーに属するのかを自分自身で類推し，反応カードを選択する．
改訂版ウェクスラー記憶検査 (WMS-R)	言語性記憶指数，視覚性記憶指数，一般性記憶指数（言語性記憶指数と視覚性記憶指数から算出），遅延記憶指数，注意・集中力指数が計算され，粗点から被検者の年齢に応じて指数に換算され評点される検査．それぞれ平均100，標準偏差15に調整されている．
日本版リバーミード行動記憶検査（日本版 RBMT）	日常生活に酷似した状況下において記憶を評価する検査．人名，日用物品，相貌，道順，予定など日常記憶や約束事に関する記憶の検査ができる．
三宅式記銘力検査	「煙草－マッチ」などの有関係対語と「娘－石炭」などの無関係対語を繰り返し聞きながら記憶する課題．このように2者を対として覚える課題を対連合課題といい，記憶障害者は特に無関係対語の学習が格段に低下する．
ベントン視覚記銘検査	複数の単純図形を記憶し，特定の時間経過後に描画する検査．
線分二等分検査	最低10 cm以上の線分が必要．20 cmの線分で行う場合，中心よりも1 cm右に偏位したら異常と判断する．
行動性無視検査日本版 (BIT)	半側空間無視の机上検査および日常生活場面を想定した行動検査からなる国際的検査法．
標準高次動作検査 (SPTA)	失行症を中心とする高次動作性障害を，顔面動作，物品を使う顔面動作，上肢（片手）習慣的動作，上肢（片手）手指構成模倣，上肢（両手）客体のない動作，上肢（片手）連続的動作，上肢・着衣動作，上肢・物品を使う動作，上肢・系列的動作，下肢・物品を使う動作，上肢・描画（自発），上肢・描画（模倣），積木テストなどから評価する．

414　リハビリテーション医学

索 引

数字・その他

%TBSA	351
%VC	140
1回拍出量	144
I型呼吸不全	142
I度	104
1度房室ブロック	268
1秒量（FEV$_1$）	140
II型呼吸不全	142
II度	104
2動作歩行	193
2度房室ブロック	268
III度	104
3動作歩行	193
3度房室ブロック	269
3分間挙上負荷テスト	414
5の法則	351
6分間歩行試験	142, 280
9の法則	351
10 RM	44
12誘導心電図	102

欧 文

A

α波	112
Active Assistive ROM Exercise	48
Active ROM Exercise	48
AD	362
Adaptation Exercise	405
Adenosine Triphosphate	49
ADHD	305
ADL	25
ADLトレーニング	40
ADL練習	286

Adsonテスト	230, 413
AIDS	338
Allenテスト	413
Allis徴候	413
ALS	235
Alzheimer's disease	362
Anterior drawerテスト	412
AOTA	63
APDL	26
Appleyテスト	412
Artzの基準	352
ASIA Impairment Scale	218
ASIAの神経学的評価	215
AT	145
ATNR	298
ATP	49
ATP-PCr系	49
A型ボツリヌス毒素	97

B, C

Barlowテスト	413
Barthel Index	27
Bell麻痺	319
BI	27
BIT	158, 414
BMI	148, 387
Borg scale	50, 141, 270
BPRS	160
Bragardテスト	413
Brunnstrom Recovery Stage	131
CABG	266
Campylobacter jejuni	235
CAT	158, 414
CGA分類	289, 290
CI療法	197, 198, 200

CKC	45
CKD	288, 289
CKD重症度分類	290
Colles骨折	246
Complex Regional Pain Syndrome	261
Concentric Contraction	44
contracture	46
coordination	51
COPD	276
CRPS	261
CT	116
CTとMRIの比較	121

D, E

DENVER II	297
Dix-Hallpike テスト	402
Dizziness Handicap Inventory（DHI）	403
DLB	364
DM	237
double product	270
drop foot	138
Duchenne現象	413
Eccentric Contraction	44
ECG	101
ECOG	337
Edenテスト	230, 413
EEG	111
eGFR	289
Eichhoffテスト	412
EMG	109
end feel	48
Epley法	404
Erb麻痺	228
ESKD	289, 292

F, G

F-H-J分類	280
FES	54, 57
FEV$_1$	140
FEV$_1$%	140

FIM	26	
Finkelstein テスト	412	
Fletcher-Hugh-Jones 分類	280	
fMRI	120	
Frankel の分類	217, 218	
Frenkel 体操	51, 242	
F 波	106	
Gaenslen テスト	413	
gait	136	
Garden 分類	248	
GATB	92, 207	
GBS	235	
GCS	182	
Georg Barton	63	
GMFCS	300	
GMFM	300	
Gottron 丘疹	237	
Gowers 徴候	237, 238	
Guyon 管症候群	320	

H, I

H-Y 分類	238
Habituation Exercise	405
Halstead の診断基準	409
HbA1c	381
HDL コレステロール	147, 388
Hebb 学習則	200
HIV	338
Hoehn and Yahr の重症度分類	232, 238
Hoffa の分類	47
Homans 徴候	413
Horner 症候群	322
Hunt and Kosnik の重症度分類	190
IADL	26
ICARS	236
ICF	33
ICIDH	32
IL 運動	25
Isokinetic Contraction	44
Isometric Contraction	43

Isotonic Contraction	43

J, K, L

Jackson テスト	413
JCS	182
Karvonen の式	50
Karvonen 法	270
KBM	75
Kent 束	108
key muscle	215
Killip 分類	264
Klumpke 麻痺	228
Lachman テスト	412
Lasègue 徴候	413
LD	305
LDL コレステロール	147, 388
Lempert 法	404
Lewy 小体型認知症	364
Lown 分類	106, 267

M

MAC	240
MAS	134
McMurray テスト	412
MD	237
MDS-UPDRS	233
Mechanically assisted coughing	240
Mendelsohn 手技	163
METs	146, 386
MG	234
MMSE	157
MMT	133
Modified Ashworth Scale	134
Morley テスト	230, 414
MRA	119
MRC 息切れスケール	141, 279
MRI	117
MRSA	394
MRSA 感染症	393
MS	234
MSA	238

Muscle Endurance	43
Muscle Power	43
Muscle Strength	43

N, O

N95 マスク	395
NMES	57
nonREM 睡眠	113
NPPV	241, 243
NSPOT	63
NYHA の心機能分類	141, 267
Occupation	62
Occupational Therapy	62
Oddvar Holten Diagram	45, 46
OKC	44
Orthosis	68
Ortolani テスト	413
Osgood-Schlatter 病	315
overuse	408
overuse syndrome	45

P

Paced auditory serial addition test	158, 414
PASAT	158, 414
Passive ROM Exercise	48
Patrick テスト	412
PCI	266
PCr	49
PD	232
PDD	304
PEDI	309
Perthes 病	259
PET	122
PGC モラールスケール	29
Phalen テスト	412
Philippe Pinel	63
Phosphocreatine	49
Pivot-shift テスト	412
PM	237
PNF	51
POMS	160

Posterior drawer テスト	412	
PPE	396	
PPS	408	
PRE	44	
Progressive Resistive Exercise	44	
PTB	75	
PTS	75	
PVC	267	

Q, R

QOL	29
Range of Motion	46
Regressive Resistive Exercise	44
Rehabilitation	22
REM睡眠	113
Repetition Maximum	44
Rey-Osterriethの複雑図形の模写 および再生	158
RICE処置	316
Rollテスト	402
ROM	46
Romberg test	136
Roosテスト	230, 414
RPE	50
RQ	140
RRE	44

S

SARA	236
SCD	236
sensory point	217
SF-36健康調査法	29
Shaker法	163
Sharrard分類	303
SIAS	131
Simmondsテスト	413
SLRテスト	257, 413
SLTA	167
Smith骨折	246
SOAP	411
Speedテスト	412

SPTA	158, 414
Spurlingテスト	413
Standard Language Test of Aphasia	167
Static Contraction	43
Stepping Test	403
STNR	298
Straight leg raising（SLR）テスト	413
ST上昇	105, 106
ST低下	263
Substitution Exercise	405
Sudeck骨萎縮	261

T

t-PA	186
T2＊（T2スター）画像	118
TEACCH	308
TENS	54, 57
TES	57
Thomasテスト	412
Thompsonテスト	413
TIA	186
Timed Up and Goテスト	347
TOS	229
TPPV	241
Trail making test（TMT）A&B	158, 414
Trendelenburg徴候	413
Trendelenburg跛行	249
TUE	360
typeⅠ線維	270
typeⅡ線維	270

U～Z

Uhthoff現象	234
VF	267
Volkmann拘縮	260
VT	267
WAB	167
WAB失語症検査の下位項目「行為」	158

WAIS-Ⅲ	157
WCST	158, 414
wearing-off現象	234
wearing-on/off現象	239
wearing-on現象	234
Wechsler Adult Intelligence Scale-Ⅲ	157
WeeFIM	309
Wernicke-Mann肢位	192
Western Aphasia Battery	167
WHO/QOL-26	29
Wisconsin Card Sorting Test	158, 414
WMS-R	158, 414
WPW症候群	108
Wrightテスト	230, 413
X線検査	115
X連鎖劣性遺伝	237
Yergasonテスト	412
Zancolliの上肢機能分類	218

和　文

あ

アイスマッサージ	164
悪性潰瘍ニューロパチー	322
悪性腫瘍	335
悪玉コレステロール	388
アジェンダ	378
足踏み検査（Stepping Test）	403
圧迫療法	61
アデノシン三リン酸	49
アパシー	160
アメリカ脊髄損傷学会（ASIA）の 神経学的評価	215
誤りなし学習	205
アルコール依存症	371
アルコール性末梢神経障害	318
アルツハイマー型認知症	362
アルバートの線分抹消検査	158
アンクルロッカー	138
安静臥床	98

417

アンチドーピング … 360	運動強度 … 145, 390	疥癬（かいせん） … 395
アントン症候群 … 154	運動失調 … 134	改訂 PGC モラールスケール … 29
	運動神経伝導速度 … 110	改訂版ウェクスラー記憶検査 … 158, 414
い	運動耐容能 … 145	改訂水飲みテスト … 163
イオントフォレーシス … 57	運動単位 … 408	解糖系 … 49
医学的リハビリテーション … 36	運動発達 … 297	外尿道括約筋 … 174
胃結腸反射 … 175	運動負荷試験 … 145	開排制限 … 258
意識 … 180	運動野 … 200	回復期 … 66
意識障害 … 113, 180	運動療法 … 42	回復期のリハビリテーション医学・
維持期のリハビリテーション医学・		医療 … 40
医療 … 41	**え**	回復期リハビリテーション病棟 … 38, 40
異常 Q 波 … 105, 108	エイズ … 338	開放性運動連鎖 … 44
異所性骨化 … 215	栄養評価 … 281	過外転症候群 … 229
一回換気量 … 141	エネルギー代謝 … 140	化学療法 … 336
一過性神経伝導障害 … 131	エネルギー代謝率 … 147	可逆性の原則 … 44
一過性脳虚血発作 … 186	エラーレスラーニング … 205	角回 … 118
遺伝性末梢神経障害 … 319	鉛管様 … 131	核磁気共鳴画像 … 117
易転倒性 … 343	嚥下障害 … 161	学習障害（LD） … 305
易怒性 … 159	嚥下造影検査 … 163	学習性不使用 … 198
意欲低下 … 368	縁上回 … 118	下肢伸展挙上テスト … 413
インスリン … 97	炎症性末梢神経障害 … 319	下肢切断 … 75, 327, 329
インスリン作用不足 … 381	遠心性収縮 … 44	下肢装具 … 69, 194
陰性症状 … 370		下垂足 … 138
インピンジメント症候群 … 311	**お**	下垂体腺腫 … 119, 210
インフルエンザ … 393	横隔膜呼吸 … 283	ガス交換障害 … 142
	応急処置 … 316	仮性球麻痺 … 161
う	大島の分類 … 305	片脚立位保持テスト … 347
ウェクスラー成人用知能検査 … 157	オーバーユーズ（過用） … 240	下腿義足 … 74
ウェルニッケ・リヒトハイム図式 … 167	思い込み … 378	肩義手 … 73
ウェルニッケ失語 … 166	折りたたみナイフ現象 … 131	片麻痺 … 192
ウェルニッケ脳症 … 372	温熱療法 … 54	片麻痺患者の下肢装具 … 193
ウェンケバッハ型 … 268		片麻痺患者の上肢装具 … 197
複合性局所疼痛症候群 … 261	**か**	カテーテルアブレーション … 108
右心室 … 143	カーボン製長下肢装具 … 410	過負荷の原則 … 44
右心不全 … 266	外肛門括約筋 … 174	カヘキシア … 335
右心房 … 143	外呼吸 … 50, 272	構え … 136
うつ状態 … 159	介護保険 … 38, 123	過用（overuse） … 240, 408
うつ熱 … 354, 357	介護保険で受けられるサービス … 123	過用症候群 … 45
うつ病 … 368	介護予防 … 346	過用性筋力低下 … 409
うつ病スパイラル … 377	介助 … 225	カルボーネンの式 … 50
運動維持困難 … 154	外傷性ニューロパチー … 321	加齢黄斑変性 … 171
運動器不安定症 … 345		

がん 334
がん悪液質 335
簡易車椅子 77
簡易精神症状評価尺度 160
感覚記憶 155
感覚訓練 172
感覚統合療法 308
眼科疾患 171
換気障害 142
間欠性跛行 138
眼瞼下垂 235
間質性肺炎 277
眼振 400, 402
がん性（悪性潰瘍）ニューロパチー 322
冠性T波 108
肝性昏睡 113
関節可動域 46
関節可動域制限 133
関節拘縮 99
関節リウマチ 252
関節離断 327
間接練習 163
感染経路 392
完全四肢麻痺と機能予後 223
感染症 392
完全房室ブロック 269
感染予防 395
冠動脈バイパス術 266
ガンマグロブリン大量投与療法 235
寒冷療法 57
冠攣縮性狭心症 263
緩和ケア 338, 342

き

記憶障害 155
期外収縮 106
気管 139
気管支 139
気管支喘息 276
気管切開 243

義肢 72
器質化肺炎 277
器質性 150
義手 72
義手練習 332
偽性球麻痺 161
義足 74
義足のアライメント 76
基礎代謝量 147
ぎっくり腰 256
気道 272
機能・形態障害 32
機能画像 115
機能的作業療法 307
機能的残気量 141
機能的自立度評価表 26
機能的電気刺激 54
基本チェックリスト 346
基本的共同運動パターン 131
脚ブロック 104
吸引 283
吸引器 241
求心性収縮 44
急性期 66
急性期のリハビリテーション医学・医療 39
急性硬膜外血腫 203
急性硬膜下血腫 203
急性灰白髄炎 408
球麻痺 161
教育的リハビリテーション 36
胸郭 140
胸郭出口症候群 226, 229, 320
狭心症 263
協調運動障害 135
協調性 51
強直 133
協働 66
胸部X線写真 116
胸部誘導 102
胸膜 140

興味チェックリスト 348
胸腰髄損傷 219
局所脳損傷 202
虚血性心疾患 262
鋸歯状の粗動波（F波） 106
鋸歯状波 107
ギラン・バレー症候群 235
起立性低血圧 94, 100, 243
筋萎縮 99, 133
筋萎縮性側索硬化症 235
筋強直性ジストロフィー 237
筋形成術 328
筋原性疾患 110
筋強直性ジストロフィー 237
筋固定術 328
筋持久力 43
筋ジストロフィー 237
筋ジストロフィー機能障害度の厚生省分類 237
筋張力 133
筋電義手 73
筋電図 109
筋電図バイオフィードバック治療 57
筋パワー 43
筋力 43
筋力低下 99, 132, 133
筋力トレーニング 285

く

空気感染 392
下り坂 225
口すぼめ呼吸 282
クプラ 399
くも膜下出血 117, 184, 190
グラスゴー・コーマ・スケール 182, 203
クラス分け 360
クリーゼ 235, 240
車椅子 76
車椅子の適合 78
車椅子マラソン 358
クレアチンリン酸 49

け

ケアプラン	124
ケアマネージャー	123
経口ブドウ糖負荷試験	381
痙縮	131, 134, 199
痙性減弱	57
形態画像	115
頸椎症	255
頸椎椎間板ヘルニア	255
経頭蓋的磁気刺激	201
経皮的冠動脈形成術	266
経皮的電気刺激	54
血圧	144
血圧調節	144
血液透析	292, 293
結核	394
血管内治療	191
血栓	107
血栓溶解療法	186
血糖コントロール	382
ゲルストマン症候群	152
牽引療法	60
肩関節周囲炎	247
嫌気性代謝閾値	145
顕在記憶	155
幻肢	328
幻視	364
原始反射	298
肩手症候群	195
顕性感染	392
原発性脳腫瘍	208
腱板断裂	247

こ

コイル塞栓術	191
抗アセチルコリン受容体抗体	234
構音障害	169
抗ガングリオシド抗体	235
交感神経	145
高吸収域	117
抗凝固療法	95, 186

公共職業安定所（ハローワーク）	88
高血圧	385
高血圧症	145
抗血小板療法	186
高血糖	381
高脂血症	388
高次脳機能障害	149, 204
抗重力姿勢	136
拘縮	46, 133, 199
拘縮予防	329, 331
構成失行	154
厚生労働省編一般職業適性検査	207
光線療法	60
拘束性肺疾患	276
後大脳動脈領域	187
交代浴	59
強直	133
後天性免疫不全症候群	338
行動性無視検査日本版	158, 414
行動的技法	378
行動変容	390
高二酸化炭素血症	142
抗パーキンソン病薬	97
広汎性発達障害（PDD）	304
後方引き出しテスト	412
絞扼性ニューロパチー	320
後輪駆動式車椅子	77
高齢者	80, 343
高齢者の4大骨折	343
コース立方体組合わせ検査	414
コース立方体検査	157
呼気ガス分析	145
小刻み歩行	138, 232
股義足	74
呼吸器系	139
呼吸器疾患	272
呼吸筋	275
呼吸商（RQ）	140
呼吸性アシドーシス	140
呼吸性アルカローシス	140
呼吸不全	275

呼吸不全の定義・分類	276
呼吸リハビリテーション	240
国際障害分類	32
国際生活機能分類	33
五十肩	247
固縮	131
個人情報保護法	128
個人防護具	396
骨・関節疾患	244
骨・ミネラル代謝異常	292, 293
骨粗鬆症	343
骨転移	339
骨盤骨折	248
骨密度	99
コミュニケーション訓練	172
コミュニケーションボード	241
コルサコフ症候群	156
コレステロール	147, 388
コンディショニング	282
コンパートメント症候群	353
コンピューター断層撮影	116

さ

サージカルマスク	395
最高酸素摂取量	145
罪業妄想	368
最終域感	48
最小血圧	142
最大血圧	142
最大酸素摂取量	145
最大酸素摂取量低下	100
最大心拍数	146
在宅復帰	38
再燃	93
再発	93
サイム義足	75
作業記憶	155
作業療法	62
作業療法の過程	66
作業療法の定義	63
作業療法の歴史	63

錯語	169
鎖骨骨折	244
左心室	143
左心不全	266
左心房	143
左右失認	152
サルコペニア	291, 345
酸塩基平衡	140
残気量	141
酸素摂取量	145
三大合併症	383

し

ジェノグラム	411
紫外線療法	60
視覚障害	171
自覚的運動強度	50
糸球体濾過量	289
軸	104
軸移動テスト	412
軸索断裂	131
刺激伝導系	103
思考抑制	368
時刻表的生活	365
自己効力感	377
脂質異常症	147, 388
四肢麻痺	408
視床下部調節系	180
視床出血	188
自助具	80, 253
ジストロフィン遺伝子	237
ジストロフィンタンパク質	237
姿勢	136
姿勢反射	298, 400
耳石器	398, 399
失行症	151
失語症	151, 166
失算	152
失書	152
失読失書	152
自転車エルゴメーター	145

自動介助ROM練習	48
自動型膀胱	214
自動思考	378
自動車運転	212
自動車損害賠償保障法	127
自動調節能	94
自動的ROM練習	48
自賠責保険	127
自閉症スペクトラム障害	305
ジャーゴン	169
社会的行動障害	204
社会的不利	32
社会的包摂	83
社会的リハビリテーション	36
社会復帰調整官	379
斜角筋症候群	229
シャキア（Shaker）法	163
尺骨神経管（Guyon管）症候群	320
シャトル・ウォーキングテスト	280
ジャパン・コーマ・スケール	182
ジャルゴン	169
シャワーチェア	82
住環境整備	79
重症筋無力症	234
重症心身障害児	305, 306
重錘負荷	51, 242
住宅改修	79
住宅環境	80
肢誘導	102
重複障害	292
重複歩	137
終末期がん患者	342
就労支援	87
手根管症候群	320
手指失認	152
受傷機転	317
手段的日常生活動作	26
循環器系	142
循環器疾患	262
循環動態	144
純粋健忘	155

障害	30
障害者雇用納付金制度	90
障害者雇用率制度	90
障害者職業能力開発校	88
障害者スポーツ	356
障害者総合支援法	89, 125
障害者手帳制度	125
障害者の雇用の促進等に関する法律	89
障害程度区分	125
障害年金制度	126
小胸筋症候群	229
上行性網様体賦活系	180
上肢切断	72, 327, 329
上肢装具	69
上室性期外収縮	106
小循環	143
小児疾患	297
小児の作業療法	307
小児の理学療法	307
小児麻痺	408
小脳出血	188
小脳性運動失調	236
静脈	142
上腕義手	73
上腕骨近位部骨折	245
上腕切断	73
職業準備性	91
職業適性検査	92
職業的リハビリテーション	36
職業リハビリテーション	87
褥瘡	100, 357
職場実習	91
職場適応援助者	88
職務試行法	91
食欲低下	100
ジョブコーチ	88
徐脈	144
自律型膀胱	214
自立支援医療制度	127
自律神経	144

自律神経過反射	215, 357
自律神経障害	357
自立生活	25
心胸郭比	144
心筋梗塞	263
神経・筋疾患	232
神経因性膀胱・直腸障害	177
神経学的要因	133
神経筋電気刺激	201
神経原性疾患	110
神経根症状	314
神経支配領域筋	314
神経性間欠跛行	257
神経性無食欲症	372
神経ダーウィニズム	200
神経断裂	131
神経伝達物質	369
神経伝導速度	110
神経麻痺	69
腎疾患	288
心室細動	107, 108
心室性期外収縮	106
心室頻拍	108
心神喪失者等医療観察法	378
心臓	142, 143
腎臓	174
身体障害	31
身体障害者手帳	125
身体障害者福祉法	31, 139
心電図	101, 143
心電図の誘導法	101
深度分類	351
心肺運動負荷試験	145, 263
心拍出量	144
心拍数	142, 144
深部温熱療法	54
深部静脈血栓症	95, 100
心不全	266
心房細動	106
心房粗動	106
心膜	143

心膜腔	143
心理社会的障害	159
診療記録	411

す

髄液循環	211
遂行機能障害	151
遂行機能障害症候群の行動評価	414
髄腔内バクロフェン投与	239
推算糸球体濾過量	289
錐体外路障害	130, 131
水治療法	56, 59
水頭症	211
スカーフ現象	134
頭蓋内圧	209
スキーマ	378
スキーヤー母指	311
すくみ足	138, 232, 239
ステロイドミオパチー	242
スパイログラム	141
スプリングバランサー	241
スプリント	69
スポーツ疾患	310
スワンネック（白鳥のくび）変形	252

せ

生活期	66
生活期（維持期）のリハビリテーション医学・医療	41
生活期リハビリテーション医療	38
生活指導	254
生活習慣病	381
生活の質	29
整形外科的テスト	314
静止性収縮	43
正常圧水頭症	211
精神疾患	368
精神障害	31
精神障害者保健福祉手帳	125
精神発達	297
精神分析的心理療法	377
精神分裂病	370

成長	297
生理検査	101
赤外線療法	55
脊髄円錐症候群	220
脊髄小脳	399
脊髄小脳変性症	236
脊髄前角細胞	235
脊髄損傷	214
接触感染	392
摂食障害	161, 165
絶対筋力	43
切断	72, 327
線維束攣縮	236
前角細胞	409
前脛骨筋歩行	138
漸減抵抗運動	44
全国作業療法推進協議会	63
潜在記憶	155
前十字靱帯損傷	251, 314
漸増抵抗運動	44
前大脳動脈領域	187
善玉コレステロール	388
前庭眼反射	403
前庭機能障害	398
前庭小脳	399
前庭神経炎	401
前庭神経核	400
前頭側頭型認知症	365
前頭葉	204
全肺気量	141
線分二等分検査	158, 414
前方引き出しテスト	412
前腕義手	73

そ

早期産	299
双極誘導	101
装具	68
造血幹細胞移植	337, 339
総合リハビリテーション医療	24
早産	299

早朝空腹時血糖値	381
相貌失認	153
ソーシャル・インクルージョン	83
足関節靱帯損傷	252
足関節内反捻挫	315
足底装具	71
足部義足	75
ソクラテス式質問法	378
側弯症	258
組織プラスミノーゲンアクチベータ	186
速筋	270
ソフトドレッシング	330

た

体位	136
体位排痰法	283
体格指数	387
体幹装具	71
代謝疾患群	381
代謝性アシドーシス	140
代謝性アルカローシス	140
代謝当量	146
体循環	143
大循環	143
対称性緊張性頚反射	298
大腿義足	74
大腿骨頚部骨折	248
大腿骨転子部骨折	248
大腿骨頭すべり症	260
大腿四頭筋歩行	138
大腿神経伸展テスト	413
台付き爪切り	81
大殿筋歩行	138
大脳小脳	399
タイプⅡ線維	346
多系統萎縮症	238
他動的ROM練習	48
他人の手兆候	154
多発性筋炎	237
多発性硬化症	234

多発性ニューロパチー	318
短期記憶	155
単極誘導	101
段差	225
弾性緊迫帯	51
断端管理	329, 330
断端評価	328
タンパク細胞解離	235

ち

地域ケア会議	85
地域包括ケアシステム	37, 83
地域包括ケア病棟	40
地域リハビリテーション	36
地域リハビリテーション医療	83
チーム医療	35
遅筋	270
地誌的障害	153
知的障害	31, 304
着衣失行	153
注意欠如・多動性障害	305
注意障害	150
中核信念	378
中止基準	95, 281
中縦隔	143
中枢性運動麻痺	130
中性脂肪	388
中大脳動脈領域	187
中殿筋歩行	138
肘部管症候群	320
超音波療法	56
長期記憶	155
聴性脳幹反応	114
重複障害	292
重複歩	137
調律	104
直接練習	164
直腸	174
治療使用特例	360
治療的電気刺激	57
沈下性肺炎	100

| 陳述記憶 | 155 |

つ

| 通所リハビリテーション医療 | 85 |
| 継ぎ足歩行 | 136 |

て

低吸収域	116
低血糖症状	383
低酸素血症	142
低酸素脳症	181, 207
低出生体重児	299
ティッピングレバー	225
低負荷・高回数運動	240
デシャンヌ歩行	138
手続き記憶	155
テニス肘	313
転移性脳腫瘍	208
てんかん	94, 113
てんかん発作	95
電気刺激療法	57
点字	172
転倒	344
転倒・転落	93
電動車椅子	77
デンバー発達判定法	297
展望性記憶	155

と

頭位変換	404
頭位変換眼振	402
頭蓋内圧	209
投球骨折	310
投球障害	311
道具の強迫的使用	154
凍結肩	247
橈骨遠位部骨折	246
統合失調症	370
橈骨神経麻痺	324
等尺性収縮	43
透析	292

透析治療	292	日本作業療法士教会の定義	63	脳糖代謝	122

透析治療 292
等速性収縮 44
等張性収縮 43
疼痛閾値 100
道徳療法 63
糖尿病 381
糖尿病合併症 383
糖尿病ケトアシドーシス 383
糖尿病神経障害 384
糖尿病性腎症 384
糖尿病性末梢神経障害 318
糖尿病網膜症 171, 383
登はん性起立 237, 238
頭部の回転 400
動脈 142
動脈硬化 147
トーキングエイド 241
特異性の原則 44
特定疾病リスト 124
徒手筋力テスト 133
ドパミントランスポーターイメージング
233
トランスファーボード 243
トリガーポイント 214
トリグリセリド 388
トレッドミル 145
トレンデレンブルグ徴候 138
とろみ 164

な

内呼吸 50, 272
内部障害 31, 139
難病法 127

に

二次的障害 316
二重支配 174
二重積（double product） 270
日常生活訓練 172
日常生活動作 25
ニトログリセリン 264
二分脊椎 302

日本作業療法士教会の定義 63
日本版 BADS 414
日本版 RBMT 158
日本版 RBMT 414
日本版リバーミード行動記憶検査
158, 414
乳がん 341
ニューロパチー 131, 318
ニューロリハビリテーション 200
尿タンパク 289
尿毒症 291
尿路感染症 100
尿路結石 100
任意保険 127
認知機能障害に対する作業療法 308
認知行動療法 377
認知症 362
認知的技法 378
認知の歪み 378

ね

熱傷 350
熱傷指数 352
熱傷の深度分類 351, 352
熱傷面積 351

の

脳外傷 117, 181, 202
脳幹出血 188
脳血管障害 181, 184
脳血流 SPECT 121
脳梗塞 117, 184, 185
脳梗塞の原因 107
脳挫傷 203
脳酸素代謝 122
脳出血 117, 184, 187
脳腫瘍 208
脳性麻痺 299
脳性麻痺の運動療法 301
脳卒中 184
能動義手 332
脳動静脈奇形 188, 189

脳糖代謝 122
脳動脈瘤 191
脳動脈瘤クリッピング術 191
脳波 111
脳梁 118
脳梁挫傷 119
能力障害 32
ノーマライゼーション 24
上り坂 225

は

パーキンソニズム 238, 243
パーキンソン病 232
パーキンソン病の歩行 138
パーソナリティ障害 372
肺 139, 140, 272
肺炎 277
バイオフィードバック治療 57
媒介信念 378
肺活量 141
肺気腫 276
肺気量分画 141
肺区域 274
肺結核 277
肺循環 143
排泄機能障害 174
肺線維症 277
排痰体位 283, 284
排痰法 283
排尿障害 214
排尿反射 174, 175
排便障害 215
排便反射 174, 175
肺胞低換気 142
肺門 140
廃用症候群 98
廃用性筋萎縮 410
白鳥のくび変形 252
歯車様 131
バスボード 82
発育性股関節形成不全 258

発がん ……… 335
発達 ……… 297
発達障害 ……… 304
パニックコントロール ……… 283
馬尾症候群 ……… 220
ハフィング ……… 283
パペッツ回路 ……… 156
場面設定法 ……… 91
パラフィン浴 ……… 55
パラリンピック ……… 356, 358
針筋電図 ……… 109
バリント症候群 ……… 154
バルーン拡張法 ……… 164
バルサルバ現象 ……… 45
ハローワーク ……… 88
半規管 ……… 398
半月板損傷 ……… 251
瘢痕拘縮 ……… 350
半側空間無視 ……… 153
半側身体失認 ……… 153

ひ

ヒールロッカー ……… 138
被殻出血 ……… 188
腓骨神経麻痺 ……… 321
皮質下出血 ……… 188
皮質脊髄路 ……… 200
非対称性緊張性頸反射 ……… 298
左回旋枝 ……… 262
左冠動脈 ……… 262
左前下行枝 ……… 262
非陳述記憶 ……… 155
ヒト免疫不全ウイルス ……… 338
皮膚筋炎 ……… 237
飛沫感染 ……… 392
肥満 ……… 387
肥満恐怖 ……… 373
びまん性軸索損傷 ……… 119, 203
びまん性脳損傷 ……… 202
表在温熱療法 ……… 54
標準高次動作検査 ……… 158, 414

標準失語症検査 ……… 167
標準体重 ……… 148
標準注意検査法 ……… 158, 414
標準予防策 ……… 395, 396
表面筋電図 ……… 109
日和見感染症 ……… 393
平昌パラリンピック ……… 359
貧困妄想 ……… 368
頻脈 ……… 144

ふ

不安定型狭心症 ……… 263
ブースティング ……… 357
フードテスト ……… 163
フォアフットロッカー ……… 138
腹圧性尿失禁 ……… 179
副交感神経 ……… 145
複合的理学療法 ……… 341
複視 ……… 235
腹式呼吸 ……… 283
復唱 ……… 166
福祉用具 ……… 80
副神経麻痺 ……… 341
副伝導路 ……… 108
腹膜透析 ……… 293
福山型筋ジストロフィー ……… 237
不顕性感染 ……… 392
不幸の3徴候 ……… 314
不整脈 ……… 106
物理医学 ……… 53
物理療法 ……… 53
フレア画像 ……… 118
フレイル ……… 291, 344
ブローカ失語 ……… 166
分回し歩行 ……… 138

へ

平衡感覚 ……… 398
平衡機能障害 ……… 134
米国作業療法士協会 ……… 63
閉鎖性運動連鎖 ……… 45

閉塞性肺疾患 ……… 276
ヘリオトロープ疹 ……… 237
ペルテス（Perthes）病 ……… 259
変形性股関節症 ……… 249
変形性膝関節症 ……… 250
ベントン視覚記銘検査 ……… 158, 414

ほ

包括的呼吸リハビリテーション ……… 278
包括的リハビリテーション医療 ……… 35
膀胱 ……… 174
房室結節 ……… 104
房室ブロック ……… 104, 107
放射線治療 ……… 336
法定雇用率 ……… 90
訪問リハビリテーション医療 ……… 85
ポータブルトイレ ……… 82
歩隔 ……… 137
ボクサー骨折 ……… 311
歩行 ……… 136
歩行訓練 ……… 173
歩行障害 ……… 136
歩行率 ……… 137
保護観察所 ……… 379
ポジトロン放射断層撮影法 ……… 122
ポストポリオ症候群 ……… 408
保存期慢性腎臓病 ……… 289
発作性上室性頻拍 ……… 108
ホットパック ……… 55
ボツリヌス毒素治療 ……… 239
ポリオウイルス ……… 408
ポリグラフ検査 ……… 114
ボルグスケール ……… 50
本態性高血圧 ……… 386

ま

マスターシングル負荷 ……… 146
末期腎不全 ……… 289, 292
マッサージ ……… 61
末梢神経障害 ……… 131, 318
末梢性運動麻痺 ……… 130, 131

マン肢位 ……………………… 136	ヤコブレフ回路 ……………… 156	リスク管理 ……………………… 93
慢性気管支炎 ………………… 276	矢田部・ギルフォート性格検査 … 158	離脱症状 ……………………… 371
慢性腎臓病 …………………… 288		リハビリテーション …………… 22
慢性閉塞性肺疾患 …………… 276	**ゆ**	リハビリテーションマネジメント
		……………………… 85, 86
み	有酸素運動 ……………… 50, 145	リビングウィル ……………… 236
	有酸素系 ……………………… 49	療育手帳 ……………………… 125
右冠動脈 ……………………… 262	有痛弧徴候 …………………… 412	良肢位 ………………………… 192
水治療法 ………………… 56, 59	有痛性強直性痙攣 …… 234, 239	良肢位保持 …………………… 354
三宅式記銘力検査 ……… 158, 414	誘発筋電図 …………………… 109	良性腫瘍 ……………………… 335
ミラーセラピー ……………… 201	有毛細胞 ……………………… 399	良性発作性頭位めまい症 …… 401
	癒着性関節包炎 ……………… 247	両側前庭機能障害 …………… 401
む		臨床症状分類 ………………… 219
	よ	リンパ浮腫 …………………… 340
無関心 ………………………… 160	要介護認定 …………………… 124	
	用手的排痰法 ………………… 283	**れ**
め	陽性症状 ……………………… 370	レーヴン色彩マトリックス検査
メタボリックシンドローム …… 386	腰椎椎間板ヘルニア …… 256, 313	……………………… 157, 414
メチシリン耐性黄色ブドウ球菌 … 394	腰椎分離症 ……………… 313, 314	レーザー療法 …………………… 60
メディカルチェック ………… 357	腰痛症 ………………………… 256	レントゲン検査 ……………… 115
メニエール病 ………………… 401	腰部脊柱管狭窄症 …………… 257	
めまい感 ……………………… 400	抑うつ ………………………… 368	**ろ**
免荷 …………………………… 59	抑うつ気分 …………………… 368	労災保険法 …………………… 127
メンデルゾーン（Mendelsohn）手技	抑うつ状態 …………………… 368	労作性狭心症 ………………… 263
……………………… 163	予後熱傷指数 ………………… 352	労働者災害補償保険法 ……… 127
	予備吸気量 …………………… 141	ロービジョン ………………… 171
も	予備呼気量 …………………… 141	肋鎖症候群 …………………… 229
妄想 …………………………… 370		ロコモティブシンドローム …… 345
目標心拍数 …………………… 146	**ら**	ロンベルグ検査 ……………… 403
モジュール型車椅子 …………… 77	ランスアダムス症候群 ……… 208	ロンベルク試験 ……………… 136
モノアミン仮説 ……………… 369		
物盗られ妄想 ………………… 362	**り**	**わ**
モビッツⅡ型 ………………… 268	リーメンビューゲル装具 …… 259	ワークサンプル法 ……………… 92
もやもや病 ……………… 188, 189	理学療法士及び作業療法士法 … 63, 128	ワルファリン …………………… 96
モロー反射 …………………… 298	理学療法士及び作業療法士における	ワレンベルク症候群 …… 186, 187
	定義 ………………… 63	腕神経叢 ……………………… 226
や	リクライニング式車椅子 ……… 77	腕神経叢引き抜き損傷 ……… 228
野球肩 ………………………… 311	リジッドドレッシング ……… 330	
野球肘 ………………………… 312		
薬剤性末梢神経障害 ………… 319		

執筆者一覧

※所属は執筆時のもの

■ 監 修

安保雅博　　　東京慈恵会医科大学リハビリテーション医学講座

■ 編 集

渡邉　修　　　東京慈恵会医科大学リハビリテーション医学講座
松田雅弘　　　城西国際大学福祉総合学部理学療法学科

■ 執 筆 （50音順）

相原真季　　　国際医療福祉大学市川病院リハビリテーション室
浅井友詞　　　日本福祉大学健康科学部リハビリテーション学科
安保雅博　　　東京慈恵会医科大学リハビリテーション医学講座
石井文康　　　日本福祉大学健康科学部リハビリテーション学科
石川　篤　　　東京慈恵会医科大学附属病院リハビリテーション科
指宿　立　　　和歌山県立医科大学みらい医療推進センター
上薗紗映　　　光生会平川病院リハビリテーション科
江草典政　　　島根大学医学部附属病院リハビリテーション部
大久保浩子　　国立成育医療研究センターリハビリテーション科
大熊　諒　　　東京慈恵会医科大学附属第三病院リハビリテーション科
大嶋伸雄　　　首都大学東京大学院人間健康科学研究科作業療法科学域
大瀧直人　　　医善会いずみ記念病院
岡本絵里加　　東京福祉専門学校リハビリテーション学部作業療法士科
岡本隆嗣　　　西広島リハビリテーション病院
角田　亘　　　国際医療福祉大学医学部リハビリテーション医学講座
春日成二　　　帝京大学医学部附属溝口病院リハビリテーション部
加藤英之　　　光生会平川病院精神科
上條義一郎　　和歌山県立医科大学リハビリテーション医学講座
唐渡弘起　　　社会医療法人ささき会藍の都脳神経外科病院リハビリテーション部
川田寛子　　　国際医療福祉大学市川病院リハビリテーション室
木下利喜生　　和歌山県立医科大学附属病院リハビリテーション部
君浦隆ノ介　　社会医療法人ささき会藍の都脳神経外科病院リハビリテーション部
久保匡史　　　筑波大学附属病院リハビリテーション部
久保寛之　　　神奈川リハビリテーション病院眼科
巷野昌子　　　東京慈恵会医科大学リハビリテーション医学講座
小林　武　　　東北文化学園大学大学院健康社会システム研究科
小林隆司　　　首都大学東京健康福祉学部作業療法学科
佐々木庸　　　社会医療法人ささき会藍の都脳神経外科病院脳神経外科
佐々木信幸　　東京慈恵会医科大学リハビリテーション医学講座
佐藤　慎　　　国際医療福祉大学市川病院リハビリテーション室
佐藤新介　　　西広島リハビリテーション病院
重國宏次　　　日本リハビリテーション専門学校理学療法学科
庄本康治　　　畿央大学大学院健康科学研究科

須江洋成	東京慈恵会医科大学臨床検査医学講座
瀬田 拓	みやぎ県南中核病院リハビリテーション科
善田督史	国際医療福祉大学市川病院リハビリテーション室
互 健二	東京慈恵会医科大学精神医学講座
竹川 徹	東京逓信病院リハビリテーション科
田島文博	和歌山県立医科大学リハビリテーション医学講座
辰濃 尚	東急病院リハビリテーション科
田中智子	東京慈恵会医科大学葛飾医療センター
長野正幸	帝京大学医学部附属溝口病院リハビリテーション部
對間泰雄	神奈川リハビリテーション病院作業療法科
出口弦舞	国際医療福祉大学小田原保健医療学部作業療法学科
寺村健三	和歌山県立医科大学附属病院リハビリテーション部
富永賢介	東京メディカル・スポーツ専門学校
長尾巴也	光生会平川病院リハビリテーション科
中山明峰	名古屋市立大学病院睡眠医療センター
中山恭秀	東京慈恵会医科大学附属病院リハビリテーション科
新見昌央	東京慈恵会医科大学リハビリテーション医学講座
西村行秀	岩手医科大学医学部リハビリテーション医学科
野尻明由美	東京慈恵会医科大学臨床検査医学講座
橋本圭司	はしもとクリニック経堂／国立成育医療研究センターリハビリテーション科
羽田康司	筑波大学附属病院リハビリテーション科
林 友則	東京慈恵会医科大学附属病院リハビリテーション科
林 弘康	専門学校社会医学技術学院
林原雅子	鳥取大学医学部附属病院整形外科
原 貴敏	東京慈恵会医科大学リハビリテーション医学講座
原 寛美	桔梗ヶ原病院高次脳機能リハビリテーションセンター
原島宏明	総合東京病院リハビリテーション科
樋口謙次	東京慈恵会医科大学附属柏病院リハビリテーション科
深井 彰	津田沼中央総合病院整形外科
深澤聡子	国立成育医療研究センターリハビリテーション科
府川泰久	国際医療福祉大学市川病院リハビリテーション室
藤縄光留	神奈川リハビリテーション病院理学療法科
政木隆博	東京慈恵会医科大学臨床検査医学講座
増森宣行	東急病院リハビリテーション科
松下信郎	西広島リハビリテーション病院
松田雅弘	城西国際大学福祉総合学部理学療法学科
松本亜美	総合東京病院リハビリテーション科
馬庭壯吉	島根大学医学部リハビリテーション医学講座
丸山 剛	筑波大学附属病院リハビリテーション部
三谷管雄	共済会清水病院リハビリテーション課
百崎 良	帝京大学医学部附属溝口病院リハビリテーション科
森脇繁登	島根大学医学部附属病院リハビリテーション部
矢部敬之	総合東京病院循環器内科
山岸真沙美	光生会平川病院精神科作業療法科
山田祥康	東北保健医療専門学校理学療法科
横山 修	神奈川リハビリテーション病院リハビリテーション科
吉川達也	吉備高原医療リハビリテーションセンター
渡邉 修	東京慈恵会医科大学リハビリテーション医学講座

監修者プロフィール

安保雅博（あぼ　まさひろ）

東京慈恵会医科大学リハビリテーション医学講座・主任教授

1990年，東京慈恵会医科大学卒業．1997年，博士(医学)取得．1998年4月から2000年5月まで，スウェーデン王国カロリンスカ研究所/病院に留学を経て，2010年8月より東京慈恵会医科大学リハビリテーション医学講座講師．2001年，東京慈恵会医科大学附属病院リハビリテーション科診療部長．2007年より現職．2016年より附属病院副院長．現在に至る．また，現在，首都大学東京客員教授，京都府立医科大学大学院医学研究科客員教授，三重大学客員教授でもある．

 ## 編集者プロフィール

渡邉　修（わたなべ　しゅう）

東京慈恵会医科大学リハビリテーション医学講座・教授

1985年，浜松医科大学医学部卒業．浜松医科大学脳神経外科学講座教室入局．1993年，東京慈恵会医科大学リハビリテーション科教室助手．1994年，神奈川リハビリテーション病院リハ医学科勤務．1995年，スウェーデン王国カロリンスカ病院臨床神経生理学部門研究生．2005年，首都大学東京教授．2013年より現職．日本脳神経外科学会専門医・日本リハビリテーション医学会専門医・博士（医学）を取得している．日本リハビリテーション医学会代議員，日本保健科学学会理事，認知神経学会代議員，東京都総合高次脳機能障害研究会理事長，東京都高次脳機能障害者相談支援体制連携調整委員会座長，日本脳外傷友の会顧問，東京高次脳機能障害協議会顧問などを兼任している．

松田雅弘（まつだ　ただみつ）

城西国際大学福祉総合学部理学療法学科・准教授（理学療法士）
資格：専門理学療法士（基礎・神経・生活環境支援）

2004年，東京都立保健科学大学保健科学部理学療法学科卒業．2006年，東京都立保健科学大学院を修了，修士（理学療法学）取得．2009年，首都大学東京大学院を修了，博士（理学療法学）を取得．卒業研究から博士課程まで一貫して渡邉修先生から指導を受ける．病院（回復期・療育センター）勤務を経て，了德寺大学，植草学園大学で勤務し，2017年より現職．主な活動として，中枢神経疾患を中心としたリハビリテーションに関する研究・実践，各種予防に関する取り組み，リハビリテーション工学に関する研究に従事している．その他，東京都総合高次脳機能障害研究会幹事などの社会活動を実践している．

※ 本書発行後の更新・追加情報，正誤表を，弊社ホームページにてご覧いただけます．
羊土社ホームページ　www.yodosha.co.jp/

ぴーてぃー おーてぃー　　　　　　　　せんもん き そ
PT・OTビジュアルテキスト専門基礎

リハビリテーション医学

2018年9月1日　第1刷発行	監　修	あ ぼ まさひろ 安保雅博
2025年2月1日　第3刷発行	編　集	わたなべ しゅう　　まつ だ ただみつ 渡邉　修，松田雅弘
	発行人	一戸裕子
	発行所	株式会社　羊　土　社
		〒101-0052
		東京都千代田区神田小川町2-5-1
		TEL　　03 (5282) 1211
		FAX　　03 (5282) 1212
		E-mail　eigyo@yodosha.co.jp
		URL　　www.yodosha.co.jp/
ⓒ YODOSHA CO., LTD. 2018 Printed in Japan	表紙・大扉デザイン	辻中浩一，内藤万起子（ウフ）
	印刷所	広研印刷株式会社

ISBN978-4-7581-0231-5

本書に掲載する著作物の複製権，上映権，譲渡権，公衆送信権（送信可能化権を含む）は（株）羊土社が保有します．
本書を無断で複製する行為（コピー，スキャン，デジタルデータ化など）は，著作権法上での限られた例外（「私的使用のための複製」など）を
除き禁じられています．研究活動，診療を含み業務上使用する目的で上記の行為を行うことは大学，病院，企業などにおける内部的な利用であっ
ても，私的使用には該当せず，違法です．また私的使用のためであっても，代行業者等の第三者に依頼して上記の行為を行うことは違法となります．

JCOPY ＜（社）出版者著作権管理機構　委託出版物＞
本書の無断複写は著作権法上での例外を除き禁じられています．複写される場合は，そのつど事前に，（社）出版者著作権管理機構（TEL 03-
5244-5088，FAX 03-5244-5089，e-mail：info@jcopy.or.jp）の許諾を得てください．

乱丁，落丁，印刷の不具合はお取り替えいたします．小社までご連絡ください．

羊土社　発行書籍

PT・OT必修シリーズ
消っして忘れない　解剖学要点整理ノート 改訂第2版

井上 馨，松村讓兒／編
定価 4,180円（本体 3,800円＋税10%）　B5判　247頁　ISBN 978-4-7581-0792-1

解剖学の必修ポイントがしっかり身につくサブテキスト．赤シートで基本知識を繰り返しチェック，最重要語は穴埋め式で覚える，国試対応の演習問題で確認，などステップを踏んで実力アップ！

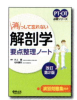

PT・OT必修シリーズ
消っして忘れない　生理学要点整理ノート 改訂第2版

佐々木誠一／編
定価 4,180円（本体 3,800円＋税10%）　B5判　239頁　ISBN 978-4-7581-0789-1

理学療法士・作業療法士を目指すあなたに！書き込み式で書いて覚え，赤シートで赤字を消して繰り返し覚えられる強力テキストで，生理学の要点を効率よくマスター！国試対応演習問題付き．

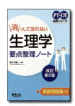

PT・OT必修シリーズ
消っして忘れない　運動学要点整理ノート

福井 勉，山崎 敦／編
定価 3,960円（本体 3,600円＋税10%）　B5判　223頁　ISBN 978-4-7581-0783-9

イメージしにくい関節の動きなどを豊富な図でわかりやすく解説．重要語句を赤シートで消して繰り返し学習できる！便利な筋の起始・停止一覧表＆国試対応の別冊演習問題付き．

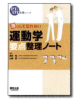

PT・OT ゼロからの物理学

望月 久，棚橋信雄／編著，谷 浩明，古田常人／編集協力
定価 2,970円（本体 2,700円＋税10%）　B5判　253頁　ISBN 978-4-7581-0798-3

理学療法士・作業療法士に必要な物理が無理なく学べる！単位，有効数字などの基本から丁寧に解説．物理を学んでいなくても大丈夫．具体例を用いた解説＋例題で着実に理解でき，章末問題には国試問題も掲載．オールカラー．

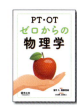

PT症例レポート赤ペン添削　ビフォー＆アフター

相澤純也，美﨑定也，石黒幸治／編
定価 3,960円（本体 3,600円＋税10%）　B5判　284頁　ISBN 978-4-7581-0214-8

理学療法士を目指す学生の臨床実習に必携！症例報告書で実習生が間違いやすい点を赤ペンで添削し，「なぜダメなのか」「どう書くべきなのか」を丁寧に解説．臨床で活きる知識もしっかり身につく．

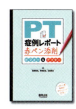

動画×書籍で学ぶ解剖学・生理学7日間で総復習できる本

町田志樹／著
定価 4,950円（本体 4,500円＋税10%）　B5判　278頁　ISBN 978-4-7581-0267-4

全165項目1対1対応の講義動画でわかる！膨大な解剖学と生理学が7日間に区分された章立てで，計画的におさらいできます．医療系学部の国試の基礎固めにおすすめ！

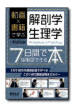

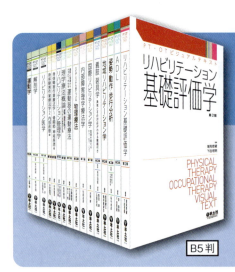

理学療法士・作業療法士をめざす学生のための新定番教科書
PT・OT ビジュアルテキストシリーズ

シリーズの特徴
- 臨床とのつながりを重視した解説で，座学〜実習はもちろん現場に出てからも役立ちます
- イラスト・写真を多用した，目で見てわかるオールカラーの教科書です
- 国試の出題範囲を意識しつつ，PT・OTに必要な知識を厳選．基本から丁寧に解説しました

B5判

リハビリテーション基礎評価学 第2版
潮見泰蔵，下田信明／編
定価 6,600円（本体 6,000円＋税10%） 488頁
ISBN 978-4-7581-0245-2

エビデンスから身につける 物理療法 第2版
庄本康治／編
定価 6,050円（本体 5,500円＋税10%） 343頁
ISBN 978-4-7581-0262-9

義肢・装具学 第2版
異常とその対応がわかる動画付き
高田治実／監，豊田 輝，石垣栄司／編
定価 7,700円（本体 7,000円＋税10%） 399頁
ISBN 978-4-7581-0263-6

地域リハビリテーション学 第2版
重森健太，横井賀津志／編
定価 4,950円（本体 4,500円＋税10%） 334頁
ISBN 978-4-7581-0238-4

国際リハビリテーション学
国境を越えるPT・OT・ST
河野 眞／編
定価 7,480円（本体 6,800円＋税10%） 357頁
ISBN 978-4-7581-0215-5

スポーツ理学療法学
治療の流れと手技の基礎
赤坂清和／編
定価 5,940円（本体 5,400円＋税10%） 256頁
ISBN 978-4-7581-1435-6

理学療法概論 第2版
課題・動画を使ってエッセンスを学びとる
庄本康治／編
定価 4,180円（本体 3,800円＋税10%） 255頁
ISBN 978-4-7581-1439-4

局所と全身からアプローチする 運動器の運動療法
小柳磨毅，中江徳彦，井上 悟／編
定価 5,500円（本体 5,000円＋税10%） 342頁
ISBN 978-4-7581-0222-3

ADL 第2版
柴 喜崇，下田信明／編
定価 5,720円（本体 5,200円＋税10%） 341頁
ISBN 978-4-7581-0256-8

作業療法 義肢・装具学
妹尾勝利，平田淳也，吉村 学／編
定価 6,380円（本体 5,800円＋税10%） 383頁
ISBN 978-4-7581-1438-7

内部障害理学療法学
松尾善美／編
定価 5,500円（本体 5,000円＋税10%） 335頁
ISBN 978-4-7581-0217-9

神経障害理学療法学 第2版
潮見泰蔵／編
定価 6,380円（本体 5,800円＋税10%） 415頁
ISBN 978-4-7581-1437-0

小児理学療法学
平賀 篤，平賀ゆかり，畑中良太／編
定価 5,500円（本体 5,000円＋税10%） 359頁
ISBN 978-4-7581-0266-7

リハビリテーション管理学
齋藤昭彦，下田信明／編
定価 3,960円（本体 3,600円＋税10%） 239頁
ISBN 978-4-7581-0249-0

姿勢・動作・歩行分析 第2版
臨床歩行分析研究会／監，畠中泰彦／編
定価 5,940円（本体 5,400円＋税10%） 324頁
ISBN 978-4-7581-0264-3

身体障害作業療法学1 骨関節・神経疾患編
小林隆司／編
定価 3,520円（本体 3,200円＋税10%） 263頁
ISBN 978-4-7581-0235-3

身体障害作業療法学2 内部疾患編
小林隆司／編
定価 2,750円（本体 2,500円＋税10%） 220頁
ISBN 978-4-7581-0236-0

専門基礎
リハビリテーション医学
安保雅博／監，渡邉 修，松田雅弘／編
定価 6,050円（本体 5,500円＋税10%） 430頁
ISBN 978-4-7581-0231-5

専門基礎
解剖学 第2版
坂井建雄／監，町田志樹／著
定価 6,380円（本体 5,800円＋税10%） 431頁
ISBN 978-4-7581-1436-3

専門基礎
運動学 第2版
山﨑 敦／著
定価 4,400円（本体 4,000円＋税10%） 223頁
ISBN 978-4-7581-0258-2

専門基礎
精神医学
先崎 章／監，仙波浩幸，香山明美／編
定価 4,400円（本体 4,000円＋税10%） 248頁
ISBN 978-4-7581-0261-2

専門基礎
生理学
南沢 享／編
定価 5,500円（本体 5,000円＋税10%） 335頁
ISBN 978-4-7581-1440-0